HOSPITAL SÍRIO-LIBANÊS

Série Rotinas nas Emergências do Hospital Sírio-Libanês

Editor da Série: **Fernando Ganem**

Manual de Emergências Cardiológicas

HOSPITAL SÍRIO-LIBANÊS

Série Rotinas nas Emergências do Hospital Sírio-Libanês

Editor da Série: **Fernando Ganem**

- Manual de Emergências Clínicas
- Manual de Urgências e Emergências Geriátricas
- Manual de Urgências e Emergências Pediátricas
- Manual de Emergências Cardiológicas

HOSPITAL SÍRIO-LIBANÊS

Série Rotinas nas Emergências do Hospital Sírio-Libanês

Editor da Série: **Fernando Ganem**

Manual de Emergências Cardiológicas

EDITORES

Roberto Kalil Filho

Luiz Francisco Cardoso

Roberta Saretta

Luciano Moreira Baracioli

André Franci

Atheneu

Rio de Janeiro • São Paulo

2025

Editora Atheneu

São Paulo	–	Rua Maria Paula, 123 – 13º andar Conjuntos 133 e 134 Tel.: (11) 2858-8750 E-mail: atheneu@atheneu.com.br
Rio de Janeiro	–	Rua Bambina, 74 – lojas A e B Tel.: (21) 3094-1295 E-mail: atheneu@atheneu.com.br

Capa: Paulo Verardo
Produção Editorial: Alice Barducci

CIP-BRASIL. CATALOGAÇÃO NA PUBLICAÇÃO
SINDICATO NACIONAL DOS EDITORES DE LIVROS, RJ

M251

Manual de emergências cardiológicas / editor da série Fernando Ganem; editores Roberto Kalil Filho ... [et al.]. - 1 ed. ed. - Rio de Janeiro : Atheneu, 2025.
21 cm. (Rotinas nas emergências do Hospital Sírio Libanês)

Inclui bibliografia e índice
ISBN 978-65-5586-934-7

1. Emergências cardiológicas. I. Ganem, Fernando. II. Kalil Filho. III. Série.

25-97874.
CDD: 616.12025
CDU: 616.12:616.24-083.98

Meri Gleice Rodrigues de Souza - Bibliotecária - CRB-7/6439

Kalil FR, Cardoso LF, Saretta R, Baracioli LM, Franci A.
Manual de Emergências Cardiológicas – Série Rotinas nas Emergências do Hospital Sírio-Libanês

Editor da Série

Fernando Ganem

Médico Graduado pela Faculdade de Medicina da Universidade de São Paulo (FMUSP). Residência em Clínica Médica e Cardiologia no Instituto do Coração do Hospital das Clínicas da FMUSP (InCor/HCFMUSP). Doutorado em Cardiologia no InCor/HCFMUSP. Especialista em Cardiologia pela Sociedade Brasileira de Cardiologia (SBC) e em Medicina Intensiva pela Associação de Medicina Intensiva Brasileira (AMIB). Coordenador do Programa de Residência de Clínica Médica do Hospital Sírio-Libanês. Diretor-Geral do Hospital Sírio-Libanês.

Editores

Roberto Kalil Filho

Professor Titular da Disciplina de Cardiologia do Departamento de Cardiopneumologia da Faculdade de Medicina da Universidade de São Paulo (FMUSP). Diretor-Geral do Centro de Cardiologia do Hospital Sírio-Libanês. No Instituto do Coração (InCor/HCFMUSP), desempenha as seguintes funções: Diretor da Divisão de Cardiologia Clínica, Chefe do Departamento de Cardiopneumologia e Presidente do Conselho Diretor.

Luiz Francisco Cardoso

Professor Livre-Docente da Faculdade de Medicina da Universidade de São Paulo (FMUSP). Diretor de Governança Clínica do Hospital Sírio-Libanês. Especialista em Cardiologia pela Sociedade Brasileira de Cardiologia (SBC).

Roberta Saretta

Médica Cardiologista. Doutoranda em Cardiologia pelo Instituto do Coração do Hospital das Clínicas da Faculdade de Medicina da Universidade de São Paulo (InCor/HCFMUSP). Gerente Médica do Centro de Cardiologia do Hospital Sírio-Libanês.

Luciano Moreira Baracioli

Médico Coordenador da Cardiologia Crítica do Hospital Sírio-Libanês. Médico Assistente da Unidade Clínica de Coronariopatia Aguda do Instituto do Coração do Hospital das Clínicas da Faculdade de Medicina da Universidade de São Paulo (InCor/HCFMUSP). Doutor em Cardiologia pela USP.

André Franci

Especialista em Cardiologia pela Sociedade Brasileira de Cardiologia (SBC). Especialista em Coronariopatias Agudas pelo Instituto do Coração do Hospital das Clínicas da Faculdade de Medicina da Universidade de São Paulo (InCor/HCFMUSP). Coordenador Médico da Unidade Coronariana do Hospital Sírio-Libanês.

Colaboradores

Adriana Brentegani

Graduação em Medicina pela Faculdade de Medicina de Marília (FAMEMA). Residência em Clínica Médica pela Faculdade de Medicina da Universidade de São Paulo (FMUSP). Residência em Cardiologia e Ecocardiografia pelo Instituto do Coração da FMUSP (InCor/FMUSP). Especialista em Cardiologia e Ecocardiografia pela Sociedade Brasileira de Cardiologia (SBC). Plantonista da UTI Cardiológica do Hospital Sírio-Libanês. Ecocardiografista do Hospital Alemão Oswaldo Cruz, do Hospital Moriah e do Hospital Sepaco.

Adriely Andrade Rezende

Coordenadora Assistencial da UTI Cardiológica e Unidade Avançada de Insuficiência Cardíaca do Hospital Sírio-Libanês. Especialista em Terapia Intensiva Cirúrgica e em Pós-Operatório de Cirurgia Cardíaca pelo Instituto do Coração do Hospital das Clínicas da Faculdade de Medicina da Universidade de São Paulo (InCor/HCFMUSP). Especialista em Cardiologia pela Sociedade Brasileira de Cardiologia (SBC).

Alberto Rodolpho Hüning

Médico Cardiologista Graduado pela Faculdade de Medicina da Universidade de Passo Fundo (UPF).

Alexandre A. Abizaid

Professor Titular da Disciplina de Cardiologia da Faculdade de Medicina da Universidade de São Paulo (FMUSP). Diretor de Hemodinâmica e Cardiologia Intervencionista no Instituto do Coração do Hospital das Clínicas da FMUSP (InCor/HCFMUSP). Graduado pela Universidade Federal de Juiz de Fora (UFJF). Residência no Instituto Dante Pazzanese de Cardiologia. Mestrado e Doutorado na Universidade Federal de São Paulo (Unifesp). Professor Livre-Docente pela FMUSP.

André Franci

Especialista em Cardiologia pela Sociedade Brasileira de Cardiologia (SBC). Especialista em Coronariopatias Agudas pelo Instituto do Coração do Hospital das Clínicas da Faculdade de Medicina da Universidade de São Paulo (InCor/HCFMUSP). Coordenador Médico da Unidade Coronariana do Hospital Sírio-Libanês.

André Moreira Bento

Doutor em Cardiologia pela Faculdade de Medicina da Universidade de São Paulo (FMUSP). Médico Assistente da Cardiologia da Pontifícia Universidade Católica de Campinas. Médico da Unidade Crítica Cardiológica do Hospital Sírio-Libanês.

André Santana Ribeiro

Graduado em Medicina pela Universidade Estadual de Montes Claros (Unimontes). Residência em Clínica Médica pelo Hospital das Clínicas da Faculdade de Medicina da Universidade de São Paulo (FMUSP) e em Cardiologia pelo Instituto do Coração do Hospital das Clínicas da FMUSP (InCor/

HCFMUSP). Complementação em Unidade Clínica de Coronariopatia Aguda (UCO) do InCor. Especialista em Medicina Intensiva pela Associação de Medicina Intensiva Brasileira (AMIB) e em Cardiologia pela Sociedade Brasileira de Cardiologia (SBC). Pós-Graduando em Cardiologia pela FMUSP. Médico da Unidade de Coronariopatias do InCor e da Unidade de Coronariopatias e UTI Cardiológica do Hospital Sírio-Libanês.

Andréa Marinho Falcão

Médica do Serviço de Ergometria do Hospital Sírio-Libanês. Médica Pesquisadora do Serviço de Eletrocardiologia de Esforço e Medicina Nuclear do Instituto do Coração do Hospital das Clínicas da Faculdade de Medicina da Universidade de São Paulo (InCor/HCFMUSP). Presidente do Grupo de Estudos de Cardiologia Nuclear DERC/SBC (2016/2017). Doutora em Ciências pela USP.

Antonio Sergio de Santis Andrade Lopes

Médico Assistente da Unidade Clínica de Valvopatias do Instituto do Coração do Hospital das Clínicas da Faculdade de Medicina da Universidade de São Paulo (InCor/HCFMUSP). Doutorado pela FMUSP.

Aram Hamparsum Mordjikian

Especialista em Cardiologia pela Associação Médica Brasileira (AMB) e pela Sociedade Brasileira de Cardiologia (SBC). Certificado de atuação na área de Ergometria emitido pela Sociedade Brasileira de Cardiologia. Médico pela Faculdade de Ciências Médicas da Santa Casa de São Paulo. Residência Médica na área básica de Clínica Médica e em Cardiologia na Faculdade de Medicina da Universidade de São Paulo (FMUSP). Médico Assistente do Setor de Cardiologia (Métodos Gráficos) do Fleury Medicina e Saúde. Médico do Pronto Atendimento do Hospital Sírio-Libanês (Unidade Bela Vista/ São Paulo).

Augusto Scalabrini Neto

Professor Associado da Disciplina de Emergências Clínicas da Faculdade de Medicina da Universidade de São Paulo (FMUSP). Supervisor do Programa de Residência Médica em Cardiologia do Hospital Sírio-Libanês.

Bruna Pileggi

Cardiologista e Cardio-Oncologista pelo Instituto do Coração do Hospital das Clínicas da Faculdade de Medicina da Universidade de São Paulo (InCor/HCFMUSP). Doutoranda em Cardiologia pela FMUSP. Coordenadora de Pesquisa Clínica de Cardiologia Intervencionista no InCor/HCFMUSP. Médica do Hospital Sírio-Libanês.

Bruno Biselli

Cardiologista Especialista em Insuficiência Cardíaca e Transplante Cardíaco. Médico da Unidade Avançada de Insuficiência Cardíaca (UAIC) do Hospital Sírio-Libanês. Médico Assistente da Unidade de Insuficiência Cardíaca do Instituto do Coração do Hospital das Clínicas da Faculdade de Medicina da Universidade de São Paulo (InCor/HCFMUSP). Coordenador do Programa de Insuficiência Cardíaca do Hospital do Coração (HCor).

Carla Imbelloni Vaquero

Médica da Unidade Coronariana do Hospital Sírio-Libanês. Especialização em Coronariopatia no Instituto do Coração (InCor).

Carlos Alberto Buchpiguel

Professor Titular do Departamento de Radiologia e Oncologia da Faculdade de Medicina da Universidade de São Paulo (FMUSP). Diretor da Divisão de Medicina Nuclear e Imagem Molecular do Complexo do Hospital das Clínicas da FMUSP. Coordenador Médico do Serviço de Medicina Nuclear do Hospital Sírio-Libanês.

Carlos Alberto Franchin Neto

Clínico pela Escola Paulista de Medicina da Universidade Federal de São Paulo (EPM/Unifesp). Cardiologista pelo Instituto do Coração do Hospital das Clínicas da Faculdade de Medicina da Universidade de São Paulo (InCor/HCFMUSP). Especialista em Clínica Médica pela Sociedade Brasileira de Clínica Médica (SBCM) e em Cardiologia pela Sociedade Brasileira de Cardiologia (SBC). Cardiologista do Hospital Sírio-Libanês.

Carolina Kassab Wroclawski

Médica Hematologista do Núcleo de Hemorragia e Trombose do Hospital Sírio-Libanês. Membro Fundador da Sociedade Brasileira de Trombose e Hemostasia (SBTH).

Cesar Augusto Caporrino Pereira

Cardiologista formado pelo Instituto do Coração do Hospital das Clínicas da Faculdade de Medicina da Universidade de São Paulo (InCor/HCFMUSP). Médico Diarista da Unidade Coronariana do InCor/HCFMUSP. Médico Plantonista da Unidade Coronariana do Hospital Sírio-Libanês. Especialista em Cardiologia pela Sociedade Brasileira de Cardiologia (SBC). Especialista em Medicina Intensiva pela Associação de Medicina Intensiva Brasileira (AMIB).

Christian Valle Morinaga

Especialista em Clínica Médica. Doutor em Ciências Médicas pela Universidade de São Paulo (USP). MBA em Business Inteligence e Big Data pela Fundação Getúlio Varga (FGV). Gerente Médico do Pronto Atendimento do Hospital Sírio-Libanês. Docente Colaborador do Instituto de Ensino e Pesquisa do Hospital Sírio-Libanês.

Cíntia de Souza Lima Moraes

Cardiologista pelo Instituto Dante Pazzanese de Cardiologia. Especialização em Tomografia e Ressonância Cardíaca pelo Instituto do Coração do Hospital das Clínicas da Faculdade de Medicina da Universidade de São Paulo (InCor/HCFMUSP). Doutorado em Cardiologia pelo InCor/HCFMUSP. Médica do Setor de Tomografia de Coronárias e Ressonância Cardíaca do Hospital Sírio-Libanês.

Cristiano Pisani

Médico Eletrofisiologista do Instituto do Coração (InCor) e do Hospital Sírio-Libanês. Doutor em Cardiologia pela Faculdade de Medicina da Universidade de São Paulo (FMUSP). Diretor Científico da Sociedade Brasileira de Arritmias Cardíacas (SOBRAC).

Cristina Salvadori Bittar

Doutorado em Cardiologia pela Universidade de São Paulo (USP). Especialista em Cardiologia pela Sociedade Brasileira de Cardiologia (SBC). Especialista em Medicina Intensiva pela Associação de Medicina Intensiva Brasileira (AMIB). Médica Assistente da Cardio-Oncologia do Instituto do Câncer do Estado de São Paulo (ICESP) e Médica Assistente da Cardio-Oncologia do Instituto do Coração (InCor). Médica Plantonista da Unidade Avançada de Insuficiência Cardíaca (UAIC) do Hospital Sírio-Libanês.

Cyrillo Cavalheiro Filho

Doutor em Hematologia pela Faculdade de Medicina da Universidade de São Paulo (FMUSP). Professor Colaborador Médico em Hematologia da FMUSP. Responsável do Núcleo de Hemorragia e Trombose do Hospital Sírio-Libanês. Presidente da Sociedade Brasileira de Trombose e Hemostasia (SBTH).

Daniely Iadocico Sobreiro

Médica Cardiologista pelo Instituto do Coração do Hospital das Clínicas da Faculdade de Medicina da Universidade de São Paulo (InCor/HCFMUSP). Especialização em Coronariopatias Agudas pelo InCor. Médica Plantonista da UCO do Hospital Sírio-Libanês.

Deborah de Sá Pereira Belfort

Especialista em Transplante Cardíaco, Insuficiência Cardíaca e Suporte Circulatório Mecânico pelo Instituto do Coração do Hospital das Clínicas da Faculdade de Medicina da Universidade de São Paulo (InCor/HCFMUSP). Especialista em Cardiologia pela Sociedade Brasileira de Cardiologia (SBC). Médica da Unidade de Emergência do InCor/HCFMUSP. Médica da Unidade Avançada de Insuficiência Cardíaca do Hospital Sírio-Libanês e Médica Assistente da Equipe de Insuficiência Cardíaca e Transplante Cardíaco do Hospital Sírio-Libanês.

Denise Hachul

Doutora em Ciências pela Faculdade de Medicina da Universidade de São Paulo (FMUSP). Cardiologista pela Sociedade Brasileira de Cardiologia (SBC). Proficiência em Arritmia Clínica pela Sociedade Brasileira de Arritmias Cardíacas (SOBRAC)/SBC. Coordenadora do Laboratório de Avaliação Autonômica do HSL. Coordenadora da Unidade de Síncope do Instituto do Coração do Hospital das Clínicas da Faculdade de Medicina da Universidade de São Paulo (InCor/HCFMUSP). Diretora do Instituto NeuroHeart – Centro de Diagnóstico e Tratamento das Disautonomias.

Edson Stefanini

Doutor em Medicina pela Disciplina de Cardiologia pela Escola Paulista de Medicina da Universidade Federal de São Paulo (EPM/Unifesp). Cardiologista do Hospital Sírio-Libanês.

Eduardo Bello Martins

Cardiologista pelo Instituto do Coração do Hospital das Clínicas da Faculdade de Medicina da Universidade de São Paulo (InCor/HCFMUSP). Médico Assistente da Unidade de Aterosclerose do InCor/HCFMUSP. Médico Cardiologista do Pronto Atendimento do Hospital Sírio-Libanês. Doutorado em Cardiologia pela FMUSP.

Expedito E. Ribeiro

Professor Livre-Docente de Cardiologia da Universidade de São Paulo (USP). *Fellow* do American College of Cardiology. Membro do Serviço de Hemodinâmica do Hospital Sírio-Libanês.

Fábio Augusto Pinton

Especialista em Cardiologia pelo Instituto do Coração do Hospital das Clínicas da Faculdade de Medicina da Universidade de São Paulo (InCor/HCFMUSP) e pela Sociedade Brasileira de Cardiologia (SBC). Especialista em Hemodinâmica e Cardiologia Intervencionista pelo Instituto do Coração do HCFMUSP e pela Sociedade Brasileira de Hemodinâmica e Cardiologia Intervencionista (SBHCI). Médico do Serviço de Hemodinâmica e Cardiologia Intervencionista do Hospital Sírio-Libanês.

Fábio Biscegli Jatene

Professor Titular de Cirurgia Cardiovascular da Faculdade de Medicina da Universidade de São Paulo (FMUSP). Diretor do Serviço de Cirurgia Cardiovascular e Vice-Presidente do Conselho Diretor do Instituto do Coração do Hospital das Clínicas da FMUSP (InCor/HCFMUSP).

Fábio de Cerqueira Lario

Médico pela Faculdade de Medicina da Universidade de São Paulo (FMUSP). Doutor em Ciências (Cardiologia) pela USP. Especialista em Cardiologia pelo Instituto do Coração do Hospital das Clínicas da FMUSP (InCor/HCFMUSP) e pela Sociedade Brasileira de Cardiologia (SBC). Especialista em Clínica Médica pelo HCFMUSP e pela Sociedade Brasileira de Clínica Médica (SBCM). Pós-Graduação em Ecocardiografia de Adultos pelo InCor/HCFMUSP. Cardiologista e Gerente Médico de Informática Clínica no Hospital Sírio-Libanês.

Fábio Sândoli de Brito Jr.

Diretor de Cardiologia Intervencionista do Hospital Sírio-Libanês. Professor Livre-Docente da Universidade de São Paulo (USP). Coordenador de Cardiologia Intervencionista do Instituto do Coração do Hospital das Clínicas da Faculdade de Medicina da Universidade de São Paulo (InCor/HCFMUSP).

Felipe Lourenço Fernandes

Doutor em Saúde e Ciências Médicas pela Faculdade de Medicina da Universidade de São Paulo (FMUSP) na área de Suporte de Vida Extracorpóreo (ECLS) e Membrana de Oxigenação Extracorpórea (ECMO). Especialista em Ecocardiografia pelo Departamento de Imagem Cardiovascular (DIC) da Sociedade Brasileira de Cardiologia (SBC). Especialista em Terapia Intensiva pela Associação Brasileira de Medicina Intensiva (AMIB). Especialista em Cardiologia pelo Instituto do Coração (InCor).

Fernanda Selligmann Feitosa

Graduada em Medicina pela Universidade Federal do Ceará (UFC). Residência em Clínica Médica pelo Instituto de Assistência Médica ao Servidor Público Estadual de São Paulo (IAMSPE). Residência em Cardiologia pelo Instituto do Coração do Hospital das Clínicas da Faculdade de Medicina da Universidade de São Paulo (InCor/HCFMUSP). Doutorado em Cardiologia pela USP. Médica Assistente do Serviço de Hemodinâmica do InCor/HCFMUSP. Médica Assistente da Unidade Coronariana do Hospital Sírio-Libanês.

Fernando de Paula Machado

Cardiologista com Residência no Instituto do Coração do Hospital das Clínicas da Faculdade de Medicina da Universidade de São Paulo (InCor/HCFMUSP). Doutorando em Ciências da Saúde pela Faculdade Sírio-Libanês. Membro do Corpo Cínico e da Comissão Científica de Cardiologia do Hospital Sírio-Libanês.

Fernando Ganem

Médico Graduado pela Faculdade de Medicina da Universidade de São Paulo (FMUSP). Residência em Clínica Médica e Cardiologia no Instituto do Coração do Hospital das Clínicas da FMUSP (InCor/HCFMUSP). Doutorado em Cardiologia no InCor/HCFMUSP. Especialista em Cardiologia pela Sociedade Brasileira de Cardiologia (SBC) e em Medicina Intensiva pela Associação de Medicina Intensiva Brasileira (AMIB). Coordenador do Programa de Residência de Clínica Médica do Hospital Sírio-Libanês. Diretor-Geral do Hospital Sírio-Libanês.

Filomena Regina Barbosa Gomes Galas

Professora Livre-Docente pela Faculdade de Medicina da Universidade de São Paulo (FMUSP). Médica Supervisora do Serviço de Anestesiologia e da UTI Cirúrgica do Instituto do Coração (InCor) da FMUSP. Doutora em Medicina pela USP. Coordenadora da UTI Cardiológica e Anestesiologista do Hospital Sírio-Libanês.

Flávio Tarasoutchi

Diretor da Unidade Clínica de Valvopatias do Instituto do Coração do Hospital das Clínicas da Faculdade de Medicina da Universidade de São Paulo (InCor/HCFMUSP). Professor Livre-Docente de Cardiologia pela FMUSP. Professor Colaborador de Cardiologia da FMUSP.

Gabriel Portes Ferriani

Farmacêutico Clínico do Pronto Atendimento do Hospital Sírio-Libanês. Graduado em Farmácia pela Universidade Federal do Paraná (UFPR). Especialista em Atenção Cardiovascular pelo Complexo do Hospital de Clínicas da UFPR (CHC/UFPR). Especialista em Cuidado ao Paciente Crítico pelo Hospital Sírio-Libanês.

Giuliano Generoso

Cardiologista pelo Instituto do Coração do Hospital das Clínicas da Faculdade de Medicina da Universidade de São Paulo (InCor/HCFMUSP). Doutorado pelo InCor/FMUSP. Médico da Unidade Crítica Cardiológica do Hospital Sírio-Libanês. Pesquisador do Estudo Longitudinal de Saúde do Adulto (ELSA-Brasil/USP).

Graziela dos Santos Rocha Ferreira

Doutora em Ciências Médicas (Cardiologia) pela Faculdade de Medicina da Universidade de São Paulo (FMUSP). Especialista em Medicina Intensiva pela Associação de Medicina Intensiva Brasileira (AMIB). Especialista em Cardiologia pela Sociedade Brasileira de Cardiologia (SBC). Graduação em Medicina pela FMUSP. Médica da UTI Cardiológica do Hospital Sírio-Libanês.

Henrique Barbosa Ribeiro

Médico Cardiologista e Hemodinâmica pelo Instituto do Coração do Hospital das Clínicas da Faculdade de Medicina da Universidade de São Paulo (InCor/HCFMUSP). *Fellow* e Doutorado em Hemodinâmica e Cardiopatias Estruturais pela Universidade Laval, Canadá. Professor Colaborador da FMUSP. Hemodinamicista dos Hospitais InCor e Sírio-Libanês.

Henrique José Alvin do Amaral Chalaça

Graduação em Medicina pelo Centro Universitário São Camilo. Especialista em Clínica Médica pelo Hospital Ipiranga. Residente na Cardiologia do Hospital Sírio-Libanês.

Isabela Miguez de Almeida

Mestre em Ciências da Saúde. Coordenadora de Gestão de Dados do Hospital Sírio-Libanês e da Pós-Graduação em Farmácia Clínica no Cuidado ao Paciente Crítico. Experiência de 10 anos como Farmacêutica Clínica da UTI Cardiológica, Unidade Avançada de Insuficiência Cardíaca. Pós-Graduação em Farmácia Clínica pela Universidade Mackenzie. Especialista em Educação em Saúde pelo Instituto de Ensino e Pesquisa do Hospital Sírio-Libanês. Aprimoramento em Farmácia Clínica pela Universidade do Chile. Formada em Farmácia – Bioquímica pela Faculdade Oswaldo Cruz.

Isabelle Nunes Lemos Borges de Freitas

Médica Especialista pelo Instituto do Coração do Hospital das Clínicas da Faculdade de Medicina da Universidade de São Paulo (InCor/HCFMUSP) e pela Sociedade Brasileira de Cardiologia (SBC). *Fellow* da Unidade de Valvopatias do InCor/HCFMUSP, com especialização e atuação em Cardiopatia e Gravidez.

Ivanhoé Stuart Lima Leite

Residência em Clínica Médica e Medicina Interna pela Universidade Estadual de Campinas (Unicamp). Residência em Cardiologia e Especialização em Tomografia e Ressonância Cardíaca pelo Instituto do Coração do Hospital das Clínicas da Faculdade de Medicina da Universidade de São Paulo (InCor/HCFMUSP). Médico-Líder do Pronto Atendimento Cardiológico do Hospital Sírio-Libanês.

Ivna Girard Cunha Vieira Lima

Cardiologista pelo Instituto de Ensino e Pesquisa do Hospital Sírio-Libanês. Especialista em Insuficiência Cardíaca, Transplante Cardíaco e Dispositivo de Assistência Circulatória Mecânica pelo Instituto do Coração do Hospital das Clínicas da Faculdade de Medicina da Universidade de São Paulo (InCor/HCFMUSP). Médica Colaboradora do Núcleo de Insuficiência Cardíaca do InCor/HCFMUSP.

João Ricardo Cordeiro Fernandes

Médico pela Faculdade de Medicina da Universidade de São Paulo (FMUSP). Cardiologista pelo Instituto do Coração do Hospital das Clínicas da FMUSP (InCor/HCFMUSP) e pela Sociedade Brasileira de Cardiologia (SBC). Assistente da Unidade Clínica de Valcopatias do InCor/HCFMUSP.

José Lázaro de Andrade

Livre-Docente em Cardiologia pela Escola Paulista de Medicina da Universidade Federal de São Paulo (EPM/Unifesp). Responsável pelo Laboratório de Ecocardiografia do Hospital Sírio-Libanês.

José Leônidas Alves Júnior

Pneumologista do Hospital Sírio-Libanês. Médico Assistente do Grupo de Circulação Pulmonar do Instituto do Coração do Hospital das Clínicas da Faculdade de Medicina da Universidade de São Paulo (InCor/HCFMUSP) e do Instituto do Câncer do Estado de São Paulo (ICESP). Doutor em Ciências Médicas pela USP. Professor Colaborador do Departamento de Cardiopneumologia da FMUSP. Título de Pneumologista pela Sociedade Brasileira de Pneumologia e Tisiologia (SBPT) e pela European Respiratory Society (HERMES).

José Roberto de Oliveira Silva Filho

Médico Assistente da Unidade de Emergência do Instituto do Coração do Hospital das Clínicas da Faculdade de Medicina da Universidade de São Paulo (InCor/HCFMUSP). Médico Plantonista da UTI Cardiológica do Hospital Sírio-Líbanês. Fellow em Aterosclerose pelo InCor/HCFMUSP. Título de Especialista em Cardiologia pela Sociedade Brasileira de Cardiologia (SBC). Residência em Clínica Médica pelo HCFMUSP e Cardiologia pelo InCor/HCFMUSP.

José Rodrigues Parga Filho

Doutor em Medicina pela Faculdade de Medicina da Universidade de São Paulo (FMUSP). Médico Assistente do Serviço de Radiologia do Hospital Sírio-Libanês. Médico Assistente da Coordenação Técnica de Diagnóstico por Imagem do Instituto do Coração do Hospital das Clínicas da FMUSP (InCor/HCFMUSP).

Juliana Gil de Moraes

Doutora em Cardiologia pela Universidade de São Paulo (USP).

Juliano Pinheiro de Almeida

Especialista em Anestesiologista pela Sociedade Brasileira de Anestesiologia (SBA). Especialista em Terapia Intensiva pela Associação de Medicina Intensiva Brasileira (AMIB). Doutor em Ciências pela Faculdade de Medicina da Universidade de São Paulo (FMUSP). Coordenador da Unidade de Terapia Intensiva do Instituto de Ortopedia e Traumatologia do Hospital das Clínicas da FMUSP (IOT/HCFMUSP). Médico Assistente da Unidade Avançada de Insuficiência Cardíaca do Hospital Sírio-Libanês.

Juscélio Trajano de Souza Filho

Residência em Clínica Médica pela Escola Paulista de Medicina da Universidade Federal de São Paulo (EPM/Unifesp). Residência em Cardiologia pela EPM/Unifesp. Especialização em Cardiologia pela Sociedade Brasileira de Cardiologia (SBC). Residência em Ecocardiografia pela EPM/Unifesp. Médico Cardiologista do Corpo Clínico e do Pronto Atendimento Cardiológico do Hospital Sírio-Libanês.

Laura Lopes Nogueira Pinto

Bacharel em Enfermagem pela Universidade Federal de Minas Gerais (UFMG). Especialista no Cuidado ao Paciente Crítico pelo Hospital Sírio-Libanês. Especialista em Gestão em Enfermagem pelo Hospital Israelita Albert Einstein.

Liliane Melo Neves

Médica Especialista em Cardiologia pela Sociedade Brasileira de Cardiologia (SBC). Plantonista do Pronto Atendimento do Hospital Sírio-Libanês.

Luciano Moreira Baracioli

Médico Coordenador da Cardiologia Crítica do Hospital Sírio-Libanês. Médico Assistente da Unidade Clínica de Coronariopatia Aguda do Instituto do Coração do Hospital das Clínicas da Faculdade de Medicina da Universidade de São Paulo (InCor/HCFMUSP). Doutor em Cardiologia pela USP.

Luiz Francisco Cardoso

Professor Livre-Docente da Faculdade de Medicina da Universidade de São Paulo (FMUSP). Diretor de Governança Clínica do Hospital Sírio-Libanês. Especialista em Cardiologia pela Sociedade Brasileira de Cardiologia (SBC).

Luiz Francisco Rodrigues de Ávila

Doutorado em Radiologia pela Faculdade de Medicina da Universidade de São Paulo (FMUSP). Coordenador de Imagem Cardiovascular por RM e TC do Hospital Sírio-Libanês. Médico Assistente da Radiologia Cardiovascular do Instituto do Coração do Hospital das Clínicas da FMUSP (InCor/HCFMUSP).

Magali Aldrin Lopes Marion

Especialista em Emergência. MBA em Gerenciamento de Projetos. Gerente de Enfermagem do Pronto Atendimento e do Centro de Oncologia do Hospital Sírio-Libanês.

Marcela Cibien Baratella

Médica Cardiologista pela Sociedade Brasileira de Cardiologia (SBC). Médica Cardiologista do Pronto Atendimento do Hospital Sírio-Libanês. Médica do Corpo Clínico do Hospital Sírio-Libanês.

Marcello Simaro Barduco

Médico Especialista em Cardiologia pelo Instituto do Coração do Hospital das Clínicas da Faculdade de Medicina da Universidade de São Paulo (InCor/HCFMUSP) com Pós-Graduação em Geriatria pelo Instituto de Ensino e Pesquisa do Hospital Sírio-Libanês. Responsável pelo Setor de Eletrocardiograma do Hospital Sírio-Libanês.

Márcia Rodrigues Sundin Dias

Médica Cardiologista da Unidade Coronária do Hospital Sírio-Libanês.

Márcio Tonini

Médico Plantonista da Unidade Crítica Cardiológica do Hospital Sírio-Libanês. Especialista em Cardiologia pelo Instituto do Coração do Hospital das Clínicas da Faculdade de Medicina da Universidade de São Paulo (InCor/HCFMUSP).

Marco A. Perin

Doutor em Cardiologia e Livre-Docente pela Faculdade de Medicina da Universidade de São Paulo (FMUSP). Cardiologista Intervencionista do Hospital Sírio-Libanês.

Marco Antônio Scanavini Filho

Cardiologia no Instituto do Coração do Hospital das Clínicas da Faculdade de Medicina da Universidade de São Paulo (InCor/HCFMUSP). Especialização em Coronariopatias Agudas e Medicina Intensiva no InCor/HCFMUSP. Especialista em Cardiologia pela Sociedade Brasileira de Cardiologia (SBC). Doutorado em Cardiologia pela FMUSP.

Maria Alice Gaiane Querido

Médica Especialista em Cardiologista pelo Instituto do Coração do Hospital das Clínicas da Faculdade de Medicina da Universidade de São Paulo (InCor/HCFMUSP). Médica Assistente da Unidade de Terapia Intensiva Cirúrgica do InCor/HCFMUSP. Médica Assistente da Unidade Avançada de Insuficiência Cardiaca (UAIC) do Hospital Sírio-Libanês.

Maria Carolina Diez de Andrade

Médica Cardiologista Especialista em Coronariopatia Aguda. Doutoranda pela Universidade de São Paulo (USP). Médica Assistente da Unidade de Coronariopatia Aguda do Instituto do Coração do Hospital das Clínicas da Faculdade de Medicina da USP (InCor/HCFMUSP). Médica Plantonista da Unidade Coronariana no Hospital Sírio-Libanês.

Marília Harumi Higuchi dos Santos Rehder

Médica pela Faculdade de Medicina da Universidade de São Paulo (FMUSP). Doutorado pela Faculdade de Ciências Farmacêuticas da USP (FCF/USP). Mestrado em Clinical Research pela Duke University.

Marília Moro

Residência em Clínica Médica pela Santa Casa de São Paulo (SCSP). Especialista em Cardiologia pelo Instituto do Coração do Hospital das Clínicas da Faculdade de Medicina da Universidade de São Paulo (InCor/HCFMUSP). Fellow em Cardiopatia e Gravidez e Aconselhamento Reprodutivo no InCor/HCFMUSP.

Maristela Camargo Monachini

Doutora em Medicina pela Faculdade de Medicina da Universidade de São Paulo (FMUSP). Especialista em Cardiologia pelo Instituto do Coração do Hospital das Clínicas da FMUSP (InCor/HCFMUSP) e pela Sociedade Brasileira de Cardiologia (SBC). Médica Cardiologista e Membro da Comissão Diretora do Centro de Cardiologia do Hospital Sírio-Libanês.

Maurício Ibrahim Scanavacca

Professor Livre-Docente da Faculdade de Medicina da Universidade de São Paulo (FMUSP). Diretor da Unidade de Arritmias do Instituto do Coração do Hospital das Clínicas da FMUSP (InCor/HCFMUSP). Coordenador do Serviço de Eletrofisiologia Cardíaca do Hospital Sírio-Libanês.

Melina Erdens de Oliveira

Médica Hematologista do Núcleo de Hemorragia e Trombose do Hospital Sírio-Libanês.

Miguel Nassif Júnior

Médico Cardiologista da Unidade Coronariana do Hospital Sírio-Libanês.

Mônica Samuel Ávila Grinberg

Doutora em Ciências pela Universidade de São Paulo (USP). Médica Assistente do Núcleo de Transplantes do Instituto do Coração do Hospital das Clínicas da Faculdade de Medicina da USP (InCor/HCFMUSP). Médica Assistente da Equipe de Insuficiência Cardíaca e Transplante do Hospital Sírio-Libanês.

Natália Olivetti

Doutoranda em Cardiologia pela Universidade de São Paulo (USP). Residência em Cardiologia pelo Instituto do Coração do Hospital das Clínicas da Faculdade de Medicina da USP (InCor/HCFMUSP). Especialização em Arritmia Clínica pelo InCor/HCFMUSP. Residência em Clínica Médica pelo Hospital Universitário Pedro Ernesto, da Universidade do Estado do Rio de Janeiro (HUPE/Uerj).

Paulo Pêgo Fernandes

Cirurgião Torácico e Cardiovascular. Professor Titular do Departamento de Cardiopneumologia da Faculdade de Medicina da Universidade de São Paulo (FMUSP).

Pedro de Azevedo Nunes

Médico Cardiologista do Pronto Atendimento Cardiológico do Hospital Sírio-Libanês. Mestre em Filosofia pela Pontifícia Universidade Católica de São Paulo.

Pedro H. Craveiro de Melo

Cardiologista Intervencionista do Hospital Sírio-Libanês. Residência em Cardiologia e Cardiologia Intervencionista pelo Instituto do Coração do Hospital das Clínicas da Faculdade de Medicina da Universidade de São Paulo (InCor/HCFMUSP). *Research Fellow* em Cardiovascular Research Foundation.

Rafael Hortêncio Melo

Médico Intensivista pelo Hospital Sírio-Libanês. Especialista pela Associação de Medicina Intensiva Brasileira (AMIB). Cardiac POCUS Certification pela POCUS Academy.

Rafael Rocha

Especialista em Clínica Médica pelo Hospital das Clínicas da Faculdade de Medicina da Universidade de São Paulo (HCFMUSP). Especialista em Cardiologia pelo Instituto do Coração do HCFMUSP (InCor/HCFMUSP). Doutorado em Cardiologia pela FMUSP.

Ramez Ambar

Especialista em Cirurgia Cardiovascular. Cirurgião Cardiovascular pelo Hospital Sírio-Libanês.

Raphael Storti Netto Puig

Especialista em Cardiologia pela Sociedade Brasileira de Cardiologia (SBC). Cadiologista/ Emergencista do Pronto Atendimento do Hospital Sírio-Libanês.

Renan Andreos Cordeiro

Cardiologista pela Sociedade Brasileira de Cardiologia (SBC). Cardiologista do Corpo Clínico do Hospital Sírio-Libanês. Plantonista do Pronto Atendimento Cardiológico do Hospital Sírio-Libanês. Residência em Cardiologia pelo Hospital Sírio-Libanês. Residência em Clínica Médica pelo Hospital do Servidor Público Municipal de São Paulo (HSPM). Ex-Preceptor da Residência Médica de Cardiologia do Hospital Sírio-Libanês.

Roberta Saretta

Médica Cardiologista. Doutoranda em Cardiologia pelo Instituto do Coração do Hospital das Clínicas da Faculdade de Medicina da Universidade de São Paulo (InCor/HCFMUSP). Gerente Médica do Centro de Cardiologia do Hospital Sírio-Libanês.

Roberto Costa

Professor Associado da Disciplina de Cirurgia Cardiovascular da Faculdade de Medicina da Universidade de São Paulo (FMUSP). Diretor da Unidade Cirúrgica de Estimulação Elétrica e Marcapasso do Instituto do Coração do Hospital das Clínicas da FMUSP (InCor/HCFMUSP).

Roberto Kalil Filho

Professor Titular da Disciplina de Cardiologia do Departamento de Cardiopneumologia da Faculdade de Medicina da Universidade de São Paulo (FMUSP). Diretor-Geral do Centro de Cardiologia do Hospital Sírio-Libanês. No Instituto do Coração (InCor/HCFMUSP), desempenha as seguintes funções: Diretor da Divisão de Cardiologia Clínica, Chefe do Departamento de Cardiopneumologia e Presidente do Conselho Diretor.

Rogério Souza

Professor Titular da Disciplina de Pneumologia da Faculdade de Medicina da Universidade de São Paulo (FMUSP). Pneumologista do Núcleo Avançado de Tórax do Hospital Sírio-Libanês.

Rony Lopes Lage

Médico do Pronto Atendimento do Hospital Sírio-Libanês. Médico da Unidade Clínica de Emergências do Instituto do Coração do Hospital das Clínicas da Faculdade de Medicina da Universidade de São Paulo (InCor/HCFMUSP). Especialista em Cardiologia pela Sociedade Brasileira de Cardiologia (SBC). Residência em Cardiologia no InCor/HCFMUSP.

Sílvia Aparecida Ferreira

Coordenadora de Enfermagem do Pronto Atendimento do Hospital Sírio-Libanês. Especialista em Enfermagem em Emergência. Especialista em Gerenciamento em Enfermagem. Especialista em Gestão da Qualidade em Saúde e Segurança do Paciente.

Silvia Costa Baggio

Médica Cardiologista pela Sociedade Brasileira de Cardiologia (SBC). Assistente pela equipe de Marca-passo do Hospital Sírio-Libanês.

Silvia Maria Pinella Helaehil Barra

Especialista em Cardiologia pela Sociedade Brasileira de Cardiologia (SBC). Especialista em Ecocardiografia pela SBC.

Silvia Moreira Ayub Ferreira

Coordenadora do Programa de Transplante Cardíaco e Assistência Circulatória Mecânica do Hospital Sírio-Libanês. Médica Assistente da Unidade de Insuficiência Cardíaca do Instituto do Coração do Hospital das Clínicas da Faculdade de Medicina da Universidade de São Paulo (InCor/HCFMUSP).

Silvia Moulin Ribeiro Fonseca

Especialista em Cardiologia pelo Instituto do Coração do Hospital das Clínicas da Faculdade de Medicina da Universidade de São Paulo (InCor/HCFMUSP) e pela Sociedade Brasileira de Cardiologia (SBC). Médica Assistente em Cardio-Oncologia pelo Instituto do Câncer do Estado de São Paulo/ Hospital das Clínicas da Faculdade de Medicina da Universidade de São Paulo (ICESP/HCFMUSP). Médica na UTI Cardiológica do Hospital Sírio-Libanês.

Talia Falcão Dalçóquio

Cardiologista pela Sociedade Brasileira de Cardiologia (SBC) com Complementação Especializada em Coronariopatia Aguda pelo Instituto do Coração do Hospital das Clínicas da Faculdade de Medicina da Universidade de São Paulo (InCor/HCFMUSP). Intensivista pela Associação de Medicina Intensiva Brasileira (AMIB). Doutorado em Ciências pela FMUSP. Médica plantonista da UTI Cardiológica do Hospital Sírio-Libanês. Coordenadora de Práticas Médicas do Hospital Sírio-Libanês.

Talita Carla Stratti Moreira

Médica Especialista em Cardiologia pelo Instituto do Coração do Hospital das Clínicas da Faculdade de Medicina da Universidade de São Paulo (InCor/HCFMUSP). *Fellowship* na Unidade de Valvopatias do InCor/HCFMUSP, com Especialização e Atuação em Cardiopatias e Gravidez.

Tan Chen Wu

Médica Assistente da Unidade de Arritmia do Instituto do Coração do Hospital das Clínicas da Faculdade de Medicina da Universidade de São Paulo (InCor/HCFMUSP). Médica do Setor do Tilt Test e Arritmia/Síncope do Hospital Sírio-Libanês. Doutora em Cardiologia pela FMUSP.

Tarso Augusto Duenhas Accorsi

Médico Assistente da Unidade Clínica de Valvopatias do Instituto do Coração do Hospital das Clínicas da Faculdade de Medicina da Universidade de São Paulo (InCor/HCFMUSP).

Teresa Cristina Dias Cunha Nascimento

Graduação em Enfermagem pela Escola de Enfermagem de Ribeirao Preto da Universidade de São Paulo (EERP/USP). Especialização em Gestão de Qualidade em Saúde pelo Hospital Israelita Albert Einstein. Título de Coordenadora de Pesquisa pela Sociedade Brasileira de Profissionais em Pesquisa Clínica (SBPPC).

Vanessa Simioni Faria

Especialista em Cardiologia pelo Instituto do Coração do Hospital das Clínicas da Faculdade de Medicina da Universidade de São Paulo (InCor/HCFMUSP) e Titulada pela Sociedade Brasileira de Cardiologia (SBC). Especialista em Insuficiência Cardíaca e Transplante pelo InCor/HCFMUSP. Cardiologista do Corpo Clínico do Hospital Sírio-Libanês. Médica Diarista da UTI de Alta Complexidade e Assistente do Núcleo de Transplantes da Rede D'Or São Paulo – Hospital São Luiz Itaim.

Vera Maria Cury Salemi

Professora Livre-Docente de Cardiologia pela Universidade de São Paulo (USP).

Victor de Sá Guimarães Fleury Machado

Médico Intensivista Especialista em Pós-Operatório de Cirurgia Cardíaca pelo Instituto do Coração do Hospital das Clínicas da Faculdade de Medicina da Universidade de São Paulo (InCor/HCFMUSP). Especialista em Nutrição Enteral e Parenteral pela Sociedade Brasileira de Nutrição Parenteral e Enteral (SBNPE/BRASPEN). Coordenador de Práticas Médicas do Hospital São Luiz do Itaim.

Vinícius Machado Correia

Doutorado pelo Instituto do Coração do Hospital das Clínicas da Faculdade de Medicina da Universidade de São Paulo (InCor/HCFMUSP). Médico Cardiologista Assistente da Unidade de Miocardiopatias do InCor/HCFMUSP. Médico da UTI Cardiológica do Hospital Sírio-Libanês. *Fellowship* em Emergências Cardiológicas no InCor.

Vinícius Rodrigues Florenço

Formado pela Universidade de Santo Amaro. Residência em Clínica Médica pela Santa Casa de São Paulo. Especialista em Clínica Médica pela Sociedade Brasileira de Clínica Médica (SBCM). Residência em Cardiologia pelo Hospital Sírio-Libanês. Especialista em Cardiologia pela Sociedade Brasileira de Cardiologia (SBC). Coordenador da Clínica Médica do Hospital Geral do Grajaú.

Vitor Emer Egypto Rosa

Médico Assistente da Unidade Clínica de Valvopatias do Instituto do Coração do Hospital das Clínicas da Faculdade de Medicina da Universidade de São Paulo (InCor/HCFMUSP). Doutorado em Cardiologia pela FMUSP. Professor Colaborador da Disciplina de Cardiopneumologia da FMUSP. Fellow da Sociedade Europeia de Cardiologia (FESC).

Walkiria Samuel Ávila

Professora Livre-Docente da Faculdade de Medicina da Universidade de São Paulo (FMUSP). Coordenadora do Núcleo de Ensino e Pesquisa em Cardiopatia e Gravidez e Aconselhamento Reprodutivo do Instituto do Coração do Hospital das Clínicas da FMUSP (InCor/HCFMUSP). Médica Assistente da Unidade de Cardiopatias Valvares do InCor/HCFMUSP. Sócia Remida da Sociedade Brasileira de Cardiologia (SBC). *Fellow* da Sociedade Europeia de Cardiologia (FESC).

William Azem Chalela

Diretor da Unidade Clínica de Eletrocardiologia de Esforço e Monitorização Ambulatorial do Instituto do Coração do Hospital das Clínicas da Faculdade de Medicina da Universidade de São Paulo (InCor/HCFMUSP). Médico Supervisor do Serviço de Ergometria do Instituto do Coração do Hospital das Clínicas da Faculdade de Medicina da Universidade de São Paulo (InCor/HCFMUSP). Professor Colaborador do Departamento de Cardiopneumologia da FMUSP. Doutor em Ciências pela FMUSP. Médico Supervisor do Serviço de Ergometria da Sociedade Beneficente de Senhoras do Hospital Sírio-Libanês. Membro Efetivo do Conselho Consultivo do Departamento de Ergometria, Exercício, Cardiologia Nuclear e Reabilitação Cardiovascular da Sociedade Brasileira de Cardiologia (SBC).

Yuri de Deus Mont'Alverne Parente

Médico Pneumologista pelo Instituto do Coração do Hospital das Clínicas da Faculdade de Medicina da Universidade de São Paulo (InCor/HCFMUSP). Grupo de Circulação Pulmonar do InCor/HCFMUSP. Especialista em Pneumologia pela Sociedade Brasileira de Pneumologia e Tisiologia (SBPT).

Apresentação

O *Manual de Emergências Cardiológicas* vem completar a Série Rotinas nas Emergências do Hospital Sírio-Libanês, junto com os de Emergências Clínicas, Pediátricas e Geriátricas, lançados previamente.

As doenças cardiovasculares continuam sendo a principal causa de óbito no mundo, e, nesta obra, reunimos as principais evidências científicas existentes no momento, com a experiência de autores que são referência em suas áreas de atuação.

Destina-se a acadêmicos de Medicina, a residentes e a profissionais que atuam em serviços de pronto atendimento, urgência e emergência, no sentido de orientar as melhores práticas e condutas que possam trazer assertividade no diagnóstico e no tratamento, buscando o melhor desfecho clínico.

O Hospital Sírio-Libanês tem forte atuação assistencial e de ensino e pesquisa, oferecendo programas consagrados de residência médica e multiprofissional há mais de 20 anos. Em 2024 foi fundada a Faculdade Sírio-Libanês, com cursos de Graduação em Psicologia, Fisioterapia e Enfermagem, com aprovação para Biomedicina e Medicina a partir deste ano.

Assim, este Manual ratifica nossa missão de compartilhar conhecimento e prática com graduandos e profissionais de saúde, principalmente na área de serviços de emergência.

Boa leitura.

Fernando Ganem

Sumário

SEÇÃO 1

ATENDIMENTO PRÉ-HOSPITALAR DO PACIENTE CARDIOPATA

EDITOR

Fernando Ganem

CAPÍTULOS

Capítulo 1

Avaliação de Sinais e Sintomas Cardiológicos no Cenário Pré-Hospitalar

Marcela Cibien Baratella

Marcello Simaro Barduco

Introdução

A dor torácica (6%) e a dispneia aguda (6%) são causas frequentes de acionamento de serviços médicos extra-hospitalares de emergência. Trauma (29%) e coma (9%) são os mais comuns.

O atendimento pré-hospitalar (APH) e o transporte sanitário no Brasil se fundamentam na portaria GM/MS 2.048 de 2005, que normatiza todos os aspectos desses serviços. Esse modelo se baseia nos sistemas francês e norte-americano, que utilizam profissionais técnicos de emergência, os "paramédicos". Esses profissionais, no entanto, não são habilitados para realizar procedimentos como intubação orotraqueal, desfibrilação convencional, intervenção cirúrgica e prescrição de medicamentos, os quais somente podem ser realizados por médicos.

Dispneia

A insuficiência cardíaca aguda (ICA) é uma condição frequente de alto risco, que requer tratamento e hospitalização urgentes. O diagnóstico correto de ICA é desafiador e requer cautela. Pacientes com dispneia devido à ICA podem ter morte hospitalar precoce. Logo, o manejo adequado do APH é essencial.

A avaliação se baseia na presença de instabilidade hemodinâmica (IH) (frequência cardíaca > 130 batimentos/min ou < 40 bpm, pressão arterial sistólica < 90 mmHg), desconforto respiratório (DR) (frequência respiratória > 25/minuto, saturação de oxigênio no sangue < 90%) e achados de eletrocardiograma (arritmia ventricular ou supraventricular, bradicardia, isquemia).

O ultrassom portátil permite a detecção de edema pulmonar, ascite, visualização da veia cava inferior e dilatação das câmaras cardíacas, podendo ser considerado no APH se equipe competente estiver a bordo. Os testes de BNP (peptídeo natriurético cerebral) no local de atendimento também podem ser usados no ambiente pré-hospitalar para confirmar ICA. O uso desses recursos no APH não deve atrasar a transferência do paciente, pois seu impacto no resultado ainda é desconhecido.

Tratamento a bordo de ambulância, na ausência de IH:

- Oxigênio com saturação alvo > 94%.
- Nitratos sublinguais/intravenosos, titulados de acordo com pressão arterial.
- Diuréticos intravenosos (furosemida).

Tratamento recomendado em caso de IH e DR:

- Ventilação não invasiva (pressão positiva contínua pré-hospitalar nas vias aéreas deve ser iniciada imediatamente se for detectado DR).
- Ventilação invasiva no caso de ventilação não invasiva malsucedida ou contraindicada.
- Suporte inotrópico ou vasopressor.

Manejo específico de fatores precipitantes ou causais é obrigatório:

- A cardioversão elétrica (CVE) em caso de arritmia ventricular ou taquicardia supraventricular rápida associada a IH e/ou alteração neurológica é obrigatória.
- Fármacos antiarrítmicas (amiodarona) no caso de arritmia ventricular bem tolerada podem ser consideradas.
- Atropina endovenosa e/ou marca-passo externo – se disponível – podem ser considerados no caso de bradicardia grave.
- Tratamento específico de síndromes coronarianas agudas.

Dor torácica

Os objetivos de um APH definido pela força-tarefa da European Society of Cardiology (ESC) sobre o manejo da dor torácica, são:

- Corrigir as funções vitais.
- Estabilizar o paciente.
- Iniciar uma avaliação diagnóstica.
- Iniciar tratamento para aliviar os sintomas e prevenir o desenvolvimento de complicações ou danos permanentes.
- Transferir o paciente rapidamente para um serviço de saúde adequado.

Os desafios do APH da dor torácica são o diagnóstico rápido, o tratamento e a transferência de pacientes com grandes emergências cardiovasculares (infarto agudo do miocárdio com supradesnivelamento do segmento ST – IAMCSST – ou dissecção aórtica) para centros adequados.

A dor torácica é o principal sintoma sugestivo de síndrome coronariana aguda (SCA). Pacientes com dor anginosa em repouso, com mais de 20 minutos de duração, com angina limitante de início recente e com angina em crescendo devem ser encaminhados aos serviços de emergência. A dor torácica pode não estar presente durante um episódio de SCA em até um terço dos casos. Os chamados equivalentes isquêmicos são dispneia isolada, náuseas, vômitos, palpitações, síncopes ou paradas cardíacas. São mais comuns em idosos, mulheres e pacientes diabéticos. A ausência de dor torácica está associada a maior mortalidade intra-hospitalar, devido à falha ou ao atraso no diagnóstico e no tratamento. O envelhecimento da população e o aumento de doenças neurológicas, como a demência, têm tornado essa situação mais comum.

O eletrocardiograma (ECG) é uma ferramenta fundamental para o diagnóstico da SCA e deve ser realizado nos primeiros dez minutos de atendimento. Quando disponível em APH, pode auxiliar na tomada de decisão em relação ao tratamento. A organização desse serviço possibilita, além do diagnóstico precoce do IAMCST, o início do tratamento de suporte e a determinação da estratégia de reperfusão (centro de hemodinâmica ou trombólise). Eletrocardiogramas seriados devem ser realizados caso persista a suspeita de SCA ou caso ocorra mudança de quadro clínico. Existem evidências favoráveis do uso clínico do *Point-of-Care Testing* para Troponina T no diagnóstico de SCA.

Condutas gerais

O objetivo primordial do tratamento anti-isquêmico para SCA é o ajuste do balanço entre oferta e consumo de oxigênio, iniciado durante o APH.

A oxigenoterapia, mesmo para quem não apresenta hipoxemia, é controversa. Apesar de teoricamente reduzir estresse cardíaco, há evidências científicas que mostram aumento da extensão da lesão isquêmica. O uso de nitratos deve ser considerado com cautela, pois não há evidências quanto à redução de risco, apenas quanto ao alívio dos sintomas, e são contraindicados em pacientes em uso de sildenafil ou similares. A morfina apresenta efeito analgésico e promove redução do consumo de oxigênio, sem impactar desfechos clínicos.

Abordagem e tratamento da fase aguda do acidente vascular cerebral (AVC) – atendimento pré-hospitalar e transporte

As doenças cerebrovasculares respondem por cerca de 10% dos óbitos em todo o mundo, com taxas mais altas em países em desenvolvimento. No Brasil, apesar do declínio em sua incidência, seu impacto socioeconômico é um dos maiores do mundo. O atraso no atendimento a pacientes com AVC tem relação com esses dados e ocorre por fatores como falta de conhecimento dos sinais, janela terapêutica limitada e subutilização de resgate especializado

A escala pré-hospitalar de acidentes vasculares de Cincinnati (Quadro 1.1) é útil para a suspeita de AVC e se baseia em três achados: desvio de rima labial, fraqueza em um dos membros superiores e anormalidades na

Quadro 1.1. Escala pré-hospitalar de Cincinnati para acidentes vasculares

Sinais/sintomas	Como testar	Normal	Anormal
Assimetria facial	Paciente deve mostrar os dentes ou sorrir	Os dois lados da face se movimentam simetricamente	Movimentação assimétrica da face
Queda do braço	Com os olhos fechados, o paciente deve estender os braços por 10 segundos	Os braços se mantêm simétricos	Um braço apresenta queda ou não se move
Fala	O paciente deve repetir a frase: "O rato roeu a roupa do rei de Roma"	O paciente repete corretamente	O paciente murmura palavras com dificuldade, repete palavras incorretamente ou é incapaz de falar

Fonte: autoria própria.

fala. Na existência de um desses sinais, a probabilidade de a vítima apresentar AVC é de 72%.

No APH, devem-se avaliar os sinais vitais e instituir suporte básico. Não existe evidência da eficácia de suplementação de oxigênio, mas supõe-se que, na região de penumbra, é importante haver boa oxigenação. A desidratação costuma se associar a um pior prognóstico. Manter hidratação adequada favorece a homeostase, apesar de não haver evidência científica. A avaliação do estado glicêmico é essencial, já que suas alterações podem ser diagnóstico diferencial e implicar no prognóstico do tratamento do AVC. Quanto à hipertensão arterial, frequente nesses casos, devemos evitar intervenções agressivas para seu manejo na fase aguda, pois permanecem controversas as conclusões de estudos específicos. Já a hipotensão arterial é rara e geralmente está associada a outras condições clínicas. Níveis de pressão sistólica $\leq$ 140 mmHg se associaram a pior prognóstico. O controle pode ser feito com uso de expansão volêmica e vasopressores.

Tratamentos específicos para essas doenças serão citados em outros capítulos deste livro.

Bibliografia consultada

Adams HP Jr, del Zoppo G, Alberts MJ, Bhatt DL, Brass L, Furlan A, Grubb RL, Higashida RT, Jauch EC, Kidwell C, Lyden PD, Morgenstern LB, Qureschi AI, Rosenwasser RH, Scott PA, Wijdicks EF; American Heart Association; American Stroke Association Stroke Council; Clinical Cardiology Council; Cardiovascular Radiology and Intervention Council; Atherosclerotic Peripheral Vascular Disease and Quality of Care Outcomes in Research Interdisciplinary Working Groups. Guidelines for the early management of adults with ischemic stroke: a guideline from the American Heart Association/

American Stroke Association Stroke Council, Clinical Cardiology Council, Cardiovascular Radiology and Intervention Council, and the Atherosclerotic Peripheral Vascular Disease and Quality of Care Outcomes in Research Interdisciplinary Working Groups: the American Academy of Neurology affirms the value of this guideline as an educational tool for neurologists. Stroke. 2007;38(5):1655-711. Erratum in: Stroke. 2007;38(6):e38. Stroke. 2007;38(9):e96.

Bernoche C, Timerman S, Polastri TF, Giannetti NS, Siqueira AWS, Piscopo A et al. Atualização da Diretriz de Ressuscitação Cardiopulmonar e Cuidados Cardiovasculares de Emergência da Sociedade Brasileira de Cardiologia. Arq Bras Cardiol. 2019;113(3):449-663.

Bhalla A, Sankaralingam S, Dundas R, Swaminathan R, Wolfe CD, Rudd AG. Influence of raised plasma osmolality on clinical outcome after acute stroke. Stroke. 2000;31(9):2043-8.

Brasil. Ministério da Saúde. Portaria nº 2048, de 5 de novembro de 2002. Aprova o Regulamento Técnico dos Sistemas Estaduais de Urgência e Emergência. Brasília: Ministério da Saúde, 2002.

Bruno A, Kent TA, Coull BM, Shankar RR, Saha C, Becker KJ et al. Treatment of hyperglycemia in ischemic stroke (THIS): a randomized pilot trial. Stroke. 2008;39(2):384-9.

Canto JG, Shlipak MG, Rogers WJ, Malmgren JA, Frederick PD, Lambrew CT et al. Prevalence, clinical characteristics, and mortality among patients with myocardial infarction presenting without chest pain. JAMA. 2000;283(24):3223-9.

Culić V, Eterović D, Mirić D, Silić N. Symptom presentation of acute myocardial infarction: influence of sex, age, and risk factors. Am Heart J. 2002;144(6):1012-7.

Cambou JP, Simon T, Mulak G, Bataille V, Danchin N. The French registry of Acute ST elevation or non -ST-elevation Myocardial Infarction (FAST-MI): study design and baseline characteristics. Arch Mal Coeur Vaiss. 2007;100(6-7):524-34.

Erhardt L, Herlitz J, Bossaert L, Halinen M, Keltai M, Koster R et al. Task force on the management of chest pain. Eur Heart J. 2002;23(15):1153-76.

Fonarow GC, Adams KF Jr, Abraham WT, Yancy CW, Boscardin WJ; ADHERE Scientific Advisory Committee, Study Group, and Investigators. Risk stratification for in-hospital mortality in acutely decompensated heart failure: Classification and regression tree analysis. JAMA. 2005;293(5):572-80.

Go AS, Mozaffarian D, Roger VL, Benjamin EJ, Berry JD, Blaha MJ et al. Heart disease and stroke statistics – 2014 update: A report from the American Heart Association. Circulation. 2014;129(3):e28-e292.

Granger CB, Goldberg RJ, Dabbous O, Pieper KS, Eagle KA, Cannon CP et al. Predictors of hospital mortality in the global registry of acute coronary events. Arch Intern Med. 2003;163(19):2345-53.

Huang Y, Sharma VK, Robinson T, Lindley RI, Chen X, Kim JS et al. Rationale, design, and progress of the ENhanced Control of Hypertension ANd Thrombolysis strokE stuDy (ENCHANTED) trial: An international multicenter 2 × 2 quasi-factorial randomized controlled trial of low vs. standard-dose rt-PA and early intensive vs. guideline recommended blood pressure lowering in patients with acute ischaemic stroke eligible for thrombolysis treatment. Int J Stroke. 2015;10(5):778-88.

Kothari RU, Pancioli A, Liu T, Brott T, Broderick J. Cincinnati Prehospital Stroke Scale: reproducibility and validity. Ann Emerg Med. 1999;33(4):373-8.

Leonardi-Bee J, Bath PMW, Phillips SJ, Sandercock PAG; IST Collaborative Group. Blood pressure and clinical outcomes in the International Stroke Trial. Stroke. 2002;33(5):1315-20.

Lopez SLB, Fernandes RJ. Uma breve revisão do atendimento pré-hospitalar. Medicina. 1999;32:381-7.

Lotufo PA. Stroke is still a neglected disease in Brazil. Sao Paulo Med J. 2015;133(6):457-9.

Mansur AP, Favarato D. Trends in Mortality Rate from Cardiovascular Disease in Brazil, 1980-2012. Arq Bras Cardiol. 2016;107(1):20-5.

Mosley I, Nicol M, Donnan G, Patrick I, Dewey H. Stroke symptoms and the decision to call for an ambulance. Stroke. 2007;38(2):361-6.

Pittet V, Burnand B, Yersin B, Carron PN. Trends of pre-hospital emergency medical services activity over 10 years: A population-based registry analysis. BMC Health Serv Res. 2014;14:380.

Røning OM, Guldvog B. Should stroke victims routinely receive supplemental oxygen? A quasi-randomized controlled trial. Stroke. 1999;30(10):2033-7.

Rossnagel K, Jungehülsing GJ, Nolte CH, Müller-Nordhorn J, Roll S, Wegscheider K et al. Out-of-hospital delays in patients with acute stroke. Ann Emerg Med. 2004;44(5):476-83.

Sabatine MS, Cannon CP. Approach to the patient with chest pain. In: Bonow Ro, Mann D, Zipes D, Libby P. Braunwald's heart disease: a textbook of cardiovascular medicine. 9th ed. Philadelphia: Elsevier; 2012. p. 1076-86.

Saposnik G, Del Brutto OH; Iberoamerican Society of Cerebrovascular Diseases. Stroke in South America: a systematic review of incidence, prevalence, and stroke subtypes. Stroke. 2003;34(9):2103-7.

Stub D, Smith K, Bernard S, Nehme Z, Stephenson M, Bray JE et al. Air Versus Oxygen in ST-Segment -Elevation Myocardial Infarction. Circulation. 2015;131(24):2143-50.

Tomonaga Y, Gutzwiller F, Lüscher TF, Riesen WF, Hug M, Diemand A et al. Diagnostic accuracy of point -of-care testing for acute coronary syndromes, heart failure and thromboembolic events in primary care: a cluster-randomised controlled trial. BMC Fam Pract. 2011;12:12.

World Health Organization (WHO). The Global Burden of Diseases [internet]. 2010 [accessed in: 2018 nov 5]. Available from: http://www.who.int/healthinfo/global_burden_disease/en/.

Capítulo 2

Trombólise Pré-Hospitalar – Quando Indicar?

Luciano Moreira Baracioli
Juscélio Trajano de Sousa Filho
Roberto Kalil Filho

Introdução

A trombólise pré-hospitalar emergiu como uma intervenção importante no tratamento do infarto agudo do miocárdio com supradesnivelamento do segmento ST (IAMCSST). Conforme já amplamente difundido na literatura, o tempo para o restabelecimento de fluxo sanguíneo na artéria culpada em pacientes com IAMCSST é essencial para obtenção de um desfecho clínico favorável. Cada minuto de atraso no tratamento do IAMCSST, seja na reperfusão química (trombólise), seja na mecânica (angioplastia primária – ATCP), afeta a mortalidade, tendo um aumento do risco de morte em um ano de cerca de 7,5% a cada trinta minutos de atraso.

A melhora da sobrevida nesse grupo com a utilização precoce de um agente trombolítico é fato comprovado e está altamente relacionada com o tempo para a utilização (até 12 horas), com maiores evidências (quando comparado com ATCP) quando realizada nas primeiras três horas após o início do evento.

Existe, ainda, um grande desafio para garantir o acesso à terapia de reperfusão, principalmente no atendimento pré-hospitalar e em serviços que não possuem laboratório de hemodinâmica.

Estruturação

Para alcançar o menor tempo possível entre o início dos sintomas e o acesso à terapia de reperfusão coronária, há inúmeros obstáculos a transpor, que vão desde o diagnóstico tardio até falhas na estratégia de encaminhamento e/ou infraestrutura inadequada de saúde. A solução pode ser encontrada justamente no suporte por telemedicina para diagnóstico eletrocardiográfico e atendimento clínico, na organização de centros de referência em emergência cardiovascular e em um atendimento aprimorado de apoio à trombólise pré-hospitalar.

Uma vez acionado o serviço de emergência e iniciado o atendimento ao paciente com suspeita de SCA no ambiente pré-hospitalar, um eletrocardiograma (ECG) deve ser prontamente realizado. A interpretação desse exame deve ser realizada por um médico experiente ou auxiliada por um serviço de telemedicina capaz de avaliar e orientar os profissionais envolvidos nesse atendimento inicial. Quando o paciente tem menos de 12 horas de sintomas e é diagnosticado com IAMCSST, um tempo zero é definido para guiar a estratégia de reperfusão coronariana adequada. Se o tempo estimado entre o diagnóstico (tempo zero) e a realização de cateterismo cardíaco ou ATCP for menor ou igual a 120 minutos, o paciente deve ser encaminhado ao serviço com laboratório de hemodinâmica disponível. O local de destino deve ser prontamente avisado e, preferencialmente, o atendimento inicial em sala de emergência deve ser evitado, a fim de reduzir o tempo (média de 20 minutos) de acesso ao cateterismo cardíaco. Caso o tempo previsto para a ATCP ultrapasse os 120 minutos e não haja contraindicações, o paciente deverá receber terapia fibrinolítica imediata.

Outro ponto-chave na abordagem da trombólise pré-hospitalar surge após a publicação do estudo STREAM, o qual valida a estratégia de reperfusão que combina terapia fibrinolítica e transferência imediata a um serviço com laboratório de hemodinâmica. O objetivo é a realização da angioplastia de resgate (de imediato) em pacientes que não apresentaram recanalização ou a realização de um cateterismo cardíaco diagnóstico precoce (entre 2 e 24 horas) para possível angioplastia (estratégia fármaco-invasiva). Veja a seguir Fluxograma 2.1.

Trombólise

Entre os agentes fibrinolíticos disponíveis, a tenecteplase (TNK-tPA) é a opção de escolha na trombólise pré-hospitalar, pois tem a grande vantagem de ser administrada em bólus endovenoso (EV), em 5 a 10 segundos. A TNK-tPA é um ativador de plasminogênio tecidual recombinante, fibrino-específico, e atua promovendo a fibrinólise ao se ligar à fibrina, levando à conversão de plasminogênio em plasmina. A dose depende do peso do paciente e varia de 30 mg a 50 (Tabela 2.1). Recentemente, após as conclusões do estudo STREAM-2, foi sugerida a utilização de metade da dose habitual em pacientes idosos (acima de 60 anos), com o objetivo de reduzir o risco de sangramento intracraniano.

Outro agente fibrinolítico específico disponível em nosso meio é a alteplase (rt-PA). A administração deve seguir a dose de 15 mg em bólus EV + 0,75 mg/kg EV em 30 minutos (máximo de 50 mg) + 0,50 mg/kg EV nos 60 minutos seguintes (máximo de 35 mg), não ultrapassando a dose máxima de 100 mg.

Não podemos nos esquecer de que, antes de optar pela trombólise, é fundamental checar se há contraindicações à administração do

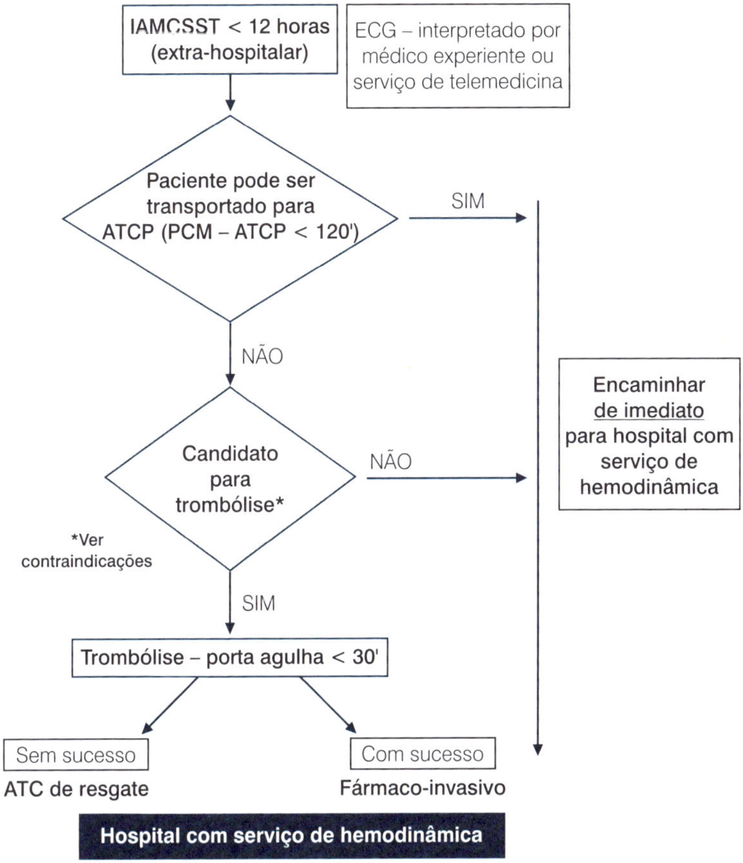

Fluxograma 2.1. Fluxograma para atendimento pré-hospitalar de IAMCSST. IAMCSST: infarto agudo do miocárdio com supradesnivelamento de ST; PCM: primeiro contato médico; ATCP: angioplastia coronária primária.

Tabela 2.1. Dose de TNK-tPA, conforme peso do paciente

Peso	Dose	Volume correspondente à solução reconstituída
< 60 Kg	30 mg (6.000 UI)	6 mL
60 a 69 kg	35 mg (7.000UI)	7 mL
70 a 79 kg	40 mg (8.000 UI)	8 mL
80 a 89 kg	45 mg (9.000 UI)	9 mL
≥ 90 kg	50 mg (10.000 UI)	10 mL
Considerar a metade da dose em pacientes idosos.		

Fonte: Autoria própria.

trombolítico. Resumimos em dois quadros aquelas que são absolutas (Quadro 2.1) e as que são relativas (Quadro 2.2).

Obviamente, o sangramento é a principal complicação associada ao uso de agentes fibrinolíticos. A hemorragia intracraniana é o evento hemorrágico mais temido, podendo alcançar 1% a 2% dos pacientes com IAMCSST submetidos à trombólise. Outros eventos, como hemorragia digestiva ou de trato urinário, podem trazer sérios problemas ao paciente.

Entre os dados evolutivos que podem indicar uma trombólise bem-sucedida e sugerir critérios de reperfusão podemos encontrar:

- Melhora importante ou resolução da dor torácica.
- Redução significativa do Supra ST (> 50%).
- Presença de arritmias de reperfusão (p. ex., ritmo idioventricular acelerado – RIVA).

Entre esses dados evolutivos, é de maior aplicabilidade clínica a queda ou a resolução do segmento ST.

Quadro 2.1. Contraindicações absolutas à trombólise
Qualquer sangramento intracraniano prévio
Acidente vascular cerebral isquêmico nos últimos três meses
Neoplasia de sistema nervoso central ou malformação vascular cerebral (MAV)
Trauma cranioencefálico significante nos últimos três meses
Dissecção aguda de aorta
Sangramento ativo ou diátese hemorrágica (exceto menstruação)
Discrasias sanguíneas

Fonte: Autoria própria.

Quadro 2.2. Contraindicações relativas à trombólise
Acidente vascular cerebral hemorrágico prévio
Acidente vascular cerebral isquêmico há mais de três meses
Hipertensão arterial não controlada (> 180 × 110 mmHg)
Terapia de anticoagulação oral
Reanimação cardiopulmonar prolongada (> 10 minutos)
Cirurgia de grande porte há menos de três semanas
Punção em sítio vascular não compressível
Gravidez
Úlcera péptica ativa

Fonte: Autoria própria.

Terapia complementar à trombólise

Em pacientes com IAMCSST que recebem um agente fibrinolítico, é necessária a prescrição concomitante de antiagregantes plaquetários e anticoagulantes, apesar de não haver estudos específicos nesse contexto. Quando o atendimento do paciente for realizado por equipe capacitada (com médico) em ambulância equipada, o uso dos medicamentos, após diagnóstico clínico e eletrocardiográfico, segue as mesmas recomendações para o atendimento hospitalar do IAM. O ácido acetilsalicílico (AAS) deve ser administrado, e o segundo antiagregante de escolha é o clopidogrel, ambos por via oral (VO). A terapia anticoagulante pode ser realizada com enoxaparina ou heparina não fracionada. As doses e os cuidados pertinentes a idosos estão resumidos na Tabela 2.2 a seguir.

Conclusão

A trombólise pré-hospitalar combinada com uma estratégia de reperfusão mecânica (seja angioplastia de resgate, seja angioplastia fármaco-invasiva) tem forte embasamento na literatura e apresenta resultados semelhantes aos da ATCP, desde que esta não possa ser realizada dentro de 120 minutos. É a modalidade ideal para um país como o nosso, com dimensões continentais, contrastes entre caóticas metrópoles e

Tabela 2.2. Antiagregantes e anticoagulantes em pacientes com IAMCSST submetidos à trombólise

Antiagregantes	
Aspirina 200 mg VO, seguida de 100 mg/dia	
Clopidogrel VO	
≤ 75 anos 300 mg	> 75 anos 75 mg
Anticoagulantes	
Enoxaparina	
< 75 anos 30 mg EV (bólus)	≥ 75 anos Sem dose EV
1 mg/kg subcutâneo a cada 12 horas, até cateterismo cardíaco	0,75 mg/kg subcutâneo a cada 12 horas, até cateterismo cardíaco
Clearance de creatinina ≤ 30 mL/min 1 mg/kg subcutâneo a cada 24 horas, até cateterismo cardíaco	
Heparina não fracionada	
Ataque com 60 UI/kg por via EV (Máximo 4.000 UI) Manutenção com infusão contínua de 12 UI/kg/h por via EV (máximo 1.000 UI/hora) Ajustes na infusão para que o TTPa permaneça entre 1,5 e 2,0 vezes até cateterismo cardíaco	

Fonte: autoria própria.

áreas rurais isoladas, inúmeros centros de hemodinâmica ao longo da mesma avenida e centenas de quilômetros sem um laboratório de cateterismo cardíaco. Entretanto, para seu sucesso tático, ainda são necessárias a estruturação de uma rede de atendimento pré-hospitalar acessível, a implementação de treinamento e de uma rede de telemedicina eficaz e a construção de um forte sistema de referência e contrarreferência.

Bibliografia consultada

Armstrong PW, Gershlick AH, Goldstein P, Wilcox R, Danays T, Lambert Y, Sulimov V, Ortiz FR, Ostojic M, Welsh RC, Carvalho AC, Nanas J, Arntz HR, Halvorsen S, Huber K, Grajek S, Fresco C, Bluhmki E, Regelin A, Vandenberghe K, Bogaerts K, Van de Werf F; STREAM Investigative Team. Fibrinolysis or Primary PCI in ST-Segment Elevation Myocardial Infarction. N Engl J Med. 2013;368(15):1379-87.

Bianco HT, Povoa R, Izar MC, Luna B Filho, Moreira FT, Stefanini E et al. Acurácia da Redução do Segmento-ST Pós-Trombólise como Preditor de Reperfusão Adequada em Estratégia Fármaco-Invasiva. Arq Bras Cardiol. 2021;117(1):15-25.

Bianco HT, Povoa R, Izar MC, Alves CMR, Barbosa AHP, Bombig MTN et al. Pharmaco-invasive Strategy in Myocardial Infarction: Descriptive Analysis, Presentation of Ischemic Symptoms and Mortality Predictors. Arq Bras Cardiol. 2022;119(5):691-702.

Byrne RA, Rossello X, Coughlan JJ, Barbato E, Berry C, Chieffo A et al. 2023 ESC Guidelines for the management of acute coronary syndromes. Eur Heart J. 2023;44(38):3720-826.

Fazel R, Joseph TI, Sankardas MA, Pinto DS, Yeh RW, Kumbhani DJ et al. Comparison of Reperfusion Strategies for ST-Segment-Elevation Myocardial Infarction: A Multivariate Network Meta-analysis. J Am Heart Assoc. 2020;9(12):e015186.

French WJ, Gunderson M, Travis D, Bienizarz M, Zegre-Hemsey J, Goyal A et al. Emergency Interhospital Transfer of Patients With ST-Segment-Elevation Myocardial Infarction: Call 9-1-1 – The American Heart Association Mission: Lifeline Program. J Am Heart Assoc. 2022;11(22):e026700.

Ibanez B, James S, Agewall S, Antunes MJ, Bucciarelli-Ducci C, Bueno H, Caforio ALP, Crea F, Goudevenos JA, Halvorsen S, Hindricks G, Kastrati A, Lenzen MJ, Prescott E, Roffi M, Valgimigli M, Varenhorst C, Vranckx P, Widimský P; ESC Scientific Document Group. 2017 ESC Guidelines for the management of acute myocardial infarction in patients presenting with ST-segment elevation: The Task Force for the management of acute myocardial infarction in patients presenting with ST-segment elevation of the European Society of Cardiology (ESC). Eur Heart J. 2018;39(2):119-77.

Jinatongthai P, Kongwatcharapong J, Foo CY, Phrommintikul A, Nathisuwan S, Thakkinstian A et al. Comparative efficacy and safety of reperfusion therapy with fibrinolytic agents in patients with ST-segment elevation myocardial infarction: a systematic review and network meta-analysis. Lancet. 2017;390(10096):747-59.

Lawton JS, Tamis-Holland JE, Bangalore S, Bares ER, Beckie TM, Bischoff JM et al. 2021 ACC/AHA/SCAI Guideline for Coronary Artery Revascularization: Executive Summary: A Report of the American College of Cardiology/American Heart Association Joint Committee on Clinical Practice Guidelines. Circulation. 2022;145(3):e4-e17.

Marcolino MS, Maia LM, Oliveira JAQ, Melo LDR, Pereira BLD, Andrade-Junior DF et al. Impact of telemedicine interventions on mortality in patients with acute myocardial infarction: a systematic review and meta-analysis. Heart. 2019;105(19):1479-86.

Nascimento BR, Brant LCC, Marino BCA, Passaglia LG, Ribeiro ALP. Implementing myocardial infarction systems of care in low/middle-income countries. Heart. 2019;105(1):20-6.

Piegas LS, Timerman A, Feitosa GS, Nicolau JC, Mattos LAP, Andrade MD et al. V Diretriz da Sociedade Brasileira de Cardiologia sobre Tratamento do Infarto Agudo do Miocárdio com Supradesnível do Segmento ST. Arq Bras Cardiol. 2015;105(2):1-105.

Pinto DS, Frederick PD, Chakrabarti AK, Kirtane AJ, Ullman E, Dejam A, Miller DP, Henry TD, Gibson CM; National Registry of Myocardial Infarction Investigators. Benefit of transferring ST-segment-elevation myocardial infarction patients for percutaneous coronary intervention compared with administration of onsite fibrinolytic declines as delays increase. Circulation. 2011;124(23):2512-21.

Promes SB, Glauser JM, Smith MD, Torbati S, Brown MD. Clinical Policy: Emergency Department Management of Patients Needing Reperfusion Therapy for Acute ST-Segment Elevation Myocardial Infarction. Ann Emerg Med. 2017;70(5):724-39.

Pu J, Ding S, Ge H, Han Y, Guo J, Lin R, Su X, Zhang H, Chen L, He B; EARLY-MYO Investigators. Efficacy and Safety of a Pharmaco-Invasive Strategy with Half-Dose Alteplase Versus Primary Angioplasty in ST-Segment-Elevation Myocardial Infarction: EARLY-MYO Trial (Early Routine Catheterization After Alteplase Fibrinolysis Versus Primary PCI in Acute ST-Segment-Elevation Myocardial Infarction). Circulation. 2017;136(16):1462-73.

Rao SV, O'Donoghue ML, Ruel M, Rab T, Tamis-Holland JE,Alexander JH, et al. 2025 ACC/AHA/ACEP/NAEMSP/SCAI guideline for the management of patients with acute coronary syndromes: a report of the American College of Cardiology/American Heart Association Joint Committee on Clinical Practice Guidelines. JACC. Published online February 27, 2025. https://doi.org/10.1016/j.jacc.2024.11.009.

Sabatine MS, Cannon CP, Gibson CM, López-Sendón JL, Montalescot G, Theroux P et al. Addition of Clopidogrel to Asprin and Fibrinolytic Therapy for Myocardial Infarction with ST-Segment Elevation. N Engl J Med. 2005;352(12):1179-89.

Van de Werf FJJ. Strategic Reperfusion Early After Myocardial Infarction – STREAM-2. In: American College of Cardiology Annual Scientific Session (ACC.23/WCC), New Orleans, LA, March 5, 2023.

Capítulo 3

Telemedicina em Cardiologia

Carlos Alberto Franchin Neto

Rafael Rocha

Cenário atual

A telemedicina não é uma novidade. Se voltarmos a um passado não tão distante, nós, médicos, sempre demos suporte a distância a nossos pacientes. Na era do telefone discado, aconselhávamos nossos pacientes – e não era incomum uma mãe pedir ao filho que tossisse ao telefone para que o pediatra ouvisse a tosse do outro lado da linha. Depois, chegaram os *bips* (mensagens de texto simples, sem poder de retorno), que nos avisavam sobre urgências médicas ou recados para entrar em contato com pacientes e familiares.

A telemedicina foi acompanhando a evolução da comunicação: passamos pelas mensagens de texto em SMS e por plataformas de redes sociais, até chegarmos às videochamadas, com as quais, em tempo real, podemos olhar os pacientes, o que mudou significativamente a capacidade e a qualidade dos atendimentos a distância.

Mesmo antes da atual regulamentação do Conselho Federal de Medicina (CFM) (cf. **Anexo I**, veja no final deste capítulo), já era comum, na prática médica, recebermos fotos ou vídeos para avaliar exames e lesões. Estima-se um crescimento de 33% dos atendimentos *on-line* durante a pré-pandemia de covid-19, a qual veio para acelerar o que era inevitável: a expansão e a regulamentação dos serviços de telemedicina.

Por uma situação de calamidade pública, precisávamos levar o acesso médico aos lugares mais distantes, de forma rápida. Assim, o que demoraria anos para ser regulamentado foi rapidamente aprovado e indicado (um dos poucos saldos positivos da pandemia). Os números são impressionantes: no primeiro trimestre de 2020, o número de atendimentos on-line aumentou 50% nos EUA.

O cenário da medicina de urgência também foi impactado. No período pandêmico, 69% da população foi tratada em casa, com apenas 1,5% dos pacientes sendo encaminhados ao pronto-socorro. Esse número reflete o medo das pessoas de sair de casa, devido ao vírus espalhado pelo mundo, e indica que muitos diagnósticos precoces e muitas emergências médicas reais foram perdidos.

Entretanto, também nos mostra que os serviços de emergência são regularmente sobrecarregados por casos que não deveriam estar sendo vistos naquele ambiente, os quais, agora, por meio da telemedicina, podem ser triados e resolvidos sem ocupar o lugar de alguém que realmente precisa estar no pronto atendimento.

O saldo disso foi positivo, pois hospitais e serviços médicos ficaram mais acessíveis e se aproximaram de seus pacientes. Hoje, 76% dos hospitais dos EUA conectam-se com os pacientes por meio de videochamadas.

A telemedicina também foi incorporada e admirada pela população: 89,1% dos americanos dizem que a telemedicina os ajudaria a cumprir compromissos e seguir hábitos de bem-estar. Quando olhamos para a população mais jovem (< 25 anos), 75% preferem a telemedicina aos modelos tradicionais de atendimento.

Além disso, o impacto financeiro foi impressionante: espera-se um investimento de 186 bilhões de dólares em telessaúde até 2026, com importante redução dos custos de idas evitáveis ao pronto-socorro, as quais custam 32 bilhões de dólares ao ano às autoridades de saúde.

Atendimento pré-hospitalar

Médicos e pacientes mais tradicionais defendem, com razão, que o atendimento presencial nunca será substituído. De fato, nada supera o contato humano, o olho no olho e o calor das relações. Por melhor que sejam a comunicação e a entrega de quem está por trás das telas, o relacionamento humano, quando se trata de saúde, envolve percepções que só a presença física nos permite.

No entanto, em alguns cenários, são inegáveis o benefício e a praticidade do atendimento virtual. Para checar exames, analisar exames estáticos e laudá-los, checar um receituário etc., entre outras atividades, o atendimento virtual entrega igual qualidade, de forma muito mais prática e barata, em relação ao atendimento presencial.

Outro cenário muito favorável para o teleatendimento são as triagens pré-hospitalares. Além da economia financeira já citada, ao impedir que casos sem necessidade ocupem as vagas de emergência, a praticidade e a velocidade do atendimento virtual podem favorecer o início de tratamentos em que o tempo de espera para diagnóstico e abordagem custa a vida. As primeiras medidas de suporte e o direcionamento correto e veloz do paciente são impactantes para o sucesso nos resultados das principais emergências médicas, podendo ser citadas, como exemplos, a sepse e as doenças cardiovasculares.

O pré-atendimento hospitalar também é uma ferramenta poderosa para análise rápida de exames emergenciais, como um eletrocardiograma, e para mentoria de colegas que estão na outra ponta, em contato com os pacientes, antes do transporte deles ao hospital.

Telemedicina em cardiologia

Introdução

A telemedicina é definida pela Organização Mundial da Saúde (OMS) como prestação de serviços de saúde remotos nos componentes de promoção, prevenção, diagnóstico, tratamento e reabilitação por profissionais de saúde que utilizam as tecnologias de informação e comunicação (TIC), com o intuito de facilitar o acesso e a oportunidade desses serviços à população que tem limitações em sua área geográfica.

No Brasil, o Ministério da Saúde define como campos de atuação da telemedicina a inovação em saúde digital, a teleconsultoria, o telediagnóstico, o telemonitoramento, a telerregulação e a teleducação. Dessa forma, os objetivos primários da telemedicina são a assistência remota, a gestão administrativa dos cuidados clínicos, a qualificação de recursos humanos a distância e a pesquisa clínica colaborativa em rede.

A aplicação da telemedicina na cardiologia, também chamada de telecardiologia, é um de seus ramos mais desenvolvidos e tem gerado inovações significativas na prática clínica, conforme a fase do cuidado, ilustrado na Figura 3.1. No contexto das emergências cardiovasculares,

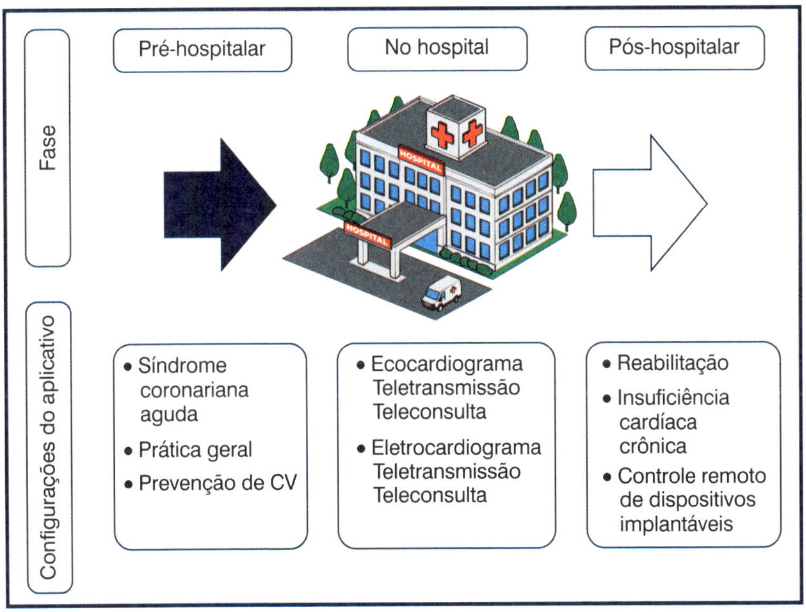

Figura 3.1. Fases clínicas do manejo das doenças cardiovasculares e contextos de aplicação da telemedicina. ECG: eletrocardiograma; CV: cardiovascular. Fonte: Molinari G, Molinari M, Di Biase M, Brunetti ND. Telecardiology and its settings of application: An update. J Telemed Telecare. 2018;24(5):373-81.

destacam-se o diagnóstico precoce pré-hospitalar do infarto agudo do miocárdio com transmissão de eletrocardiograma (ECG), o controle remoto de dispositivos (marca-passos e cardiodesfibriladores implantáveis), o monitoramento de pacientes com insuficiência cardíaca crônica, o monitoramento de pacientes com arritmias e a transmissão de imagens de exames complementares (ecocardiograma, tomografia computadorizada e ressonância nuclear magnética) para segunda opinião de um centro especializado.

Telemedicina nas síndromes coronarianas agudas

A teleconsultoria e o telediagnóstico são as principais formas de a telemedicina auxiliar os médicos que atuam no atendimento de urgências e emergências cardiovasculares agudas.

A detecção precoce de uma síndrome coronariana aguda com supradesnivelamento do segmento ST (SCACSST) e a diminuição do tempo porta-balão, definido como o intervalo entre a chegada ao hospital e a primeira insuflação do balão durante a angioplastia coronariana, são os principais objetivos no manejo do paciente. Protocolos de atendimento que utilizam a telemedicina têm sido feitos no intuito de diminuir esses tempos fundamentais. Todos esses estudos demonstram que a teleconsultoria do ECG é tecnicamente possível e possui boa concordância com o método presencial, no que diz respeito à identificação das alterações do segmento ST.

O acesso à teleconsultoria permite uma triagem mais rápida, um tempo porta-balão mais curto e uma diminuição da permanência hospitalar na SCACSST. A transmissão do ECG de 12 derivações pré-hospitalar diretamente do celular diminuiu o tempo porta-balão em mais de 1 hora quando pacientes eram transportados diretamente para centros especializados em hemodinâmica. Adicionalmente, o telediagnóstico diminuiu as taxas de diagnóstico falso-negativo em paciente com apresentação atípica e, finalmente, o diagnóstico pré-hospitalar de SCACSST associou-se à redução do tamanho do infarto, à preservação da fração de ejeção, ao menor tempo de internação e à diminuição da mortalidade precoce e tardia.

Telemedicina para insuficiência cardíaca

O uso da telemedicina no seguimento de pacientes com insuficiência cardíaca visa reduzir as internações associadas à morbimortalidade da história natural, além de aumentar a adesão dos pacientes. As intervenções variam entre o uso de suporte telefônico estruturado e o telemonitoramento por dispositivos implantáveis ou vestíveis, com sistemas de suporte à decisão e aprendizado de máquina para predizer complicações.

O telemonitoramento domiciliar de pacientes com insuficiência cardíaca parece ter efeitos positivos pela monitorização dos parâmetros vitais (peso corpóreo, pressão arterial e frequência cardíaca), que podem antecipar a ocorrência de descompensações, e, quando seguida por mudança de tratamento medicamentoso, reduzir re-hospitalização.

O monitoramento remoto de pacientes com insuficiência cardíaca com cardiodesfibrilador implantável (CDI) reduz significativamente a mortalidade de longo prazo no seguimento de mundo real, 2,1% *versus* 11,5% em 1 ano ($P < 0{,}0001$). Em outros estudos, o uso de recursos de saúde foi reduzido pelo telemonitoramento remoto, provocando uma diminuição das visitas médicas, sem comprometer a segurança do paciente.

Telemedicina nas emergências arrítmicas

O manejo clínico hospitalar do paciente com arritmia pode ser realizado por teleconsultoria entre generalistas e especialistas para obtenção de segunda opinião ou para suporte a distância em casos de urgência. Além disso, o seguimento de longo prazo pode ser auxiliado por meio da monitoração remota de pacientes com arritmias e dispositivos implantáveis, em conjunto com as avaliações telemétricas regulares.

O ECG diretamente interpretado ou transmitido por teleconsultoria parece ser útil para o manejo das arritmias graves, permitindo intervenção rápida ou internação do paciente de alto risco.

Em uma população de indivíduos com marca-passo, a incidência de hospitalização para arritmias atriais foi de 7,3% no grupo controle e de 2,4% no grupo monitoramento, com incidência de acidente vascular cerebral (AVC) de 3,3% e 0,8%, respectivamente, sugerindo melhor efetividade terapêutica com o telemonitoramento.

Telemedicina para controle remoto de dispositivos implantáveis

O monitoramento de dispositivos implantáveis não demonstrou melhora significativa em qualidade de vida, mas os eventos foram detectados e tratados mais precocemente, reduzindo as hospitalizações e os custos das visitas hospitalares.

Alguns desses dispositivos podem realizar medidas de impedância torácica e das pressões de enchimento de câmeras direitas. Um estudo que avaliou a efetividade desse telemonitoramento sugeriu benefício clínico em paciente com insuficiência cardíaca em classe funcional III da NYHA. Outros estudos semelhantes também demonstraram redução de desfechos clínicos combinados, muitas vezes relacionados com a diminuição da necessidade de visitas presenciais.

Contudo, uma metanálise (162) com 11 estudos randomizados, que avaliou 5.703 pacientes, não demonstrou resultados consistentes sobre desfechos clínicos.

Considerações finais

A telemedicina na cardiologia possui evidências científicas de eficácia como manejo clínico pré-hospitalar remoto de pacientes com síndrome coronariana aguda e como consultoria especializada para tomada de decisão de médicos generalistas.

No contexto hospitalar, sua aplicabilidade principal refere-se ao apoio no telediagnóstico de exames cardiovasculares de imagem, sobretudo na transmissão de eletrocardiograma e ecocardiograma de áreas geograficamente remotas ou com pouca experiência para centros de atenção terciária.

Por fim, ensaios clínicos mostram que o telemonitoramento pós-hospitalar melhora os desfechos clínicos, como re-hospitalização de pacientes internados por síndrome coronariana aguda, insuficiência cardíaca e arritmias graves.

Anexo I Regulamentação do Conselho Federal de Medicina – Telemedicina

RESOLUÇÃO CFM Nº 2.314, DE 20 DE ABRIL DE 2022

Define e regulamenta a telemedicina, como forma de serviços médicos mediados por tecnologias de comunicação.

O **Conselho Federal de Medicina (CFM)**, no uso das atribuições que lhe confere a Lei nº 3.268, de 30 de setembro de 1957, regulamentada pelo Decreto nº 44.045, de 19 de julho de 1958, alterado pelo Decreto nº 10.911, de 22 de dezembro de 2021, Lei nº 12.842, de 10 de julho de 2013, e Decreto nº 8.516, de 10 de setembro de 2015, e

CONSIDERANDO que cabe ao Conselho Federal de Medicina (CFM) disciplinar o exercício profissional médico e zelar pela boa prática médica no país;

CONSIDERANDO a constante inovação e o desenvolvimento de novas tecnologias digitais de informação e comunicação que facilitam o intercâmbio de informação entre médicos e entre médicos e pacientes;

CONSIDERANDO que, a despeito das consequências positivas da telemedicina, existem muitos preceitos éticos e legais que precisam ser assegurados;

CONSIDERANDO o Código de Ética Médica vigente;

CONSIDERANDO que a telemedicina deve contribuir para favorecer a relação médico-paciente;

CONSIDERANDO que a medicina, ao ser exercida com a utilização dos meios tecnológicos e digitais seguros, deve visar ao benefício e aos melhores resultados ao paciente, e que o médico deve avaliar se a telemedicina é o método mais adequado às necessidades do paciente, naquela situação;

CONSIDERANDO que o termo telessaúde é amplo e abrange outros profissionais da saúde, enquanto telemedicina é específico para a medicina e se refere a atos e procedimentos realizados por ou sob responsabilidade de médicos;

CONSIDERANDO que o termo telessaúde se aplica ao uso das tecnologias de informação e comunicação para transferir informações de dados e serviços clínicos, administrativos e educacionais em saúde, por profissionais de saúde, respeitadas suas competências legais;

CONSIDERANDO que o registro completo da consulta, com áudio, imagens e vídeo, não é obrigatório nas consultas presenciais e que o mesmo princípio deve ser adotado em telemedicina;

CONSIDERANDO que o médico que utilizar a telemedicina, ciente de sua responsabilidade legal, deve avaliar se as informações recebidas são qualificadas, dentro de protocolos rígidos de segurança digital e suficientes para a finalidade proposta;

CONSIDERANDO o teor da Declaração da WMA (World Medical Association), sobre princípios éticos da telemedicina, na 69ª Assembleia, em outubro de 2018;

CONSIDERANDO que a consulta médica presencial permanece como padrão-ouro, ou seja, referência no atendimento ao paciente;

CONSIDERANDO que, para atuar por telemedicina, o médico deve possuir assinatura digital qualificada, padrão ICP-Brasil, nos termos das leis vigentes no país;

CONSIDERANDO o que determina a Lei nº 12.842, de 10 de julho de 2013, que dispõe sobre o exercício da medicina;

CONSIDERANDO o que determina a Lei nº 12.965, de 23 de abril de 2014, que estabelece princípios, garantias, direitos e deveres para o uso da internet no Brasil;

CONSIDERANDO o que determina a Lei nº 13.709, de 14 de agosto de 2018, que dispõe sobre proteção de dados pessoais (LGPD);

CONSIDERANDO que o médico deve buscar capacitação no uso das tecnologias digitais, de informação e de comunicação (TDIC), telepropedêutica e bioética digital;

CONSIDERANDO a Lei nº 13.787, de 27 de dezembro de 2018, que dispõe sobre a digitalização e a utilização de sistemas informatizados para a guarda, o armazenamento e o manuseio de prontuário de paciente;

CONSIDERANDO o disposto na Lei nº 13.989, de 15 de abril de 2020, que dispõe sobre o uso da telemedicina durante a crise causada pelo coronavírus (SARS-CoV-2);

CONSIDERANDO o disposto na Resolução CFM nº 1.638/2002, que define prontuário médico;

CONSIDERANDO que as informações sobre o paciente identificado só podem ser transmitidas a outro profissional com prévia permissão do paciente, mediante seu consentimento livre e esclarecido, e com protocolos de segurança capazes de garantir a confidencialidade e a integridade das informações;

CONSIDERANDO a Resolução CFM nº 1.490/1998, que dispõe sobre a composição da equipe cirúrgica e da responsabilidade direta do cirurgião titular;

CONSIDERANDO o disposto na Resolução CFM nº 1.627/2001, que define e regulamenta o Ato Profissional do Médico;

CONSIDERANDO o disposto na Resolução CFM nº 1.958/2010, que define e regulamenta o ato da consulta médica;

CONSIDERANDO o disposto na Resolução CFM nº 1.821/2007, que aprova as normas técnicas concernentes à digitalização e ao uso dos sistemas informatizados para guarda e manuseio dos documentos dos prontuários dos pacientes, autorizando a eliminação do papel e a troca de informação identificada em saúde;

CONSIDERANDO o disposto na Resolução CFM nº 2.299/2021, que regulamenta, disciplina e normatiza a emissão de documentos médicos eletrônicos;

CONSIDERANDO o disposto na Resolução CFM nº 2.311/2022, que regulamenta a cirurgia robótica no Brasil;

CONSIDERANDO que a telemedicina não substitui o atendimento presencial;

CONSIDERANDO o decidido na sessão plenária de 20 de abril de 2022, realizada em Brasília,

RESOLVE:

Art. 1º Definir a telemedicina como o exercício da medicina mediado por tecnologias digitais, de informação e de comunicação (TDIC), para fins de assistência, educação, pesquisa, prevenção de doenças e lesões, gestão e promoção de saúde.

Art. 2º A telemedicina, em tempo real *on-line* (síncrona) ou *off-line* (assíncrona), por multimeios em tecnologia, é permitida dentro do território nacional, nos termos desta resolução.

Art. 3º Nos serviços prestados por telemedicina, os dados e as imagens dos pacientes, constantes no registro do prontuário, devem ser preservados, obedecendo as normas legais e do CFM pertinentes à guarda, ao manuseio, à integridade, à veracidade, à confidencialidade, à privacidade, à irrefutabilidade e à garantia do sigilo profissional das informações.

§ 1º O atendimento por telemedicina deve ser registrado em prontuário médico físico ou no uso de sistemas informacionais, em Sistema de Registro Eletrônico de Saúde (SRES) do paciente, atendendo aos padrões de representação, terminologia e interoperabilidade.

§ 2º O SRES utilizado deve possibilitar a captura, o armazenamento, a apresentação, a transmissão e a impressão da informação digital e identificada em saúde e atender integralmente aos requisitos do Nível de Garantia de Segurança 2 (NGS2), no padrão da infraestrutura de Chaves Públicas Brasileira (ICP-Brasil) ou em outro padrão legalmente aceito.

§ 3º Os dados de anamnese e propedêuticos, os resultados de exames complementares e a conduta médica adotada relacionados ao atendimento realizado por telemedicina devem ser preservados, conforme legislação vigente, sob guarda do médico responsável pelo atendimento em consultório próprio ou do diretor/responsável técnico, no caso de interveniência de empresa e/ou instituição.

§ 4º Em caso de contratação de serviços terceirizados de arquivamento, a responsabilidade pela guarda de dados de pacientes e do atendimento deve ser contratualmente compartilhada entre o médico e a contratada.

§ 5º O SRES deve propiciar interoperabilidade/intercambialidade, com utilização de protocolos flexíveis, pelo qual dois ou mais sistemas possam se comunicar de forma eficaz e com garantia de confidencialidade, privacidade e integridade dos dados.

§ 6º É direito do paciente ou de seu representante legal solicitar e receber cópia em mídia digital e/ou impressa dos dados de seu registro.

§ 7º Os dados pessoais e clínicos do teleatendimento médico devem seguir as definições da LGPD e de outros dispositivos legais quanto às finalidades primárias dos dados.

§ 8º Na utilização de plataformas institucionais, quando necessário, deve ser garantido ao médico assistente o direito de acesso aos dados do paciente, durante todo o período de vigência legal da sua preservação.

Art. 4º Ao médico é assegurada a autonomia de decidir se utiliza ou recusa a telemedicina, indicando o atendimento presencial sempre que entender necessário.

§ 1º A autonomia médica está limitada à beneficência e à não maleficência do paciente, em consonância com os preceitos éticos e legais.

§ 2º A autonomia médica está diretamente relacionada à responsabilidade pelo ato médico.

§ 3º O médico, ao atender por telemedicina, deve proporcionar linha de cuidados ao paciente, visando à segurança e à qualidade da assistência, indicando o atendimento presencial na evidência de riscos.

Art. 5º A telemedicina pode ser exercida nas seguintes modalidades de teleatendimentos médicos:

I) Teleconsulta;

II) Teleinterconsulta;

III) Telediagnóstico;

IV) Telecirurgia;

V) Telemonitoramento ou televigilância;

VI) Teletriagem;

VII) Teleconsultoria.

Art. 6º A TELECONSULTA é a consulta médica não presencial, mediada por TDIC, com médico e paciente localizados em diferentes espaços.

§ 1º A consulta presencial é o padrão-ouro de referência para as consultas médicas, sendo a telemedicina ato complementar.

§ 2º Nos atendimentos de doenças crônicas ou doenças que requeiram acompanhamento por longo tempo, deve ser realizada consulta presencial, com o médico assistente do paciente, em intervalos não superiores a 180 dias.

§ 3º O estabelecimento de relação médico-paciente pode ser realizado de modo virtual, em primeira consulta, desde que atenda às condições físicas e técnicas dispostas nesta resolução, obedecendo às boas práticas médicas, devendo dar seguimento ao acompanhamento com consulta médica presencial.

§ 4º O médico deverá informar ao paciente as limitações inerentes ao uso da teleconsulta, em razão da impossibilidade de realização de exame físico completo, podendo o médico solicitar a presença do paciente para finalizá-la.

§ 5º É direito, tanto do paciente quanto do médico, optar pela interrupção do atendimento a distância, assim como optar pela consulta presencial, com respeito ao Termo de Consentimento Livre e Esclarecido preestabelecido entre o médico e o paciente.

Art. 7º A TELEINTERCONSULTA é a troca de informações e opiniões entre médicos, com auxílio de TDIC, com ou sem a presença do paciente, para auxílio diagnóstico ou terapêutico, clínico ou cirúrgico.

Parágrafo único. O médico assistente responsável pela teleinterconsulta deverá ser, obrigatoriamente, o médico responsável pelo acompanhamento presencial. Os demais médicos envolvidos só podem ser responsabilizados por seus atos.

Art. 8º O TELEDIAGNÓSTICO é o ato médico a distância, geográfica e/ou temporal, com a transmissão de gráficos, imagens e dados para emissão de laudo ou parecer por médico com registro de qualificação de especialista (RQE) na área relacionada ao procedimento, em atenção à solicitação do médico assistente.

Parágrafo único. Os serviços onde os exames estão sendo realizados deverão contar com um responsável técnico médico.

Art. 9º A TELECIRURGIA é a realização de procedimento cirúrgico a distância, com utilização de equipamento robótico e mediada por tecnologias interativas seguras.

Parágrafo único. A telecirurgia robótica está disciplinada em resolução específica do CFM.

Art. 10. O TELEMONITORAMENTO ou TELEVIGILÂNCIA médica é o ato realizado sob coordenação, indicação, orientação e supervisão por médico para monitoramento ou vigilância a distância de parâmetros de saúde e/ou doença, por meio de avaliação clínica e/ou aquisição direta de imagens, sinais e dados de equipamentos e/ou dispositivos agregados ou implantáveis nos pacientes em domicílio, em clínica médica especializada em dependência química, em instituição de longa permanência de idosos, em regime de internação clínica ou domiciliar ou no translado de paciente até sua chegada ao estabelecimento de saúde.

§ 1º O telemonitoramento inclui a coleta de dados clínicos, sua transmissão, seu processamento e seu manejo, sem que o paciente precise se deslocar até uma unidade de saúde.

§ 2º Deve ser realizado por indicação e justificativa do médico assistente do paciente, com garantia de segurança e confidencialidade, tanto na transmissão quanto no recebimento de dados.

§ 3º A transmissão dos dados deve ser realizada sob a responsabilidade técnica da instituição de vinculação do paciente.

§ 4º A interpretação dos dados e a emissão de laudos devem ser feitas por médico regularmente inscrito no CRM de sua jurisdição e com registro de qualificação de especialista (RQE) na área relacionada a exames especializados.

§ 5º A coordenação do serviço médico deverá promover o devido treinamento de recursos humanos locais, inclusive os pacientes, que poderão intermediar o atendimento.

§ 6º Todos os dados resultados do telemonitoramento, incluindo resultados de exames, avaliação clínica e prescrição ou profissionais envolvidos devem ser adequadamente registrados no prontuário do paciente.

Art. 11. A TELETRIAGEM médica é o ato realizado por um médico, com avaliação dos sintomas do paciente, a distância, para regulação ambulatorial ou hospitalar, com definição e direcionamento do paciente ao tipo adequado de assistência de que necessita ou a um especialista.

§ 1º O médico deve destacar e registrar que se trata apenas de uma impressão diagnóstica e de gravidade; o médico tem autonomia da decisão de qual recurso será utilizado em benefício do paciente, não se confundindo com consulta médica.

§ 2º Na teletriagem médica, o estabelecimento/sistema de saúde deve oferecer e garantir todo o sistema de regulação para encaminhamento dos pacientes sob sua responsabilidade.

Art. 12. A TELECONSULTORIA médica é ato de consultoria mediado por TDIC entre médicos, gestores e outros profissionais, com a finalidade de prestar esclarecimentos sobre procedimentos administrativos e ações de saúde.

Art. 13. No caso de emissão a distância de relatório, atestado ou prescrição médica, deverá constar obrigatoriamente em prontuário:

a) Identificação do médico, incluindo nome, CRM e endereço profissional;

b) Identificação e dados do paciente (endereço e local informado do atendimento);

c) Registro de data e hora;

d) Assinatura com certificação digital do médico no padrão ICP-Brasil ou em outro padrão legalmente aceito;

e) que foi emitido em modalidade de telemedicina.

Art. 14. A teleconferência médica por videotransmissão síncrona de procedimento médico pode ser feita para fins de assistência, educação, pesquisa e treinamento, com autorização do paciente ou de seu responsável legal, desde que o grupo de recepção de imagens, dados e áudios seja composto exclusivamente por médicos e/ou acadêmicos de medicina, todos devidamente identificados e acompanhados de seus tutores.

§ 1º No caso de uso de tecnologias de telepresença, as mesmas premissas devem ser seguidas.

§ 2º Nos eventos multiprofissionais também deve ser atendida, em sua totalidade, a Resolução CFM nº 1.718/2004 ou posteriores.

§ 3º Na teleconferência, os objetivos do treinamento não devem comprometer a qualidade assistencial nem gerar aumento desnecessário em tempo, que possa comprometer a recuperação do paciente, em obediência ao normatizado no Código de Ética Médica.

Art. 15. O paciente ou seu representante legal deverá autorizar o atendimento por telemedicina e a transmissão de imagens e dados por meio de (termo de concordância e autorização) consentimento, livre e esclarecido, enviado por meios eletrônicos ou de gravação de leitura do texto com a concordância, devendo fazer parte do SRES do paciente.

Parágrafo único. Em todo atendimento por telemedicina deve ser assegurado consentimento explícito, no qual o paciente ou seu representante legal deve estar consciente de que suas informações pessoais podem ser compartilhadas e de seu direito de negar permissão para isso, salvo em situação de emergência médica.

Art. 16. A prestação de serviço de telemedicina, como um método assistencial médico, em qualquer modalidade, deverá seguir os padrões normativos e éticos usuais do atendimento presencial, inclusive em relação à contraprestação financeira pelo serviço prestado.

Parágrafo único. O médico deve ajustar previamente com o paciente e as prestadoras de saúde o valor do atendimento prestado, tal qual no atendimento presencial.

Art. 17. As pessoas jurídicas que prestarem serviços de telemedicina, plataformas de comunicação e arquivamento de dados deverão ter sede estabelecida em território brasileiro e estar inscritas no Conselho Regional de Medicina do Estado onde estão sediadas, com a respectiva responsabilidade técnica de médico regularmente inscrito no mesmo Conselho.

§ 1º No caso de o prestador ser pessoa física, deverá ser médico devidamente inscrito no Conselho Regional de Medicina de sua jurisdição e informar à entidade a sua opção de uso de telemedicina.

§ 2º A apuração de eventual infração ética a esta resolução será feita pelo CRM de jurisdição do paciente e julgada no CRM de jurisdição do médico responsável.

Art. 18. Os Conselhos Regionais de Medicina deverão estabelecer vigilância, fiscalização e avaliação das atividades de telemedicina em seus territórios, no que concerne à qualidade da atenção, à relação médico-paciente e à preservação do sigilo profissional.

Art. 19. Os serviços médicos à distância jamais poderão substituir o compromisso constitucional de garantir assistência presencial segundo os princípios do SUS de integralidade, equidade e universalidade a todos os pacientes.

Art. 20. O CFM poderá emitir normas específicas para telemedicina em determinadas situações, procedimentos e/ou práticas médicas que necessitem de regulamentação própria.

Art. 21. Fica revogada a Resolução CFM nº 1.643/2002, publicada no DOU de 26 de agosto de 2002, Seção I, p. 205, e todas as disposições em contrário.

Art. 22. Esta resolução entra em vigor na data da sua publicação.

Bibliografia consultada

Ashford K. 1 in 5 People Would Switch Doctors for Video Visits. Forbes [internet]. January 30, 2017. Available from: https://www.forbes.com/sites/kateashford/2017/01/30/videodoctor/?sh=11d4789c10ce

Bashi N, Karunanithi M, Fatehi F, Ding H, Walters D. Remote Monitoring of Patients with Heart Failure: an Overview of Systematic Reviews. J Med Internet Res. 2017;19(1):e18.

Bourge RC, Abraham WT, Adamson PB, Aaron MF, Aranda JM Jr, Magalski A et al. Randomized controlled trial of an implantable continuous hemodynamic monitor in patients with advanced heart failure: the COMPASS HF study. J Am Coll Cardiol. 2008;51(11):1073-9.

Bradley EH, Herrin J, Wang Y, Barton BA, Webster TR, Mattera JA et al. Strategies for reducing the door-to-balloon time in acute myocardial infarction. N Engl J Med. 2006;355(22):2308-20.

Brunetti ND, De Gennaro L, Amodio G, Dellegrottaglie G, Pellegrino PL, Di Biase M et al. Telecardiology improves quality of diagnosis and reduces delay to treatment in elderly patients with acute myocardial infarction and atypical presentation. Eur J Cardiovasc Prev Rehabil. 2010;17(6):615-20.

Brunetti ND, Di Pietro G, Aquilino A, Bruno AI, Dellegrottaglie G, Di Giuseppe G et al. Pre-hospital electrocardiogram triage with tele-cardiology support is associated with shorter time-to-balloon and higher rates of timely reperfusion even in rural areas: data from the Bari-Barletta/Andria/Trani public emergency medical service 118 registry on primary angioplasty in ST-elevation myocardial infarction. Eur Heart J Acute Cardiovasc Care. 2014;3(3):204-13.

Carmody BJ. A novel approach to transmission of the out-of-hospital EKG in patients with ST segment elevation myocardial infarction. Ann Emerg Med. 2008;52(2):183-4.

Conselho Federal de Medicina. Após amplo debate, CFM regulamenta prática da Telemedicina no Brasil. CFM Virtual [internet]. 5 maio 2022. Disponível em: https://portal.cfm.org.br/noticias/apos-amplo-debate-cfm-regulamenta-pratica-da-telemedicina-no-brasil/.

De Simone A, Leoni L, Luzi M, Amellone C, Stabile G, La Rocca V et al. Remote monitoring improves outcome after ICD implantation: the clinical efficacy in the management of heart failure (EFFECT) study. Europace. 2015;17(8):1267-75.

Gensini GF, Alderighi C, Rasoini R, Mazzanti M, Casolo G. Value of Telemonitoring and Telemedicine in Heart Failure Management. Card Fail Rev. 2017;3(2):116-121.

Klersy C, Boriani G, De Silvestri A, Mairesse GH, Braunschweig F, Scotti V et al. Effect of telemonitoring of cardiac implantable electronic devices on healthcare utilization: a meta-analysis of randomized controlled trials in patients with heart failure. Eur J Heart Fail. 2016;18(2):195-204.

Koonin LM, Hoots B, Tsang CA, Lerroy Z, Farris K, Jolly B et al. Trends in the Use of Telehealth During the Emergence of the COVID-19 Pandemic – United States, January-March 2020. MMWR Morb Mortal Wkly Rep. 2020;69(43):1595-99.

Kurek A, Tajstra M, Gadula-Gacek E, Buchta P, Skrzypek M, Pyka L et al. Impact of Remote Monitoring on Long-Term Prognosis in Heart Failure Patients in a Real-World Cohort: Results from All-Comers COMMIT-HF Trial. J Cardiovasc Electrophysiol. 2017;28(4):425-31.

Lopes MACQ, Oliveira GMM, Ribeiro ALP, Pinto FJ, Rey HCV, Zimerman LI et al. Diretriz da Sociedade Brasileira de Cardiologia sobre Telemedicina na Cardiologia – 2019. Arq Bras Cardiol. 2019;113(5):1006-56.

López-Villegas A, Catalán-Matamoros D, Martín-Saborido C, Villegas-Tripiana I, Robles-Musso E. A Systematic Review of Economic Evaluations of Pacemaker Telemonitoring Systems. Rev Esp Cardiol (Engl Ed). 2016;69(2):125-33.

Mabo P, Victor F, Bazin P, Ahres S, Babuty D, Da Costa A, Binet D, Daubert JC; COMPAS Trial Investigators. A randomized trial of long-term remote monitoring of pacemaker recipients (the COMPAS trial). Eur Heart J. 2012;33(9):1105-11.

Molinari G, Molinari M, Di Biase M, Brunetti ND. Telecardiology and its settings of application: An update. J Telemed Telecare. 2018;24(5):373-81.

Mortara A, Oliva F, Di Lenarda A. Prospettive della telemedicina e del monitoraggio mediante dispositivi nel paziente con scompenso cardiaco cronico: luci e ombre. G Ital Cardiol. 2010;11(5 Suppl 2):33S-37S.

Organização Mundial da Saúde. Diretriz da OMS: recomendações sobre intervenções digitais para o fortalecimento do sistema de saúde. Genebra: Organização Mundial da Saúde; 2019.

Pawar B. Telemedicine Market Size, Share & Industry Analysis, By Type (Products and Services), By Modality (Store-and-forward (Asynchronous), Real-time (Synchronous), and Others), By Application (Teleradiology, Telepathology, Teledermatology, Telecardiology, Telepsychiatry, and Others), By End -User (Healthcare Facilities, Homecare, and Others), and Regional Forecast, 2024-2032. Fortune Business Insights [internet]. January 27, 2025. Available from: https://www.fortunebusinessinsights.com/industry-reports/telemedicine-market-101067

Sanborn BJ. Millennials demand telehealth in a move away from traditional primary care model. Healthcare IT News [internet]. April 3, 2018. Available from: https://www.healthcareitnews.com/news/millennials-demand-telehealth-move-away-traditional-primary-care-mode.

Sanchez-Ross M, Oghlakian G, Maher J, Patel B, Mazza V, Hom D et al. The STATMI (ST-Segment Analysis Using Wireless Technology in Acute Myocardial Infarction) trial improves outcomes. JACC Cardiovasc Interv. 2011;4(2):222-7.

Schwaab B, Katalinic A, Riedel J, Sheikhzadeh A. Pre-hospital diagnosis of myocardial ischaemia by telecardiology: Safety and efficacy of a 12-lead electrocardiogram, recorded and transmitted by the patient. J Telemed Telecare. 2005;11(1):41-4.

Sejersten M, Sillesen M, Hansen PR, Nielsen SL, Nielsen H, Trautner S et al. Effect on treatment delay of prehospital teletransmission of 12-lead electrocardiogram to a cardiologist for immediate triage and direct referral of patients with ST-segment elevation acute myocardial infarction to primary percutaneous coronary intervention. Am J Cardiol. 2008;101(7):941-6.

Slotwiner D, Varma N, Akar JG, Annas G, Beardsall M, Fogel RI et al. HRS Expert Consensus Statement on remote interrogation and monitoring for cardiovascular implantable electronic devices. Heart Rhythm. 2015;12(7):e69-e100.

Terkelsen CJ, Lassen JF, Nørgaard BL, Gerdes JC, Poulsen SH, Bendix K et al. Reduction of treatment delay in patients with ST-elevation myocardial infarction: impact of prehospital diagnosis and direct referral to primary percutaneous coronary intervention. Eur Heart J. 2005;26(8):770-7.

Terkelsen CJ, Nørgaard BL, Lassen JF, Gerdes JC, Ankersen JP, Rømer F et al. Telemedicine used for remote prehospital diagnosing in patients suspected of acute myocardial infarction. J Intern Med. 2002;252(5):412-20.

Yun JE, Park JE, Park HY, Lee HY, Park DA. Comparative Effectiveness of Telemonitoring Versus Usual Care for Heart Failure: a Systematic Review and Meta-analysis. J Card Fail. 2018;24(1):19-28.

Zimiles A. Four new statistics that prove that telemedicine isn't just a pandemic fad. Medical Economics [internet]. July 8, 2020. Available from: https://www.medicaleconomics.com/view/four-new-statistics-that-prove-that-telemedicine-isn-t-just-a-pandemic-fad.

SEÇÃO 2

FLUXO DE ATENDIMENTO À CHEGADA NA EMERGÊNCIA

EDITOR

Fernando Ganem

CAPÍTULOS

Capítulo 4

Triagem da Dor Torácica e de Outras Queixas Cardiológicas

Magali Aldrin Lopes Marion

Sílvia Aparecida Ferreira

A dor torácica está entre os motivos mais comuns de procura pelos serviços de emergência, sendo responsável por 5% a 15% do total de atendimentos, e pode representar até 40% das causas de internação hospitalar. A maioria dos pacientes recebe alta com diagnóstico de dor torácica de causa não cardíaca, mas 25% apresentam diagnóstico de síndrome coronariana aguda (SCA). Nesse contexto, o diagnóstico diferencial da dor torácica continua sendo um desafio. Inicialmente, deve-se identificar a dor torácica secundária a uma doença grave, que ameace a vida do paciente, como a embolia pulmonar, a dissecção aórtica e a SCA, sendo essa última a mais prevalente.

No Brasil, a classificação de risco é realizada por enfermeiros com base em protocolos, por meio da resolução do Conselho Federal de Enfermagem (COFEN) 661/2021, sendo uma atividade que demanda as competências técnica e científica. As diretrizes da Sociedade Brasileira de Cardiologia sobre Angina Instável e Infarto Agudo do Miocárdio sem Supradesnível do Segmento ST (2021) recomendam a triagem hospitalar realizada por enfermeiros habilitados, visando ao reconhecimento precoce de pacientes sob maior risco (recomendação IIa, B). Os protocolos de classificação de risco podem ser desenvolvidos usando a experiência dos profissionais da instituição e os fluxogramas de atendimento estruturados, que se baseiam na literatura e estão adaptados ao perfil do serviço.

Ao receber pacientes com dor torácica no pronto-socorro, o profissional de saúde responsável pela triagem deve investigar os sintomas (momento do início, tempo de duração, qualidade, intensidade, relação com esforço e repouso), os sinais clínicos (palidez cutânea, sudorese, dispneia, diaforese), a história clínica direcionada e a presença de fatores de risco (doença cardiovascular prévia, diabetes *mellitus*, idade avançada, obesidade, entre outros).

Além da dor torácica típica (dor, desconforto, queimação ou sensação de pressão localizada na região precordial ou retroesternal que pode irradiar para ombro esquerdo ou membro superior, braço direito, pescoço ou maxilar), o paciente também pode apresentar queixas atípicas (mal-estar, indigestão, fraqueza ou apenas sudorese). Portanto, o enfermeiro deve estar atento a características que propiciam manifestações atípicas da doença coronariana: pacientes de sexo feminino, idosos, portadores de diabetes *mellitus* (DM) ou insuficiência cardíaca e portadores de marca-passo. Estudos apontam que idosos e mulheres muitas vezes manifestam a dispneia como queixa principal do infarto agudo do miocárdio (IAM), devendo ser avaliados com cautela.

O primeiro ECG desses pacientes deve ser realizado e interpretado em até 10 minutos da admissão no serviço de emergência. Por esse motivo, a triagem de enfermagem deve ser rápida e assertiva, direcionando o paciente à sala de emergência, para início da averiguação diagnóstica com o ECG e a coleta de marcadores bioquímicos, como a troponina.

Inúmeras patologias podem causar desconforto torácico, como doenças psicossomáticas, de esôfago, estômago, vesícula biliar ou pâncreas, e fazem parte de um amplo diagnóstico diferencial. No entanto, as originárias do sistema cardiovascular (Quadro 4.1) recebem maior atenção devido ao maior risco de mortalidade e à maior necessidade de internações.

Excluir as doenças com risco iminente de morte é a abordagem inicial do paciente com dor torácica. A avaliação da pressão arterial, da frequência cardíaca, da frequência respiratória e da oximetria de pulso auxilia na identificação de instabilidade hemodinâmica e/ou insuficiência respiratória.

Quadro 4.1. Principais etiologias de dor torácica na sala de emergência[7]

Doenças cardíacas isquêmicas	Doenças gastrintestinais
Angina estável Angina instável* IAM sem supradesnível do segmento ST* IAM com supradesnível do segmento ST*	Doença ulcerosa péptica Colelitíase Colecistite Coledocolitíase Colangite Pancreatites aguda e crônica
Doenças cardíacas não isquêmicas	**Doenças da parede torácica**
Dissecção aguda da aorta* Doença cardíaca valvar Cardiomiopatia hipertrófica Pericardite Miocardite Cardiomiopatia induzida por estresse (Takotsubo)	Mialgia Costocondrite Síndrome de Tietze Lesões ósseas (fraturas, metástases) Doença discal cervical Fibromialgia Herpes-zóster Neuralgia pós-herpética

(continua)

Quadro 4.1. Principais etiologias de dor torácica na sala de emergência (*Continuação*)	
Doenças pleuropulmonares	**Doenças psiquiátricas**
Tromboembolismo pulmonar* Hipertensão pulmonar Pneumotórax hipertensivo*	Crise de pânico Transtorno de pânico Transtorno de ansiedade generalizada Depressão
Doenças esofágicas	
Doença por refluxo gastroesofágico Espasmo esofágico Esofagite Ruptura esofágica e mediastinite*	

* Doenças com risco iminente de morte.

Fonte: Santos ES, Timerman A. Dor torácica na sala de emergência: quem fica e quem pode ser liberado? Rev Soc Cardiol Estado de São Paulo. 2018;28(4):394-402.

Bibliografia consultada

Frazão RDF, Abreu RNDC, Cavalcante TMC, Sampaio LRL. Evaluation and outcome of patients treated at the emergency department with a complaint of thoracic pain. Rev Enferm Atenção Saúde. 2021;10(3):e202127.

Miró O, Martínez-Nadal G, García A, López-Barbeito B, Carbó, Placer A et al. Análisis individualizado por sexo de los factores asociados a la clasificación inicial errónea en urgencias del dolor torácico como no coronario. Emergencias. 2022;34:268-74.

Nicolau JC, Feitosa GS Filho, Petriz JL, Furtado RHM, Précoma DB, Lemke W et al. Diretrizes da Sociedade Brasileira de Cardiologia sobre Angina Instável e Infarto Agudo do Miocárdio sem Supradesnível do Segmento ST – 2021. Arq Bras Cardiol. 2021;117(1):181-264.

Piegas LS, Timerman A, Feitosa GS, Nicolau JC, Mattos LAP, Andrade MD et al. V Diretriz da Sociedade Brasileira de Cardiologia sobre Tratamento do Infarto Agudo do Miocárdio com Supradesnível do Segmento ST. Arq Bras Cardiol. 2015;105(2):1-105.

Reis APP, Ruschel KB, Moraes MAP, Belli K, Saffi ML, Fagundes JE. Risk Stratification in Chest Pain: Impact on the Diagnosis of Acute Coronary Syndrome. Int J Cardiovasc Sci. 2021;34(1):67-73.

Santos ES, Timerman A. Dor torácica na sala de emergência: quem fica e quem pode ser liberado? Rev Soc Cardiol Estado de São Paulo. 2018;28(4):394-402.

Wibring K, Lingman M, Herlitz J, Petterson H, Lerjebo A, Bång A. Clinical presentation in EMS patients with acute chest pain in relation to sex, age and medical history: prospective cohort study. BMJ Open. 2022;12(8):e054622.

Capítulo 5

Protocolo de Atendimento da Dor Torácica

Ivanhoé Stuart Lima Leite

Fábio de Cerqueira Lario

Juscélio Trajano de Souza Filho

Luciano Moreira Baracioli

Introdução

A avaliação do paciente com dor torácica é um grande desafio. Esse sintoma pode ser a primeira manifestação de uma condição grave. Portanto, o diagnóstico e a conduta devem ser rápidos e precisos, para garantir uma evolução clínica favorável.

Abordagem inicial

Imediatamente após a entrada do paciente na recepção do hospital, ele deve ser questionado ativamente se a procura pelo serviço é motivada por dor ou desconforto torácico não traumático. Se a resposta for positiva, deverá ser encaminhado para a sala de emergência, na qual será realizado um eletrocardiograma (ECG) de 12 derivações, visando sempre a um tempo porta-ECG de até 10 minutos.

De outro modo, o paciente deve seguir o fluxo usual de triagem e, uma vez identificados sintomas sugestivos de isquemia miocárdica ou outra doença cardiovascular, também deverá ser direcionado prontamente para realização de ECG. Essa suspeição se estende a idosos (> 75 anos), mulheres ou diabéticos com dispneia, síncope, alteração do estado mental e dor no andar superior do abdome ou em extremidades superiores – braço, ombro, pescoço e dorso.

Concomitantemente à realização do ECG, a enfermagem avalia os sinais vitais e o cardiologista ou o médico do plantão é acionado para avaliação, sendo realizados uma anamnese sucinta e um exame físico direcionado. Pode-se solicitar a complementação do ECG com as derivações "posteriores" – V7, V8 e V9 – e direitas – V3R e V4R. Caso seja feito diagnóstico de IAM com supradesnível do segmento ST, deve-se imediatamente seguir o protocolo institucional específico. Excluído ECG com supradesnível do segmento ST, são geradas as hipóteses diagnósticas e é indicada a conduta inicial.

Após a avaliação médica e a decisão por coleta de marcadores de necrose miocárdica, a coleta da troponina de alta sensibilidade deve ser realizada preferencialmente ainda no local de realização do ECG, abreviando-se, assim, o tempo para seu resultado.

Avaliação integrada

Todos os pacientes (exceto aqueles com dor classificada como tipo D) serão avaliados de forma integrada, que deve considerar a impressão clínica, o escore de risco estruturado, as dosagens de troponinas de alta sensibilidade e os demais exames complementares, realizados durante o período de observação.

Caracterização da dor

Devem ser evocados a localização, o caráter, a irradiação, a duração, os sintomas associados e os fatores desencadeantes. A dor torácica pode, então, ser classificada de acordo com sua probabilidade de ter origem isquêmica (Quadro 5.1).

Outros aspectos da história a serem valorizados são: irradiação da dor para ambos os braços, dor semelhante a isquemia prévia ou mudança de padrão nas últimas 24 horas.

Quadro 5.1. Classificação de dor torácica

Definitivamente anginosa (Tipo A)	Dor em aperto, opressão, peso ou queimação, início em repouso ou precipitada por esforço/estresse, com irradiação típica para ombro(s), mandíbula ou face interna do(s) braço(s), aliviada pelo repouso ou nitrato
Provavelmente anginosa (Tipo B)	As características da dor torácica fazem da síndrome coronária aguda (SCA) a principal hipótese, mas são necessários exames complementares para a definição diagnóstica. Tem a maioria das características da dor definitivamente anginosa
Provavelmente não anginosa (Tipo C)	Dor torácica cujas características não fazem da SCA a principal hipótese, mas são necessários exames complementares para excluí-la
Definitivamente não anginosa (Tipo D)	Dor com aspectos evidentes de origem não cardíaca

Fonte: Autoria própria.

Dores pontuais, súbitas, fugazes, pleuríticas, posicionais ou reprodutíveis à palpação não se relacionam com síndrome coronária aguda (SCA).

Apesar da prevalência de SCA, outras doenças com potencial semelhante ou maior de gravidade também cursam com dor torácica e devem ser consideradas no diagnóstico diferencial: dissecção aguda de aorta torácica, tamponamento cardíaco, tromboembolismo pulmonar, pneumotórax hipertensivo e ruptura ou perfuração esofágica. Alguns fatores de risco para SCA devem ser observados (Quadro 5.2).

Quadro 5.2. Fatores de risco para SCA
Doença aterosclerótica manifesta ou subclínica • Infarto do miocárdio prévio, angina *pectoris*, revascularização miocárdica percutânea ou cirúrgica • História prévia de acidente vascular cerebral ou ataque isquêmico transitório, doença carotídea obstrutiva, doença arterial obstrutiva periférica ou aneurisma de aorta abdominal • Escore de cálcio coronário > 100 ou > percentil 75 para idade, sexo e raça
Tabagismo
Hipertensão arterial sistêmica
Hipercolesterolemia
Diabetes *mellitus*
Idade • Homens > 45 anos • Mulher > 55 anos
História familiar de doença cardiovascular precoce em parentes de primeiro grau • Homens < 55 anos • Mulheres < 65 anos
Obesidade (índice de massa corpórea acima de 30 kg/m^2)
Uso de cocaína

Fonte: Autoria própria.

Exame físico

O exame físico deverá ser direcionado para manter a celeridade no processo de avaliação e diagnóstico.

É necessário atentar-se a alterações dos sinais vitais que indiquem gravidade clínica e necessidade de monitorização ou conduta imediata: $SpO_2 < 94\%$, FC < 50 bpm ou > 100 bpm, PAS ≤ 90 mmHg e/ou PAD < 65 mmHg, PAS ≥ 180 mmHg e/ou PAD ≥ 110 mmHg). Além disso, é importante avaliar alterações que possam indicar causas potencialmente graves de dor torácica (Quadro 5.3).

Quadro 5.3. Exame clínico e potenciais diagnósticos	
Pericardite	Atrito pericárdico
Tamponamento cardíaco	Pulso paradoxal
Estenose aórtica	Sopro sistólico aórtico e pulso *parvus* e *tardus*
Miocardiopatia hipertrófica	Sopro sistólico ejetivo paraesternal que aumenta com a manobra de Valsalva
Dissecção de aorta	Divergência de pulso e pressão entre os membros, déficit neurológico focal associado a dor ou sopro novo de insuficiência aórtica
Pneumotórax	Murmúrio vesicular diminuído e timpanismo à percussão

Fonte: Autoria própria.

Biomarcadores

Troponina de alta sensibilidade

Os biomarcadores são úteis para auxiliar tanto no diagnóstico quanto no prognóstico de pacientes com SCA. As troponinas são os biomarcadores de escolha nesse cenário e, na disponibilidade de *kits* ultrassensíveis ou de terceira geração, nenhum outro marcador deve ser solicitado de forma rotineira.

A troponina ultrassensível é órgão-específica, mas não doença-específica. Diversas causas cardíacas não coronarianas ou mesmo causas não cardíacas de injúria dos cardiomiócitos podem resultar em sua elevação. Portanto, a interpretação dos resultados exige a integração com outras variáveis.

Como principais vantagens, tem maior valor preditivo negativo e permite detecção mais precoce do infarto agudo do miocárdio. A dosagem da troponina de alta sensibilidade deve ser realizada no momento da avaliação inicial (tempo 0, preferencialmente logo após o ECG ou concomitantemente ao exame), 1 hora após (na maioria dos pacientes) e 3 horas após a admissão para pacientes selecionados (Fluxograma 5.1 e Fluxograma 5.2).

D-Dímero

É um subproduto da degradação de fibrina pela enzima plasmina. Consiste em um marcador altamente sensível, mas pouco específico, de fenômenos tromboembólicos. É útil em pacientes com probabilidade baixa ou intermediária para tromboembolismo pulmonar (TEP) e em pacientes com suspeita de dissecção de aorta.

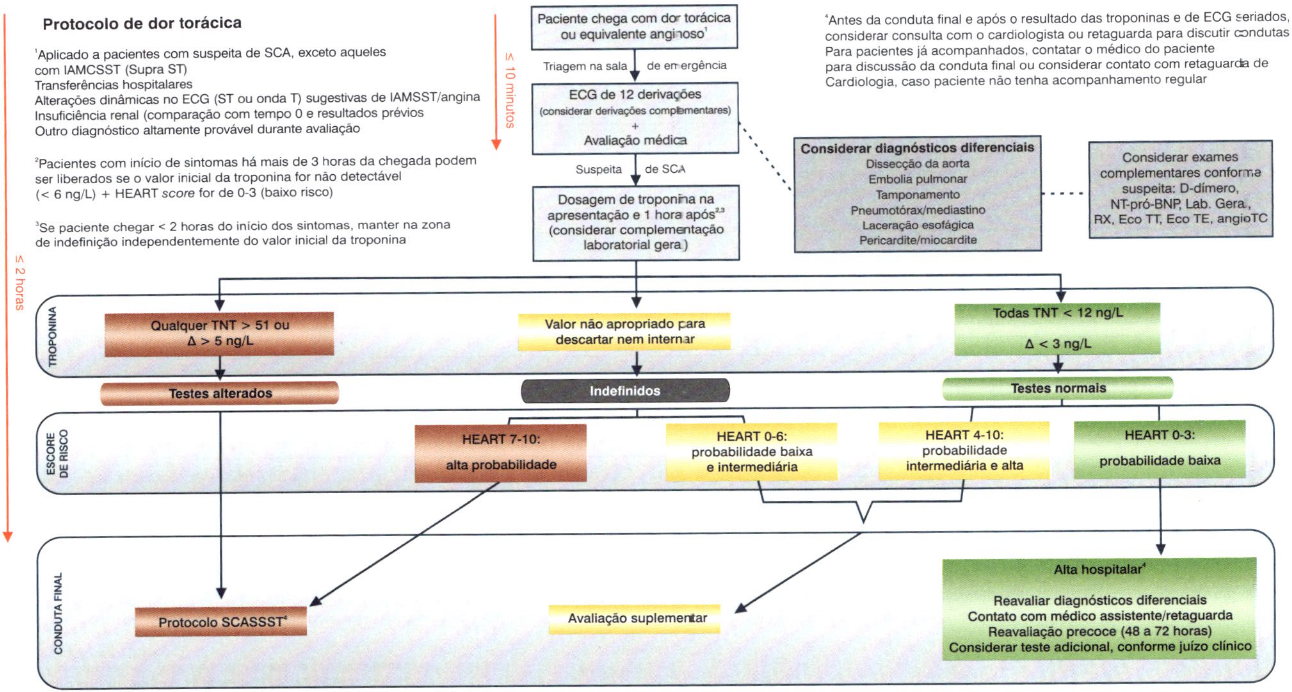

Fluxograma 5.1. Protocolo de dor torácica do Hospital Sírio-Libanês.

PACIENTES COM NECESSIDADE DE AVALIAÇÃO SUPLEMENTAR

[5]Pacientes com necessidade já definida de avaliação anatômica ou funcional podem ser colocados na unidade de observação antes do resultado da troponina de 3 horas

[6]Preocupação com IAMSSST ou AI baseada na avaliação clínica: assume que todos os pacientes com alta preocupação não se enquadram no algoritmo e já foram admitidos para internação e avaliação complementar

[7]Considere teste de estratificação prévio: há quanto tempo, eficácia, resultados. Considerar agregação de imagem anatômica ou funcional, caso o teste prévio tenha sido ergometria

[8]Se não for possível confirmar reavaliação precoce, considere teste funcional ou anatômico no mesmo dia

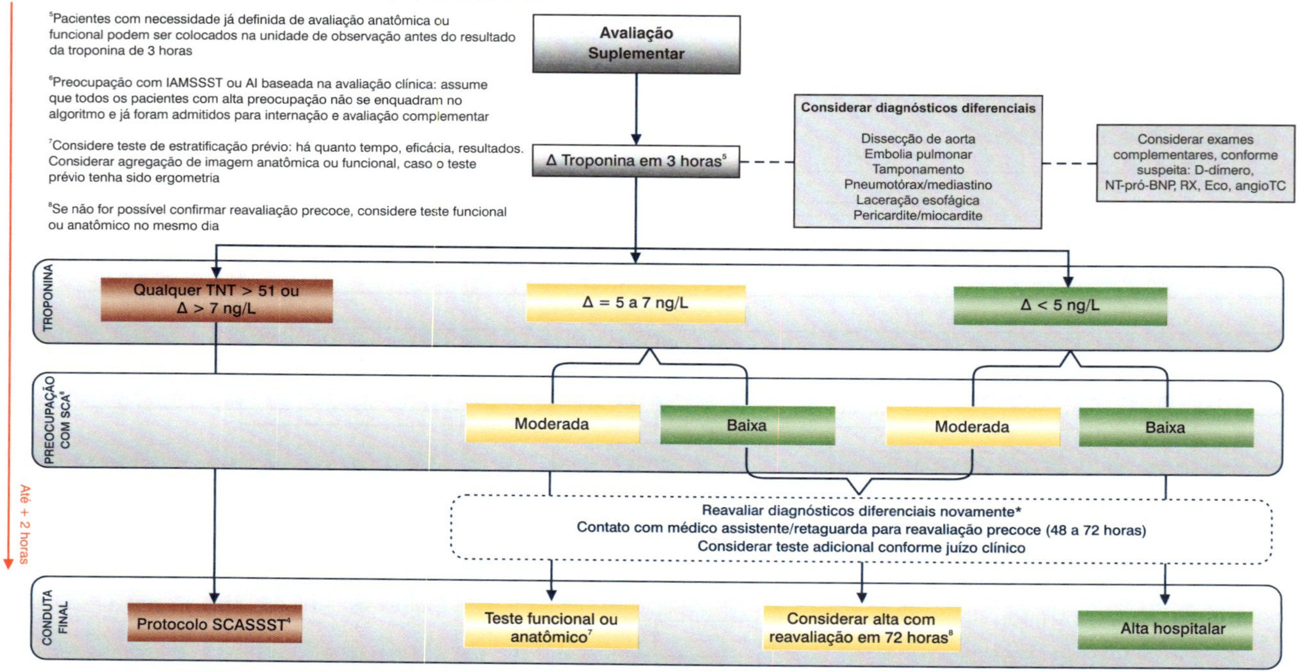

Fluxograma 5.2. Protocolo para pacientes com necessidade de avaliação suplementar – Hospital Sírio-Libanês.

Resultados menores que 500 μg/L tem alto valor preditivo negativo. Deve-se realizar ajuste para idade em pacientes > 50 anos, considerando como ponto de corte valores menores que a multiplicação da idade por 10. Em paciente com baixa probabilidade pré-teste (escores YEARS e Wells), pode-se considerar como ponto de corte o valor de 1.000 μg/L.

Em pacientes com alta probabilidade para TEP, seguir com investigação complementar, mesmo com resultados normais. Além disso, é necessário ter cautela na interpretação de resultados alterados em pós-operatório, em casos de eventos trombóticos/hemorrágicos recentes, de infecção ou de processo inflamatório em atividade e de neoplasia.

BNP ou NT-pró-BNP

Resultam da clivagem do pró-BNP e são secretados pelos miócitos ventriculares, em resposta às sobrecargas de volume ou pressão. São úteis no diagnóstico diferencial de dispneia na sala de emergência ou como marcadores prognósticos em pacientes com síndrome coronária aguda, insuficiência cardíaca ou tromboembolismo pulmonar. Valores de BNP < 100 pg/mL e NT-pró-BNP < 300 pg/mL têm alto valor preditivo negativo na exclusão de IC aguda.

CK-MB

Com o advento dos ensaios clínicos de troponina de alta sensibilidade, **não** se recomenda a utilização da CK-MB para avaliação da dor torácica.

Escore de avaliação de risco – HEART *SCORE*

O HEART *score* combina história clínica, achados eletrocardiográficos, idade, fatores de risco e biomarcadores, representando uma importante ferramenta na avaliação dos pacientes com dor torácica. Uma pontuação de 0 a 3 permite identificar com alta sensibilidade e alto valor preditivo negativo os pacientes de baixo risco, enquanto um escore de 7 a 10 representa alta probabilidade de eventos, estimada como superior a 50% em seis semanas (Tabela 5.1).

Comparado ao escores GRACE e TIMI, o HEART demonstrou maior poder para discriminar os pacientes de baixo risco, com menor taxa de perda e maior acurácia para a estratificação na sala de emergência.

Protocolo de dor torácica do hospital Sírio-Libanês

A elaboração de um fluxograma para abordagem de pacientes com dor torácica é crucial, delineando critérios específicos para alta precoce de pacientes de baixo risco (Quadro 5.4), bem como para investigação adicional e internação dos casos de potencial gravidade (Quadro 5.5).

Tabela 5.1. Heart *score*

História clínica	2 = altamente suspeita 1 = moderadamente suspeita 0 = baixa suspeita
ECG	2 = alteração significativa do segmento ST 1 = alteração inespecífica de repolarização / BRE / MP 0 = normal
Anos (idade)	2 = ≥ 65 anos 1 = 45-64 anos 0 = < 45 anos
Risco (fatores*)	2 = ≥ 3 ou história de doença aterosclerótica 1 = 1 ou 2 0 = nenhum
Troponina	2 = ≥ 3× o limite superior 1 = 1× – 3× o limite superior 0 = ≤ limite superior

*Hipercolesterolemia, hipertensão, diabetes, tabagismo (ativo ou cessação ≤ 3 meses), história familiar de primeiro grau de doença arterial coronária precoce (< 65 anos), obesidade (IMC > 30 kg/m²).

Fonte: Autoria própria.

Quadro 5.4. Critérios de alta hospitalar*
Dor torácica > 3 horas, ECG não isquêmico, HEART *score* ≤ 3 e troponina T de alta sensibilidade < 5 ng/L (amostra única)
Dor torácica < 3 horas (ou > 3 horas que não preenche o critério acima), ECG não isquêmico e troponina T de alta sensibilidade com 0 e 1 hora (e 3 horas quando aplicado) abaixo de 12 ng/L e variação (Δ) < 3 ng/L em 1 hora ou Δ < 5 ng/L em 3 horas
Estratificação coronariana negativa e causas graves descartadas
Causas alternativas diagnosticadas (dor torácica tipo D), tratadas adequadamente e com sintomas controlados

*Valores específicos para o *kit* de troponina ultrassensível da Roche (Elecsys).

Fonte: Autoria própria.

Quadro 5.5. Critérios para internação hospitalar*
Diagnóstico confirmado de SCA (dor torácica tipo A/B ou ECG isquêmico), síndrome aórtica aguda, tamponamento cardíaco, pneumotórax hipertensivo, pneumomediastino, laceração ou ruptura esofágica, TEP
Instabilidade clínica, hemodinâmica ou elétrica
Qualquer dosagem de troponina T acima de 51 ng/L ou aumento > 5 ng/L em 1 hora ou > 7 ng/L em 3 horas
Escore de risco (HEART) > 6 (alto risco), com exceção para aqueles estratificados recentemente ou no pronto atendimento

*Valores específicos para o *kit* de troponina ultrassensível da Roche (Elecsys).

Fonte: Autoria própria.

Para todos os pacientes com suspeita de SCA que não puderem ser considerados para alta ou que não tenham diagnóstico confirmado após a avaliação inicial em 0h e 1h, recomenda-se a avaliação suplementar, com dosagem de troponina T de alta sensibilidade com 3 horas da chegada ao pronto atendimento. Recomenda-se, ainda, a estratificação com exames complementares para os pacientes que permanecerem sob dúvida diagnóstica após essa avaliação suplementar.

Bibliografia consultada

Apple FS, Sandoval Y, Jaffe AS, Ordonez-Llanos J; IFCC Task Force on Clinical Applications of Cardiac Bio-Markers. Cardiac Troponin Assays: Guide to Understanding Analytical Characteristics and Their Impact on Clinical Care. Clin Chem. 2017;63(1):73-81.

Baugh CW, Scirica BM, Januzzi JL, Morrow DA, Lewandrowski KB, Jarolim P et al. Implementation of an Emergency Department High-Sensitivity Troponin Chest Pain Pathway in the United States. Crit Pathw Cardiol. 2019;18(1):1-4.

Brown A, Dingle HE, Brywczynski J, McKinney JJ, Slovis CM. The 5 Deadly Causes of Chest Pain: Recognizing the potentially lethal causes other than myocardial infarction. JEMS. 2017;42(1):55-63.

Byrne RA, Rossello X, Coughlan JJ, Barbato E, Berry C, Chieffo A et al. 2023 ESC Guidelines for the management of acute coronary syndromes. Eur Heart J. 2023;44(38):3720-826.

Douma RA, le Gal G, Söhne M, Righini M, Kamphuisen PW, Perrier A et al. Potential of an age adjusted D-dimer cut-off value to improve the exclusion of pulmonary embolism in older patients: a retrospective analysis of three large cohorts. BMJ. 2010;340:c1475.

Evangelista A, Isselbacher EM, Bossone E, Gleason TG, Di Eusanio M, Sechtem U et al. Insights from the International Registry of Acute Aortic Dissection: A 20-Year Experience of Collaborative Clinical Research. Circulation. 2018;137(17):1846-60.

Gulati M, Levy PD, Mukherjee D, Amsterdam E, Bhatt DL, Birtcher KK et al. 2021 AHA/ACC/ASE/CHEST/SAEM/SCCT/SCMR Guideline for the Evaluation and Diagnosis of Chest Pain: a Report of the American College of Cardiology/American Heart Association Joint Committee on Clinical Practice Guidelines. Circulation. 2021;144(22):e368-e454.

Hsia RY, Hale Z, Tabas JA. A National Study of the Prevalence of Life-Threatening Diagnoses in Patients with Chest Pain. JAMA Intern Med. 2016;176(7):1029-32.

Januzzi JL Jr., Mahler SA, Christenson RH, Rymer J, Newby LK, Body R et al. Recommendations for Institutions Transitioning to High-Sensitivity Troponin Testing: JACC Scientific Expert Panel. J Am Coll Cardiol. 2019;73(9):1059-77.

Kavsak PA, Andruchow JE, McRae AD, Worster A. Profile of Roche's Elecsys Troponin T Gen 5 STAT blood test (a high-sensitivity cardiac troponin assay) for diagnosing myocardial infarction in the emergency department. Expert Rev Mol Diagn. 2018;18(6):481-9.

Konstantinides SV, Meyer G, Becattini C, Bueno H, Geersing GJ, Harjola VP et al. 2019 ESC Guidelines for the diagnosis and management of acute pulmonary embolism developed in collaboration with the European Respiratory Society (ERS). Eur Heart J. 2020;41(4):543-603.

Mahler SA, Riley RF, Hiestand BC, Russell GB, Hoekstra JW, Lefebvre CW et al. The HEART Pathway randomized trial: identifying emergency department patients with acute chest pain for early discharge. Circ Cardiovasc Qual Outcomes. 2015;8(2):195-203.

Nazerian P, Mueller C, Soeiro AM, Leidel BA, Salvadeo SAT, Giachino F et al. Diagnostic Accuracy of the Aortic Dissection Detection Risk Score Plus D-Dimer for Acute Aortic Syndromes: The ADvISED Prospective Multicenter Study. Circulation. 2018;137(3):250-8.

Nicolau JC, Feitosa GS Filho, Petriz JL, Furtado RHM, Précoma DB, Lemke W et al. Diretrizes da Sociedade Brasileira de Cardiologia sobre Angina Instável e Infarto Agudo do Miocárdio sem Supradesnível do Segmento ST – 2021. Arq Bras Cardiol. 2021;117(1):181-264.

Poldervaart JM, Reitsma JB, Koffijberg H, Backus BE, Six AJ, Doevendans PA et al. The impact of the HEART risk score in the early assessment of patients with acute chest pain: design of a stepped wedge, cluster randomised trial. BMC Cardiovasc Disord. 2013;13:77.

Righini M, Van Es J, Den Exter PL, Roy OM, Verschuren F, Ghuysen A et al. Age-adjusted D-dimer cutoff levels to rule out pulmonary embolism: the ADJUST-PE study. JAMA. 2014;311(11):1117-24.

Schouten HJ, Geersing GJ, Koek HL, Zuithoff NPA, Janssen KJM, Douma RA et al. Diagnostic accuracy of conventional or age adjusted D-dimer cut-off values in older patients with suspected venous thromboembolism: systematic review and meta-analysis. BMJ. 2013;346:f2492.

Stein PD, Beemath A, Matta F, Weg JG, Yusen RD, Hales CA et al. Clinical characteristics of patients with acute pulmonary embolism: data from PIOPED II. Am J Med. 2007;120(10):871-9.

Stepinska J, Lettino M, Ahrens I, Bueno H, Garcia-Castrillo L, Khoury A et al. Diagnosis and risk stratification of chest pain patients in the emergency department: focus on acute coronary syndromes. A position paper of the Acute Cardiovascular Care Association. Eur Heart J Acute Cardiovasc Care. 2020;9(1):76-89

Suzuki T, Distante A, Zizza A, Trimarchi S, Villani M, Uriarte JAS et al. Diagnosis of acute aortic dissection by D-dimer: the International Registry of Acute Aortic Dissection Substudy on Biomarkers (IRA-D-Bio) experience. Circulation. 2009;119(20):2702-7.

Thygesen K, Alpert JS, Jaffe AS, Chaitman BR, Bax JJ, Morrow DA, White HA; Executive Group on behalf of the Joint European Society of Cardiology (ESC)/American College of Cardiology (ACC)/ American Heart Association (AHA)/World Heart Federation (WHF) Task Force for the Universal Definition of Myocardial Infarction. Fourth Universal Definition of Myocardial Infarction (2018). Circulation. 2018;138(20):e618-e651.

Twerenbold R, Boeddinghaus J, Nestelberger T, Wildi K, Gimenez MR, Badertscher P et al. Clinical Use of High-Sensitivity Cardiac Troponin in Patients With Suspected Myocardial Infarction. J Am Coll Cardiol. 2017;70(8):996-1012.

Wells PS, Anderson DR, Rodger M, Stiell I, Dreyer JF, Barnes D et al. Excluding pulmonary embolism at the bedside without diagnostic imaging: management of patients with suspected pulmonary embolism presenting to the emergency department by using a simple clinical model and d-dimer. Ann Intern Med. 2001;135(2):98-107.

Wong CP, Lui CT, Sung JG, Lam H, Fung HT, Yam PW. Prognosticating Clinical Prediction Scores Without Clinical Gestalt for Patients With Chest Pain in the Emergency Department. J Emerg Med. 2018;54(2):176-85.

SEÇÃO 3

AVALIANDO AS DIFERENTES APRESENTAÇÕES CLÍNICAS NA EMERGÊNCIA

EDITOR

Fernando Ganem

CAPÍTULOS

Capítulo 6

Parada Cardiorrespiratória

Christian Valle Morinaga

Raphael Storti Netto Puig

Conceito

Parada cardíaca é a interrupção súbita da atividade cardíaca, em indivíduo não portador de moléstia crônica intratável ou em fase final, o que faz a vítima ficar sem reposta, sem respiração normal e sem sinais de circulação. Se medidas corretivas não forem tomadas rapidamente, essa condição pode tonar-se irreversível.

Os principais ritmos de parada cardiorrespiratória (PCR) em ambiente extra-hospitalar são a fibrilação ventricular (FV) e a taquicardia ventricular (TV), chegando a quase 80% dos eventos, com bom índice de sucesso na reversão, se prontamente tratadas. Quando a desfibrilação é realizada precocemente, em três a cinco minutos do início da PCR, a taxa de sobrevida é em torno de 50% a 70%. Em contrapartida, em ambiente intra-hospitalar, o ritmo de PCR mais frequente é a atividade elétrica sem pulso (AESP) ou assistolia, com pior prognóstico e taxas de sobrevida inferiores a 17%.

Neste capítulo, abordaremos o manejo dessas condições, com o Suporte Básico de Vida (SBV) e o Suporte Avançado de Vida em Cardiologia (SAVC ou ACLS, do termo em inglês *Advanced Cardiac Life Support*).

Suporte básico de vida

Independentemente do local de atendimento, ao se flagrar um paciente arresponsivo, a sequência a seguir deverá ser realizada:

- **Checar segurança da cena**, com o objetivo de garantir a segurança dos socorristas e prevenir acidentes. Ganhou novo significado durante a pandemia de covid-19, quando o uso de equipamentos de proteção individual no atendimento a pacientes positivos ou sob suspeita passou a fazer parte da segurança da cena.

- **Checar responsividade**, se sem resposta, chamar ajuda. Solicitar que o serviço de emergência seja acionado, providenciar um desfibrilador externo automático (DEA). Utilizar o modo viva-voz do celular ou, em último caso, procurar ajuda ou telefone próximo, se estiver sozinho.
- Checar simultaneamente, por 10 segundos, a existência indubitável de pulso carotídeo e de ventilações efetivas (o *gasping* – respiração agônica – não é considerado respiração efetiva).
- Leigos não são estimulados a checar pulso e progridem para o próximo passo na ausência de ventilação efetiva e em caso de arresponsividade.
- Iniciar compressões torácicas associadas à ventilação, quando possível (ressuscitação cardiopulmonar – RCP – de alta qualidade).
  - Inicie ciclos de 30 compressões a uma velocidade de 100 a 120 por minuto, a uma profundidade entre 5 e 6 cm para adultos, permitindo retorno total do tórax entre compressões, e 2 ventilações (considerando que existe um dispositivo de barreira, por exemplo, máscara de bolso para aplicar as ventilações).
  - Se não possuir máscara de bolso ou não se sentir preparado para aplicar as ventilações, o profissional pode realizar as compressões contínuas de 100 a 120 por minuto (*hands only*).
  - Minimizar as interrupções na RCP, exceto para usar um DEA ou para alterar posições entre socorristas (ciclos de 2 minutos).
  - Manter a RCP e a análise do DEA até que o Suporte Avançado de Vida assuma ou até que a vítima se movimente. Manter o DEA ligado e as pás conectadas.

O Fluxograma 6.1 sintetiza os principais passos para atendimento inicial de um paciente arresponsivo.

Suporte avançado de vida em cardiologia (SAVC/ACLS)

Uma vez iniciada a ressuscitação cardiopulmonar, o suporte avançado deverá ser empregado assim que estiverem disponíveis os recursos necessários. Seguem os principais tópicos de suporte avançado:

- Manter RCP de alta qualidade.
- Via aérea avançada:
  - Providenciar intubação orotraqueal ou dispositivos supraglóticos: a escolha do dispositivo depende da habilidade e da experiência do socorrista. Caso a ventilação com bolsa-válvula-máscara (BVM) produza nítida elevação do tórax, a obtenção de uma via aérea avançada não será obrigatória.
  - Realizar o posicionamento de uma via aérea avançada, preferencialmente, sem interromper as manobras de RCP.
  - Conectar capnografia de onda contínua, quando um tubo traqueal for posicionado (esse método confirma o posicionamento do tubo, bem como monitoriza a qualidade da compressão/RCP).

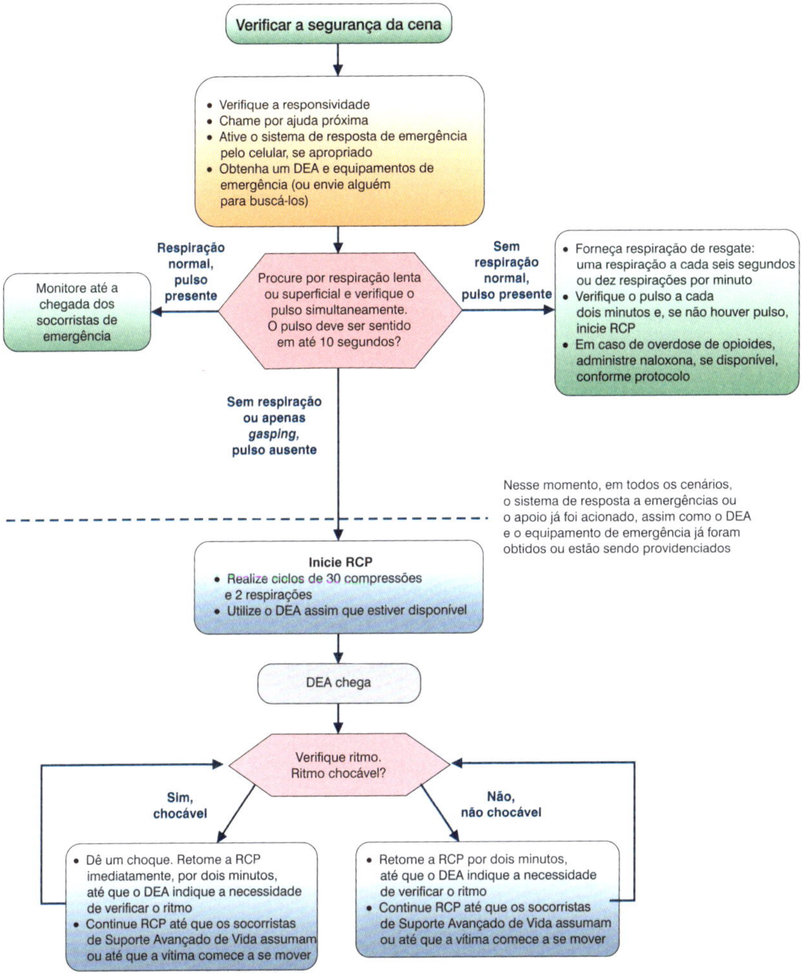

Fluxograma 6.1. Algoritmo de Suporte Básico de Vida em adultos para profissionais de saúde. DEA: desfibrilador externo automático; RCP: ressuscitação cardiopulmonar; SBV: suporte básico de vida. *Fonte*: Panchal AR, Bartos J, Cabañas JG, Donnino MW, Drennan IR, Hirsch KG et al. Part 3: Adult Basic and Advanced Life Support: 2020 American Heart Association Guidelines for Cardiopulmonary Resuscitation and Emergency Cardiovascular Care. Circulation. 2020;142(16 Suppl 2):s366-s468.

- Ventilação:
  - Realizar duas ventilações a cada 30 compressões, se em BVM.
  - Realizar uma ventilação a cada 6 segundos (10 por minuto), se em via aérea avançada.
  - Manter oxigênio a 100%.

- Circulação:
  - Além de manter a RCP de alta qualidade, obter acesso venoso ou intraósseo (para permitir a utilização de fármacos).
  - Epinefrina/adrenalina: única medicação indicada, independentemente do ritmo de parada, na dose de 1 mg intravenosa ou intraóssea a cada 3 a 5 minutos (a cada 2 ciclos). Também é o único fármaco Classe 1 do atendimento da PCR, devendo ser administrada de forma imediata, assim que existir um acesso disponível.
  - Amiodarona: utilizar em fibrilação ventricular (FV) ou taquicardia ventricular (TV) sem pulso, na dose de 300 mg por via intravenosa ou intraóssea; repetição de 150 mg após 3 a 5 minutos.
- Desfibrilação:
  - Utilizar a dose recomendada pelo fabricante, com desfibriladores bifásicos. Caso a dose seja desconhecida, a dose máxima do aparelho pode ser considerada.
  - Utilizar choques de 360 J com desfibriladores monofásicos.
- Causas reversíveis:
  - Hipovolemia: considerar a administração de cristaloides.
  - Hipóxia: considerar o posicionamento de via aérea invasiva.
  - Hidrogênio (acidose): considerar a administração de bicarbonato de sódio 8,4% 1 mL/kg, por via endovenosa.
  - Hipocalemia/hipercalemia: considerar a administração de bicarbonato de sódio 8,4% 1 mL/kg, por via endovenosa, se suspeita de hipercalemia.
  - Hipotermia: considerar a administração de soro aquecido com umidificador aquecido ou aquecimento extracorpóreo.
  - Tensão no tórax (pneumotórax): realizar punção descompressiva (no segundo espaço intercostal na linha hemiclavicular).
  - Tamponamento cardíaco: considerar punção de Marfan.
  - Toxinas: tratamento específico. Considerar naloxona 0,4 mg por via intramuscular, se suspeita de intoxicação por opioides. a dose pode ser repetida após 4 minutos.
  - Tromboembolismo pulmonar (TEP): se confirmado, proceder a embolectomia mecânica, cirúrgica ou trombólise.
  - Trombose coronária (infarto agudo do miocárdio): ver cuidados pós-parada.
- Cuidados pós-parada:
  - Manter saturação de oxigênio aproximadamente 94% e não hiperventilar (CO_2 expiratório entre 35 a 40 mmHg na capnografia).
  - Evitar e corrigir a hipotensão (pressão arterial sistólica inferior a 90 mmHg ou pressão arterial média menor que 65 mmHg).
  - Realizar a angiografia coronariana de emergência (cateterismo cardíaco) se houver supradesnivelamento de seguimento ST no eletrocardiograma.
  - Submeter todos os pacientes comatosos (sem resposta a comandos verbais) ao tratamento com temperatura-alvo, tendo como objetivo manter a temperatura central entre 32°C e 36°C, por pelo menos 24 horas.

O Fluxograma 6.2 apresenta para o profissional de saúde o Algoritmo de Suporte Básico de Vida em adultos.

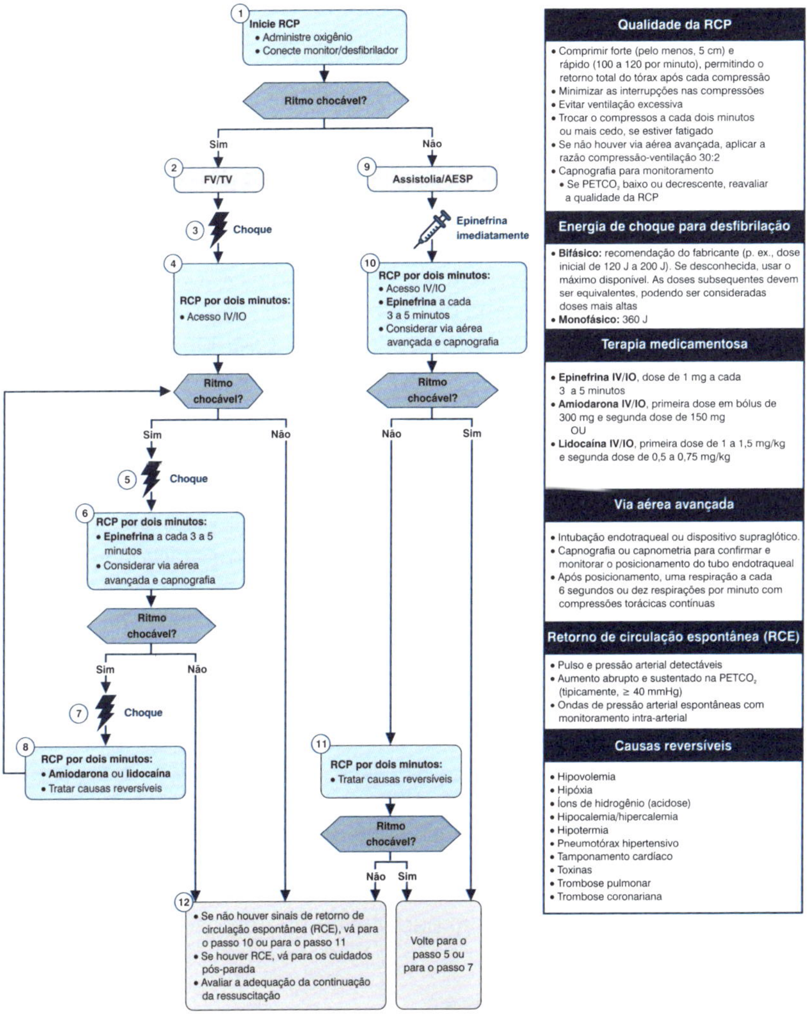

Fluxograma 6.2. Algoritmo de Suporte Básico de Vida em adultos para profissionais de saúde. RCP: ressuscitação cardiopulmonar; FV: fibrilação ventricular; TV: taquicardia ventricular; AESP: atividade elétrica sem pulso; IV: intravenoso; IO: intraósseo; $PETCO_2$: pressão parcial de dióxido de carbono no final da expiração; J: Joule. *Fonte*: Panchal AR, Bartos J, Cabañas JG, Donnino MW, Drennan IR, Hirsch KG et al. Part 3: Adult Basic and Advanced Life Support: 2020 American Heart Association Guidelines for Cardiopulmonary Resuscitation and Emergency Cardiovascular Care. Circulation. 2020;142(16 Suppl 2):s366-s468.

Situações especiais

- **Covid-19:** em 2022, diretrizes específicas foram redigidas a fim de adaptar o atendimento da parada cardiorrespiratória ao contexto da covid-19. Os cuidados essenciais, como vacinação atualizada dos profissionais de saúde e uso de equipamentos de proteção individual, são a base da prevenção. No cuidado direto ao paciente, o uso de filtros HEPA em dispositivos ventilatórios, o recrutamento do professional mais experiente para realização da intubação endotraqueal e o uso da videolaringoscopia, se disponível, devem sempre ser lembrados.
- **Gestantes:** a ressuscitação cardiopulmonar de alta qualidade na gestante também implica deslocamento uterino lateral contínuo e priorização do manejo da via aérea, visto que gestantes são mais propensas à hipóxia. No suporte avançado, os medicamentos devem ser aplicados idealmente em acesso acima do diafragma. No caso de gestantes que estejam recebendo magnésio e evoluam para parada cardíaca, interromper a administração e considerar o uso de cloreto de cálcio ou gluconato de cálcio. Considerar cesariana de emergência se não houver retorno da circulação espontânea após cinco minutos de atendimento.
- **Intoxicação por opioides:** o manejo adequado da via aérea e o atendimento habitual de suporte básico e avançado continuam a ser essenciais mesmo na suspeita de intoxicação por opioides. A indicação clássica de naloxona é para o paciente com parada respiratória (sem ventilação efetiva, porém com pulso). Apesar de haver estudos que demonstrem mudança de desfecho no uso de naloxona durante a parada cardiorrespiratória, seu uso pode ser considerado desde que não interfira na ressuscitação cardiopulmonar de alta qualidade.
- **Reanimação por RCP extracorpórea:** alguns centros utilizam a ressuscitação extracorpórea na PCR refratária em pacientes cuja causa de parada é potencialmente reversível. Ensaios clínicos na parada extra-hospitalar refratária ainda demonstram resultados controversos, mas seu uso é razoável em indicações precisas e centros habilitados, conforme sugerido pelo consenso europeu em que se considera seu uso na PCR refratária como forma de facilitar intervenções específicas, como intervenção coronariana percutânea ou trombectomia pulmonar em TEP maciço.

Bibliografia consultada

Atkins DL, Sasson C, Hsu A, Aziz K, Becker LB, Berg RA, Bhanji F, Bradley SM, Brooks SC, Chan M, Chan PS, Cheng A, Clemency BM, de Caen A, Duff JP, Edelson DP, Flores GE, Fuchs S, Girotra S, Hinkson C, Joyner BL Jr, Kamath-Rayne BD, Kleinman M, Kudenchuk PJ, Lasa JJ, Lavonas EJ, Lee HC, Lehotzky RE, Levy A, McBride ME, Meckler G, Merchant RM, Moitra VK, Nadkarni V, Panchal AR, Ann Peberdy M, Raymond T, Roberts K, Sayre MR, Schexnayder SM, Sutton RM, Terry M, Topjian A, Walsh B, Wang DS, Zelop CM, Morgan RW; Emergency Cardiovascular Care Committee and Get With the Guidelines-Resuscitation, Adult and Pediatric Task Forces of the American

Heart Association in Collaboration With the American Academy of Pediatrics, American Association for Respiratory Care, American Society of Anesthesiologists, and the Society of Critical Care Anesthesiologists. 2022 Interim Guidance to Health Care Providers for Basic and Advanced Cardiac Life Support in Adults, Children, and Neonates With Suspected or Confirmed COVID-19: From the Emergency Cardiovascular Care Committee and Get With The Guidelines-Resuscitation Adult and Pediatric Task Forces of the American Heart Association in Collaboration With the American Academy of Pediatrics, American Association for Respiratory Care, the Society of Critical Care Anesthesiologists, and American Society of Anesthesiologists. Circ Cardiovasc Qual Outcomes. 2022 Apr;15(4):e008900.

Bernoche C, Timerman S, Polastri TF, Giannetti NS, Siqueira AWS, Piscopo A et al. Atualização da Diretriz de Ressuscitação Cardiopulmonar e Cuidados Cardiovasculares de Emergência da Sociedade Brasileira de Cardiologia – 2019. Arq Bras Cardiol. 2019;113(3):449-663.

Fuster V, Rydén LE, Cannom DS, Crijns HJ, Curtis AB, Ellenbogen KA, Halperin JL, Le Heuzey JY, Kay GN, Lowe JE, Olsson SB, Prystowsky EN, Tamargo JL, Wann S, Smith SC Jr, Jacobs AK, Adams CD, Anderson JL, Antman EM, Halperin JL, Hunt SA, Nishimura R, Ornato JP, Page RL, Riegel B, Priori SG, Blanc JJ, Budaj A, Camm AJ, Dean V, Deckers JW, Despres C, Dickstein K, Lekakis J, McGregor K, Metra M, Morais J, Osterspey A, Tamargo JL, Zamorano JL; American College of Cardiology/American Heart Association Task Force on Practice Guidelines; European Society of Cardiology Committee for Practice Guidelines; European Heart Rhythm Association; Heart Rhythm Society. ACC/AHA/ESC 2006 Guidelines for the Management of Patients with Atrial Fibrillation: a report of the American College of Cardiology/American Heart Association Task Force on Practice Guidelines and the European Society of Cardiology Committee for Practice Guidelines (Writing Committee to Revise the 2001 Guidelines for the Management of Patients With Atrial Fibrillation): developed in collaboration with the European Heart Rhythm Association and the Heart Rhythm Society. Circulation. 2006 Aug 15;114(7):e257-354.

Kleinman ME, Brennan EE, Goldberger ZD, Swor RA, Terry M, Bobrow BJ et al. Part 5: Adult Basic Life Support and Cardiopulmonary Resuscitation Quality: 2015 American Heart Association Guidelines Update for Cardiopulmonary Resuscitation and Emergency Cardiovascular Care. Circulation. 2015;132(18 Suppl 2):S414-S435.

Neumar RW, Shuster M, Callaway CW, Gent LM, Atkins DL, Bhanji F et al. Part 1: Executive Summary: 2015 American Heart Association Guidelines Update for Cardiopulmonary Resuscitation and Emergency Cardiovascular Care. Circulation. 2015;132(18 Suppl 2):S315-S367.

Panchal AR, Bartos J, Cabañas JG, Donnino MW, Drennan IR, Hirsch KG et al. Part 3: Adult Basic and Advanced Life Support: 2020 American Heart Association Guidelines for Cardiopulmonary Resuscitation and Emergency Cardiovascular Care. Circulation. 2020;142(16 Suppl 2):s366-s468.

Scquizzato T, Yannopoulos D, Bělohlávek J, Taccone FS, Lorusso R, Scandroglio AM et al. Extracorporeal CPR after the INCEPTION trial: no one steps twice into the same river. Artif Organs. 2023;47(5):802-5.

Soar J, Böttiger BW, Carli P, Couper K, Deakin CD, Djärv T et al. European Resuscitation Council Guidelines 2021: Adult advanced life support. Resuscitation. 2021;161:115-51.

Capítulo 7

Avaliação Clínica e Diagnósticos Diferenciais da Dor Torácica

Eduardo Bello Martins

Fernando de Paula Machado

Introdução

A dor torácica é uma das queixas mais prevalentes no pronto-socorro (PS) e representa um desafio diagnóstico, uma vez que muitos órgãos e sistemas podem ser responsáveis por deflagrar esse sintoma. Dados internacionais indicam ser a segunda causa de atendimento médico nos serviços de emergência. O objetivo principal frente a essa queixa é diagnosticar ou excluir as causas graves e potencialmente fatais, para que possa ser realizado um diagnóstico rápido e, assim, ser instituído precocemente o tratamento adequado.

Avaliação clínica inicial

Inicialmente, ao atender o paciente com dor torácica na emergência, é necessário identificar, por meio da avaliação dos sinais vitais, a presença de instabilidade clínica que necessite de intervenção imediata. História clínica, comorbidades, risco cardiovascular, exame físico completo e exames complementares devem ser coletados durante e após avaliação de estabilidade e domínio sobre o cenário crítico, buscando diagnosticar patologias graves e ameaçadoras à vida, como síndrome coronariana aguda, tamponamento cardíaco, embolia pulmonar, dissecção aguda de aorta, ruptura esofágica e pneumotórax hipertensivo, para rápida intervenção e melhores desfechos (Quadro 7.1).

História clínica

A anamnese faz parte da avaliação inicial e, apesar de sua simples execução, é ferramenta fundamental visando ao melhor direcionamento para o diagnóstico correto.

Quadro 7.1. Fatores de risco para as causas potencialmente graves de dor torácica	
Disseção aguda de aorta	Hipertensão arterial sistêmica, aortopatias congênitas, valvopatia bicúspide, doença do tecido conjuntivo, gestação, tabagismo
Embolia pulmonar	Malignidades, imobilização prolongada, cirurgia > 30 minutos nos últimos três meses, gestação atual ou recente, trombose venosa prévia, trauma de membros inferiores ou pélvico, obesidade, tabagismo, coagulopatias
Pneumotórax	Pneumotórax prévio, manobra de Valsalva, tabagismo, doenças pulmonares crônicas
Pericardites/miocardites	Infecções recentes, doenças autoimunes (p. ex., lúpus eritematoso sistêmico), malignidades, radioterapia mediastinal, uremia, drogas, pericardite prévia, infarto do miocárdio ou cirurgia cardíaca recente
Ruptura esofágica	Ingesta caústica ou de corpo estranho, doença esofágica, alcoolismo, êmese intensa
Síndromes coronariana agudas	Hipertensão arterial, diabetes *mellitus*, dislipidemia, obesidade, histórico familiar, tabagismo, uso de cocaína

Fonte: Autoria própria.

A caracterização da dor deve ser detalhada, incluindo modo de instalação e evolução, localização, qualidade, duração, fatores de alívio e agravo. Fatores de risco para doenças cardiovasculares devem ser investigados, como idade avançada, hipertensão arterial sistêmica, diabetes *mellitus*, dislipidemia, tabagismo, doença arterial coronariana (DAC) conhecida, insuficiência cardíaca (IC) ou história familiar de DAC precoce.

O diagnóstico de SCA tem como um de seus pilares a avaliação cuidadosa do sintoma. Nesse sentido, nos departamentos de emergência, a dor torácica era classificada como típica para SCA ou atípica. Contudo, atualmente, recomenda-se evitar o termo atípico, uma vez que pode ocasionar uma interpretação incorreta de benignidade do quadro clínico. O mais recomentado na suspeita de SCA é descrever a dor torácica como de origem "definitivamente anginosa", "provavelmente anginosa", "provavelmente não anginosa" ou "definitivamente não anginosa", com base em características clínicas (Quadro 7.2) e fatores de risco. Sintomas inespecíficos de mal-estar, epigastralgia, dispneia e sudorese também podem estar presentes, principalmente em mulheres, idosos e diabéticos. Nos pacientes idosos, principalmente > 75 anos, deve-se sempre considerar SCA na presença de *delirium* ou queda inexplicada.

Quadro 7.2. Classificação de dor torácica proposta pelo estudo CASS	
Dor definitivamente anginosa	Dor retroesternal precipitada por esforço, com irradiação para ombro, pescoço ou braço esquerdo, e atenuada por repouso ou nitrato em menos de 10 minutos
Dor provavelmente anginosa	Apresenta a maioria das características da dor definitivamente anginosa
Dor provavelmente não anginosa	Dor de característica atípica que não preenche critérios para dor anginosa
Dor definitivamente não anginosa	Dor sem correlação com atividade física sugere ser de origem extracardíaca e não é atenuada por nitratos

Fonte: Autoria própria.

Exame físico

Exame físico detalhado e direcionado é essencial na abordagem do paciente com dor torácica aguda no PS. O exame físico no contexto de isquemia miocárdica frequentemente é normal. Achados como assimetria de pulsos, atrito pericárdico, sopro sistólico em foco aórtico e alteração em ausculta pulmonar são sinais que sugerem determinadas etiologias, redirecionando o raciocínio diagnóstico.

Diagnóstico diferencial para exclusão de causas de dor torácica não isquêmicas também apresenta grande importância no exame físico inicial, uma vez que, na maioria das vezes, o paciente apresenta outras patologias, de diversas etiologias, como esofágicas, musculoesqueléticas, pulmonares, psicológicas, entre outras.

Características clínicas de diagnósticos diferenciais importantes no PS

- **Síndromes aórticas agudas:** dor súbita, de forte intensidade, que pode apresentar caráter migratório, com irradiação para dorso, região cervical, região lombar e membro inferior. Evidência de déficit perfusional ou sopro novo de insuficiência aórtica. Considerar aplicação do escore clínico *Aortic Dissection Detection Risk Score* (ADD-RS) para auxílio na decisão clínica.
- **Embolia pulmonar:** dor súbita, ventilatório dependente, hemoptise e dispneia. Considerar aplicação de escores de probabilidade pré-teste.
- **Tamponamento cardíaco:** dor torácica, dispneia e sinais de baixo débito.
- **Pneumotórax hipertensivo:** dor pleurítica associada à dispneia.
- **Estenose aórtica importante:** dispneia e síncope associada. Sopro sistólico com irradiação cervical, hipofonese de b2 e pulso *parvus e tardus*.

- **Miocardites ou pericardites agudas:** dor pleurítica, que piora com tosse e melhora com inclinação do tronco para frente, e atrito pericárdico.
- **Taquiarritmias**.
- **Crises hipertensivas**.
- **Cardiomiopatias:** cardiomiopatia hipertrófica, síndrome de Takotsubo.
- **Afecções inflamatórias pleurais:** dor pleurítica.
- **Síndromes gastrintestinais** (espasmo esofágico, esofagite, laceração ou ruptura esofágica, gastrite, acalasia, dispepsia): antecedentes prévios, uso de medicação específica, relação da dor com alimentação e jejum, sintomas gastrintestinais associados. Uso de anti-inflamatórios não esteroidais.
- **Dor musculoesquelética:** dor mecânica, que piora com palpação e mobilização, bem localizada.
- **Síndrome do desfiladeiro torácico**.
- **Herpes-zóster:** neuralgia, lesões vesico-bolhosas em trajeto nervoso (pode ocorrer dor ainda sem lesões ativas).
- **Psicogênica:** diagnóstico de exclusão, avaliar antecedentes de transtornos psiquiátricos.

Exames complementares

Diversos exames complementares podem ser necessários, a depender da suspeita diagnóstica inicial (Quadro 7.3). Os exames mais comumente realizados são os de biomarcadores troponina ou de D-dímero e os exames de imagem, como eletrocardiograma e radiografia de tórax, além dos exames laboratoriais básicos. Um eletrocardiograma deve ser realizado em 10 minutos em todo paciente com queixa de dor torácica ou equivalente anginoso em que exista a possibilidade de SCA, ou seja, em todo paciente com queixa de dor ou desconforto entre a cicatriz umbilical e a mandíbula, a não ser que uma causa não cardíaca seja óbvia.

Quadro 7.3. Exames complementares principais na abordagem da dor torácica no PS

ECG	Alterações de segmento ST e onda T, novo bloqueio de ramo esquerdo: SCA Elevação difusa do segmento ST, alternância elétrica: pericardite aguda ou derrame pericárdico *Strain* de VD: embolia pulmonar
Raio X de tórax	Pneumotórax com desvio mediastinal: pneumotórax hipertensivo Alargamento mediastinal: disseção aguda de aorta Pneumomediastino: ruptura esofágica Opacidades pleuropulmonares: derrames pleurais, pneumonias ou embolias pulmonares

(continua)

Quadro 7.3. Exames complementares principais na abordagem da dor torácica no PS (*Continuação*)	
D-dímero	Marcador de fenômenos tromboembólicos; altamente sensível, mas pouco específico Útil em pacientes com probabilidade baixa ou intermediária para tromboembolismo pulmonar (TEP) Possivelmente útil em pacientes com suspeita de dissecção de aorta Resultados menores que 500 μg/L têm alto valor preditivo negativo; ajuste para idade em pacientes > 50 anos, devendo ser considerados como ponto de corte valores menores que a multiplicação da idade por 10 Em paciente com baixa probabilidade pré-teste (escores YEARS e Wells), podem-se considerar como ponto de corte 1.000 μg/L Cautela na interpretação de resultados alterados em pacientes pós-operatório atual ou evento trombótico/hemorrágico recente, infecção ou processo inflamatório em atividade e neoplasia
Troponina	Troponina ultrassensível A dosagem da troponina ultrassensível deve ser realizada no momento da admissão e 1 hora após na maioria dos pacientes Para os casos que forem admitidos com dor iniciada há mais de três horas, pode-se solicitar inicialmente apenas uma dosagem de troponina ultrassensível Novas dosagens podem ser realizadas caso persista dúvida diagnóstica após 1 hora e após 3 horas da admissão
Tomografia de tórax	Falha de enchimento na embolia pulmonar Ruptura intimal da aorta na disseção aguda de aorta Edema de parede esofágica, pneumomediastino ou fluido periesofágico na ruptura de esôfago
Ultrassonografia	Fluido pericárdico: pericardite ou tamponamento pericárdico Ausência de *lung-sliding:* pneumotórax Presença de linhas B: infiltrado intersticial presente em edemas pulmonares ou pneumonias Hepatização pulmonar: consolidações Avaliação de função ventricular, patologias da aorta

Fonte: Autoria própria.

Escores de avaliação na suspeita de SCA

Atualmente, diretrizes nacionais e internacionais recomendam a utilização de escores de risco para avaliação da dor torácica no serviço de emergência, especialmente naqueles pacientes em que não se encontre um diagnóstico preciso da dor torácica e nos quais ainda exista a possibilidade de SCA. Essas ferramentas agregam informações clínicas, achados eletrocardiográficos e de biomarcadores. Os mais citados e utilizados são os escores HEART (Tabela 7.1), EDACS e ADAPT. O escore HEART tem sido o mais utilizado no Brasil e é o de escolha no serviço de emergência cardiovascular do Hospital Sírio-Libanês. Um resultado ≤ 3, associado a uma troponina negativa em tempo hábil, identifica pacientes com baixo risco de eventos cardiovasculares, que podem ser dispensados do serviço de emergência para reavaliação ambulatorial. No entanto, reforça-se que o uso desses escores não substitui o julgamento clínico rigoroso na avaliação de dor torácica no serviço de emergência.

Tabela 7.1. *Heart score*

Fator	Característica	Pontos
História clínica (anamnese)	Altamente suspeita	2
	Moderadamente suspeita	1
	Levemente suspeita	0
ECG	Alteração significativa do segmento ST	2
	Alteração não específica da repolarização / BRE / MP	1
	Normal	0
Anos (idade)	> 65 anos	2
	45 a 65 anos	1
	< 45 anos	0
Risco (fatores*)	> 2 fatores de risco ou história de DAC	2
	1 ou 2 fatores de risco	1
	Nenhum fator de risco	0
Troponina	> 3× o limite normal	2
	1× a 3× o limite	1
	Normal	0

*Hipercolesterolemia, hipertensão artéria sistêmica, diabetes *mellitus*, tabagismo, história familiar de primeiro grau de doença arterial coronária, obesidade (IMC > 30 kg/m^2). BRE: bloqueio de ramo esquerdo; MP: marca-passo.

Fonte: Autoria própria.

Bibliografia consultada

Grosmaitre P, Le Vavasseur O, Yachouh E, Courtial Y, Jacob X, Meyran S et al. Significance of atypical symptoms for the diagnosis and management of myocardial infarction in elderly patients admitted to emergency departments. Arch Cardiovasc Dis. 2013;106(11):586-92.

Hackett A, Stuart J, Robinson DL. Thoracic aortic syndromes in the emergency department: recognition and management. Emerg Med Pract. 2021;23(12):1-28.

National Heart, Lung, and Blood Institute Coronary Artery Surgery Study. A multicenter comparison of the effects of randomized medical and surgical treatment of mildly symptomatic patients with coronary artery disease, and a registry of consecutive patients undergoing coronary angiography. Circulation. 1981;63(6 Pt 2):I1-81.

Nicolau JC, Feitosa GS Filho, Petriz JL, Furtado RHM, Précoma DB, Lemke W et al. Brazilian Society of Cardiology Guidelines on Unstable Angina and Acute Myocardial Infarction without ST-Segment Elevation – 2021. Arq Bras Cardiol. 2021;117(1):181-264.

Rui P, Kang K. National Hospital Ambulatory Medical Care Survey: 2017 emergency department summary tables. National Center for Health Statistics [Internet]. Available from: https://archive.cdc.gov/www_cdc_gov/nchs/data/nhamcs/web_tables/2017_ed_web_tables-508.pdf [Accessed in: February 12, 2021].

Stopyra JP, Riley RF, Hiestand BC, Russell GB, Hoekstra JW, Lefebvre CW et al. The HEART Pathway Randomized Controlled Trial One-year Outcomes. Acad Emerg Med. 2019;26(1):41-50.

Writing Committee Members; Gulati M, Levy PD, Mukherjee D, Amsterdam E, Bhatt DL, Birtcher KK et al. 2021 AHA/ACC/ASE/CHEST/SAEM/SCCT/SCMR Guideline for the Evaluation and Diagnosis of Chest Pain: A Report of the American College of Cardiology/American Heart Association Joint Committee on Clinical Practice Guidelines. J Am Coll Cardiol. 2021;78(22):e187-e285.

Capítulo 8

Dispneia

José Roberto de Oliveira Silva Filho
Yuri de Deus Mont'Alverne Parente

Introdução

Dispneia é um dos principais sintomas presentes em diversas doenças cardíacas e pulmonares. Sua presença demanda uma investigação clínica detalhada e sistematizada, na busca de eventuais patologias de base. Pode ser definida como uma experiência subjetiva de desconforto respiratório que consiste em sensações distintas ("fome de ar", respiração ruidosa, opressão torácica) e de variada intensidade. O processo fisiopatológico que leva à sensação de falta de ar deriva da interação de múltiplos fatores fisiológicos, psicológicos, sociais e ambientais, podendo induzir respostas fisiológicas e comportamentais secundárias.

Trata-se de uma queixa frequente, seja na atenção primária, seja em serviços de emergências, seja durante a hospitalização. Sua prevalência é variada nas mais diversas populações, sendo mais comum em idosos, mulheres, pacientes com sobrepeso e obesidade, tabagistas, portadores de cardiopatias e pneumopatias crônicas, pacientes com baixa condição socioeconômica e portadores de distúrbios neuropsiquiátricos. Algumas estimativas sobre a prevalência de dispneia na população variam de 9% a 59%, dependendo das características da coorte estudada. Vale ressaltar que, além de estar associada à piora na qualidade de vida, a presença de dispneia é um preditor de mortalidade na população geral, em subgrupos específicos e em grupos de pacientes com o mesmo diagnóstico (p. ex., DPOC ou insuficiência cardíaca). Em pacientes com DPOC, por exemplo, a dispneia foi um melhor preditor de mortalidade que o volume expiratório forçado no primeiro segundo (VEF1).

Quantificando a intensidade da dispneia

Como será abordado adiante, a percepção da dispneia é decorrente da composição de múltiplos fatores fisiológicos, ambientais e comportamentais, sendo altamente variável entre os indivíduos. Utilizar ferramentas para quantificar a dispneia é importante na avaliação do paciente, pois permite determinar sua intensidade ao diagnóstico e sua evolução durante o tratamento da doença de base.

Diversos instrumentos (Quadros 8.1 a 8.3) podem ser utilizados para quantificar a intensidade da dispneia, sendo mais comumente utilizados o Modified Medical Resource Council (MMRC), a escala de Borg (frequentemente utilizada em pneumopatas) e a classificação da New York Heart Association (para cardiopatas e portadores de hipertensão pulmonar).

Quadro 8.1. Classificação de dispneia conforme escala MMRC

Dispneia MMRC	Descrição
0	Dispneia aos grandes esforços
1	Dispneia ao andar rápido ou em subidas suaves
2	Anda no plano mais devagar que pessoas da mesma idade ou ao caminhar no plano precisa parar para respirar
3	Após andar menos de 100 m ou durante alguns minutos no plano, precisa parar para respirar
4	Muito dispneico para sair de casa ou falta de ar para vestir-se

Quadro 8.2. Escala de Borg

Borg	Intensidade da dispneia
0	Repouso
1	Demasiado leve (quase imperceptível)
2	Muito leve
3	Muito leve a leve
4	Leve
5	Leve a moderado
6	Moderado
7	Moderado a intenso
8	Intenso
9	Muito intenso
10	Exaustivo

Quadro 8.3. Classificação de dispneia NYHA	
Classe Funcional	**Característica**
I	**Sem limitação das atividades**. Atividades físicas habituais não causam dispneia, fadiga excessiva, dor torácica ou pré-síncope
II	**Discreta limitação das atividades**. Confortáveis em repouso, mas atividades físicas habituais causam dispneia, fadiga, dor torácica ou pré-síncope
III	**Importante limitação das atividades**. Confortáveis em repouso, mas esforços menores do que as atividades físicas habituais causam dispneia, fadiga, dor torácica ou pré-síncope
IV	**Incapacidade de realizar qualquer atividade física**. Dispneia e/ou fadiga podem estar presentes ao repouso e o desconforto aumenta em qualquer esforço

Fisiopatologia da dispneia

As sensações relacionadas com o ato de respirar são processadas no córtex cerebral e resultam da interação de sinais aferentes, provenientes de diversos receptores, e de sinais eferentes centrais (córtex e medula) para a musculatura respiratória.

Os principais receptores sensitivos são os mecanorreceptores presentes na parede torácica e na musculatura respiratória, os quimiorreceptores e os receptores vagais pulmonares. Os mecanorreceptores são sensíveis principalmente ao estiramento das estruturas respiratórias. Os quimiorreceptores periféricos estão localizados no arco aórtico ou na bifurcação carotídea e são sensíveis a mudanças na pressão arterial de oxigênio (PaO_2), na acidose e na hipercapnia. Já os quimiorreceptores centrais, localizados na medula espinhal, são sensíveis a alterações de pH e da pressão parcial de gás carbônico ($PaCO_2$).

Os sinais provenientes dos receptores sensitivos são transmitidos ao centro respiratório medular, onde vão ser processados pelo córtex somatossensorial, que enviará o comando para aumentar ou diminuir a demanda ventilatória (*drive* neural). A sensação de dispneia ocorre de acordo com o balanço entre a intensidade dos sinais aferentes e a capacidade do *drive* neural de responder a esses estímulos. A dispneia é percebida por meio do córtex somatossensorial e é intensamente modulada pelo sistema límbico, como a ínsula (responsável pelas sensações e pelas percepções corporais) e a amígdala (responsável pela sensação de desconforto que ocorre durante a falta de ar). É importante mencionar que o afeto parece ter um importante papel na percepção de dispneia. Humor triste, ansiedade e depressão aumentam a percepção de falta de ar. A partir desse conceito, novos modelos descrevem dispneia como uma experiência complexa e multissistêmica, produto da interação entre o sistema respiratório e as experiências prévias, as expectativas e o estado emocional do indivíduo.

A avaliação da história na emergência deve abordar os seguintes aspectos, de forma objetiva:

- **História:** a história é peça fundamental para a avaliação do paciente com dispneia na emergência, mas pode ser desafiador obter uma anamnese adequada durante o momento dos sintomas, devendo ser feita uma avaliação objetiva, a qual pode incluir aspectos da anamnese com o acompanhante do paciente ou o serviço de atendimento pré-hospitalar. Os seguintes detalhes devem ser obtidos, sempre que possível:
  - **Características da dispneia:** sintomas recentes ou gatilhos para o início do quadro. Por exemplo, a má adesão a medicamentos ou a restrição hídrica em um paciente com insuficiência cardíaca; a exposição ao frio ou a um alérgeno em uma crise de asma; a dispneia aguda imediatamente após a ingestão de algum medicamento ou de algum alimento, o que sugere um quadro alérgico; a presença de tosse produtiva e febre, que podem remeter a uma infecção pulmonar; a ocorrência de cirurgia recente ou de imobilização, que aumentam o risco de embolia pulmonar; um trauma recente, que pode ter causado pneumotórax ou contusão pulmonar.
  - **Duração dos sintomas:** quadros mais agudos sugerem síndrome coronariana aguda, asma, pneumotórax e TEP, enquanto apresentações subagudas, mais arrastadas, podem ser exacerbação ou mesmo progressão das doenças de base.
  - **Intensidade dos sintomas:** podendo ser graduada conforme os quadros anteriores.
  - **Antecedentes:** questionar sobre asma, doença pulmonar obstrutiva crônica (DPOC), trombose venosa profunda (TVP) ou TEP prévios e ou doença cardíaca. Se já houve episódios prévios semelhantes ao atual, muitas vezes podemos estar diante de uma exacerbação de uma doença preexistente.
  - **Dor torácica:** pode ocorrer em diversas doenças, incluindo síndrome coronariana aguda, pneumotórax e TEP. Dor torácica pleurítica sugere TEP ou doença de base pleural. Na SCA, a dor não tem relação com a ventilação.
  - **Febre:** comumente associada a uma infecção, a pneumonite de hipersensibilidade, a pneumonite por aspiração ou a TEP.
  - **Hemoptise:** está associada a diversas condições, incluindo TEP, doença valvar grave (p. ex., estenose mitral), tuberculose, neoplasia, pneumonia, contusão pulmonar e efeito do uso de anticoagulantes (p. ex., hemorragia alveolar).

- **Tosse e expectoração:** expectoração purulenta sugere pneumonia; escarro espumoso rosáceo sugere edema agudo pulmonar. A tosse seca é inespecífica e pode estar associada a asma, insuficiência cardíaca, infecção respiratória ou TEP.

Exame físico

O exame físico auxilia a direcionar para a principal hipótese diagnóstica e pode ser útil para afastar alguns diagnósticos, mas é importante lembrar sua sensibilidade. Um exame pulmonar e um exame cardíaco normais não conseguem descartar patologias cardiopulmonares, mas ajudam a aumentar ou reduzir a probabilidade pré-teste daquela condição clínica. Os parâmetros importantes a serem observados são:

- **Nível de consciência:** a hipoxemia e a hipercapnia podem causar alterações do nível de consciência, como agitação e rebaixamento do sensório.
- **Frequência cardíaca:** a bradicardia pode ocorrer em situações de hipoxemia importante.
- **Frequência respiratória e uso de musculatura acessória:** o uso de tiragem intercostal e respiração abdominal denotam falência respiratória e necessidade de estabilização clínica de forma imediata.
- **Oximetria de pulso:** devemos nos atentar à forma de onda de pulso, pois muitas condições podem causar leituras erradas, como má perfusão, hipotermia e choque. Além disso, algumas situações podem cursar com alterações na oximetria de pulso específicas, como intoxicação por monóxido de carbono e metemoglobinemia.
- **Presença de estridor:** na suspeita de obstrução das vias aéreas. O estridor inspiratório sugere obstrução acima das cordas vocais (p. ex., corpo estranho, epiglotite, angioedema). Estridor expiratório ou misto (inspiratório e expiratório) sugere obstrução abaixo das cordas vocais (p. ex., crupe, traqueíte bacteriana, corpo estranho).
- **Sibilos:** relacionados com a redução de calibre de pequenas vias aéreas, como na asma, por hiper-reatividade e acúmulo de secreção, ou na insuficiência cardíaca, por presença de líquido peribronquiolar.
- **Estertores:** encontrados na presença de líquido interalveolar, como observado na pneumonia ou na IC descompensada, também podem ocorrer na fibrose pulmonar. Sua ausência não descarta esses diagnósticos.
- **Redução dos murmúrios vesiculares:** presente na exacerbação grave de DPOC e asma grave, pneumotórax, pneumotórax hipertensivo, derrame pleural, hemotórax e outros.
- **Sopros cardíacos e terceira bulha:** em especial, nos casos de valvopatias esquerdas, como estenoses e insuficiências das válvulas aórtica e/ou mitral. A presença de B3 sugere quadro de disfunção sistólica do ventrículo esquerdo.

- **Turgência jugular:** pode estar elevada na IC descompensada, em pneumotórax hipertensivo, em tamponamento cardíaco ou em qualquer outra causa de pressão intratorácica elevada que impeça o enchimento do coração direito.
- **Pele e extremidades:** procurar a presença de cianose ou palidez, sugerindo hipóxia ou má perfusão, e sinais de reação alérgica, como eritema ou urticária. A presença de edema periférico pode não ocorrer na insuficiência cardíaca esquerda aguda, mas, se presente, sugere IC crônica descompensada como causa da dispneia. O baqueteamento digital está associado a condições que causam hipoxemia crônica, como doenças parenquimatosas pulmonares e hipertensão pulmonar.

Exames complementares

Os exames de coleta sanguínea mais utilizados são:

- **Hemograma:** importante para excluir a presença de anemia oculta, uma vez que quadros anêmicos podem mimetizar quadros de dispneia aos esforços como agravamento do sintoma em pacientes com doença cardiopulmonar preestabelecida. A presença de policitemia também pode sugerir um quadro de hipoxemia crônica, como em um paciente tabagista de longa data.
- **Gasometria arterial:** tem grande valor, sobretudo em casos graves, pois avalia o grau de hipoxemia e hipercapnia, bem como a presença de acidose. Doenças que cursam com acidose metabólica (p. ex., cetoacidose diabética) podem causar taquipneia e dispneia pela compensação respiratória.
- **D-dímero:** é um produto de degradação da fibrina, útil na avaliação de pacientes com suspeita de embolia pulmonar. A sensibilidade do D-dímero é muito superior à sua especificidade, o que faz com que seja um exame de maior valor preditivo negativo, útil para *rule-out* em casos de baixa probabilidade.
- **BNP (*Brain Natriuretic Peptide*):** útil em pacientes com suspeita de origem cardíaca na emergência. O BNP e seu precursor, o NT-pró-BNP, podem auxiliar na avaliação da possibilidade de insuficiência cardíaca como causa da dispneia, estando elevados nessa patologia. Valores abaixo de 100 pg/mL possuem alto valor preditivo negativo para IC descompensada, assim como valores acima de 500 pg/mL para sua confirmação. Os pacientes que possuem valores intermediários aos mencionados devem ter uma avaliação pormenorizada, sendo avaliados possíveis diagnósticos diferenciais para elevação de BNP, como TEP, sobrecarga volêmica por doença renal ou hepática, doente crítico e outras causas de distensão do ventrículo direito, como hipertensão pulmonar.

Os exames de imagem mais utilizados são:

- **Radiografia de tórax:** em geral, é o primeiro exame realizado. Auxilia na avaliação do parênquima pulmonar, da pleura, das vias aéreas, do mediastino e da área cardíaca (Figuras 8.1 e 8.2).

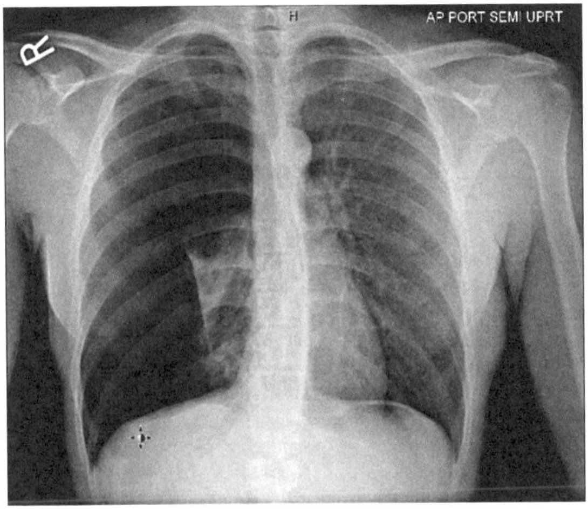

Figura 8.1. Raio X de tórax, evidenciando pneumotórax à direita. *Fonte*: Manasrah N, Al Sbihi AF, Al Qasem S, Naik R, Hettiarachchi M. Recurrent Spontaneous Pneumothorax Associated with Marijuana Abuse: Case Report and Literature Review. Cureus. 2021;13(2): e13205.

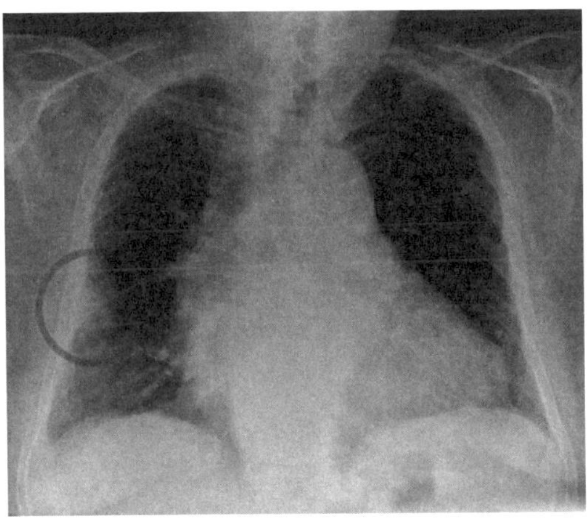

Figura 8.2. Raio X de tórax evidenciando a corcova de Hampton (circulado em cinza). *Fonte*: Vyas V, Sankari A, Goyal A. Acute Pulmonary Embolism. 2024 Dec 11. In: StatPearls [Internet]. Treasure Island (FL): StatPearls Publishing; 2025 Jan-. Disponível em: https://pubmed.ncbi.nlm.nih.gov/32809386/.

- **Tomografia computadorizada de tórax:** principal exame utilizado na emergência para avaliação do parênquima pulmonar. Possui sensibilidade e especificidade superiores à radiografia de tórax.
- **Ultrassom pulmonar:** cada vez mais utilizado, o POCUS (*point-of-care ultrasound*) vem ganhando mais adeptos na emergência e na terapia intensiva, podendo auxiliar no diagnóstico de congestão pulmonar, pneumonia, derrame pleural e pneumotórax.
- **Ecocardiograma:** auxilia na investigação das causas cardíacas da dispneia. Analisa parâmetros como fração de ejeção, tamanho das câmaras cardíacas, presença de valvopatias, entre outros.
- **Angiotomografia de artérias pulmonares:** exame mais utilizado na prática clínica para o diagnóstico de embolia pulmonar.
- **Cintilografia pulmonar V/Q (ventilação/perfusão):** opção para casos em que há uma contraindicação à realização da angiotomografia, para investigação de embolia pulmonar. Também é útil no diagnóstico de embolia pulmonar crônica (TEP crônico).
- **Eletrocardiograma:** realizado obrigatoriamente para casos de dor torácica que, quando associados à dispneia, podem evidenciar aumento ou sobrecarga de câmaras, compatível com quadro de insuficiência cardíaca, bem como alterações sugestivas de TEP ou arritmias.

Principais diagnósticos (Quadro 8.4)

Quadro 8.4. Principais diagnósticos diferenciais de dispneia na emergência

Condição clínica	História e exame físico	Exames complementares
Síndrome coronariana aguda	Fatores de risco cardiovasculares (HAS, DM, tabagismo) Angina, sopro sistólico regurgitativo em foco mitral (se IM secundária)	ECG normal ou isquêmico (inversão de onda T, infra-ST) Raio X de tórax pode apresentar sinais de congestão pulmonar POCUS com disfunção segmentar de VE Troponina (normal, se angina instável, ou elevada, se IAMSSST)
Embolia pulmonar	Fatores de risco (cirurgia ou imobilização recentes, câncer, TEV prévio) Dor torácica ventilatório-dependente, B2 hiperfonética Escore de Wells, Genebra	Raio X de tórax com alargamento de mediastino POCUS com VD > VE, VCI dilatada e pouca variação respiratória D-dímero (solicitar se baixa probabilidade pré-teste de TEP) AngioTC (solicitar se alta probabilidade pré-teste de TEP)

(continua)

Quadro 8.4. Principais diagnósticos diferenciais de dispneia na emergência (*Continuação*)		
Condição clínica	**História e exame físico**	**Exames complementares**
Pneumotórax hipertensivo	Fatores de risco (primário: jovem longilíneo após atividade física; secundário: trauma, doença pulmonar) Dor torácica ventilatório-dependente, desvio de traqueia, hipotensão, turgência jugular, hipertimpanismo pulmonar	Raio X de tórax evidenciando pneumotórax (não está indicado) POCUS: ausência de deslizamento pleural, ponto pulmonar e sinal do código de barras no modo M
Asma	Paciente jovem Histórico de exacerbações prévias, exposição ao frio ou a alérgenos; após exercício; uso domiciliar de medicações para asma Sibilância, tórax silente, tempo expiratório prolongado	Raio X de tórax com hiperinsuflação POCUS com padrão de linhas A bilateralmente
DPOC exacerbado	Paciente de meia idade ou idoso, exposição a biomassa ou tabagismo Quadro infeccioso associado, mudança do padrão do escarro (volume e/ou coloração), piora da dispneia basal Sibilos, roncos, secreção purulenta, tempo expiratório prolongado	Raio X de tórax pode apresentar pneumonia, pneumotórax ou outro fator descompensador
Pneumonia	Quadro agudo ou subagudo, podendo apresentar febre ou hipotermia (p. ex., idosos), com tosse produtiva, dor pleurítica, ausculta com estertores crepitantes e taquipneia	Raio X de tórax com infiltrado ou consolidação, podendo cursar com derrame pleural associado POCUS com padrão de linhas B onde há consolidação, broncograma aéreo dinâmico

Tratamento

Os tratamentos das principais condições que cursam com dispneia serão abordados nos capítulos específicos de cada doença.

Bibliografia consultada

Ahmed A, Irving SJ. Approach to the adult with dyspnea in the emergency department. UpToDate. 2023 [Internet]. Available from: https://www.uptodate.com/contents/approach-to-the-adult-with-dyspnea-in-the-emergency-department.

Hull JH, Haines J. Complex Breathlessness. London, UK: European Respiratory Society; 2022.

Kovelis D, Segretti NO, Probst VS, Lareau SC, Brunetto AF, Pitta F. Validação do Modified Pulmonary Functional Status and Dyspnea Questionnaire e da escala do Medical Research Council para o uso em pacientes com doença pulmonar obstrutiva crônica no Brasil. J Bras Pneumol. 2008;34(12):1008-18.

Leuppi JD, Dieterle T, Koch G, Martina B, Tamm M, Perruchoud AP et al. Diagnostic value of lung auscultation in an emergency room setting. Swiss Med Wkly. 2005;135(35-36):520-4.

Manasrah N, Al Sbihi AF, Al Qasem S, Naik R, Hettiarachchi M. Recurrent Spontaneous Pneumothorax Associated with Marijuana Abuse: Case Report and Literature Review. Cureus. 2021;13(2): e13205.

Manning HL, Schwartzstein RM. Pathophysiology of Dyspnea. N Engl J Med. 1995; 333(23):1547-53.

Martins MA, Quintino CR, Tibério IFLC, Atta JA, Ivanovic LF. Semiologia Clínica. São Paulo: Manole; 2021.

Vyas V, Sankari A, Goyal A. Acute Pulmonary Embolism. 2024 Dec 11. In: StatPearls [Internet]. Treasure Island (FL): StatPearls Publishing; 2025 Jan-. Available from: https://pubmed.ncbi.nlm.nih.gov/32809386/.

Capítulo 9

Palpitações

Rony Lopes Lage

Introdução

As palpitações são um dos sintomas mais frequentes entre pacientes que buscam atendimento nos serviços de emergência e nos consultórios de cardiologistas, como queixa principal ou secundária. Em sua maioria, são benignas e não exigem investigação clínica aprofundada, mas podem ser a principal queixa em pacientes com arritmias preocupantes ou potencialmente fatais que exigem diagnóstico e tratamento imediatos. As palpitações não são um indicador confiável de arritmia significativa, mas, em portador de cardiopatia estrutural e de ECG anormal, podem ser sinal de problema grave e requerem investigação. A obtenção de ECG ou de outro registro na vigência de sintomas é essencial. Um ECG normal em um intervalo livre de sintomas não exclui doença significativa.

Definição

As palpitações são um sintoma subjetivo e se caracterizam pela percepção desagradável do batimento cardíaco. Geralmente, são descritas como uma batida forte, uma aceleração, uma pausa, uma falha ou uma "cambalhota", no peito ou no pescoço. Essa sensação pode ser intermitente ou sustentada, regular ou irregular. As palpitações são geralmente percebidas quando o paciente está em repouso.

Etiologia

Em uma série grande de casos, as palpitações foram causadas por motivos cardíacos em 43%, psiquiátricos em 31%, diversos em 10% dos casos (como tireotóxicos, cafeína, anemia) e desconhecidos em 16%. As causas mais comuns das palpitações estão descritas a seguir, no Quadro 9.1.

A maioria dos pacientes submetidos a monitorização ambulatorial com Holter de 24 a 48 horas ou Looper tem como achados mais frequentes as extrassístoles supraventriculares ou ventriculares e o ritmo sinusal. Em aproximadamente 30%, as palpitações percebidas e registradas no diário do paciente ocorrem durante o ritmo sinusal.

Quadro 9.1. Causas de palpitações
Cardíacas

Arritmias (taquicardias, bradicardias, batimentos ectópicos), devido a:
    Doença cardíaca estrutural
    Anormalidades no sistema de condução
    Comorbidades (DPOC, embolia pulmonar)
    Idiopática
Prolapso da valva mitral
Síndrome do marca-passo
Mixoma atrial

Estados de alto débito
Gravidez Anemia Febre
Metabólicas e endócrinas
Hipoglicemia Hipertireoidismo Feocromocitoma
Catecolaminérgicas
Estresse Exercício físico
Uso de substâncias/drogas
Cocaína Anfetaminas Nicotina Álcool Cafeína
Medicações
Simpaticomiméticos Vasodilatadores Anticolinérgicos Suspensão de betabloqueadores
Transtornos psiquiátricos
Ansiedade generalizada Síndrome do pânico Somatização

Fonte: Zimetbaum PJ. Evaluation of palpitations in adults. UpToDate. 2024 [Internet]. Disponível em: https://www.uptodate.com/contents/evaluation-of-palpitations-in-adults.

A presença de um marca-passo, especialmente unicameral ventricular, aumenta a possibilidade de síndrome do marca-passo, devido à dissincronia atrioventricular.

Palpitações que ocorrem dependendo da mudança de posição do paciente podem estar relacionadas com um processo estrutural intracardíaco, como o mixoma atrial, ou adjacente ao coração, como uma massa mediastinal.

Abordagem prática

Podemos determinar a causa das palpitações por meio de anamnese detalhada, exame físico, eletrocardiograma de 12 derivações, exames laboratoriais e testes específicos.

Nos casos em que a suspeita da origem cardíaca permanece ou em que nenhuma causa imediata seja identificada na avaliação inicial, o monitoramento ambulatorial do ritmo cardíaco é essencial para caracterizar a natureza e a gravidade da arritmia.

Pacientes com palpitações no momento da avaliação e ECG mostrando a presença de uma arritmia sustentada deverão ser abordados em sala de emergência para tratamento específico da arritmia em questão.

Pacientes sem arritmia identificada no ECG deverão passar por um exame cardíaco detalhado, em busca de arritmias que podem não ser capturadas no ECG, como as extrassístoles isoladas e infrequentes.

Caso o ECG ou o exame físico não forneça um diagnóstico específico, deve-se prosseguir com a avaliação.

Em pacientes de baixo risco para arritmias preocupantes, com palpitações eventuais ou bem toleradas e sem evidências de doença cardíaca estrutural, o manejo ambulatorial é preferível.

Em pacientes de alto risco para arritmias preocupantes, com palpitações mal toleradas, síncope, história de morte súbita familiar ou evidência de doença cardíaca estrutural, a investigação em ambiente hospitalar em leito monitorizado é fundamental.

Exames complementares

ECG de 12 derivações na avaliação de palpitações

Um ECG de 12 derivações é necessário para todos os pacientes com palpitações. Se uma arritmia for documentada no ECG, o manejo deve seguir as diretrizes apropriadas.

O ECG fornece informações cruciais para restringir o diagnóstico diferencial das palpitações, mesmo quando o ritmo sinusal for identificado.

Achados específicos podem indicar determinadas condições:

- PR curto e onda delta: síndrome de Wolff-Parkinson-White.
- Hipertrofia ventricular pronunciada: cardiomiopatia hipertrófica.

- Onda Q patológica: infarto prévio.
- Prolongamento do intervalo QT: síndrome do QT longo.
- Pseudobloqueio de ramo direito e elevação persistente do ST em V1 e V2: síndrome de Brugada.
- Onda T invertida, progressão lenta da onda S e onda épsilon em V1-V3: cardiopatia arritmogênica do ventrículo direito.

O reconhecimento desses padrões é essencial para uma abordagem eficaz, pois estão relacionados com a taquicardias supraventriculares e ventriculares potencialmente fatais.

Exames laboratoriais

Alguns exames laboratoriais podem auxiliar no diagnóstico diferencial das palpitações:

- Hemograma completo para avaliar presença de anemia e síndromes infecciosas ou inflamatórias.
- Eletrólitos séricos, incluindo níveis de magnésio e cálcio.
- Troponina deve ser solicitada nos pacientes com arritmias, dor torácica ou outros sintomas sugestivos de isquemia coronariana, miocardite ou pericardite.
- Função tireoidiana está indicada quando o diagnóstico de fibrilação atrial for recente ou quando houver sintomas de hipertireoidismo.
- Pacientes com elevação da pressão arterial paroxística devem ser avaliados para possibilidade de feocromocitoma.
- Teste toxicológico pode ser indicado em pacientes com suspeita de uso abusivo de drogas ilícitas.

Exames específicos

O monitoramento ambulatorial do ritmo cardíaco é uma ferramenta crucial para o diagnóstico de palpitações inexplicadas e inclui:

- **Holter:** registra dados continuamente por 24 a 48 horas e é útil para sintomas frequentes.
- **Monitor de eventos (Looper externo):** grava os dados nos minutos anteriores e subsequentes à ativação manual pelo paciente, durante duas a quatro semanas, e está indicado para pacientes com sintomas infrequentes.
- **Monitor cardíaco implantável (Looper implantável):** implante subcutâneo para monitorização mais prolongada, por até dois anos, mais útil para sintomas infrequentes e persistentes.

A escolha do método de monitoramento depende da frequência dos sintomas. Estudos indicam que a maioria dos diagnósticos é obtida nas duas primeiras semanas de monitorização.

O ecocardiograma (ECO) e, em muitos casos, a ressonância nuclear magnética (RNM) cardíaca estão indicados para pacientes com suspeita de doença cardíaca estrutural, como cardiomiopatia hipertrófica (CMH), cardiopatia arritmogênica do ventrículo direito, valvopatia, infarto prévio, presença de bloqueio de ramo esquerdo (BRE), hipertrofia ventricular e disfunção ventricular.

- **Teste de esforço (TE):** indicado para casos de palpitações iniciadas durante ou após esforço físico.
- **Estudo eletrofisiológico (EEF):** indicado quando as palpitações forem sustentadas ou mal toleradas e quando as palpitações significativas não são diagnosticadas por métodos menos invasivos, com alta probabilidade pré-teste de arritmias graves.

Bibliografia consultada

Clementy N, Fourquet A, Andre C, Bisson A, Pierre B, Fauchier L et al. Benefits of an early management of palpitations. Medicine (Baltimore). 2018;97(28):e11466.

Giada F, Raviele A. Clinical Approach to Patients with Palpitations. Card Electrophysiol Clin. 2018;10(2):387-96.

Reiffel JA, Schulhof E, Joseph B, Severance E, Wyndus P, McNamara A. Optimum duration of transtelephonic ECG monitoring when used for transient symptomatic event detection. J Electrocardiol. 1991,24(2):165-8.

Weber BE, Kapoor WN: Evaluation and outcomes of patients with palpitations. Am J Med 100:138, 1996.

Zimetbaum P, Josephson ME. Evaluation of patients with palpitations. N Engl J Med. 1998; 338(19):1369-73.

Zimetbaum P. Evaluation of palpitations in adults. UpToDate. 2024 [Internet]. Available from: https://www.uptodate.com/contents/evaluation-of-palpitations-in-adults.

Zimetbaum PJ, Kim KY, Josephson ME, Goldberger AL, Cohen DJ. Diagnostic yield and optimal duration of contínuos-loop event monitoring for the diagnosis of palpitations. A cost-effectiveness analysis. Ann Intern Med. 1998;128(11):890-5.

Capítulo 10

Hipertensão Arterial

Pedro de Azevedo Nunes

Liliane Melo Neves

Introdução

A hipertensão arterial sistêmica (HAS) acomete 31% da população mundial e é o principal fator de risco de doenças cardiovasculares e morte cardiovascular.

As crises hipertensivas são situações clínicas de aumento súbito da pressão arterial (PA), com PA $\geq$ 180 $\times$ 120 mmHg, com ou sem acometimento de órgãos-alvo (LOA).

Urgências hipertensivas

A urgência hipertensiva é definida como situação clínica sintomática em que há elevação acentuada da pressão arterial, com PA sistólica $\geq$ 180 mmHg e/ou PA diastólica $\geq$ 120 mmHg, sem lesão aguda e progressiva em órgãos-alvo. A mortalidade no contexto das urgências hipertensivas não é superior à da hipertensão crônica. Portanto, é o *status* clínico, ou seja, a presença ou não de lesão aguda de órgãos-alvo, que determina o prognóstico, não a magnitude de elevação da PA.

A *pseudocrise hipertensiva* é uma condição comum no serviço de emergência, na qual a PA está elevada, mas inexiste LOA e o paciente apresenta sintomas que não decorrem da hipertensão, mas de fatores como dor intensa (p. ex., cefaleia), estresse emocional ou ansiedade (p. ex., ataques de pânico).

Manejo das urgências hipertensivas

Na pseudocrise hipertensiva, o tratamento visa ao controle da causa de base, com o uso de medicamentos sintomáticos (analgésicos, ansiolíticos), tranquilizando o paciente e orientando-o sobre a importância da adesão aos tratamentos farmacológico e não farmacológico.

No que se refere às urgências hipertensivas, é discutível o impacto da redução aguda da PA. Como a maioria dos pacientes com urgência hipertensiva é composta de hipertensos crônicos, deve-se aproveitar a oportunidade para engajar o paciente no tratamento da HAS. Caso sejam administradas medicações anti-hipertensivas, devem-se escolher medicações via oral que reduzam gradualmente a PA, ou seja, em no máximo 25% na primeira hora. No Quadro 10.1, estão relacionados os fármacos anti-hipertensivos mais estudados e utilizados no manejo das urgências hipertensivas.

Quadro 10.1. Fármacos nas urgências hipertensivas

Fármaco	Dose	Início de ação	Duração	Reações adversas
Captopril (IECA)	6,25 a 50 mg	15 a 30 minutos	6 a 12 horas	Piora da função renal
Clonidina (alfa-agonista central)	0,1 a 0,2 mg inicial 0,1 mg por hora, até 0,8 mg	30 a 60 minutos	2 a 4 horas	Sonolência, boca seca, tontura Risco de rebote com suspensão abrupta
Minoxidil (vasodilatador direto)	5 a 10 mg	30 minutos a 2 horas	8 a 24 horas	Taquicardia, retenção hídrica

Fonte: Autoria própria.

Emergências hipertensivas

As emergências hipertensivas são situações clínicas em que existe elevação crítica da pressão arterial (PAS $\geq$ 180 mmHg e/ou PAD $\geq$ 120 mmHg) associada à disfunção aguda e rapidamente progressiva dos órgãos-alvo, destacando-se o sistema nervoso central, o coração, os grandes vasos (aorta) e os rins. Assim definidas, as emergências hipertensivas são eventos relativamente incomuns, com incidência estimada em um a dois casos por milhão por ano.

As emergências hipertensivas são subdivididas em neurológicas, cardiovasculares e renais. Os diagnósticos mais comuns são os de emergências neurológicas (AVE isquêmico e AVE hemorrágico) e a insuficiência cardíaca aguda (edema agudo dos pulmões hipertensivo), respondendo por 40% e 30% dos casos, respectivamente. As emergências menos frequentes são a dissecção aguda da aorta e as associadas à gestação (eclâmpsia e pré-eclâmpsia), respondendo em conjunto por cerca de 2% dos casos.

Anamnese e exame físico

A anamnese e o exame físico centram-se nos diagnósticos diferenciais incluídos no Quadro 10.2. Assim, déficits neurológicos agudos focais sugerem acidente vascular encefálico (AVE), quer isquêmico, quer

Quadro 10.2. Emergências hipertensivas	
Neurológicas Acidente vascular encefálico Isquêmico Hemorrágico Encefalopatia hipertensiva Traumatismo cranioencefálico	**Cardíacas** Insuficiência cardíaca aguda (edema agudo hipertensivo) Síndromes coronárias agudas
Vasculares Dissecção aguda da aorta Pós-operatório de cirurgia vascular	**Renais** Nefrosclerose hipertensiva
Hiperatividade adrenérgica Simpatomiméticos Abstinência de anti-hipertensivos (betabloqueadores, clonidina, alfametildopa) Feocromocitoma	**Gestação** Doença hipertensiva específica da gestação (DHEG)

Fonte: Autoria própria.

hemorrágico. Déficits neurológicos "globais", como confusão mental, *delirium* ou convulsão, são mais sugestivos da chamada encefalopatia hipertensiva, na qual ocorre edema cerebral difuso em decorrência da perda da autorregulação vascular encefálica. Contudo, o quadro clínico da encefalopatia hipertensiva é inespecífico. Portanto, seu diagnóstico depende da exclusão do AVE e da ocorrência de melhora clínica com a redução dos níveis pressóricos.

O exame de fundo de olho (fundoscopia) nos permite fácil acesso à microcirculação, podendo revelar sinais de retinopatia hipertensiva, como hemorragias e exsudatos retinianos, bem como papiledema, indicativo de hipertensão intracraniana.

A dor torácica é sintoma importante na avaliação, presente tanto nas síndromes coronárias agudas (SCA) quanto na dissecção aguda da aorta (DAAo). Nessa última, a dor pode se estender para além do tórax, propagando-se para região lombar, seguindo o trajeto da aorta. A dispneia, por sua vez, pode indicar insuficiência cardíaca aguda (edema agudo hipertensivo) ou SCA.

É importante avaliar, também, o histórico de uso de substâncias simpatomiméticas (cocaína, *ecstasy*, vasoconstrictores nasais) ou de certos anti-hipertensivos, como clonidina, betabloqueadores e alfametildopa, cuja interrupção abrupta pode desencadear severa hipertensão rebote.

A gravidez levanta a possibilidade de doença hipertensiva específica da gestação (DHEG), condição de fisiopatologia única, com manejo diferenciado das outras emergências.

Exames subsidiários

Na suspeita de AVE, a tomografia computadorizada ou a ressonância magnética do crânio devem ser realizadas prontamente, pois o benefício clínico da trombólise venosa ou da trombectomia se restringe às primeiras horas após instalação dos sintomas.

A neuroimagem também é importante no manejo do traumatismo cranioencefálico (TCE), ao evidenciar hematomas, contusões encefálicas, lesão axonal difusa e sinais de hipertensão intracraniana, a qual, quando presente, exige manejo individualizado da pressão arterial, com o objetivo de garantir uma pressão de perfusão cerebral adequada.

O eletrocardiograma é um exame que pode trazer informações valiosas: alterações da repolarização ventricular (p. ex., supradesnível ou infradesnível do segmento ST, inversão de onda T) sugestivas de SCA, sinais de sobrecarga das câmaras esquerdas (sugerindo miocardiopatia hipertensiva) ou arritmias cardíacas, como fibrilação atrial, muito associada ao AVE (por embolia arterial).

A radiografia do tórax pode mostrar sinais de congestão venosa pulmonar, indicando insuficiência cardíaca aguda (edema agudo hipertensivo). Também pode revelar alargamento mediastinal, sinal indireto de dissecção da aorta torácica.

O ecocardiograma permite a avaliação da função ventricular global e segmentar, bem como da presença de hipertrofia miocárdica (sugerindo hipertensão crônica). Além disso, o ecocardiograma, na modalidade transesofágica, possui elevada acurácia para o diagnóstico de dissecção da aorta torácica ascendente (dissecção aguda tipo A de Stanford), permitindo avaliação de suas complicações, como hemopericárdio e insuficiência valvar aórtica.

Para o diagnóstico de dissecção aguda da aorta, também contribui a angiotomografia da aorta.

Laboratorialmente, é importante a troponina cardíaca, essencial ao diagnóstico e ao prognóstico da SCA. O peptídeo atrial tipo B (BNP) estará elevado em casos de insuficiência cardíaca. A elevação da ureia e da creatinina séricas, assim como as alterações do sedimento urinário (hematúria, proteinúria), podem indicar nefrosclerose hipertensiva. Na dissecção aguda da aorta, também é comum a elevação dos níveis dos D-dímeros. A avaliação da hemostasia (TP, TTPA, plaquetas) é importante, sobretudo quando se consideram tratamentos antitrombóticos (como a trombólise no AVE isquêmico ou na SCA).

Tratamento – metas pressóricas

Como princípio geral, a pressão arterial média deve ser reduzida em 10% a 20% na primeira hora e em 5% a 15% nas 23 horas seguintes. Na prática, para PA $\leq$180 × 120 mmHg na primeira hora e $\leq$ 160 × 100 mmHg em 24 horas. Devemos evitar reduções mais acentuadas de PA, para minimizar o risco de eventos isquêmicos.

Há, contudo, exceções à regra geral, mencionadas a seguir:

- **Acidente vascular encefálico isquêmico:** no paciente candidato à reperfusão (trombólise endovenosa ou trombectomia), a PA deve ser rapidamente reduzida para ≤ 185 × 110 mmHg, para reduzir o risco de transformação hemorrágica. Nos pacientes não candidatos à reperfusão, a meta é menos agressiva (220 × 120 mmHg, com redução de PAM em 15% nas 24 horas).
- **Acidente vascular encefálico hemorrágico:** reduzir a PA sistólica para ≤ 140 mmHg em 1 hora; redução mais agressiva se PA sistólica ≥ 200 mmHg, porém não para valores ≤ 140 mmHg.
- **Dissecção aguda da aorta:** a PA sistólica deve ser reduzida para ≤ 120 mmHg em 20 minutos.
- **Eclâmpsia/Pré-eclâmpsia/Feocromocitoma:** deve-se reduzir a PA sistólica para ≤ 140 mmHg na primeira hora de tratamento.

Tratamento – fármacos nas emergências hipertensivas

Os fármacos devem ser de uso endovenoso e de meia-vida curta, permitindo titulação precisa da ação anti-hipertensiva. Na Tabela 10.1, encontram-se os fármacos disponíveis no Brasil para manejo das emergências hipertensivas, com indicações, doses habituais e efeitos adversos. Infelizmente, em nosso país, as opções de fármacos são muito mais restritas do que aquelas disponíveis nos EUA e na Europa. A seguir, comentamos alguns fármacos mais comumente empregadas.

- **Nitroprussiato de sódio:** vasodilatador arterial direto, potente. Pode determinar taquicardia reflexa, o que exige cautela no uso na SCA e na dissecção de aorta, na qual o nitroprussiato deve ser associado aos betabloqueadores para evitar a taquicardia. Pode causar intoxicação potencialmente fatal por cianeto, principalmente se houver redução da função renal. Seu uso é contraindicado na gestação.
- **Betabloqueadores (metoprolol, esmolol, propranolol):** são fármacos particularmente úteis na dissecção aguda da aorta, pois reduzem a frequência cardíaca e a velocidade de ascensão da curva de pulso arterial (dP/dT). Também podem ser empregadas nas SCA, por reduzirem o consumo miocárdico de oxigênio.
- **Nitratos (preferencialmente nitroglicerina):** são hipotensores pouco potentes, exercendo seu efeito principal na musculatura lisa venosa, reduzindo o retorno venoso, a pré-carga e o consumo miocárdico de O_2. São particularmente úteis no manejo das emergências hipertensivas cardíacas, como a SCA e o edema agudo hipertensivo. Como efeitos colaterais, destacam-se a cefaleia e a taquicardia reflexa.

Tabela 10.1. Fármacos nas emergências hipertensivas

Fármaco	Dose	Início da ação (min)	Duração da ação	Reações adversas	Indicações
Nitroprussiato (arteriodilatador direto)	0,25 a 10 mcg/kg/min	0,5 a 1	1 a 10 minutos	Intoxicação por cianeto, cefaleia, náuseas, vômitos, espasmos musculares	Evitar se insuficiência renal ou coronariopatas (risco de roubo de fluxo coronário)
Nitroglicerina (venodilatador)	5,0 a 100,0 mcg/min	2 a 5	5 a 10 minutos	Cefaleia, vômitos, *flushing*, taquicardia reflexa, tolerância	SCA e edema agudo de pulmão
Hidralazina (arteriodilatador)	10 a 20 mg	10 a 20	1 a 4 horas	Hipotensão, taquicardia, *flushing*, cefaleia	Eclâmpsia/pré-eclâmpsia
Metoprolol (betabloqueador)	Inicialmente 1,25 a 5 mg; Repetir 2,5 a 15 mg a cada 3 a 6 horas	20	5 a 8 horas	Náuseas, bradicardia sintomática, broncoespasmo	Cautela na IC descomp. e risco de broncoespasmo
Esmolol (betabloqueador)	Ataque: 500 mcg/kg; depois, 25-50 mcg/kg/min, máximo 300 mcg/min	1 a 2	10 a 30 minutos	Idem metoprolol, flebite, meia-vida se prolonga na anemia	Idem metoprolol

Fonte: Autoria própria.

- **Hidralazina:** vasodilatador direto, trazendo o risco de taquicardia reflexa. Tem efeito menos previsível do que o de outros agentes anti-hipertensivos. Trata-se do fármaco anti-hipertensivo mais seguro para o uso durante as emergências hipertensivas na gestação.

Bibliografia consultada

Chobanian AV, Bakris GL, Black HR, Cushman WC, Green LA, Izzo JL Jr. et al. The Seventh Report of the Joint National Committee on Prevention, Detection, Evaluation, and Treatment of High Blood Pressure: The JNC 7 Report. JAMA. 2003;289(19):2560-72.

Cipullo JP, Martin JFV, Ciorlia LAS, Godoy MRP, Cação LA, Loureiro AAC et al. Hypertension Prevalence and Risk Factors in a Brazilian Urban Population. Arq Bras Cardiol. 2010;94(4):519-26.

Malachias MVB, Barbosa ECD, Martim JF, Rosito GBA, Toledo JY, Passareli O Jr. Seventh Brazilian Guideline of Arterial Hypertension: Chapter 14 – Hypertensive Crisis. Arq Bras Cardiol. 2016;107(3 Suppl 3):79-83.

Mancia G, Fagard R, Narkiewicz K, Redón J, Zanchetti A, Böhm M, Christiaens T, Cifkova R, De Backer G, Dominiczak A, Galderisi M, Grobbee DE, Jaarsma T, Kirchhof P, Kjeldsen SE, Laurent S, Manolis AJ, Nilsson PM, Ruilope LM, Schmieder RE, Sirnes PA, Sleight P, Viigimaa M, Waeber B, Zannad F; Task Force Members. 2013 ESH/ESC Guidelines for the management of arterial hypertension: the Task Force for the management of arterial hypertension of the European Society of Hypertension (ESH) and of the European Society of Cardiology (ESC). J Hypertens. 2013 Jul;31(7):1281-357.

Capítulo 11

Hipotensão Arterial

Renan Andreos Cordeiro

Ivna Girard Cunha Vieira Lima

Introdução e definições

O sistema cardiovascular tem a função de manter o débito cardíaco (DC) e a resistência vascular sistêmica (RVS), de forma a entregar oxigênio aos tecidos, evitando a hipóxia tecidual, condição que chamamos de choque circulatório. O processo de utilização do oxigênio envolve múltiplas etapas, que compreendem a difusão do oxigênio dos pulmões ao sangue, a ligação do oxigênio à hemoglobina, o transporte da hemoglobina oxigenada aos tecidos periféricos e sua difusão para as células.

Portanto, a identificação de um paciente hipotenso no departamento de emergência (DE) pode ser a expressão clínica macroscópica de hipoperfusão tecidual ou baixo débito cardíaco, condição ameaçadora da vida. Vale ressaltar que pode haver situações em que o paciente está hipotenso, mas não está mal perfundido, ou, ao contrário, situações em que o paciente está hipertenso e com hipoperfusão, pois a hipóxia tecidual pode acontecer por causa das outras etapas não relacionadas com o sistema cardiovascular.

Diagnóstico

A identificação de um paciente hipotenso no DE, definida como uma pressão arterial média (PAM) abaixo de 65 mmHg, deve ser rapidamente avaliada pela equipe médica, em busca de sinais clínicos e laboratoriais de hipoperfusão, como:

- Baixa pressão de perfusão cerebral e abdominal.
- Débito urinário reduzido.
- Nível de consciência reduzido.
- Tempo de enchimento capilar lentificado.
- Perfusão da pele/livedo e cianose de extremidades.
- Lactato sérico elevado.
- PH arterial e bicarbonato sérico (acidose).
- PCO_2 venoso misto e saturação venosa central reduzida.

O objetivo do tratamento é restabelecer rapidamente a perfusão tissular e reverter a hipóxia tecidual. Vale salientar que alguns pacientes necessitarão de alvos pressóricos maiores (como os pacientes hipertensos prévios), enquanto outros precisarão de alvos menores.

Conforme sinalizado na Figura 11.1, com valores de PAM menores que 65 mmHg, o risco de desenvolvimento de isquemia renal e coronariana aumentam.

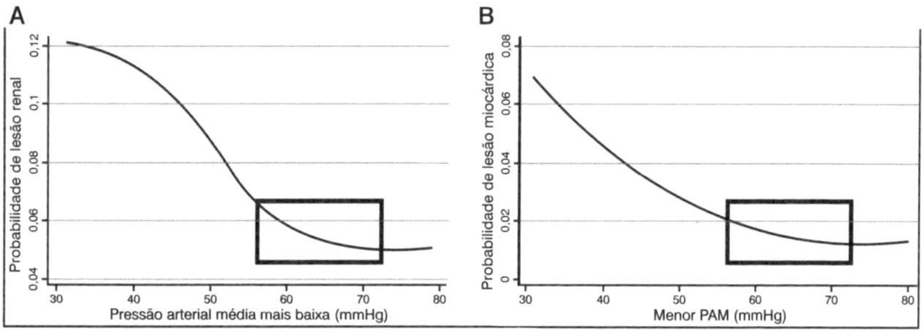

Figura 11.1. Curva de risco de lesão de órgão, de acordo com a PAM. (**A**) Risco de lesão renal; (**B**) Risco de isquemia coronária. *Fonte*: Asfar P, Teboul JL, Radermacher P. High versus low blood-pressure target in septic shock. N Engl J Med. 2014;371(3):283-4.

Mecanismos do choque

Quatro são os mecanismos de choque, divididos em dois grandes grupos. Segundo o *Trial* SOAP II, suas incidências são:

- Obstrutivo (2%).
- Cardiogênico (16%).
- Distributivo (66%) – Séptico e não séptico.
- Hipovolêmico (16%) – Hemorrágico e não hemorrágico.

Arsenal terapêutico

As opções terapêuticas disponíveis para reversão da hipóxia tecidual são:

- Ressuscitação volêmica: coloides, cristaloides e hemocomponentes.
- Vasopressores.
- Inotrópicos.
- Dispositivos de assistência circulatória mecânica de curta permanência.

A escolha do tratamento de suporte apropriado será discutida no capítulo de choque.

Papel do monitoramento invasivo e não invasivo

Durante a fase de ressuscitação, muitos são os desafios em avaliar o débito cardíaco, a resposta aos fluidos e as variáveis hemodinâmicas, como a pressão arterial e o volume sistólico, após a instalação de um tratamento diante de um paciente hipotenso. Devido à invasibilidade e à conveniência para instalação de uma linha de pressão arterial invasiva, esse método é frequentemente resguardado para o cenário da terapia intensiva, não sendo utilizado no departamento de emergência.

Em razão das dificuldades, os métodos minimamente invasivos ou não invasivos despontam como melhores opções no cenário da sala de emergência. A ultrassonografia *point-of-care* aparece como a principal ferramenta para avaliação de pacientes hipotensos, mas a reprodutibilidade das medidas nesse método, por ser dependente do operador, ainda é baixa.

Diante disso, temos a opção dos monitores de dedo, uma tecnologia não invasiva que funciona por foto-pletismografia para medir o diâmetro das artérias dos dedos. Com base nas pressões arteriais medidas nas artérias dos dedos, a pressão da artéria braquial é reconstruída, fornecendo um contorno de pulso e, a partir disso, estimando o débito cardíaco. Essas medidas são repetidas a cada 30 a 60 segundos, fornecendo de maneira não invasiva e contínua a pressão arterial e o débito cardíaco.

Individualização do alvo de pressão arterial média (PAM)

Vasopressores são fármacos vasoativos frequentemente usados para reverter a hipotensão e a hipoperfusão, com o objetivo de reduzir mortalidade em pacientes chocados. Um alvo de PAM > 65 mmHg tem sido classicamente sugerido para guiar o tratamento, à exceção de pacientes previamente hipertensos ou com doença coronariana conhecida, nos quais esse alvo parece ser maior. Atualmente, com base nos trabalhos "*Sepis and Mean Arterial Pressure*" (SEPISPAM) e "*Optimal Vasopressor Titration*" (OVATION), o nível de PAM sugerido em pacientes acima de 65 anos com sepse tem sido questionado, pois a exposição a doses maiores de vasopressores foi associada ao aumento de mortalidade.

Pensando nisso, foi publicado em 2020, no JAMA, o trabalho "*The 65 Trial*", com o objetivo de avaliar se alvos menores de PAM em pacientes idosos (> 65 anos) reduziram a mortalidade em 90 dias em pacientes com choque vasoplégico. Em um estudo com 2.600 participantes, em 65 unidades críticas na Inglaterra, os pacientes foram randomizados para hipotensão permissiva (PAM entre 60 e 65 mmHg) ou tratamento usual (médicos decidiram o alvo). O desfecho primário foi mortalidade total em 90, enquanto os desfechos secundários foram mortalidade na UTI e em ambiente hospitalar, dias livres de ventilação mecânica, declínio cognitivo e qualidade de vida. Os resultados principais estão apresentados na Tabela 11.1.

Tabela 11.1. Desfecho primário do estudo "The 65 Trial"

Desfecho primário	Hipotensão permissiva	Cuidado usual	aRR (IC de 95%)	Diferença absoluta de risco
Mortalidade em 90 dias	41%	13,8%	0,82 (0,68 a 0,98)	–2,85% (p 0,15)

IC: intervalo de confiança; aRR: Risco relativo ajustado.

Fonte: Lamontagne F, Richards-Belle A, Thomas K, Harrison DA, Sadique MZ, Grieve RD, et al. Effect of Reduced Exposure to Vasopressors on 90-Day Mortality in Older Critically Ill Patients With Vasodilatory[1] Hypotension: A Randomized Clinical Trial. JAMA. 2020;323(10):938-49.

Com base nesses achados, os autores concluíram que a estratégia de hipotensão permissiva, quando comparada ao cuidado usual, não trouxe benefícios estaticamente significativos para o desfecho de mortalidade em 90 dias em adultos com mais de 65 anos com choque distributivo.

Conclusão

A identificação e o manejo do paciente hipotenso no departamento de emergência são desafiadores, pois essa é uma condição ameaçadora da vida. Existem muitas opções de monitoramento e reconhecimento de estados de hipoperfusão, que podem ser aplicadas, conforme cenário clínico, além de o tratamento-alvo dever ser realizado, conforme individualização das características do paciente e de acordo com o diagnóstico.

Bibliografia consultada

Asfar P, Teboul JL, Radermacher P. High versus low blood-pressure target in septic shock. N Engl J Med. 2014;371(3):283-4.

De Backer D, Biston P, Devriendt J, Madl C, Chochrad D, Aldecoa C, Brasseur A, Defrance P, Gottignies P, Vincent JL; SOAP II Investigators. Comparison of dopamine and norepinephrine in the treatment of shock. N Engl J Med. 2010;362(9):779-89.

Gordon AC, Mason AJ, Thirunavukkarasu N, Perkins GD, Cecconi M, Cepkova M, Pogson DG, Aya HD, Anjum A, Frazier GJ, Santhakumaran S, Ashby D, Brett SJ; VANISH Investigators. Effect of Early Vasopressin vs Norepinephrine on Kidney Failure in Patients With Septic Shock: The VANISH Randomized Clinical Trial. JAMA. 2016;316(5):509-18.

Lamontagne F, Richards-Belle A, Thomas K, Harrison DA, Sadique MZ, Grieve RD, Camsooksai J, Darnell R, Gordon AC, Henry D, Hudson N, Mason AJ, Saull M, Whitman C, Young JD, Rowan KM, Mouncey PR; 65 trial investigators. ffect of Reduced Exposure to Vasopressors on 90-Day Mortality in Older Critically Ill Patients With Vasodilatory Hypotension: A Randomized Clinical Trial. JAMA. 2020;323(10):938-49.

Myburgh JA, Higgins A, Jovanovska A, Lipman J, Ramakrishnan N, Santamaria J; CAT Study investigators. A comparison of epinephrine and norepinephrine in critically ill patients. Intensive Care Med. 2008;34(12):2226-34.

Permpikul C, Tongyoo S, Viarasilpa T, Trainarongsakul T, Chakorn T, Udompanturak S. Early Use of Norepinephrine in Septic Shock Resuscitation (CENSER): A Randomized Trial. Am J Respir Crit Care Med 2019;199(9):1097-105.

Russell JA. Vasopressor therapy in critically ill patients with shock. Intensive Care Med. 2019; 45(11):1503-17.

Capítulo 12

Abordagem Inicial do Choque na Emergência

Vinícius Correia

Henrique José Alvin do Amaral Chalaça

Definição

Choque é a expressão clínica da hipoperfusão tecidual, decorrente de um desbalanço entre a oferta (DO_2) e a demanda de oxigênio (VO_2), resultando em hipóxia celular, tecidual e orgânica (Figura 12.1).

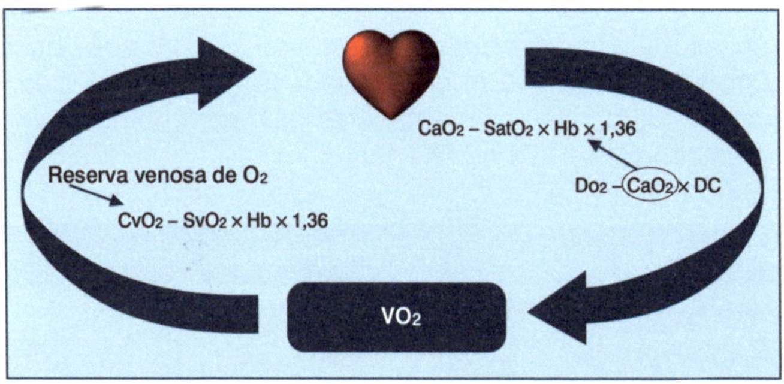

Figura 12.1. Representação esquemática da relação entre DO_2 e VO_2. CvO_2: conteúdo venoso de oxigênio; SvO_2: saturação venosa mista de oxigênio; Hb: hemoglobina; CaO_2: conteúdo arterial de oxigênio; $SatO_2$: saturação arterial de oxigênio; DO_2: oferta de oxigênio; DC: débito cardíaco; VO_2: consumo de oxigênio. *Fonte*: arquivo pessoal.

Fisiopatologia e história natural do choque

Uma vez estabelecido o choque, o organismo lança mão de mecanismos compensatórios para tentar reverter a injúria inicial. Caso persista o desbalanço, a hipoperfusão tecidual levará a disfunções orgânicas, o que, por sua vez, perpetuará a resposta inflamatória sistêmica, gerando mais disfunções orgânicas, caindo em um ciclo vicioso (Figura 12.2), que

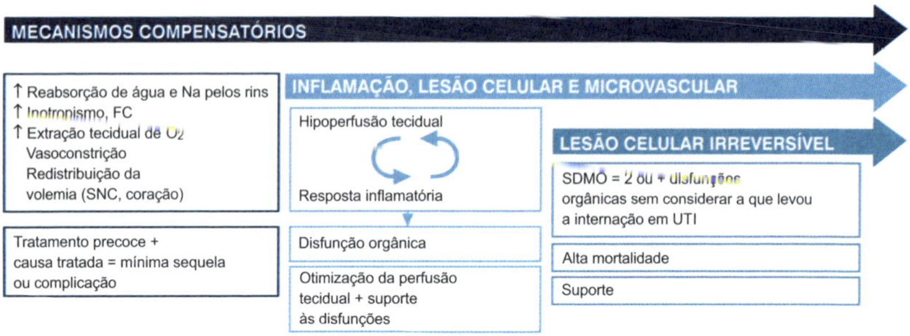

Figura 12.2. Fisiopatologia do choque. FC: frequência cardíaca; O_2: oxigênio; SNC: sistema nervoso central; UTI: unidade de tratamento intensivo. *Fonte*: arquivo pessoal.

culmina na síndrome de disfunção de múltiplos órgãos (SDMO), condição clínica extremamente grave, caracterizada pelo acúmulo de duas ou mais disfunções orgânicas (sem considerar a disfunção inicial). Uma vez estabelecida, a SDMO apresenta alta morbimortalidade. Diante disso, devemos entender que o objetivo principal é identificar o choque e tratá-lo precocemente.

Quadro clínico e diagnóstico

O diagnóstico de choque deve ser aventado sempre que observarmos um quadro clínico compatível com hipoperfusão tecidual, que é diagnosticada por alterações nos marcadores de macro-hemodinâmica ou e micro-hemodinâmica (Quadro 12.1).

Quadro 12.1. Marcadores de macro-hemodinâmica e micro-hemodinâmica

Macro-hemodinâmica	Micro-hemodinâmica
Pressão arterial média	Lactato sérico
Nível de consciência	Ph arterial
Débito urinário	Bicarbonato sérico
Tempo de enchimento capilar	Saturação mista de oxigênio venoso
Pesquisa de livedo ao redor do joelho (Mottling *score*)	GapCO_2 (pCO_2 arterial – pCO_2 venoso central)
Pressões de perfusão cerebral e abdominal	Oxigenação tecidual do músculo esquelético (StO_2)

Fonte: Autoria própria.

Uma forma de sistematizar a avaliação é identificar alterações clínicas e laboratoriais por sistemas, indicando disfunções orgânicas, como representado no Quadro 13.2.

Quadro 12.2. Identificação de disfunções orgânicas por sistemas

	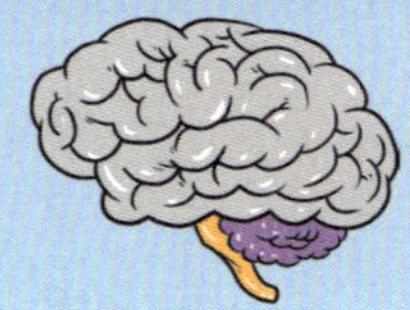	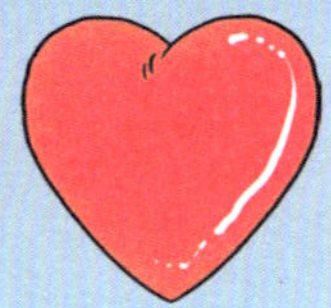	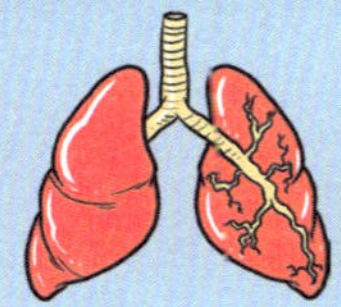	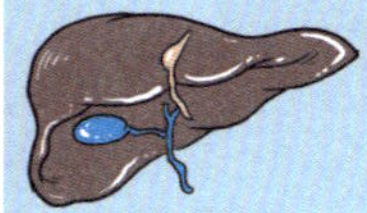	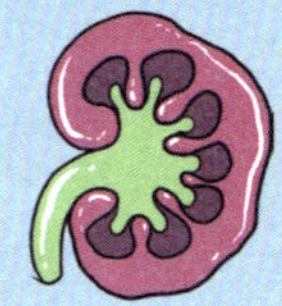	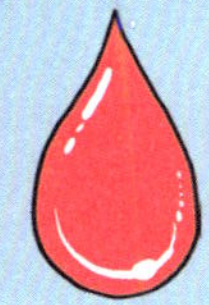
Clínica	Rebaixamento do nível de consciência *Delirium* Convulsão	↓ PAM ↑ FC TEC > 3 segundos Pele fria e pegajosa	Insuficiência respiratória ↑ FR ↓ $SatO_2$	Encefalopatia Icterícia	Oligúria Anúria Uremia	Sangramento Petéquias
Laboratório	/	↑ lactato $SvO_2 < 70\%$ $GapCO_2 > 6$	$pO_2/FIO_2 < 400$ ↑ pCO_2	↑ Bilirrubinas Alterações no coagulograma ↓ Fator V	↑ Creatinina e ureia Acidose metabólica	Alterações no coagulograma ↓ Plaquetas ↓ Fibrinogênio ↑ D-dímero

PAM: pressão arterial média; FC: frequência cardíaca; TEC: tempo de enchimento capilar; SvO_2: saturação venosa de oxigênio; $GapCO_2$: diferença de pressão parcial de dióxido de carbono entre o sangue arterial e o sangue venoso; FR: frequência respiratória; $SatO_2$: saturação de oxigênio; pO_2: pressão parcial de oxigênio; FIO_2: fração inspirada de oxigênio.

Fonte: arquivo pessoal.

Tipos de choque e etiologias

Existem quatro grandes categorias de choque: distributivo, hipovolêmico, cardiogênico e obstrutivo (Figura 12.3). Cada uma delas é relacionada a um mecanismo fisiopatológico e tem etiologias diferentes. Na sala de emergência, as causas mais comuns de choque são hipovolêmico, séptico e cardiogênico.

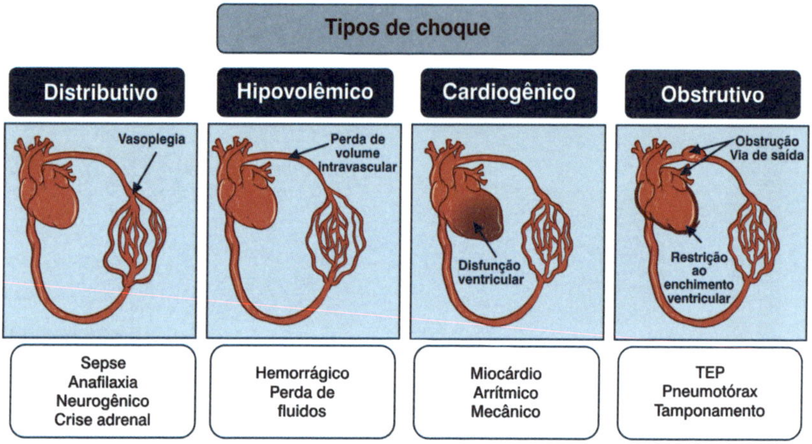

Figura 12.3. Tipos de choque. *Fonte*: arquivo pessoal.

Tratamento do choque

Deve ser realizado, preferencialmente, em sala de emergência ou em unidade de terapia intensiva, com objetivo de evitar piora clínica, SDMO e morte. Para o tratamento de qualquer mecanismo de choque, deve-se atuar no sentido de melhorar a relação entre a oferta (DO_2) e a demanda de oxigênio (VO_2), a fim de equilibrar o desbalanço entre elas (Figura 12.4).

Sugere-se, então, a realização de medidas que visem aumentar a DO_2 e diminuir a VO_2, com alvos hemodinâmicos e terapêuticos bem definidos.

De forma geral, podemos estruturar nossas condutas em alguns passos:

- **Otimização da pré-carga:** a ressuscitação volêmica é parte essencial na maioria dos tipos de choque, sendo capaz de melhorar o fluxo sanguíneo microvascular e aumentar o débito cardíaco.
- **Otimização da pós-carga:** em pacientes com hipotensão persistente mesmo após reposição volêmica, recomenda-se a administração de vasopressores (a tendência é o início precoce dos fármacos vasoativos).
- **Otimização do débito cardíaco:** avaliar a necessidade de inotrópicos, guiando-se por sinais de hipoperfusão tecidual e pelo ultrassom *point-of-care*, sendo a dobutamina o agente mais utilizado para esse objetivo, em doses de 2 a 20 mcg/kg/min.

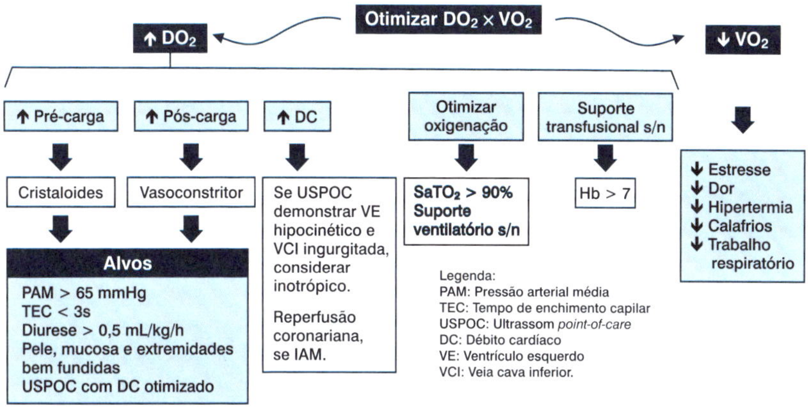

Figura 12.4. Manejo geral do choque. *Fonte*: arquivo pessoal.

- **Otimização da oxigenação:** avaliar a necessidade de suporte de oxigênio e/ou ventilação mecânica invasiva.
- **Suporte transfusional:** manter como alvo uma Hb > 7,0 (em cardiopatas, de 8,0 a 8,5).
- **Redução da demanda de O_2 (VO_2):** é a redução do consumo periférico de oxigênio, em que devemos atuar diretamente no sentido de evitar hipertermia (antitérmicos, se necessário), controlar a dor (analgésicos, se necessários), reduzir a ansiedade e reduzir o trabalho respiratório.
- **Tratamento etiológico específico:** paralelamente às medidas para manter as metas hemodinâmicas e perfusionais, devemos identificar e tratar a etiologia do choque (Quadro 12.3).

Quadro 12.3. Tratamento específico do choque

Tipo do choque	Tratamento específico
Hipovolêmico	Hemorrágico: controle do foco de sangramento Não hemorrágico: controle da diarreia, cetoacidose diabética, queimaduras
Distributivo	Séptico: antibiótico e controle do foco de infecção Adrenal: corticoide Anafilático: epinefrina e afastamento do alérgeno Neurogênico: suporte e estabilização cervical
Cardiogênico	Isquemia: angioplastia Arritmia: cardioversão elétrica, antiarrítmicos Valvopatia aguda: cirurgia
Obstrutivo	TEP: anticoagulação e trombólise Tamponamento cardíaco: pericardiocentese Pneumotórax hipertensivo: toracocentese de alívio e drenagem de tórax

Fonte: Autoria própria.

Bibliografia consultada

American College of Surgeons Committee on Trauma. Advanced Trauma Life Support Student Course Manual. 10th. ed. Chicago: American College of Surgeons; 2018. p. 52.

April MD, Arana A, Reynolds JC, Carlson JN, Davis WT, Schauer SG, Oliver JJ, Summers SM, Long B, Walls RM, Brown CA 3rd; NEAR Investigators. Peri-intubation cardiac arrest in the Emergency Department: A National Emergency Airway Registry (NEAR) study. Resuscitation 2021;162:403-11.

Atkinson PR, Milne J, Diegelmann L, Lamprecht H, Stander M, Lussier D et al. Does Point-of-Care Ultrasonography Improve Clinical Outcomes in Emergency Department Patients with Undifferentiated Hypotension? An International Randomized Controlled Trial from the SHoC-ED Investigators. Ann Emerg Med. 2018;72(4):478-89.

Churpek MM, Zadravecz FJ, Winslow C, Howell MD, Edelson DP. Incidence and Prognostic Value of the Systemic Inflammatory Response Syndrome and Organ Dysfunctions in Ward Patients. Am J Respir Crit Care Med. 2015;192(8):958-64.

Evans L, Rhodes A, Alhazzani W, Antonelli M, Coopersmith CM, French C et al. Surviving Sepsis Campaign: International Guidelines for Management of Sepsis and Septic Shock 2021. Intensive Care Med. 2021;47(11):1181-247.

Gamper G, Havel C, Arrich J, Losert H, Pace NL, Müllner M et al. Vasopressors for hypotensive shock. Cochrane Database Syst Rev. 2016;2(2):CD003709.

Howell MD, Davis AM. Management of Sepsis and Septic Shock. JAMA. 2017;317:847–848.

Hylands M, Moller MH, Asfar P, Toma A, Frenette AJ, Beaudoin N et al. A systematic review of vasopressor blood pressure targets in critically ill adults with hypotension. Can J Anaesth. 2017;64(7):703-15.

Marbach JA, Almufleh A, Di Santo P, Jung R, Simard T, McInnes M et al. Comparative Accuracy of Focused Cardiac Ultrasonography and Clinical Examination for Left Ventricular Dysfunction and Valvular Heart Disease: A Systematic Review and Meta-analysis. Ann Intern Med. 2019;171(4):264-72.

Myburgh JA, Mythen MG. Resuscitation fluids. N Engl J Med. 2013;369(13):1243-51.

Singer M, Deutschman CS, Seymour CW, Shankar-Hari M, Annane D, Bauer M et al. The Third International Consensus Definitions for Sepsis and Septic Shock (Sepsis-3). JAMA. 2016;315(8):801-10.

Standl T, Annecke T, Cascorbi I, Heller AR, Sabashnikov A, Teske W. The Nomenclature, Definition and Distinction of Types of Shock. Dtsch Arztebl Int. 2018;115(45):757-68.

Vallabhajosyula S, Dunlay SM, Prasad A, Kashani A, Gersh BJ, Jaffe AS et al. Acute Noncardiac Organ Failure in Acute Myocardial Infarction with Cardiogenic Shock. J Am Coll Cardiol. 2019;73(14):1781-91.

Vincent JL, De Backer D. Circulatory shock. N Engl J Med. 2013;369(18):1726-34.

Zampieri FG, Machado FR, Biondi RS, Freitas FGR, Veiga VC, Figueiredo RC, Lovato WJ, Amêndola CP, Serpa-Neto A, Paranhos JLR, Guedes MAV, Lúcio EA, Oliveira-Júnior LC, Lisboa TC, Lacerda FH, Maia IS, Grion CMC, Assunção MSC, Manoel ALO, Silva-Junior JM, Duarte P, Soares RM, Miranda TA, de Lima LM, Gurgel RM, Paisani DM, Corrêa TD, Azevedo LCP, Kellum JA, Damiani LP, Brandão da Silva N, Cavalcanti AB; BaSICS investigators and the BRICNet members. Effect of Intravenous Fluid Treatment with a Balanced Solution vs 0.9% Saline Solution on Mortality in Critically Ill Patients: The BaSICS Randomized Clinical Trial. JAMA. 2021;326(9):1-12.

SEÇÃO 4

PRINCIPAIS TEMAS NA EMERGÊNCIA CARDIOLÓGICA

EDITORES

André Franci
Roberta Saretta
Luciano Moreira Baracioli

CAPÍTULOS

Capítulo 13

Síndrome Coronariana Aguda sem Elevação do Segmento ST

Talia Falcão Dalçóquio

André Franci

Fernando Ganem

Introdução

Síndrome coronariana aguda sem elevação do segmento ST (SCASST) representa um amplo espectro de apresentação clínica. Seu reconhecimento e seu tratamento precoces são essenciais para redução da morbimortalidade e para a prevenção de novos eventos.

Definição e classificação

SCASST é uma condição em que ocorrem sintomas isquêmicos agudos causados por obstrução parcial ou intermitente das coronárias, sem evidência de elevação persistente do segmento ST no eletrocardiograma (ECG). Na SCASST, o ECG pode apresentar alteração sugestiva de isquemia, como depressões do segmento ST e/ou inversões da onda T ou nenhuma dessas alterações em cerca de 40% dos casos.

A SCASST pode se apresentar como angina instável (AI), quando não se detecta lesão (ou injúria) miocárdica, ou infarto agudo do miocárdio (IAM) sem elevação do segmento ST (IAMSST), confirmado pela presença de injúria miocárdica aguda, caracterizada por aumento dos níveis de troponina.

Quadro clínico

O sintoma mais característico de SCA é a dor torácica anginosa com início em repouso, duração prolongada (maior que 20 minutos), padrão em crescendo e surgimento recente. Pacientes idosos, mulheres e portadores de diabetes *mellitus*, insuficiência renal crônica ou demência, no entanto, podem apresentar sintomas atípicos (desconforto epigástrico, náuseas, vômitos ou dispneia) isoladamente com frequência.

O exame físico não apresenta achados específicos e deve ser direcionado à pesquisa de complicações como sinais de insuficiência cardíaca aguda (congestão pulmonar, presença de B3 e B4, insuficiência mitral, hipotensão, taquicardia e sinais de má perfusão tecidual).

Avaliação inicial de paciente com suspeita de SCASST

Todo paciente com suspeita de SCA deve ser monitorizado e submetido, em até 10 minutos, a ECG de 12 derivações (além de derivações adicionais V3R, V4R, V7 e V8, se ECG inicial inconclusivo na vigência de sintomas), além de estratificado conforme protocolo de investigação de dor torácica definido pelo serviço. Os ensaios de troponina validados para coleta em 0 a 1 hora ou 0 a 2 horas, associados à avaliação clínica com utilização de escores para estratificação do risco de pacientes com dor torácica (p. ex., escore HEART), devem ser preferencialmente utilizados, pois permitem diagnóstico mais acurado e precoce, resultando em menor permanência no serviço de emergência.

Estratificação de risco na SCASST

Após a avaliação inicial, confirmando-se diagnóstico ou mantendo-se elevada suspeita de SCASST, o paciente deve ser estratificado para risco isquêmico. Pacientes com critérios de muito alto risco (Quadro 13.1) devem ser encaminhados para estratégia invasiva imediata (cineangiocoronariografia em até 2 horas). Na ausência de critérios de muito alto risco, recomenda-se estratificação com utilização de escores (Quadro 13.2), além de avaliação clínica pontual, considerando-se de maior risco pacientes com:

- Idade acima de 70 anos.
- Diabetes ou doença cardiovascular prévia conhecida.
- Alteração eletrocardiográfica (inversão de onda T, depressão de ST, onda Q patológica ou bloqueio de ramo) e/ou
- Elevação de troponina.

Quadro 13.1. Critérios de muito alto risco em SCASST

Critérios de muito alto risco na SCASST
• Sintomas isquêmicos persistentes (angina recorrente ou refratária) • Instabilidade hemodinâmica ou choque cardiogênico • Instabilidade elétrica (taquicardia ou fibrilação ventricular) • Elevação transitória de ST • Sinais de insuficiência cardíaca (classificação Killip > 1) e/ou suspeita de complicação mecânica • Depressão de ST > 1 mm em 6 ou mais derivações, associada à elevação de ST em aVR e/ou V1

Fonte: Autoria própria.

Quadro 13.2. Escores de risco na SCASST			
Risco	**Baixo**	**Moderado**	**Alto**
TIMI*	1 a 2 pontos	3 a 4 pontos	5 a 7 pontos
GRACE**	< 109 pontos	109 a 140 pontos	> 140 pontos

*Um ponto para cada um dos fatores de risco a seguir: Idade ≥ 65 anos; elevação de marcadores de necrose miocárdica; depressão do segmento ST; ≥ 3 fatores de risco para doença coronária (HAS, hipercolesterolemia, diabetes, tabagismo, história familiar de DAC); uso de AAS nos últimos 7 dias; angina grave < 24 horas (≥ 2 episódios de angina em 24 horas); doença coronária conhecida (estenose ≥ 50%). **Calculadora de risco disponível em: http://www.gracescore.org.

Fonte: Autoria própria.

Recomenda-se realizar a classificação por mais de um método e considerar o pior cenário para tomada de decisões quanto às condutas a serem adotadas.

Os pacientes também devem ser avaliados para o risco de sangramento. Há escores de risco de sangramento validados para pacientes com SCASST, como escore CRUSADE (http://www.crusadebleedingscore.org) e o derivado dos estudos ACUITY e HORIZONS. Avaliação clínica criteriosa é essencial, devendo-se considerar variáveis de maior risco de sangramento: idade avançada, sexo feminino, baixo peso, história prévia de sangramento, anemia, insuficiência renal, neoplasias e uso de anticoagulante oral prévio.

Tratamento da SCASST

Paciente deve ser mantido monitorizado, receber oferta de oxigênio, somente se saturação inferior a 90% ou desconforto respiratório, e ácido acetilsalicílico (AAS) 150 a 300 mg, por via oral, previamente macerado ou mastigado, se não houver contraindicações a esse medicamento, como alergia ou sangramento ativo.

Pacientes com dor torácica no momento da avaliação podem ser tratados com nitratos (dinitrato de isossorbida por via oral ou nitroglicerina intravenosa), caso não tenham utilizado inibidores da fosfodiesterase-5 nas últimas 24 a 48 horas e caso não estejam hipotensos, ou com betabloqueadores. O uso de opioide (morfina) deve ser reservado aos casos sem alívio da dor com nitrato e betabloqueador.

Estratificação invasiva e terapia antitrombótica

Pacientes de baixo risco

Devem ser encaminhados para estratégia invasiva seletiva, ou seja, submetidos a estratificação inicial não invasiva com uso de prova funcional (cintilografia miocárdica, ecocardiograma de estresse ou ressonância magnética cardíaca) ou anatômica, com angiotomografia de coronária.

Pacientes de moderado e alto riscos

Antiplaquetários

Além do AAS, iniciado na sala de emergência, os pacientes de moderado e alto riscos devem receber inibidores do receptor P2Y12 (Quadro 13.3). Pacientes de alto risco selecionados para estratégia invasiva precoce (cineangiocoronariografia em até 24 horas), preferencialmente, devem receber a dose de ataque dos inibidores P2Y12 somente após a realização do cateterismo. Já os pacientes de risco intermediário (com programação de cineangiocoronariografia após 24 horas) e/ou os pacientes não elegíveis para estratégia invasiva inicial devem receber a dose de ataque desses medicamentos ainda na sala de emergência.

Recomenda-se manter a terapia antiplaquetária dupla com AAS e inibidor do receptor P2Y12 por 12 meses após SCA. Em casos selecionados, associados a elevado risco de sangramento, é seguro alterar para monoterapia com AAS após 6 meses ou com inibidor P2Y12 após 3 meses. Já em pacientes de elevado risco isquêmico e baixo risco de sangramento, pode-se considerar estender a terapia dupla além de 12 meses após SCA.

O uso de antiplaquetários intravenosos (inibidores da glicoproteína IIb/IIIa) em associação à terapia antiplaquetária dupla oral, atualmente, é reservado a casos de ICP associados a complicações trombóticas.

Quadro 13.3. Inibidores do receptor P2Y12 na SCASSST
Opções de pré-tratamento na sala de emergência
• **Ticagrelor:** 180 mg (ataque) e 90 mg, de 12/12 horas (manutenção) • **Clopidogrel:** 300 mg (ataque) e 75 mg/dia (manutenção)
Opções de tratamento após cineangiocoronariografia
• **Prasugrel:** 60 mg (ataque) e 10 mg/dia (manutenção) ou 5 mg/dia (manutenção, em pacientes de peso < 60 kg e com ≥ 75 anos). Contraindicado se AVE/AIT prévio; somente para pacientes submetidos a intervenção coronária percutânea (ICP) • **Ticagrelor:** 180 mg (ataque) e 90 mg, de 12/12 horas (manutenção) • **Clopidogrel:** 300 ou 600 mg (ataque, se pacientes mantidos em tratamento conservador ou ICP) e 75 mg/dia (manutenção)

Fonte: Autoria própria.

Anticoagulantes

A terapia anticoagulante está indicada após a confirmação do diagnóstico de SCASST de moderado ou alto risco e deve ser mantida até a revascularização cirúrgica ou percutânea ou por 8 dias (ou até a alta, se ocorrer primeiro) (Quadro 13.4). Deve-se evitar a troca de heparinas durante o tratamento da SCASST, pois essa prática se associou a maior risco de sangramento.

Quadro 13.4. Terapia anticoagulante na SCASSST		
Anticoagulantes	**Dose**	**Observações**
Enoxaparina	1 mg/kg subcutâneo (SC), de 12/12 horas	Correção da dose: • Idade ≥ 75 anos: 0,75 mg/kg SC, de 12/12 horas • Filtração glomerular entre 15 mL/min e 30 mL/min: 1 mg/kg SC, 1× dia • Evitar se filtração glomerular < 15 mL/min
Heparina não fracionada (HNF)	60 a 70 UI/kg IV (ataque, máximo 4.000 UI) e 12 a 15 UI/kg IV (manutenção, máximo 1.000 UI/horas)	• Anticoagulante de escolha se taxa de filtração glomerular < 15 mL/min • Controle com TTPa com objetivo de manter de 1,5 a 2,0× em relação ao controle

Fonte: Autoria própria.

Tratamento medicamentoso adicional (Quadro 13.5)

Estatina de alta intensidade deve ser iniciada ou mantida durante internação por SCA. No seguimento pós-SCA, em pacientes que não atinjam a meta de LDL-colesterol < 50 mg/dL, há indicação de associar outras classes, como ezetimibe e/ou inibidor da PCSK9.

Quadro 13.5. Tratamento medicamentoso adjuvante pós-SCASST	
Tratamento adjuvante pós-SCASSST	**Indicações na SCASSST**
Atorvastatina 40 a 80 mg/dia ou Rosuvatatina 20 a 40 mg/dia	Todos os pacientes sem contraindicação
Inibidores da enzima conversora de angiotensina (IECA)	Fração de ejeção ventricular esquerda (FEVE) < 40%, hipertensão arterial sistêmica, diabetes ou insuficiência renal crônica
Bloqueadores do receptor de angiotensina-II (BRA)	Pacientes intolerantes ao IECA
Bloqueador de aldosterona	FEVE ≤ 40%, diabetes e/ou congestão pulmonar na fase aguda
Betabloqueadores	Disfunção ventricular, obstruções coronarianas não abordadas (isquemia residual)

Fonte: Autoria própria.

Especialmente em pacientes que evoluam com disfunção ventricular, está indicado início de terapia com inibidores do sistema renina-angiotensina, antagonistas da aldosterona e betabloqueadores.

Fluxograma de atendimento

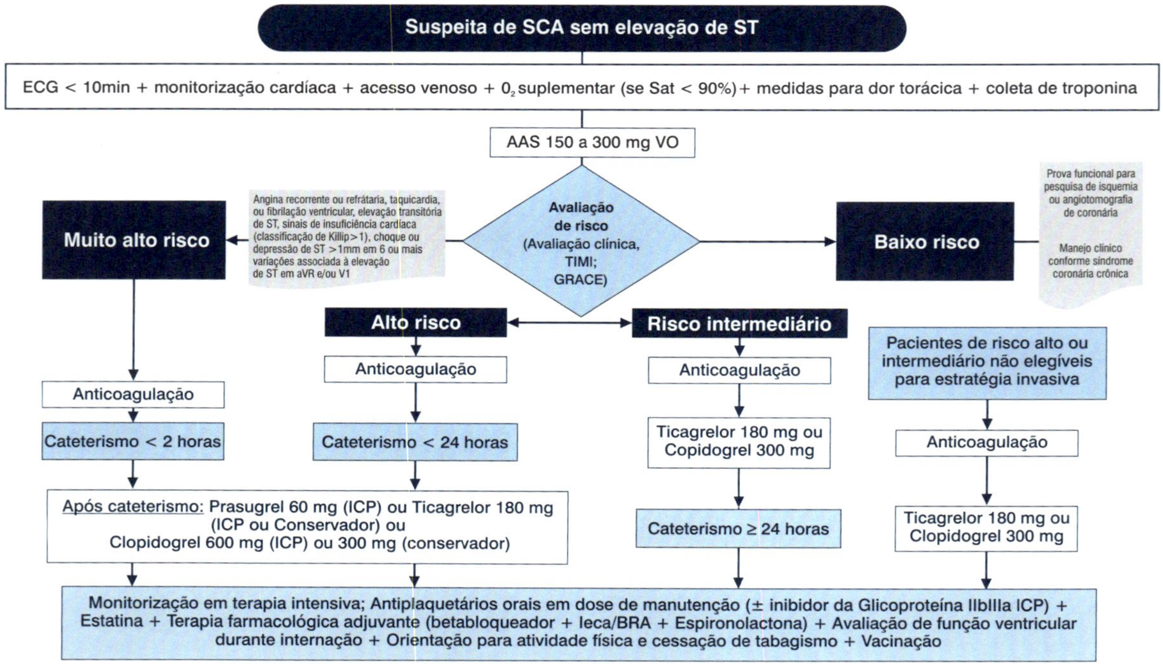

Fluxograma 13.1. Fluxograma de atendimento a pacientes com suspeita de SCA sem elevação de ST. *Fonte*: Adaptado de Nicolau JC *et al.* e Fröbert O *et al.*

Medidas não farmacológicas

Além do tratamento medicamentoso, pacientes pós-SCA devem ser orientados sobre mudanças de estilo de vida, que envolvem reabilitação cardiopulmonar, cessação do tabagismo, dieta de controle do peso e vacinação contra pneumococo e *influenza*.

Bibliografia consultada

Amsterdam EA, Wenger NK, Brindis RG, Casey DE Jr., Ganiats TG, Holmes DR Jr. et al. 2014 AHA/ACC Guideline for the Management of Patients with Non–ST-Elevation Acute Coronary Syndromes: a Report of the American College of Cardiology/American Heart Association Task Force on Practice Guidelines. J Am Coll Cardiol. 2014;64(24):e139-e228.

Bergmark BA, Mathenge N, Merlini PA, Lawrence-Wright MB, Giugliano RP. Acute coronary syndromes. Lancet. 2022;399(10332):1347-58.

Bhatt DL, Lopes RD, Harrington RA. Diagnosis and Treatment of Acute Coronary Syndromes: A Review. JAMA. 2022;327(7):662-75.

Byrne RA, Rossello X, Coughlan JJ, Barbato E, Berry C, Chieffo A, Claeys MJ, Dan GA, Dweck MR, Galbraith M, Gilard M, Hinterbuchner L, Jankowska EA, Jüni P, Kimura T, Kunadian V, Leosdottir M, Lorusso R, Pedretti RFE, Rigopoulos AG, Rubini Gimenez M, Thiele H, Vranckx P, Wassmann S, Wenger NK, Ibanez B; ESC Scientific Document Group. 2023 ESC Guidelines for the management of acute coronary syndromes. Eur Heart J. 2023;44(38):3720-826.

Collet JP, Thiele H, Barbato E, Barthélémy O, Bauersachs J, Bhatt DL, Dendale P, Dorobantu M, Edvardsen T, Folliguet T, Gale CP, Gilard M, Jobs A, Jüni P, Lambrinou E, Lewis BS, Mehilli J, Meliga E, Merkely B, Mueller C, Roffi M, Rutten FH, Sibbing D, Siontis GCM; ESC Scientific Document Group. 2020 ESC Guidelines for the management of acute coronary syndromes in patients presenting without persistent ST-segment elevation. Eur Heart J. 2021;42(14):1289-367.

Fröbert O, Götberg M, Erlinge D, Akhtar Z, Christiansen EH, MacIntyre CR, Oldroyd KG et al. Influenza Vaccination After Myocardial Infarction: A Randomized, Double-Blind, Placebo-Controlled, Multicenter Trial. Circulation. 2021;144(18):1476-84.

Nicolau JC, Feitosa GS Filho, Petriz JL, Furtado RHM, Précoma DB, Lemke W et al. Brazilian Society of Cardiology Guidelines on Unstable Angina and Acute Myocardial Infarction without ST-Segment Elevation – 2021. Arq Bras Cardiol. 2021;117(1):181-264.

Odqvist M, Andersson PO, Tygesen H, Eggers KM, Holzmann MJ. High-Sensitivity Troponins and Outcomes After Myocardial Infarction. J Am Coll Cardiol. 2018;71(23):2616-24.

Pelliccia A, Sharma S, Gati S, Bäck M, Börjesson M, Caselli S, Collet JP, Corrado D, Drezner JA, Halle M, Hansen D, Heidbuchel H, Myers J, Niebauer J, Papadakis M, Piepoli MF, Prescott E, Roos-Hesselink JW, Graham Stuart A, Taylor RS, Thompson PD, Tiberi M, Vanhees L, Wilhelm M; ESC Scientific Document Group. 2020 ESC Guidelines on sports cardiology and exercise in patients with cardiovascular disease. Eur Heart J. 2021;42(1):17–96.

Thygesen K, Alpert JS, Jaffe AS, Chaitman BR, Bax JJ, Morrow DA, White HD; Executive Group on behalf of the Joint European Society of Cardiology (ESC)/American College of Cardiology (ACC)/American Heart Association (AHA)/World Heart Federation (WHF) Task Force for the Universal Definition of Myocardial Infarction. Fourth Universal Definition of Myocardial Infarction (2018). Circulation. 2018;138(20):e618-e651.

Writing Committee Members; Lawton JS, Tamis-Holland JE, Bangalore S, Bates ER, Beckie TM, Bischoff JM et al. 2021 ACC/AHA/SCAI Guideline for Coronary Artery Revascularization. A Report of the American College of Cardiology/American Heart Association Joint Committee on Clinical Practice Guidelines. J Am Coll Cardiol. 2022;79(2):e21-e129.

Capítulo 14

Síndrome Coronariana Aguda com Elevação do Segmento ST

Luciano Moreira Baracioli
Roberta Saretta
Edson Stefanini

Introdução

Clinicamente reconhecido a partir do início do século XX, a síndrome coronariana aguda com elevação do segmento ST (IAMCSST) permanece até os dias atuais como importante problema de saúde pública, sendo uma das principais causas de morte em todo o mundo. O rápido reconhecimento e o início imediato do tratamento do IAMCSST melhoram o prognóstico de forma significativa, inclusive reduzindo mortalidade.

Diagnóstico

Achados clínicos

Sintomas classicamente relacionados com a isquemia miocárdica incluem dor torácica persistente, de caráter opressivo e com irradiação para pescoço, membros superiores, epigástrio, dorso ou mandíbula. Porém, sintomas menos típicos, como dor torácica em pontada ou queimação, cansaço e dispneia, náuseas e vômitos, palpitações ou síncope, também devem ser valorizados. Em idosos (principalmente), diabéticos, mulheres e portadores de insuficiência cardíaca, a ocorrência desses sintomas, chamados equivalentes isquêmicos, ou de outros sintomas atípicos é mais frequente, ocorrendo comumente na ausência de dor.

ECG

Presença de supradesnivelamento do segmento ST em 2 derivações contíguas ($\geq$ 2,5 mm em homens $<$ 40 anos, $\geq$ 2,0 mm em homens $>$ 40 anos, $\geq$ 1,5 mm em mulheres nas derivações V2 ou V3 ou $\geq$ 1,0 mm nas outras derivações) ou bloqueio do ramo esquerdo novo ou presumidamente novo.

Na presença de sintomas sugestivos de coronariopatia aguda, as alterações eletrocardiográficas descritas confirmam o diagnóstico de IAMCSST.

Exames complementares (após o diagnóstico de IAMCSST, nenhum exame deve atrasar o início da recanalização)

- **ECG:** o primeiro deve ser realizado o mais rapidamente possível (< 10 minutos). Novo traçado deve ser feito após uso de nitrato sublingual, antes e após recanalização coronária. Repetir de forma emergencial, também, caso haja alteração do quadro clínico. Observação: quando houver supradesnivelamento de ST em parede inferior, deverá ser realizado ECG com derivações V7, V8, V3R e V4R (acometimento de ventrículo direito). Atenção para ondas T apiculadas, que podem aparecer em fase muito precoce, sendo necessária a realização de ECG seriado. Depressão de ST ≥ 1 mm em oito ou mais derivações, acompanhada de elevação de ST em aVR e/ou V1, não preenche critério para IAMCSST, mas deverá ser relacionada com a isquemia, devido à lesão de tronco de coronária esquerda ou à doença triarterial.
- **Exames laboratoriais:** hemograma, função renal, eletrólitos, BNP (opcional), troponina, perfil lipídico e glicemia. Com exceção do perfil lipídico, dosado apenas uma vez, os outros exames deverão ser repetidos de acordo com a evolução do paciente.
- **Radiografia de tórax** (sem atrasar a recanalização): realizada no próprio leito do atendimento, pode ser útil para avaliação de congestão pulmonar ou para diagnósticos diferenciais (particularmente a possibilidade de síndrome aórtica aguda).
- **Ecocardiograma:** idealmente, nas primeiras 24 horas, para análise da área comprometida, da função ventricular e de eventuais complicações mecânicas. Repetir a qualquer momento em caso de instabilização súbita do quadro clínico ou na presença de novos sopros cardíacos, para diagnóstico de complicações mecânicas no IAM.
- **Cinecoronariografia em pacientes não submetidos à recanalização primária:** nos pacientes submetidos à fibrinólise com evidências de falha na reperfusão (angioplastia de resgate) ou reoclusão, a coronariografia deve ser realizada o mais rapidamente possível. Em seguida, a terapia fibrinolítica "com sucesso" deve ser realizada, idealmente entre 2 e 24 horas após a reperfusão (estratégia fármaco-invasiva).

Tratamento

Medidas gerais

- Monitorização eletrocardiográfica, oximétrica e de pressão arterial não invasiva.
- Acesso venoso periférico.

- Oxigênio em pacientes com hipoxemia ($SatO_2$ < 90%), dispneia ou insuficiência cardíaca aguda.
- Analgesia com morfina intravenosa, restrita a casos de dor refratária – 2 a 4 mg, a cada 5 minutos (máximo de 25 mg).
- Ansiolíticos, caso necessário – diazepan 5 a 10 mg VO.

Antiplaquetários

Está sempre indicada a terapia de dupla antiagregação plaquetária com AAS (exceto nos casos de intolerância ou reação anafilática prévia) e inibidor P2Y12 (Quadro 14.1).

Quadro 14.1. Antagonistas do receptor P2Y12 no IAMCSST
Antagonistas do Receptor P2Y12 no IAMCSST tratado com ICP primária
Ticagrelor Dose de ataque: 180 mg Dose de manutenção: 90 mg, 12/12 horas Contraindicações: hipersensibilidade ou sangramento ativo **ou prasugrel:** Dose de aiaque:60 mg Dose manutenção: 10 mg/dia ou 5 mg/dia em pacientes de peso < = 60 Kg ou > 75 anos. Contraindicado se AVC/AIT prévio
Opções ao Ticagrelor: a. Clopidogrel: 600 mg (ataque) e 75 mg/dia (manutenção)
Antagonistas do Receptor P2Y2 no IAMCSST tratado com fibrinolíticos
Clopidogrel Dose de ataque: 300 mg (somente para pacientes < 75 anos) Dose de manutenção: 75 mg/dia Contraindicações: hipersensibilidade ou sangramento ativo

Fonte: Autoria própria.

Estratégias de reperfusão

Concomitantemente às medidas gerais iniciais (incluindo o uso do AAS), pacientes com suspeita de IAM e supradesnivelamento do segmento ST ou BRE, especialmente nas primeiras 12 horas de evolução, devem ser submetidos a alguma das estratégias de recanalização, já que está muito bem demonstrado que o rápido restabelecimento do fluxo coronariano é o principal determinante de prognóstico no curto e no longo prazos, independentemente do método de recanalização.

Intervenção coronária percutânea primária (ICPP)

No Hospital Sírio-Libanês, recomendamos a realização de ICPP como a primeira abordagem, objetivando a diminuição do tempo de isquemia, desde que a previsão do tempo entre o diagnóstico de IAMCSST e a recanalização percutânea seja inferior a 90 minutos (idealmente, inferior a 60 minutos). Nosso protocolo visa a um "tempo porta-ECG" < 10 minutos e a um "tempo porta-balão" < 60 minutos (Fluxograma 14.1). A via de

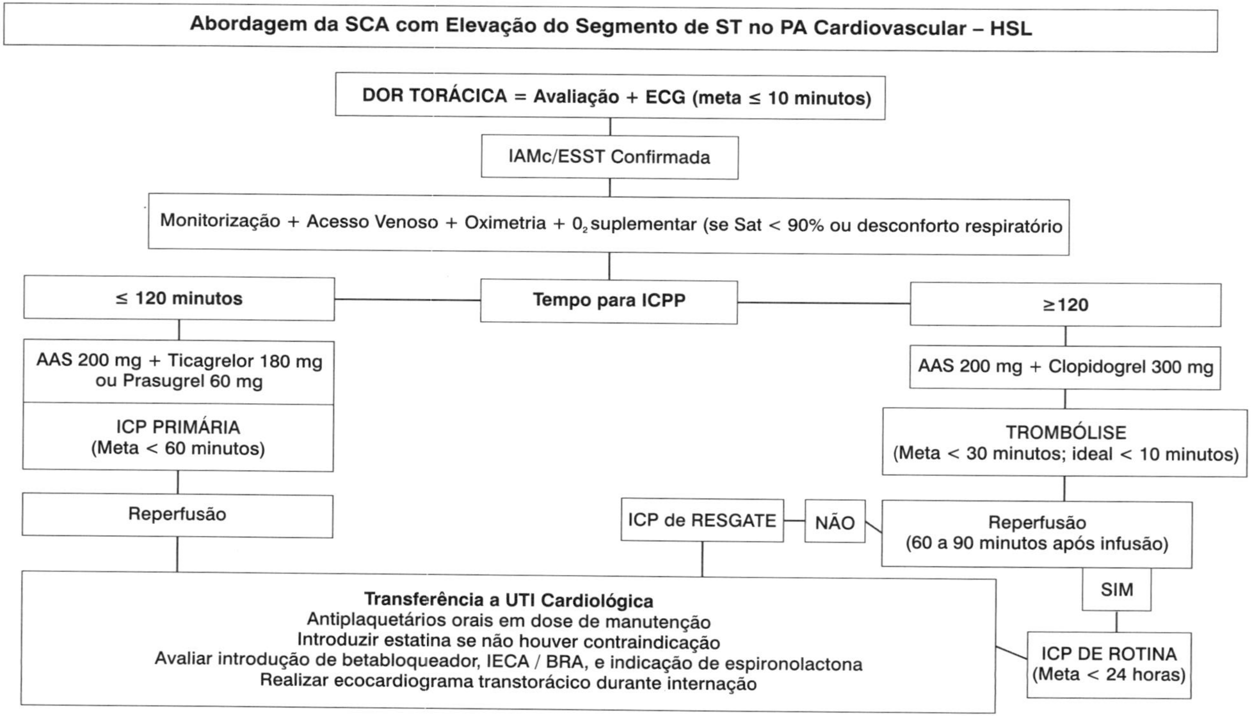

Anticoagulação: HNF se ICPP e Enaxaparina se trombólise; inibidore da GP IIB IIIA fica a critério do hemodinamicista; ICPP – angioplastia primária.

Fluxograma 14.1. Fluxograma de abordagem da SCA com elevação do segmento ST no PA Cardiovascular do Hospital Sírio-Libanês.

acesso radial é a preferencial para realização da angioplastia primária, uma vez que estudos randomizados e metanálises demonstram, de forma inequívoca, menor mortalidade com essa estratégia, por reduzir a incidência de complicações hemorrágicas.

Terapia fibrinolítica

Caso se opte por terapia fibrinolítica devido à impossibilidade de realização de ICPP (tempo diagnóstico-ICPP > 120 minutos) e não haja contraindicações, temos as seguintes medicações:

- **Alteplase** (deverá ser administrada IV na forma "acelerada"): 15 mg IV (bólus) + 0,75 mg/kg, máximo de 50 mg (em 30 minutos) + 0,50 mg/kg, máximo de 35 mg (em 60 minutos).
- **Tenecteplase:** administração em bólus endovenoso único, em 5 a 10 segundos, com dose ajustada pelo peso do paciente: < 60 kg = 30 mg; 60 a 69 kg = 35 mg; 70 a 79 kg = 40 mg; 80 a 89 kg = 45 mg; ≥ 90 kg = 50 mg.

Quadro 14.2. Contraindicações aos fibrinolíticos
Absolutas
• Episódio pregresso de hemorragia intracraniana (em qualquer época da vida) • AVC isquêmico < 3 meses (exceto os casos com menos de 3 horas) • Trauma cranioencefálico ou facial significativo < 3 meses • Neoplasia ou malformação vascular intracraniana conhecida • Suspeita diagnóstica de dissecção aguda de aorta • Sangramento interno ativo (exceto menstruação) • Redução da expectativa de vida (coma, sepse, neoplasia)
Relativas
• Hipertensão acentuada à apresentação (PA > 180 × 110 mmHg) e não controlada • Histórico de HAS acentuada • Patologias do SNC não descritas nas contraindicações absolutas, assim como outros antecedentes cerebrovasculares (> 3 meses) • Uso corrente de terapia anticoagulante (INR maior ou igual a 2-3) ou conhecida diátese hemorrágica • Trauma recente, incluindo trauma cranioencefálico (em 2 a 4 semanas) ou procedimentos de RCP prolongados (> 10 minutos) • Procedimentos cirúrgicos de grande porte dentro das 3 últimas semanas • Punções de vasos sanguíneos não passíveis de compressão • Sangramentos internos dentro das últimas 2 a 4 semanas • Gestação • Úlcera péptica ativa • Em caso de uso de estreptoquinase: prévia exposição (em período compreendido após os primeiros 5 dias até 2 anos) ou manifestação alérgica ao fibrinolítico em uso anterior

Fonte: Autoria própria.

Quadro 14.3. Anticoagulação no IAMCSST
Anticoagulação no IAMCSST tratado com ICP primária
Primeira opção: Heparina não fracionada
Dose de ataque: 70 a 100 U/kg IV em bólus (sem plano de uso de inibidor da GP IIb/IIIa) ou 50 a 60 U/kg IV em bólus (com plano de uso de inibidor da GP IIb/IIIa). Deve-se controlar o TCA durante o procedimento, com objetivo de mantê-lo entre 300 e 350 segundos
Alternativa: Enoxaparina
Dose de ataque: 0,5mg/kg IV em bólus (somente para pacientes < 75 anos)
Anticoagulação no IAMCSST tratado com Fibrinolíticos
Primeira opção: Enoxaparina
Dose de ataque: 30 mg IV em bólus (somente para pacientes < 75 anos) **Dose de manutenção**: 1 mg/kg, de 12/12 horas, até 8 dias (ou revascularização) **Correção da dose:** • ≥ 75 anos: 0,75 mg SC, de 12/12 horas • ClCr < 30 mL/min/1,73m²: 1 mg/kg, 1×/dia Os níveis de atividade anti-Xa podem ser medidos para monitorização do efeito anticoagulante em subgrupos específicos de pacientes (gestantes, portadores de insuficiência renal, obesos ou baixo peso)
Alternativa: Heparina não fracionada (preferência se ClCr < 15 mL/min/1,73m²)
Dose de ataque: 60 U/kg IV (máximo: 4.000 U) **Dose de manutenção:** 12 U/kg/hora (máximo 1.000 U/hora), por 48 horas, no mínimo. Realizar controle do TTPa a cada 6 horas, com objetivo de mantê-lo entre 1,5 a 2,0 vezes o controle
Fondaparinux (Contraindicado se ClCr < 20 mL/min/1,73m²)
Dose de ataque: 2,5 mg IV **Dose de manutenção:** 2,5 mg SC, 1×/dia

Fonte: Autoria própria.

Quadro 14.4. Ajuste de dose de heparina não fracionada

TTPA	Bólus	Suspender a heparina	Volume de infusão	Repetir TTPA
< 36 segundos	repetir	não	+ 2 mL/horas	6 horas
36 a 49 segundos	não	não	+ 1 mL/horas	6 horas
50 a 70 segundos	não	não	mantido	próxima manhã
71 a 80 segundos	não	não	– 1 mL/horas	próxima manhã
81 a 100 segundos	não	30 minutos	– 2 mL/horas	6 horas
101 a 130 segundos	não	60 minutos	– 3 mL/horas	6 horas
> 130 segundos	não	60 minutos	– 6 mL/horas	6 horas

Com base em uma concentração de 50 UI de heparina em 1 mL de fluido.
TTPa: tempo de tromboplastina parcial ativada. *Fonte*: autoria própria.

Antiplaquetários IV (Inibidores da glicoproteína IIb/IIIa)

Não há nenhuma indicação para o uso rotineiro dos inibidores da glicoproteína IIb/IIIa como adjuvantes aos fibrinolíticos, sendo contraindicados em conjunto com a estreptoquinase. Na ICPP, pode ser considerado, principalmente nos pacientes com alta carga de trombos e em situações de "*no reflow*" (à critério do intervencionista).

Nitratos

O uso sublingual é recomendado para afastar espasmo coronariano, avaliado por melhora dos sintomas e da elevação do segmento ST (repetir ECG após seu uso). O uso intravenoso pode ser considerado, no caso de dor ou isquemia persistente ou para controle de congestão pulmonar e/ou hipertensão arterial. São contraindicados no IAMCSST com acometimento clínico e/ou eletrocardiográfico de VD, hipotensão, bradicardia e uso de inibidores da fosfodiesterase para disfunção erétil nas últimas 24 horas (48 horas para tadalafila).

Betabloqueadores

Introdução do medicamento via oral nas primeiras 24 horas, em paciente estável, iniciando-se com doses pequenas, que devem ser aumentadas progressivamente, com o objetivo de manter a frequência cardíaca em torno de 60 bpm (sem disfunção ventricular esquerda). Nos pacientes com dor isquêmica persistente e/ou taquicardia sinusal, com função ventricular esquerda preservada, pode ser utilizada a formulação venosa (metoprolol IV, lentamente, na dose de 5 mg, até a dose máxima de 15 mg). Atenção especial na identificação dos pacientes com características de maior risco para desenvolvimento de choque cardiogênico, fundamentalmente idade acima de 70 anos, pressão sistólica abaixo de 120 mmHg ou insuficiência cardíaca pela classificação de Killip > 1. Outras contraindicações aos betabloqueadores incluem presença de intervalo PR maior que 240 mseg, bloqueio atrioventricular de segundo ou terceiro graus, asma ativa ou doença pulmonar reativa.

Inibidores da enzima conversora de angiotensina (IECA)/ bloqueadores dos receptores de angiotensina (BRA)

Indicados rotineiramente em todos os pacientes com IAMCSST, especialmente naqueles com evidência clínica de insuficiência cardíaca, com disfunção ventricular esquerda (sintomáticos ou não), diabéticos e portadores de infarto de parede anterior. Sugere-se iniciar com uma dose pequena, ajustada a cada 24 horas, e, se possível, atingir a dose-alvo ou a maior dose tolerada. O BRA é tão eficaz quanto o IECA e deve ser utilizado nesse tipo de pacientes caso haja intolerância ao IECA.

Antagonista do receptor de aldosterona

Recomendado em pacientes com FE ≤ 40% e sinais clínicos de insuficiência cardíaca ou diabetes. Evitar o uso em pacientes com disfunção renal (creatinina > 2,5 em homens ou > 2,0 em mulheres) e hipercalemia ($K > 5{,}0$).

Hipolipemiante

Iniciar, nas primeiras 24 horas, estatina em doses altas (atorvastatina 40 a 80 mg ou rosuvatatina 20 a 40 mg) em todos os pacientes sem contraindicações conhecidas a seu uso e mantê-la indefinidamente. No seguimento, caso a meta de LDL < 50 mg/dL não seja atingida, deve-se considerar a associação de ezetimiba 10 mg/dia e/ou de inibidores de PCSK9.

Bibliografia consultada

Byrne RA, Rossello X, Coughlan JJ, Barbato E, Berry C, Chieffo A, Claeys MJ, Dan GA, Dweck MR, Galbraith M, Gilard M, Hinterbuchner L, Jankowska EA, Jüni P, Kimura T, Kunadian V, Leosdottir M, Lorusso R, Pedretti RFE, Rigopoulos AG, Rubini Gimenez M, Thiele H, Vranckx P, Wassmann S, Wenger NK, Ibanez B; ESC Scientific Document Group. 2023 ESC Guidelines for the management of acute coronary syndromes. Eur Heart J. 2023;44(38):3720-826.

Ibanez B, James S, Agewall S, Antunes MJ, Bucciarelli-Ducci C, Bueno H, Caforio ALP, Crea F, Goudevenos JA, Halvorsen S, Hindricks G, Kastrati A, Lenzen MJ, Prescott E, Roffi M, Valgimigli M, Varenhorst C, Vranckx P, Widimský P; ESC Scientific Document Group. 2017 ESC Guidelines for the management of acute myocardial infarction in patients presenting with ST-segment elevation: The Task Force for the management of acute myocardial infarction in patients presenting with ST-segment elevation of the European Society of Cardiology (ESC). Eur Heart J. 2018;39(2):119-77.

Piegas LS, Timerman A, Feitosa GS, Nicolau JC, Mattos LAP, Andrade MD et al. V Diretriz da Sociedade Brasileira de Cardiologia sobre Tratamento do Infarto Agudo do Miocárdio com Supradesnível do Segmento ST. Arq Bras Cardiol. 2015;105(2):1-105.

Rao SV, O'Donoghue ML, Ruel M, Rab T, Tamis-Holland JE,Alexander JH, et al. 2025 ACC/AHA/ACEP/NAEMSP/SCAI guideline for the management of patients with acute coronary syndromes: a report of the American College of Cardiology/American Heart Association Joint Committee on Clinical Practice Guidelines. JACC. Published online February 27, 2025. https://doi.org/10.1016/j.jacc.2024.11.009.

Thygesen K, Alpert JS, Jaffe AS, Chaitman BR, Bax JJ, Morrow DA, White HD; Executive Group on behalf of the Joint European Society of Cardiology (ESC)/American College of Cardiology (ACC)/American Heart Association (AHA)/World Heart Federation (WHF) Task Force for the Universal Definition of Myocardial Infarction. Fourth Universal Definition of Myocardial Infarction (2018). Circulation. 2018;138(20):e618-e651.

Writing Committee Members; Lawton JS, Tamis-Holland JE, Bangalore S, Bates ER, Beckie TM, Bischoff JM et al. 2021 ACC/AHA/SCAI Guideline for Coronary Artery Revascularization. A Report of the American College of Cardiology/American Heart Association Joint Committee on Clinical Practice Guidelines. J Am Coll Cardiol. 2022;79(2):e21-e129.

Capítulo 15

Protocolo de Avaliação do Porta-Balão no Infarto Agudo do Miocárdio

Laura Lopes Nogueira Pinto

Teresa Cristina Dias Cunha Nascimento

Introdução

A partir do momento em que o paciente chega ao serviço de saúde apresentando sinais e sintomas suspeitos de infarto agudo do miocárdio (IAM), é imprescindível a existência de um sistema estruturado de atendimento, com fluxos preestabelecidos e conhecidos pelas equipes assistenciais e de apoio, para que todos saibam o que fazer durante o atendimento, com foco na agilidade do diagnóstico e do tratamento do infarto agudo do miocárdio com elevação do segmento ST (IAMCSST). É fundamental destacar que o tempo decorrido entre o primeiro contato do paciente com o serviço de saúde até o tratamento da artéria ocluída – tempo porta-balão – tem efeito significativo na mortalidade dos pacientes em 180 dias, que aumenta em 30% a cada 30 minutos de permanência em isquemia miocárdica.

Mensurar o tempo em cada etapa do fluxo de atendimento aos pacientes é essencial para a avaliação da assistência e da eficiência do serviço de saúde em oferecer o tratamento necessário, dentro do prazo adequado, garantindo a segurança e a qualidade do atendimento prestado. Essa medida permite uma visão objetiva do processo, possibilitando identificar eventuais áreas de melhoria e implementar medidas para otimizar a assistência ao paciente.

O "tempo porta-balão" é um indicador que avalia o processo integral do cuidado cardiovascular. Desde que foi incluído nas diretrizes internacionais como recomendação Classe IA, se tornou um indicador mundialmente utilizado e estabeleceu um padrão para avaliação de qualidade de atendimento. Trata-se de um elemento completamente mensurável, uma vez que possui início e término claros, viabilizando a definição de metas de atendimento e oferecendo oportunidades concretas de aprimoramento. A mensuração desse processo tem impacto direto na qualidade de vida dos pacientes, uma vez que está diretamente relacionada ao tempo em que o miocárdio ficou exposto à isquemia.

A padronização dos tempos de atendimento reduz a variabilidade no cuidado prestado. Essa abordagem não apenas facilita a divulgação dos resultados, mas também possibilita comparações entre diferentes instituições de saúde. Dessa forma, alcançamos não só melhores desfechos para os pacientes, mas também criamos oportunidades valiosas de aprendizado e melhoria contínua.

A restauração do fluxo sanguíneo em pacientes com IAMCSST é a intervenção primordialmente recomendada, pois é capaz de atenuar a área infartada, seja por meio da administração de fibrinolíticos (fibrinólise), seja por meio da intervenção coronária percutânea (ICP) primária. A ICP primária é a terapia de reperfusão mais recomendada, devendo ser realizada em até 90 minutos após a chegada do paciente ao hospital. É importante que o serviço de saúde tenha profissionais capacitados e equipamentos disponíveis para esse procedimento. Caso contrário, a fibrinólise torna-se necessária como alternativa.

Antes de estabelecer o processo de atendimento à suspeita de IAM no serviço de saúde, é imprescindível envolver todas as áreas que desempenharão papel direto ou indireto na assistência ao paciente. Isso inclui setores como recepção, pronto atendimento e serviço de hemodinâmica, bem como áreas estratégicas, como protocolos gerenciados, diretorias assistencial e de governança clínica, conforme a estrutura de cada instituição. Os representantes das diferentes áreas devem pactuar quais serão os tempos de atendimento propostos, comprometer-se em gerenciá-los em busca de melhorias e treinar todos os profissionais envolvidos para executá-los.

Fluxo de atendimento

É comprovado que a implementação de um sistema de atendimento estruturado, com equipes devidamente treinadas, que priorizam a transferência imediata do paciente ao serviço de hemodinâmica, resulta na redução do "tempo porta-balão" e, portanto, da área de isquemia miocárdica, do tempo de internação hospitalar e dos custos associados à hospitalização.

O "tempo porta-balão" possui três componentes principais:

1. O tempo porta-ECG.
2. O intervalo entre a realização do ECG e o transporte para o serviço de hemodinâmica.
3. O tempo entre a chegada ao serviço de hemodinâmica e o uso do primeiro dispositivo com intenção de tratamento.

Os hospitais de maior desempenho apresentam atributos culturais específicos, que incluem o compromisso em reduzir continuamente os tempos de atendimento, garantindo a segurança no processo, sendo motivado por auditorias internas e externas, bem como protocolos revisados e inovadores, com flexibilidade de adaptação, além de líderes exigentes envolvidos no processo e equipes colaborativas. Destacam-se, ainda, a avaliação periódica dos resultados, a identificação de pontos para melhorias e casos de sucesso, assim como uma cultura organizacional que promove a resiliência em situações de dificuldade e o reconhecimento nos esforços por melhorias.

Passo a passo para criação e acompanhamento do fluxo de atendimento hospitalar com serviço de hemodinâmica disponível

- Criar um time multiprofissional de referências, com representantes das áreas envolvidas no processo – equipes do pronto atendimento, de transporte, do serviço de hemodinâmica, de anestesia e de protocolos gerenciados.
- Definir a meta do "tempo porta-balão" que será trabalhada.
- Pactuar a definição dos tempos:
    - O que será considerado o tempo porta? O primeiro contato com a instituição – hora da retirada da senha, hora da chegada da ambulância, hora da entrada na sala de emergência.
    - O que será considerado o tempo balão? O primeiro dispositivo utilizado com a intenção de tratamento da artéria coronária – balão, aspirador de trombo, *Stent*. Caso não seja possível ultrapassar a lesão para o tratamento, deve-se considerar o horário de introdução do cateter guia, que valida a intenção do tratamento.
- Dividir o processo em etapas importantes (Figura 15.1) e definir o intervalo de tempo para que cada uma delas ocorra (tempo porta-ECG; ECG-decisão do tratamento; decisão do tratamento-encaminhamento ao serviço de hemodinâmica; encaminhamento-chegada ao serviço de hemodinâmica; chegada no serviço de hemodinâmica-início do preparo; início do preparo para o exame-término do preparo para exame; término do preparo-entrada do médico no procedimento; entrada do médico-primeiro dispositivo).
- Mapear a rastreabilidade do processo e ter registros com o horário de cada etapa é importante para analisá-lo e criar ações direcionadas e efetivas, quando aplicável. Para o cálculo do indicador tempo porta-balão, é necessário o registro da hora da chegada e do uso do primeiro dispositivo.
- Definir como proceder em caso de indisponibilidade de qualquer etapa do processo para garantir o atendimento adequado. É importante que essa definição conste no plano de contingência, bem como que seja divulgada para todos os envolvidos.

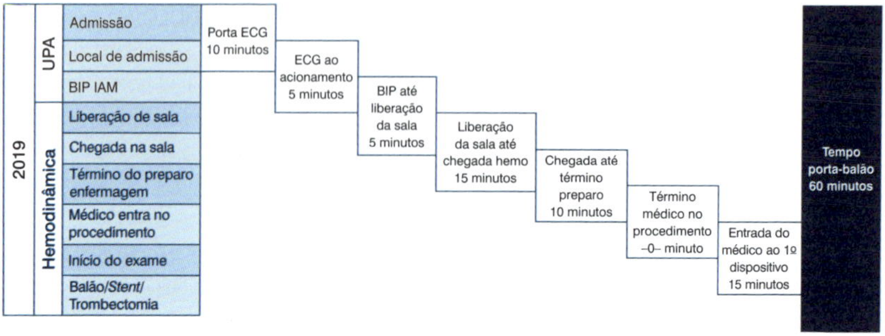

Figura 15.1. Protocolo "porta-balão" no IAMCSST do Hospital Sírio-Libanês – metas e submetas (2023). "Porta": senha de chegada ou entrada na sala de emergência; "balão": primeiro dispositivo utilizado; BIP: dispositivo acionado imediatamente após avaliação do ECG e decisão para ICP primária; UPA: unidade de primeiro atendimento.

- Discutir o atendimento no time de referências de cada caso de acionamento, para identificar pontos fortes e oportunidades de melhoria.
- Revisar e/ou validar as metas ao menos uma vez ao ano.
- Divulgar e publicar resultados interna e externamente, lembrando que, para publicações externas, é necessária a auditoria dos dados.

É importante investir no treinamento das equipes assistenciais e de apoio do pronto atendimento e do serviço de hemodinâmica, áreas fundamentais nesse processo, pois, quanto mais experientes e capacitadas forem, maior será a prontidão para agir diante de situações de IAMCSST e garantir um tempo porta-balão adequado.

Bibliografia consultada

Aydin E, Şahinkuş S, Yilmaz E. Relationship between door-to-balloon time and clinical experience level of emergency department physicians. Int J Clin Pract. 2021;75(8):e14267.

Butala N, Yeh RW. Is Door-to-Balloon Time a Misleading Metric? American College of Cardiology, 2015 June 4 [Internet]. Available from: https://www.acc.org/latest-in-cardiology/articles/2015/06/03/13/23/is-door-to-balloon-time-a-misleading-metric.

Khot UN, Johnson ML, Ramsey C, Khot MB, Todd R, Shaikh SR et al. Emergency department physician activation of the catheterization laboratory and immediate transfer to an immediately available catheterization laboratory reduce door-to-balloon time in ST-elevation myocardial infarction. Circulation. 2007;116(1):67-76.

Marcusohn E, Reiner Benaim A, Ronen S, Kerner A, Beyar R, Almog R. Door to balloon time in primary percutaneous coronary intervention in ST elevation myocardial infarction: every minute counts. Coron Artery Dis. 2022;33(5):341-8.

Namdar P, YekeFallah L, Jalalian F, Barikani A, Razaghpoo A. Improving Door-to-Balloon Time for Patients with Acute ST-Elevation Myocardial Infarction: A Controlled Clinical Trial. Curr Probl Cardiol. 2021;46(3):100674.

Rao SV, O'Donoghue ML, Ruel M, Rab T, Tamis-Holland JE,Alexander JH, et al. 2025 ACC/AHA/ACEP/NAEMSP/SCAI guideline for the management of patients with acute coronary syndromes: a report of the American College of Cardiology/American Heart Association Joint Committee on Clinical Practice Guidelines. JACC. Published online February 27, 2025. https://doi.org/10.1016/j.jacc.2024.11.009.

Piegas LS, Timerman A, Feitosa GS, Nicolau JC, Mattos LAP, Andrade MD et al. V Diretriz da Sociedade Brasileira de Cardiologia sobre Tratamento do Infarto Agudo do Miocárdio com Supradesnível do Segmento ST. Arq Bras Cardiol. 2015;105(2):1-105.

Capítulo 16

Coronariopatia Aguda no Paciente em Uso de Anticoagulação Oral

Marco Antônio Scanavini Filho

Cesar Augusto Caporrino Pereira

Luciano Moreira Baracioli

Introdução

A evidência sobre esse assunto se apoia fundamentalmente sobre os pacientes em fibrilação atrial (FA). A FA é uma arritmia prevalente, cuja incidência aumenta com a idade. Até 40% dos pacientes com FA também têm doença arterial coronariana (DAC). Intervenção coronária percutânea (ICP) com implante de *Stent* é a estratégia de revascularização mais comum para pacientes com DAC – e até cerca de 10% desses pacientes têm FA. A maioria dos pacientes com FA necessitam de terapia de anticoagulação oral, mas os pacientes que se submetem a ICP necessitam de terapia antiagregante plaquetária.

A terapia-padrão para síndrome coronariana aguda (SCA) é o uso de dupla antiagregação por 12 meses, com objetivo de prevenção de eventos isquêmicos. Em pacientes com FA e *escore* CHA2 DS2 VASC ≥ 2, é recomendado o uso de anticoagulação, com o objetivo de prevenir eventos tromboembólicos. Na combinação dessas situações (SCA + FA), surgem questões como que associação, em que dose e por quanto tempo.

Estudos de doença arterial coronária e fibrilação atrial

Diversos estudos surgiram para resolver essas situações, utilizando desde varfarina até os anticoagulantes orais de ação direta (DOACS), bem como AAS e os anti-ADP (Clopidogrel, principalmente, Prasugrel e Ticagrelor). Podemos observar, no Quadro 16.1, que esquemas menos agressivos de antiagregação/anticoagulação são mais seguros e não levam a prejuízo quanto a eventos tromboembólicos.

Quadro 16.1. Estudos clínicos de associação de antiplaquetários e anticoagulantes			
Estudo	**N**	**Grupos comparados**	**Resultados do objetivo primário**
WOEST	573	Var + Clop por 12 meses *versus* Var + Clop + AAS	Qualquer tipo de sangramento foi menor no grupo Var + Clop
ISAR TRIPLE	614	Var + AAS + Clop por 6 semanas (seguidos de Var + AAS) *versus* Var + AAS + Clop por 6 meses	Morte + IAM + Trombose de *Stent* + AVC ou sangramento TIMI maior sem diferenças
PIONEER AF-PCI*	2 124	RIV 15 mg + Inibidor da P2Y12 (Clop ou Tic ou Pras) por 12 meses *versus* RIV 2,5 mg 2×/dia + DAP (AAS + Clop ou Tic ou Pras) por 1, 6 ou 12 meses *versus* Var + DAP (AAS + Clop ou Tic ou Pras) por 1, 6 ou 12 meses	Sangramento clinicamente relevante foi menor nas duas doses de RIV comparados com grupo Var
REDUAL PCI*	2 725	DAB 110 ou 150 mg 2×/dia + Clop ou Tic *versus* Var + DAP (AAS + Clop ou Tic) por 3 meses	Sangramento maior ou sangramento menor clinicamente relevante foi menor no grupo DAB comparado ao grupo Var
AUGUSTUS	4 614	Inibidor da P2Y12 (Clop ou Tic ou Pras) + API 5 mg 2×/dia ou Var + AAS ou Placebo	Sangramento maior ou sangramento menor clinicamente relevante foi menor no grupo Inibidor da P2Y12 + API (sem AAS) comparado aos outros grupos
ENTRUST AF-PCI	1 506	EDO 60 mg 1×/dia + Inibidor da P2Y12 (Clop ou Tic ou Pras) *versus* Var + DAP (AAS + Clop ou Tic ou Pra)	Sangramento maior ou clinicamente relevante não inferior

Var: varfarina; DAP: dupla antiagregação plaquetária; Clop: Clopidogrel; AAS: ácido acetilsalicílico; Tic: Ticagrelor; Pra: Prasugrel; RIV: Rivaroxabana; DAB: Dabigatrana; API: Apixabana; EDO: Edoxaban. *Clopidogrel foi utilizado em mais de 93% no estudo PIONEER AF-PCI, em 88% no estudo Redual PCI e em mais de 92% nos estudos AUGUSTUS e ENTRUST AF-PCI. *Fonte*: autoria própria.

As doses dos DOAC testadas nos estudos demonstrados no Quadro 16.1 foram as seguintes:

- **Rivaroxabana:** 15 mg/dia ou redução para 10 mg/dia, se *clearance* de creatinina entre 30 a 49 mL/min;
- **Dabigatrana:** 150 mg 2×/dia ou 110 mg 2×/dia, se idade ≥ 80 anos fora dos EUA;

- **Apixabana:** 5 mg 2×/dia ou redução para 2,5 mg 2×/dia se presentes, pelo menos, dois dos critérios a seguir: idade ≥ 80 anos, peso ≤ 60 kg, creatinina sérica > 1,5 mg/dL;
- **Edoxaban:** 60 mg/dia ou 30 mg/dia, se *clearance* de creatinina 15 a 50 mL/min, peso ≤ 60 kg ou uso concomitante de eritromicina, ciclosporina ou cetoconazol.

Cerca da metade dos pacientes era portadora de SCA e o uso do Clopidogrel como iP2Y12 foi bem mais frequente que o de Ticagrelor. O objetivo primário foi o desfecho de segurança (sangramento), sendo demonstrada a segurança dos DOAC em relação à varfarina quando associados a antiplaquetários. Em relação aos desfechos isquêmicos (desfechos secundários), não houve diferenças significativas. Duas metanálises foram desenvolvidas, ambas demonstrando que, em comparação com varfarina + dupla antiagregação plaquetária, o uso de dupla terapêutica antitrombótica diminui eventos hemorrágicos sem aumentar eventos isquêmicos.

Orientações para o uso de anticoagulantes em associação aos antiplaquetários

O esquema recomendado atualmente pelas diretrizes nacionais e internacionais de SCA ou de FA possui orientações semelhantes, como visto na Figura 16.1, retirada da *Diretriz da Sociedade Europeia de Cardiologia*

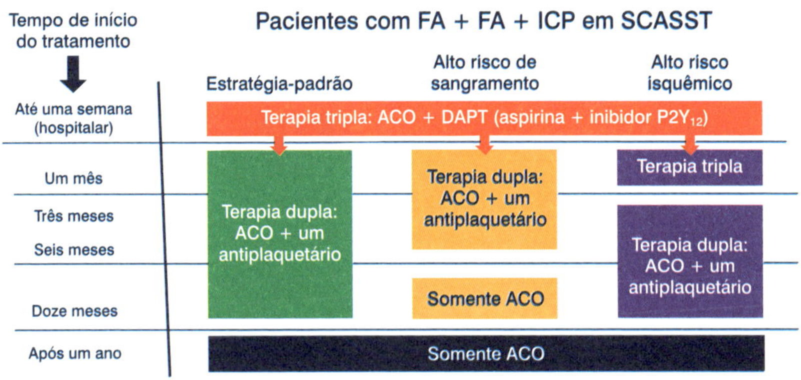

Figura 16.1. Estratégias de associação de anticoagulantes e antiplaquetários nos pacientes com fibrilação atrial (FA) e síndrome coronariana aguda (SCA). Clopidogrel é o inibidor de P2Y12 de preferência, bem como o uso dos anticoagulantes orais de ação direta, não de varfarina. ACO: anticoagulação oral; FA: fibrilação atrial; ICP: intervenção coronária percutânea; SCASSST: síndrome coronariana aguda sem supradesnivelamento do segmento ST; DAPT: dupla antiagregação plaquetária. *Fonte*: Adaptada de Collet JP, Thiele H, Barbato E, Barthélémy O, Bauersachs J, Bhatt DL, *et al.* ESC Scientific Document Group. 2020 ESC Guidelines for the management of acute coronary syndromes in patients presenting without persistent ST-segment elevation. Eur Heart J. 2021;42(14):1289-367.

para SCA sem Supradesnivelamento do Segmento ST, na qual é recomendado individualizar a conduta, ponderando risco isquêmico e risco de sangramento.

Para avaliar o risco de sangramento, podemos utilizar o ARC-HBR (Quadro 16.2) e/ou o PRECISE-DAPT (sendo o risco elevado se ≥ 25 pontos) (Figura 16.2). Para risco isquêmico, devem ser avaliados os itens apontados no Quadro 16.3.

Quadro 16.2. Critérios maiores e menores para o risco de sangramento, de acordo com *Academic Research Consortium for High Bleeding Risk*, no momento da angioplastia coronária

Critérios maiores	Critérios menores
Uso previsto de ACO de longo prazo	Idade ≥ 75 anos
DRC grave ou em estágio terminal (TFGe < 30 mL/min)	DRC moderada (TFGe 30 a 59 mL/min)
Hemoglobina < 11 g/dL	Hemoglobina 11 a 12,9 g/dL para homens ou 11 a 11,9 g/dL para mulheres
Sangramento espontâneo que requer hospitalização e/ou transfusão nos últimos 6 meses ou a qualquer momento, se recorrente	Sangramento espontâneo que requer hospitalização e/ou transfusão nos últimos 12 meses, mas não atendeu ao critério maior
Trombocitopenia basal moderada ou grave (contagem de plaquetas < 100 × 10^9/L)	Uso crônico de anti-inflamatórios não esteroides orais ou esteroides
Diátese hemorrágica crônica	
Cirrose hepática com hipertensão portal	
Malignidade ativa (excluindo câncer de pele não melanoma) nos últimos 12 meses	
Hemorragia intracraniana espontânea prévia (a qualquer momento)	
Hemorragia intracraniana traumática prévia nos últimos 12 meses	
Presença de malformação arteriovenosa cerebral	
AVC isquêmico moderado ou grave nos últimos 6 meses	
Cirurgia de grande porte recente ou trauma grave nos 30 dias anteriores à ICP	
Cirurgia de grande porte inadiável em uso de DAPT	

Risco de sangramento é alto quando ao menos um critério maior (ou dois critérios menores) está presente. ACO: anticoagulante oral; DRC: doença renal crônica; TGFe: taxa de filtração glomerular; AVC: acidente vascular cerebral; ICP: intervenção coronária percutânea; DAPT: dupla antiagregação plaquetária. *Fonte*: Academic Research Consortium for High Bleeding Risk.

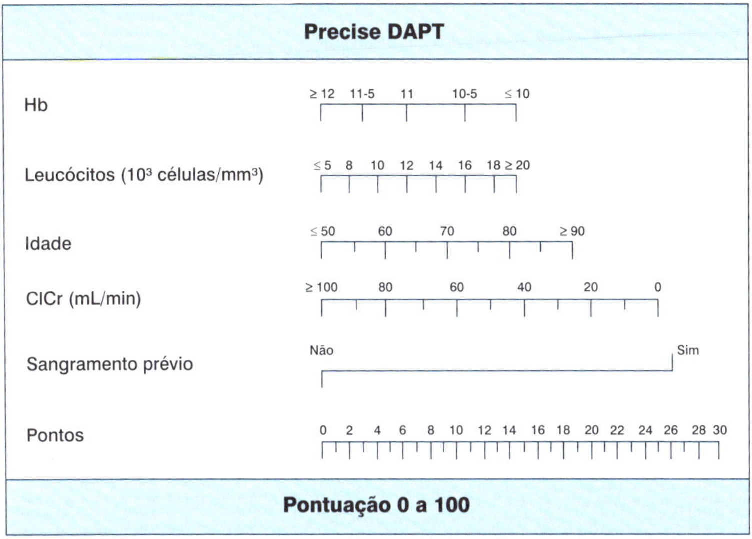

Figura 16.2. Avaliação do risco de sangramento (PRECISE-DAPT). Considerar risco elevado de sangramento quando ≥ 25 pontos. ClCr: *clearance* de creatinina; DAPT: dupla antiagregação plaquetária, Hb = hemoglobina. *Fonte*: Precise DAPT.

Quadro 16.3. Risco isquêmico ou trombótico	
Alto risco trombótico	**Moderado risco trombótico**
DAC complexa e, pelo menos, um critério	**DAC não complexa e, pelo menos, um critério**
Intensificadores de risco	**Intensificadores de risco**
Diabetes *mellitus* que requer medicação	Diabetes *mellitus* que requer medicação
História de IM recorrente	História de IM recorrente
Qualquer DAC multiarterial	Doença polivascular (DAC mais DAP)
Doença polivascular (DAC mais DAP)	DRC com TFGe 15 a 59 mL/min/1,73 m²
DAC prematura (< 45 anos) ou acelerada (nova lesão dentro de um período de 2 anos)	
Doença inflamatória sistêmica concomitante (p. ex., vírus da imunodeficiência humana, lúpus eritematoso sistêmico, artrite crônica)	
DRC com TFGe 15 a 59 mL/min/1,73 m²	

(continua)

Quadro 16.3. Risco isquêmico ou trombótico (*Continuação*)	
Alto risco trombótico	**Moderado risco trombótico**
Aspectos técnicos	
Pelo menos três *stents* implantados	
Pelo menos três lesões tratadas	
Comprimento total do *stent* > 60 mm	
História de revascularização complexa (TCE, colocação de *stent* em bifurcação com ≥ 2 *stents* implantados, oclusão total crônica, colocação de *stent* no último vaso patente)	
História de trombose de *stent* em uso de tratamento antiplaquetário	

Sugere-se que o tempo total de utilização da terapia tripla (DOAC ou varfarina + AAS + inibidor da P2Y12) seja determinado conforme o risco de eventos isquêmicos e o risco de eventos hemorrágicos, devendo ser feita, preferencialmente, a dupla terapia antitrombótica com DOAC e inibidor da P2Y12 (clopidogrel).

Bibliografia consultada

Capodanno D, Huber K, Mehran R, Lip GYH, Faxon DP, Granger CB et al. Management of Antithrombotic Therapy in Atrial Fibrillation Patients Undergoing PCI: JACC State-of-the-Art Review. J Am Coll Cardiol. 2019;74(1):83-99.

Collet JP, Thiele H, Barbato E, Barthélémy O, Bauersachs J, Bhatt DL, Dendale P, Dorobantu M, Edvardsen T, Folliguet T, Gale CP, Gilard M, Jobs A, Jüni P, Lambrinou E, Lewis BS, Mehilli J, Meliga E, Merkely B, Mueller C, Roffi M, Rutten FH, Sibbing D, Siontis GCM; ESC Scientific Document Group. 2020 ESC Guidelines for the management of acute coronary syndromes in patients presenting without persistent ST-segment elevation. Eur Heart J. 2021;42(14):1289-367.

Gargiulo G, Goette A, Tijssen J, Eckardt L, Lewalter T, Vranckx P et al. Safety and efficacy outcomes of double vs. triple antithrombotic therapy in patients with atrial fibrillation following percutaneous coronary intervention: a systematic review and meta-analysis of non-vitamin K antagonist oral anticoagulant-based randomized clinical trials. Eur Heart J. 2019;40(46):3757-67.

Lopes RD, Hong W, Harskamp RE, Bhatt DL, Mehran R, Cannon CP et al. Optimal Antithrombotic Regimens for Patients With Atrial Fibrillation Undergoing Percutaneous Coronary Intervention: An Updated Network Meta-analysis. JAMA Cardiol. 2020;5(5):582-9.

Nicolau JC, Feitosa GS Filho, Petriz JL, Furtado RHM, Précoma DB, Lemke W et al. Diretrizes da Sociedade Brasileira de Cardiologia sobre Angina Instável e Infarto Agudo do Miocárdio sem Supradesnível do Segmento ST – 2021. Arq Bras Cardiol. 2021;117(1):181-264.

Yasuda S, Kaikita K, Akao M, Ako J, Matoba T, Nakamura M, Miyauchi K, Hagiwara N, Kimura K, Hirayama A, Matsui K, Ogawa H; AFIRE Investigators. Antithrombotic Therapy for Atrial Fibrillation with Stable Coronary Disease. N Engl J Med. 2019;381(12):1103-13.

Capítulo 17

Coronariopatia Aguda no Paciente Idoso

Giuliano Generoso

André Santana Ribeiro

Destaques

- Nos últimos dez anos, a parcela de pessoas com 60 anos ou mais passou de 11,3% para 14,7% da população, representando a faixa etária que mais cresceu nessa década.
- Estudos de necrópsia relataram presença de doença arterial coronariana (DAC) em 90% dos indivíduos entre 80 e 90 anos.
- A principal causa de morbimortalidade em pacientes com mais de 60 anos são doenças cardiovasculares.
- O diagnóstico da síndrome coronariana aguda (SCA) pode ser desafiador em razão da sintomatologia muitas vezes inespecífica e da presença de déficit cognitivo ou de comorbidades que podem limitar a realização de exames.
- A mortalidade por SCA nos idosos (mais de 60 anos) vem diminuindo no Brasil nos últimos anos, acompanhando países como Estados Unidos, Canadá e Austrália.

Introdução

As doenças cardiovasculares (DCV) são a maior causa de morte globalmente. O número de mortes por DCV aumentou de 2 em 2.000 para quase 9 milhões em 2019, representando um grande desafio para a saúde pública. Nesse grupo de doenças, DAC desempenha um papel significativo, sendo a principal causa de morbimortalidade na população em geral e nos idosos, particularmente vulneráveis a complicações decorrentes da coronariopatia aguda, devido a uma combinação de fatores relacionados com a idade e a comorbidades associadas.

Nos idosos, porém, a sintomatologia pode ser inespecífica, com sintomas como dispneia, sudorese, vômitos, diarreia e dor epigástrica, mascarando a patologia cardiovascular subjacente. Em pacientes com mais de 75 anos, a prevalência de sintomas atípicos foi de 14%, enquanto pacientes com menos de 65 anos tiveram 5% de apresentações atípicas. Dessa forma, o atraso no diagnóstico representa uma das principais dificuldades para o tratamento rápido das DCV, aumentando consideravelmente sua morbimortalidade.

Este capítulo visa explorar em detalhes a coronariopatia aguda no contexto do paciente idoso. A compreensão das particularidades da coronariopatia aguda nessa faixa etária, levando em consideração estado de saúde, capacidade funcional, comorbidades e fragilidade, é fundamental para garantir o manejo adequado e melhorar os desfechos clínicos.

Histórico

Ao longo das últimas décadas, houve aumento significativo na incidência e na compreensão da DAC, especialmente no que diz respeito a seu impacto social e financeiro. A ascensão da expectativa de vida e as mudanças no estilo de vida contribuíram para o envelhecimento da população, resultando em maior prevalência de doenças crônicas nos idosos. Essas comorbidades, como hipertensão arterial, diabetes e dislipidemia, aumentam o risco de eventos coronarianos agudos.

Outro aspecto importante a considerar é a fisiologia cardiovascular alterada dos idosos. O envelhecimento está associado a mudanças estruturais e funcionais nas artérias coronárias, incluindo o espessamento da parede arterial, a perda de elasticidade e a formação de placas ateroscleróticas. Essas alterações contribuem para a maior vulnerabilidade dos idosos aos eventos coronarianos agudos. No entanto, é importante destacar que os idosos têm sido sub-representados em estudos clínicos que avaliam intervenções e desfechos na coronariopatia aguda. Isso levou a um desafio adicional na compreensão adequada da doença nessa população, dificultando o desenvolvimento de diretrizes e estratégias de tratamento específicas para os idosos.

Atualmente, reconhece-se a importância de uma abordagem individualizada e centrada no paciente para o manejo da coronariopatia aguda. Isso envolve considerar não apenas o estado de saúde cardiovascular, mas também a capacidade funcional, a fragilidade, as comorbidades, as preferências do paciente e as possíveis interações medicamentosas. Como evidência do melhor tratamento empregado nos últimos anos, uma coorte brasileira de pacientes internados por IAM com até 15 anos de seguimento mostrou uma redução de 39% no risco de óbito intra-hospitalar entre os pacientes com $\geq$ 80 anos tratados nos primeiros 7,5 anos, em comparação aos tratados nos últimos 7,5 anos. Entre os fatores que podem ter contribuído para essa melhora de sobrevida nos octogenários admitidos nos últimos 7,5 anos estão o aumento da proporção de pacientes submetidos à angioplastia primária e a maior proporção de pacientes com prescrição de clopidogrel, estatinas, betabloqueadores e inibidores da enzima de conversão de angiotensina II (IECA).

Diagnóstico

O diagnóstico precoce da coronariopatia aguda no idoso é essencial para uma intervenção rápida, visando melhorar os desfechos clínicos e a qualidade de vida desses pacientes. No entanto, o diagnóstico dessa condição em idosos pode ser desafiador devido às particularidades clínicas e fisiológicas associadas à idade avançada, dado que o paciente pode apresentar sintomas inespecíficos, em vez do quadro típico de angina. Dessa forma, identificar pacientes com maior risco de desenvolver eventos isquêmicos torna-se imprescindível. Os achados dos exames diagnósticos que sugerem maior risco de desenvolver eventos isquêmicos estão descritos no Quadro 17.1.

A primeira etapa no diagnóstico da coronariopatia aguda em idosos é uma anamnese detalhada, buscando identificar sintomas relacionados com o evento coronariano agudo. Além disso, é importante considerar a presença de fatores de risco cardiovasculares, o histórico familiar de doenças cardíacas e a presença de comorbidades que possam influenciar o quadro clínico. Vale salientar que alguns fatores, como déficit auditivo ou cognitivo, particularmente mais comuns na população idosa, podem dificultar essa etapa.

Quadro 17.1. Parâmetros dos exames diagnósticos que caracterizam os pacientes com DAC em maior risco para eventos isquêmicos

Teste ergométrico	Escore de Duke com > 3% mortalidade ao ano
Cintilografia de perfusão miocárdica	Área de isquemia do VE ≥ 10%
Ecocardiografia com estresse	≥ 3 segmentos com hipocinesia ou acinesia induzida pelo estresse
Ressonância magnética com estresse	≥ 2 segmentos com defeito perfusional no estresse, ou ≥ 3 segmentos com hipocinesia ou acinesia induzida pelo estresse com dobutamina
Escore de cálcio coronariano	> 400 Agatston
Angiotomografia de coronárias e cateterismo	Doença triarterial ou com envolvimento do TCE ou da DA proximal
Testes funcionais invasivos	FFR ≤ 0,80 ou iFR ≤ 0,89

VE: ventrículo esquerdo; TCE: tronco da coronária esquerda; DA: artéria descendente anterior; FFR: reserva de fluxo fracionada; iFR: índice diastólico instantâneo. *Fonte*: Adaptado de Knuuti J, Wijns W, Saraste A, Capodanno D, Barbato E, Funck-Brentano C, Prescott E, Storey RF, Deaton C, Cuisset T, Agewall S, Dickstein K, Edvardsen T, Escaned J, Gersh BJ, Svitil P, Gilard M, Hasdai D, Hatala R, Mahfoud F, Masip J, Muneretto C, Valgimigli M, Achenbach S, Bax JJ; ESC Scientific Document Group. 2019 ESC Guidelines for the diagnosis and management of chronic coronary syndromes. Eur Heart J. 2020;41(3):407-77.

O segundo passo é a interpretação do eletrocardiograma (ECG), que deve ser realizado em até 10 minutos da chegada do paciente ao pronto-socorro. Em idosos, podem ocorrer alterações eletrocardiográficas relacionadas à idade, o que requer uma avaliação cuidadosa para diferenciar alterações benignas das alterações relacionadas à coronariopatia aguda.

Por fim, a dosagem de biomarcadores cardíacos, como a troponina, é essencial no diagnóstico da coronariopatia aguda. Níveis elevados desses biomarcadores indicam lesão miocárdica recente e são úteis para confirmar o diagnóstico de infarto agudo do miocárdio (IAM). No entanto, é importante considerar que o nível desse biomarcador pode ser afetado por comorbidades e doença renal nos idosos, exigindo uma interpretação cuidadosa.

Exames de imagem como ecocardiografia e angiotomografia de coronárias podem ser úteis no diagnóstico, especialmente quando há dúvida se o sintoma é oriundo de uma DCV. O diagnóstico da SCA em idosos requer uma abordagem que considere a avaliação clínica, o ECG, a dosagem de biomarcadores cardíacos e, quando necessário, os testes de imagem. A interpretação cuidadosa dos resultados, levando em consideração as particularidades associadas à idade avançada e às comorbidades, é fundamental para um diagnóstico preciso.

Tratamento

Em idosos que apresentam IAM com supradesnivelamento de ST, a angioplastia primária é a conduta preferencial, por estar associada a uma redução significativa no risco de óbito, infarto ou acidente vascular cerebral (AVC) em 30 dias, quando comparada ao tratamento com trombolíticos. É importante ressaltar a relevância da intervenção precoce nesses casos.

No caso de IAM sem supradesnivelamento de ST, a estratégia invasiva precoce de rotina foi associada a uma redução no risco de óbito ou infarto em 35% e é preferível em relação à abordagem conservadora. Sempre que indicado o cateterismo, o acesso radial deve ser preferido, pois reduz significativamente o risco de sangramentos e complicações vasculares.

A dupla antiagregação plaquetária é um pilar do tratamento do IAM. Estudos com novos inibidores dos receptores P2Y12, como Ticagrelor e Prasugrel, mostraram redução de eventos isquêmicos em comparação ao Clopidogrel, mas com aumento na incidência de sangramentos. Devido ao fato de os idosos serem pacientes de alto risco trombótico, mas também de alto risco para eventos hemorrágicos, recomenda-se o uso de escores de risco hemorrágico, como o ARC-HBR ou o PRECISE-DAPT, para auxiliar na escolha do regime antiplaquetário e de sua duração.

Estudos recentes, como o Elderly-ACS2 e o POPular AGE, que incluíram apenas pacientes idosos, mostram que o Clopidogrel está associado a menores taxas de sangramento, sem aumento de eventos isquêmicos em comparação aos antiagregantes mais potentes. Recomenda-se a prescrição de inibidores de bomba de prótons durante o período de dupla antiagregação plaquetária. Quanto à duração da dupla terapia antiplaquetária, essa decisão deve ser individualizada, variando de 1 a 12 meses, dependendo do risco hemorrágico do paciente. Após o período de dupla antiagregação plaquetária, recomenda-se a suspensão do ácido acetilsalicílico (AAS) e a manutenção apenas do Clopidogrel como monoterapia.

Conclusão

À medida que a população idosa cresce globalmente, é crucial garantir a inclusão e a representação adequada desse grupo nos estudos clínicos. Isso permitirá a produção de evidências sólidas para embasar o uso de novas terapias, com o objetivo de reduzir a morbimortalidade decorrente das DCV. É essencial que as abordagens terapêuticas considerem não apenas a fisiopatologia e a eficácia clínica, mas também as particularidades de cada paciente. Com uma abordagem individualizada, poderemos garantir um manejo adequado e personalizado, promovendo melhores resultados de saúde e bem estar nessa população de alto risco.

Bibliografia consultada

Bonow RO, Smaha LA, Smith SC Jr., Mensah GA, Lenfant C. World Heart Day 2002: the international burden of cardiovascular disease: responding to the emerging global epidemic. Circulation. 2002;106(13):1602-5.

Brasil. Ministério da Saúde. DATASUS – Estatísticas Vitais [Internet]. Disponível em: https://datasus.saude.gov.br/estatisticas-vitais/.

Brieger D, Eagle KA, Goodman SG, Steg PG, Budaj A, White K, Montalescot G; GRACE Investigators. Acute coronary syndromes without chest pain, an underdiagnosed and undertreated high-risk group: insights from the Global Registry of Acute Coronary Events. Chest. 2004;126(2):461-9.

Bueno H, Betriu A, Heras M, Alonso JJ, Cequier A, García EJ, López-Sendón JL, Macaya C, Hernández-Antolín R; TRIANA Investigators. Primary angioplasty vs. fibrinolysis in very old patients with acute myocardial infarction: TRIANA (TRatamiento del Infarto Agudo de miocardio eN Ancianos) randomized trial and pooled analysis with previous studies. Eur Heart J. 2011;32(1):51-60.

Cantor WJ, Mehta SR, Yuan F, Džavík V, Worthley M, Niemelä K et al. Radial versus femoral access for elderly patients with acute coronary syndrome undergoing coronary angiography and intervention: insights from the RIVAL trial. Am Heart J. 2015;70(5):880-6.

Collet JP, Thiele H, Barbato E, Barthélémy O, Bauersachs J, Bhatt DL, Dendale P, Dorobantu M, Edvardsen T, Folliguet T, Gale CP, Gilard M, Jobs A, Jüni P, Lambrinou E, Lewis BS, Mehilli J, Meliga E, Merkely B, Mueller C, Roffi M, Rutten FH, Sibbing D, Siontis GCM; ESC Scientific Document Group. 2020 ESC Guidelines for the management of acute coronary syndromes in patients presenting without persistent ST-segment elevation. Eur Heart J. 2021;42(14):1289-367.

Dorsch MF, Lawrance RA, Sapsford RJ, Durham N, Oldham J, Greenwood DC, Jackson BM, Morrell C, Robinson MB, Hall AS; EMMACE Study Group. Poor prognosis of patients presenting with symptomatic myocardial infarction but without chest pain. Heart. 2001;86(5):494-8.

Garg A, Garg L, Agarwal M, Rout A, Raheja H, Agrawal S et al. Routine Invasive versus Selective Invasive Strategy in Elderly Patients Older than 75 Years with Non-ST-Segment Elevation Acute Coronary Syndrome: a Systematic Review and Meta-Analysis. Mayo Clin Proc. 2018;93(4):436-44.

Knuuti J, Wijns W, Saraste A, Capodanno D, Barbato E, Funck-Brentano C, Prescott E, Storey RF, Deaton C, Cuisset T, Agewall S, Dickstein K, Edvardsen T, Escaned J, Gersh BJ, Svitil P, Gilard M, Hasdai D, Hatala R, Mahfoud F, Masip J, Muneretto C, Valgimigli M, Achenbach S, Bax JJ; ESC Scientific Document Group. 2019 ESC Guidelines for the diagnosis and management of chronic coronary syndromes. Eur Heart J. 2020;41(3):407-77.

Morici N, De Servi S, De Luca L, Crimi G, Montalto C, De Rosa R et al. Management of acute coronary syndromes in older adults. Eur Heart J. 2022;43(16):1542-53.

Nicolau JC, Franci A, Barbosa CJDG, Baracioli LM, Franken M, Furtado RHM et al. Influence of proven oral therapies in the very old with acute coronary syndromes: a 15-year experience. Int J Cardiol. 2015;198:213-5.

População cresce, mas número de pessoas com menos de 30 anos cai 5,4% de 2012 a 2021. Agência IBGE Notícias, 22 jul. 2022 [Internet]. Disponível em: https://agenciadenoticias.ibge.gov.br/agencia-noticias/2012-agencia-de-noticias/noticias/34438-populacao-cresce-mas-numero-de-pessoas-com-menos-de-30-anos-cai-5-4-de-2012-a-2021.

Ribeiro ALP, Duncan BB, Brant LCC, Lotufo PA, Mill JG, Barreto SM. Cardiovascular Health in Brazil: Trends and Perspectives. Circulation. 2016;133(4):422-33.

Roberts WC. Morphological features of the elderly heart. In: Tresch DD, Aronow WS. Cardiovascular Disease in the Elderly Patient. New York: Marcel Dekker; 1999. p. 17-42.

Stone NJ, Robinson JG, Lichtenstein AH, Bairey Merz CN, Blum CB, Eckel RH, Goldberg AC, Gordon D, Levy D, Lloyd-Jones DM, McBride P, Schwartz JS, Shero ST, Smith SC Jr, Watson K, Wilson PW, Eddleman KM, Jarrett NM, LaBresh K, Nevo L, Wnek J, Anderson JL, Halperin JL, Albert NM, Bozkurt B, Brindis RG, Curtis LH, DeMets D, Hochman JS, Kovacs RJ, Ohman EM, Pressler SJ, Sellke FW, Shen WK, Smith SC Jr, Tomaselli GF; American College of Cardiology/American Heart Association Task Force on Practice Guidelines. 2013 ACC/AHA guideline on the treatment of blood cholesterol to reduce atherosclerotic cardiovascular risk in adults: a report of the American College of Cardiology/American Heart Association Task Force on Practice Guidelines. Circulation. 2014;129(25 Suppl 2):S1-S45.

The Top 10 causes of death. World Health Organization, 2024 August 7 [Internet]. Available from: https://www.who.int/news-room/fact-sheets/detail/the-top-10-causes-of-death.

Tsao CW, Aday AW, Almarzooq ZI, Alonso A, Beaton AZ, Bittencourt MS et al. Heart Disease and Stroke Statistics – 2022 Update: a Report from the American Heart Association. Circulation. 2022;145(8):e153-e639.

Valero-Elizondo J, Khera R, Saxena A, Grandhi GR, Virani SS, Butler J et al. Financial Hardship From Medical Bills Among Nonelderly U.S. Adults With Atherosclerotic Cardiovascular Disease. J Am Coll Cardiol. 2019;73(6):727-32.

Capítulo 18

Coronariopatia Aguda no Paciente com Doença Arterial Coronária não Obstrutiva

Talia Falcão Dalçóquio

Graziela dos Santos Rocha Ferreira

Daniely Iadocico Sobreiro

Definição

A síndrome coronariana aguda (SCA) pode ocorrer em pacientes sem obstrução coronariana significativa. O infarto agudo do miocárdio (IAM) sem coronariopatia obstrutiva (do inglês, *myocardial infarction with non-obstructive coronary artery* – MINOCA) é definido como elevação de troponina secundária a evento isquêmico na ausência de obstruções ≥ 50% do diâmetro da luz de coronárias epicárdicas. Em geral, na estratificação de casos suspeitos de SCA, quando não se evidencia elevação de troponina com ensaios de alta sensibilidade e em tempo hábil para se detectar alteração e não se detectam obstruções coronárias significativas, outros diagnósticos diferenciais de dor torácica devem ser considerados. Dessa forma, este capítulo se restringirá à discussão de MINOCA.

Para que o diagnóstico do MINOCA seja confirmado, é necessário excluir causas não isquêmicas de injúria miocárdica e elevação aguda de troponina (como miocardites e cardiomiopatias) e causas sistêmicas associadas à desproporção entre oferta e consumo de oxigênio miocárdico, como sepse, anemia e insuficiência respiratória (Quadro 18.1).

Epidemiologia

A prevalência de MINOCA entre pacientes com SCA varia entre 5% e 10%. Com relação ao IAM com coronariopatia obstrutiva, ocorre em pacientes mais jovens e em mulheres, menos frequentemente naqueles

Quadro 18.1. Critérios diagnósticos de MINOCA*

1. **Infarto agudo do miocárdico** (conforme quarta definição universal de infarto do miocárdio)
   - Lesão miocárdica, definida pelo aumento dos níveis sanguíneos de troponina acima do limite superior de referência do percentil 99 **e**
   - Evidência clínica de infarto, com ao menos um dos abaixo
     - Sintomas de isquemia
     - Alterações isquêmicas novas ao ECG
     - Desenvolvimento de ondas Q patológicas
     - Imagem evidenciando perda de miocárdio viável ou contratilidade segmentar alterada em alguma parede miocárdica com padrão isquêmico; ou
     - Identificação de trombo coronariano por autópsia ou angiografia
2. **Ausência de obstrução coronariana significativa em angiografia**
   Definida como ausência de obstruções ≥ 50% do diâmetro da luz de coronárias epicárdicas
3. **Ausência de outro diagnóstico específico para a apresentação clínica**
   Outros diagnósticos de injúria miocárdica devem ser afastados, como sepse, tromboembolismo pulmonar e miocardite

*Para confirmação diagnóstica, os itens 1, 2 e 3 devem estar presentes. *Fonte*: Autoria própria.

que apresentam dislipidemia. Demais fatores de risco para doença arterial coronária (DAC) são semelhantes entre pacientes com IAM com ou sem coronariopatia obstrutiva.

Prognóstico

A mortalidade intra-hospitalar de pacientes com MINOCA é em torno de 1%, cerca de 3 vezes menor do que a observada em pacientes com IAM e DAC obstrutiva. Em uma análise do registro SWEDEHEART, que incluiu mais de 9 mil pacientes com MINOCA, demonstrou-se que, em quatro anos de seguimento, 24% dos pacientes apresentaram um novo evento cardiovascular (óbito, acidente vascular encefálico, IAM ou hospitalização por insuficiência cardíaca) com mortalidade de 13% nesse período.

Investigação diagnóstica

A avaliação clínica inicial de pacientes com suspeita de MINOCA deve ser realizada a fim de afastar condições sistêmicas que cursam com injúria miocárdica e simulam quadro de infarto. Caso MINOCA persista como a principal hipótese diagnóstica, a revisão criteriosa das imagens da angiografia e da ventriculografia (ou padrão de contratilidade ventricular ao ecocardiograma) pode sugerir alguma etiologia específica de IAM (p. ex., dissecção coronária ou trombo coronariano distal) ou outros diagnósticos, como cardiomiopatia de estresse e síndrome de Takotsubo (Figura 18.1).

Além disso, a ressonância magnética (RM) cardíaca deve ser considerada sempre que disponível, pois, além de poder confirmar o diagnóstico de IAM, também auxilia na investigação de diagnósticos diferenciais (principalmente miocardite).

Os métodos intravasculares, como ultrassom intracoronário (USIC) ou tomografia de coerência óptica (OCT), também podem ser utilizados na investigação quando a causa não puder ser definida por métodos menos invasivos.

Durante a coronariografia, o uso de vasodilatador intracoronário (p. ex., nitroglicerina) pode auxiliar no diagnóstico de vasospasmo coronariano, revelando obstrução coronária reversível. Quando há suspeita clínica de vasospasmo epicárdico ou de microcirculação, testes provocativos podem ser utilizados para diagnóstico diferencial.

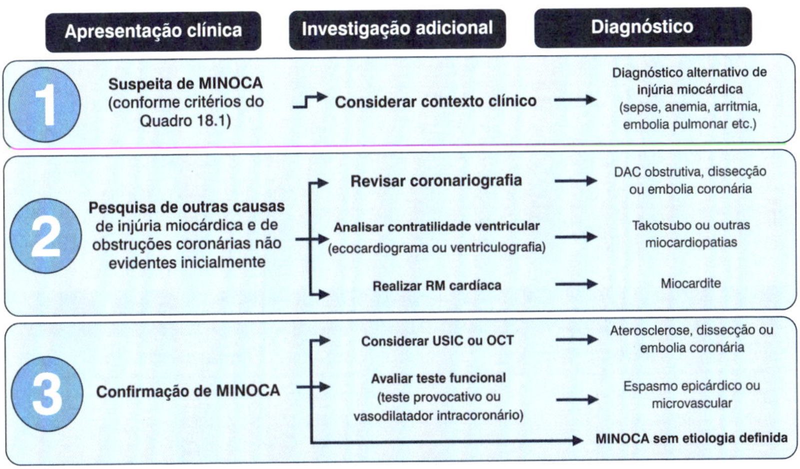

Figura 18.1. Fluxograma de investigação diagnóstica de MINOCA. MINOCA: infarto agudo do miocárdio sem coronariopatia obstrutiva; RM: ressonância magnética; USIC: ultrassom intracoronário; OCT: tomografia de coerência óptica. *Fonte*: Adaptada de Tamis-Holland JE, Jneid H, Reynolds HR, Agewall S, Brilakis ES, Brown TM, Lerman A, Cushman M, Kumbhani DJ, Arslanian-Engoren C, Bolger AF, Beltrame JF; American Heart Association Interventional Cardiovascular Care Committee of the Council on Clinical Cardiology; Council on Cardiovascular and Stroke Nursing; Council on Epidemiology and Prevention; and Council on Quality of Care and Outcomes Research. Contemporary Diagnosis and Management of Patients With Myocardial Infarction in the Absence of Obstructive Coronary Artery Disease: A Scientific Statement From the American Heart Association. Circulation. 2019;139(18):e891-e908.

Tratamento

A definição da etiologia é fundamental para direcionar o tratamento de pacientes com MINOCA. As causas mais frequentes de MINOCA são instabilidade de placa aterosclerótica, espasmo coronariano, dissecção espontânea de coronária e tromboembolismo coronário.

Nos quadros de SCA com DAC obstrutiva e causa aterosclerótica evidente, o tratamento medicamentoso é bem estabelecido por estudos clínicos randomizados e robustos, que demonstraram benefício com a utilização de terapia antitrombótica, estatinas, betabloqueadores e inibidores do sistema renina-angiotensina-aldosterona, em casos selecionados. Diferentemente, o tratamento de MINOCA deve ser individualizado, considerando-se a etiologia que mais provavelmente tenha levado ao quadro. No Quadro 18.2, descreve-se a terapia sugerida para as principais causas de MINOCA.

Mesmo utilizando-se arsenal diagnóstico com RM cardíaca e métodos intravasculares, em cerca de 15% dos casos de MINOCA não é possível definir a causa que levou ao quadro de SCA, gerando dúvidas com relação à terapia a ser indicada para prevenção secundária de novos eventos.

Não há estudos randomizados, até o momento, que tenham avaliado a eficácia de medicamentos para profilaxia secundária após episódio de MINOCA. Um estudo retrospectivo demonstrou que o uso de estatina, inibidor da ECA ou bloqueador do receptor de angiotensina se associou à redução do risco de novos eventos, sugerindo-se que essas terapias possam ser consideradas em pacientes com MINOCA sem etiologia definida. Já o uso de antiplaquetários sistematicamente para pacientes com MINOCA não demonstrou benefício nessa casuística.

Quadro 18.2. Tratamento de MINOCA

Mecanismo	Tratamento
Instabilidade de placa aterosclerótica	Antiplaquetário Estatina de alta potência Considerar as indicações de betabloqueador, IECA/BRA
Vasospasmo coronário	Bloqueador do canal de cálcio Nitrato oral Considerar estatina
Embolia coronária	Antiplaquetário ou anticoagulante
Dissecção espontânea de coronária	AAS e/ou Clopidogrel (fase aguda) Betabloqueador Controle pressórico

MINOCA: infarto agudo do miocárdio sem coronariopatia obstrutiva; IECA: inibidor da enzima conversora de angiotensina; BRA: bloqueador do receptor de angiotensina. *Fonte*: Adaptado de Tamis-Holland JE, Jneid H, Reynolds HR, Agewall S, Brilakis ES, Brown TM, Lerman A, Cushman M, Kumbhani DJ, Arslanian-Engoren C, Bolger AF, Beltrame JF; American Heart Association Interventional Cardiovascular Care Committee of the Council on Clinical Cardiology; Council on Cardiovascular and Stroke Nursing; Council on Epidemiology and Prevention; and Council on Quality of Care and Outcomes Research. Contemporary Diagnosis and Management of Patients With Myocardial Infarction in the Absence of Obstructive Coronary Artery Disease: A Scientific Statement From the American Heart Association. Circulation. 2019;139(18):e891-e908.

Bibliografia consultada

Abdu FA, Mohammed AQ, Liu L, Xu Y, Che W. Myocardial Infarction with Nonobstructive Coronary Arteries (MINOCA): a Review of the Current Position. Cardiology. 2020;145(9):543-52.

Agewall S, Beltrame JF, Reynolds HR, Niessner A, Rosano G, Caforio ALP et al. ESC working group position paper on myocardial infarction with non-obstructive coronary arteries. Eur Heart J. 2017;38(3):143-53.

Collet JP, Thiele H, Barbato E, Barthélémy O, Bauersachs J, Bhatt DL, Dendale P, Dorobantu M, Edvardsen T, Folliguet T, Gale CP, Gilard M, Jobs A, Jüni P, Lambrinou E, Lewis BS, Mehilli J, Meliga E, Merkely B, Mueller C, Roffi M, Rutten FH, Sibbing D, Siontis GCM; ESC Scientific Document Group. 2020 ESC Guidelines for the management of acute coronary syndromes in patients presenting without persistent ST-segment elevation. Eur Heart J. 2021;42(14):1289-367.

Hayes SN, Tweet MS, Adlam D, Kim ESH, Gulati R, Price JE et al. Spontaneous Coronary Artery Dissection: JACC State-of-the-Art Review. J Am Coll Cardiol. 2020;76(8):961-84.

Lindahl B, Baron T, Erlinge D, Hadziosmanovic N, Nordenskjöld A, Gard A et al. Medical Therapy for Secondary Prevention and Long-Term Outcome in Patients with Myocardial Infarction with Nonobstructive Coronary Artery Disease. Circulation. 2017;135(16):1481-9.

Mileva N, Paolisso P, Gallinoro E, Fabbricatore D, Munhoz D, Bergamaschi L et al. Diagnostic and Prognostic Role of Cardiac Magnetic Resonance in MINOCA: Systematic Review and Meta-Analysis. JACC Cardiovasc Imaging. 2023;16(3):376-89.

Occhipinti G, Bucciarelli-Ducci C, Capodanno D. Diagnostic pathways in myocardial infarction with non-obstructive coronary artery disease (MINOCA). Eur Heart J Acute Cardiovasc Care. 2021;10(7):813-22.

Pasupathy S, Air T, Dreyer RP, Tavella R, Beltrame JF. Systematic review of patients presenting with suspected myocardial infarction and nonobstructive coronary arteries. Circulation. 2015;131(10):861-70.

Pelliccia F, Pasceri V, Niccoli G, Tanzilli G, Speciale G, Gaudio C et al. Predictors of Mortality in Myocardial Infarction and Nonobstructed Coronary Arteries: a Systematic Review and Meta-Regression. Am J Med. 2020;133(1):73-83.

Planer D, Mehran R, Ohman EM, White HD, Newman JD, Xu K, Stone GW. Prognosis of patients with non-ST-segment-elevation myocardial infarction and nonobstructive coronary artery disease: propensity-matched analysis from the Acute Catheterization and Urgent Intervention Triage Strategy trial. Circ Cardiovasc Interv. 2014;7(3):285-93.

Pustjens TFS, Appelman Y, Damman P, Ten Berg JM, Jukema JW, De Winter RJ et al. Guidelines for the management of myocardial infarction/injury with non-obstructive coronary arteries (MINOCA): a position paper from the Dutch ACS working group. Neth Heart J. 2020;28(3):116-30.

Reynolds HR, Maehara A, Kwong RY, et al. Coronary Optical Coherence Tomography and Cardiac Magnetic Resonance Imaging to Determine Underlying Causes of Myocardial Infarction with Nonobstructive Coronary Arteries in Women. Circulation. 2021;143(7):624-40.

Safdar B, Spatz ES, Dreyer RP, Beltrame JF, Lichtman JH, Spertus JA et al. Presentation, Clinical Profile, and Prognosis of Young Patients with Myocardial Infarction with Nonobstructive Coronary Arteries (MINOCA): Results from the VIRGO Study. J Am Heart Assoc 2018;7(13):e009174.

Smilowitz NR, Mahajan AM, Roe MT, Hellkamp AS, Chiswell K, Gulati M et al. Mortality of Myocardial Infarction by Sex, Age, and Obstructive Coronary Artery Disease Status in the ACTION Registry-GWTG (Acute Coronary Treatment and Intervention Outcomes Network Registry-Get with the Guidelines). Circ Cardiovasc Qual Outcomes. 2017;10(12):e003443.

Sucato V, Testa G, Puglisi S, Evola S, Galassi AR, Novo G. Myocardial infarction with non-obstructive coronary arteries (MINOCA): intracoronary imaging-based diagnosis and management. J Cardiol. 2021;77(5):444-51.

Tamis-Holland JE, Jneid H, Reynolds HR, Agewall S, Brilakis ES, Brown TM, Lerman A, Cushman M, Kumbhani DJ, Arslanian-Engoren C, Bolger AF, Beltrame JF; American Heart Association

Interventional Cardiovascular Care Committee of the Council on Clinical Cardiology; Council on Cardiovascular and Stroke Nursing; Council on Epidemiology and Prevention; and Council on Quality of Care and Outcomes Research. Contemporary Diagnosis and Management of Patients With Myocardial Infarction in the Absence of Obstructive Coronary Artery Disease: A Scientific Statement From the American Heart Association. Circulation. 2019;139(18):e891-e908.

Thygesen K, Alpert JS, Jaffe AS, Chaitman BR, Bax JJ, Morrow DA, White HD; Executive Group on behalf of the Joint European Society of Cardiology (ESC)/American College of Cardiology (ACC)/American Heart Association (AHA)/World Heart Federation (WHF) Task Force for the Universal Definition of Myocardial Infarction. Fourth Universal Definition of Myocardial Infarction (2018). Circulation. 2018;138(20):e618-e651.

Capítulo 19

Coronariopatia Aguda no Paciente com Dissecção Espontânea de Coronária

André Santana Ribeiro

Adriely Andrade Rezende

Luciano Moreira Baracioli

Conceito

A dissecção espontânea da artéria coronária (*spontaneous coronary artery dissection* – SCAD) emergiu como uma causa relevante de síndrome coronariana aguda (SCA), infarto agudo do miocárdio (IAM) e morte súbita, particularmente entre mulheres jovens e indivíduos com poucos fatores ateroscleróticos convencionais.

A SCAD é definida como uma dissecção da artéria coronária epicárdica não iatrogênica e não associada a aterosclerose ou trauma. A suspeita diagnóstica é fundamental, porque o manejo do IAM causado por SCAD difere em relação ao do IAM de etiologia aterosclerótica, apresentando diferentes implicações diagnósticas, terapêuticas e prognósticas.

Fisiopatologia e etiopatogenia

Duas teorias para a ocorrência de SCAD foram descritas: uma propõe que o evento patológico primário seria o desenvolvimento de uma ruptura na parede do vaso (ruptura da íntima), que permitiria a entrada de sangue do lúmen verdadeiro, gerando um falso lúmen; a segunda propõe que o evento primário seria uma hemorragia espontânea decorrente do *vasa vasorum*, dentro da parede do vaso. Evidências mais recentes, com o uso de imagem intracoronária, identificaram a presença de hematoma intraluminal sem evidência de ruptura da íntima, sugerindo que o evento primário deva ser ruptura do *vasa vasorum*, resultando na formação do hematoma intramural (HIM).

Dessa maneira, a via final comum para o desenvolvimento de quadro coronariano agudo é a obstrução coronária causada pela compressão luminal, seja por um *flap* de dissecção, seja por propagação de um hematoma intramural.

Epidemiologia e fatores de risco

A verdadeira prevalência de SCAD permanece incerta, porque é uma condição subdiagnosticada. Ocorre mais comumente em pacientes com pouco ou nenhum fator de risco cardiovascular tradicional. Aproximadamente, 90% dos pacientes com essa condição são mulheres, mais comumente entre 44 e 53 anos. Estimativas sugerem que a SCAD é responsável por 1% a 4% de todos os IAM. Em contraste, corresponde a de 25% a 35% dos IAM em mulheres com menos de 50 anos e é a principal etiologia de IAM associada à gravidez e ao puerpério, chegando a, aproximadamente, 40% (25% a 65%) dos casos.

Registros de pacientes com SCAD demonstram alta prevalência de anormalidades arteriais não coronarianas, sendo a displasia fibromuscular a mais descrita (50% dos pacientes), e dissecções, aneurismas ou tortuosidade arteriais são identificados em até 78% dos casos. Também indicam baixa prevalência de doença inflamatória sistêmica (< 5% na maioria das cortes), entre elas lúpus eritematoso sistêmico, sarcoidose e doença celíaca. Identificação de mutações genéticas são pouco relatadas (cerca de 5% a 8% dos casos, sendo mais comuns a síndrome de Ehlers-Danlos, a síndrome de Marfan e a síndrome de Loeys-Dietz), além de uma proporção muito baixa de pacientes (1% a 2%) com histórico familiar de SCAD.

Os precipitantes mais comumente relatados são estresse físico (24%) ou estresse emocional extremo (40%), sendo os estressores emocionais mais frequentes em mulheres, enquanto estressores físicos, como exercícios isométricos intensos e levantamento de peso, são mais frequentes entre homens com SCAD.

Quadro clínico

Os sintomas apresentados são semelhantes à SCA de etiologia aterosclerótica, sendo a dor torácica o mais prevalente, presente em 85% a 96% dos casos.

Os biomarcadores de lesão miocárdica (especialmente a troponina de alta sensibilidade) estão quase sempre elevados. Mais de 90% dos pacientes com SCAD apresentam IAM (20% a 50% apresentam IAM com supradesnivelamento do segmento ST).

Diagnóstico

Pacientes com SCAD correm o risco de não receber diagnósticos corretos e de ter alta inadvertida, uma vez que, em virtude da idade relativamente jovem (sexo feminino) e à ausência de fatores de risco ateroscleróticos, frequentemente não se encaixam no fenótipo esperado de um paciente com IAM.

A suspeita de SCAD se baseia, tipicamente, nas características de apresentação clínica e nos dados demográficos do paciente: idade jovem, sexo feminino em idade fértil (principalmente gestantes ou puérperas), com pouco ou nenhum fator de risco cardiovascular convencional e com quadro clínico compatível com SCA (dor torácica, alteração eletrocardiográfica sugestiva de isquemia e/ou injúria miocárdica aguda). Uma vez que se suspeite de SCAD, a angiografia coronária deve ser realizada o mais rapidamente possível, especialmente no cenário de IAMCSST.

Classificação e tipologia

A descrição angiográfica clássica de SCAD (Figura 19.1), hoje classificada como **Tipo I**, tem a aparência angiográfica patognomônica de uma dissecção arterial, caracterizada por múltiplos lúmens radiopacos, resultante de uma dissecção intimal que faz com que o contraste penetre por meio de dois canais de fluxo (verdadeiro lúmen e falso lúmen) e com que um *flap* radiolúcido separe esses dois canais de fluxo. Está presente em apenas 25% a 30% os casos de SCAD.

A SCAD **Tipo II** (presente em 60% a 70% dos casos) é caracterizada pela ausência de ruptura da íntima ou *flap* e aparece como um longo segmento de artéria difusamente estreitada em consequência de um hematoma intramural que causa estenose de gravidade variável. São longas (> 20 mm) e podem retornar a seu calibre normal (**Tipo IIA**) ou podem continuar até a ponta da coronária (**Tipo IIB**), ver Figura 19.1. A SCAD **Tipo III** é o tipo menos comum de SCAD (5% casos) e o mais difícil de reconhecer. A aparência também se deve à compressão luminal por um hematoma intramural, vista como um afilamento focal (< 20 mm). A SCAD **Tipo IV** refere-se a uma oclusão do vaso, antecedida ou não por um afilamento (pode ser semelhante à da oclusão tromboembólica). A artéria descendente anterior e seus ramos são os mais acometidos (45% a 60% dos casos), seguidos pela artéria circunflexa (15% a 45%), pela artéria coronária direita (10% a 40%) e pelo tronco de coronária esquerda (4%). Na maioria dos casos, os segmentos médios e distais das artérias coronárias são afetados (< 10% ramos proximais). SCAD multiarterial ocorre em 9% a 23% dos casos.

Exames complementares

Embora a maioria das lesões de SCAD possam ser diagnosticadas apenas com angiografia, pode ser difícil distinguir um caso potencial de SCAD de outras causas de estenose da artéria coronária. Assim, a ultrassonografia intravascular (IVUS) e a tomografia computadorizada de

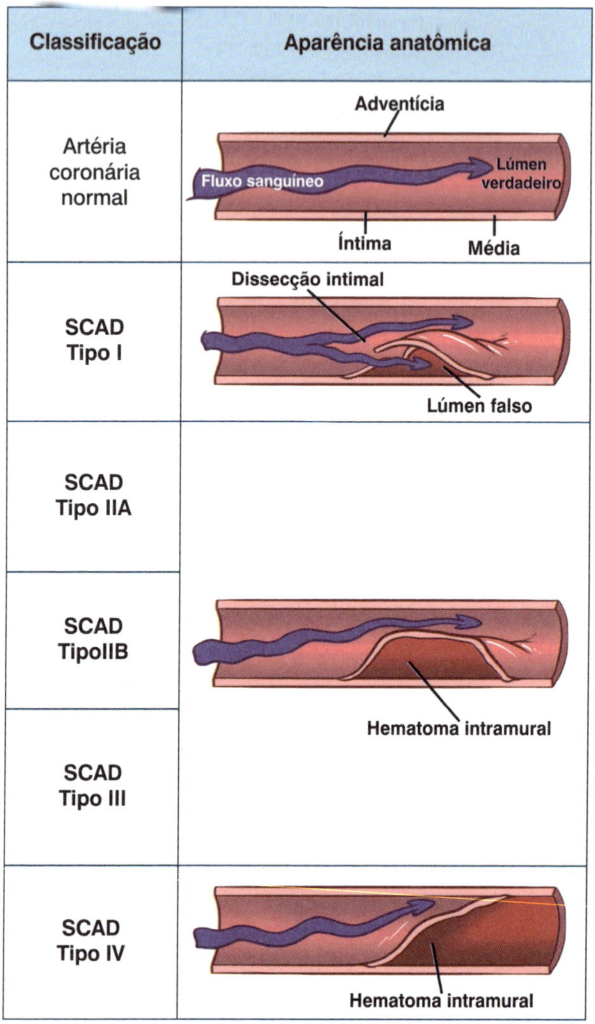

Figura 19.1. Classificação angiográfica e anatômica da dissecção espontânea aguda de coronária. SCAD: dissecção espontânea de coronária. *Fonte*: Adaptada de Kim ESH. Spontaneous Coronary-Artery Dissection. N Engl J Med. 2020;383(24):2358-70.

coerência óptica de alta resolução (OCT) podem ser usadas para confirmação. Porém, essas ferramentas podem apresentar riscos potenciais. A angiotomografia computadorizada coronariana (ATCC) pode ser utilizada em casos duvidosos pela angiografia, particularmente no acometimento dos vasos epicárdicos proximais e naqueles casos em que haja receio de realização de imagem intravascular, por causa do risco de piora da dissecção. No entanto, existem limitações na acurácia da ATCC quando há envolvimento de artérias coronárias distais, ramos laterais ou vasos de pequeno calibre (< 2,5 mm). Pode ser utilizada para seguimento (demonstração de cura parcial ou completa).

Tratamento

Conservador × Revascularização

Dados observacionais indicaram "melhora espontânea" angiográfica das lesões por SCAD na maioria dos pacientes (84% a 97%) que foram reestudados eletivamente semanas a meses após um episódio tratado de forma conservadora. O tempo de cura permanece incerto, mas o episódio pode ser detectado em dias e frequentemente revertido dentro de quatro semanas.

Dessa forma, há recomendação de tratamento inicial conservador de rotina (ao redor de 80% nos registros), sem necessidade de revascularização, exceto em casos de alto risco de complicações, que dependem do estado clínico do paciente, da quantidade de miocárdio em risco e do grau de fluxo distal no vaso afetado (Figura 19.2).

As **características clínicas** de alto risco incluem dor torácica persistente com evidência de isquemia, instabilidade hemodinâmica, choque ou arritmias ventriculares clinicamente significativas. As **características anatômicas** de alto risco incluem o envolvimento do TCE ou DA ostial, além de dissecções proximais graves multivasculares. O grau de fluxo do vaso, determinado pelo escore TIMI (*Thrombolysis In Myocardial Infarction*), é um indicador importante da necessidade de revascularização. A maioria dos especialistas defendem evitar tentativas de revascularização se o paciente está em condição estável e tem fluxo distal adequado (graus 2 ou 3 de TIMI), mesmo que haja estenose clinicamente significativa do vaso.

A intervenção coronária percutânea (ICP) para SCAD apresenta piores resultados de curto e longo prazos do que a ICP para lesões ateroscleróticas (taxas de sucesso da ICP variam de 47% a 72%): lesões longas com uso de múltiplos *stents*, passagem pelo lúmen falso e oclusão do vaso, artérias coronárias tortuosas e propagação do hematoma.

O sucesso a curto prazo com cirurgia de revascularização do miocárdio é alto, mas a permeabilidade de enxertos a longo prazo é pobre, porque a recanalização das artérias coronárias nativas resulta em fluxo competitivo e subsequente oclusão do enxerto.

Tratamento medicamentoso

Além do manejo agudo dos pacientes com SCAD, os objetivos do tratamento são controlar a dor torácica, prevenir a recorrência de SCAD, identificar anormalidades vasculares extracoronárias e melhorar a qualidade de vida. Faltam dados prospectivos de ensaios clínicos para orientar o

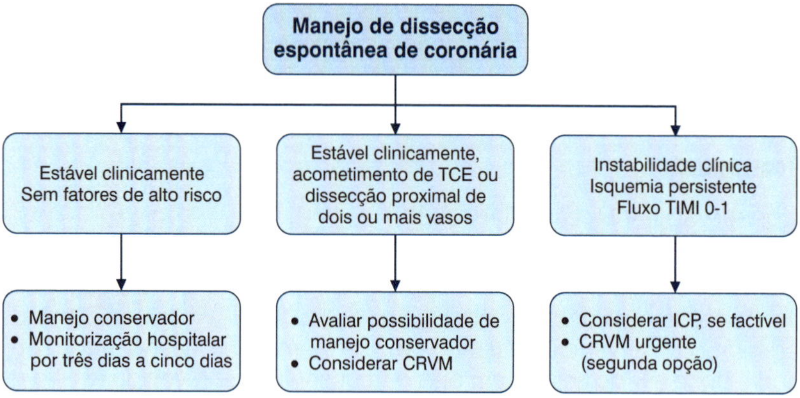

Figura 19.2. Manejo de dissecção espontânea aguda de coronária. TCE: trono de coronária esquerda; CRVM: cirurgia de revascularização do miocárdio; ICP: intervenção coronária percutânea. *Fonte*: Adaptada de Kim ESH. Spontaneous Coronary-Artery Dissection. N Engl J Med. 2020;383(24):2358-70.

melhor tratamento medicamentoso da SCAD, cujo conhecimento atual se baseia em dados de registros e consensos de especialistas.

Indivíduos com disfunção ventricular esquerda devem ser tratados de acordo com as diretrizes atuais para insuficiência cardíaca. Aqueles que são submetidos à angioplastia devem receber dupla antiagregação.

Na ausência de indicações evidentes, o consenso dos especialistas é que a anticoagulação deve ser descontinuada após a confirmação da SCAD na angiografia e que, por causa da associação de trombólise com deterioração clínica em pacientes com IAM por SCAD, seu uso não é recomendado.

A terapia antiplaquetária dupla, mais recentemente, vem sendo indicada durante a fase aguda da SCAD (1 a 3 meses), seguida por monoterapia com AAS (3 a 12 meses). Betabloqueadores demonstraram menores taxas de recorrência de SCAD (redução de 64% na incidência de SCAD recorrente em uma média de 3,1 anos), mas essa observação não foi validada em outras coortes. Estatina não é recomendada rotineiramente após SCAD, podendo ser utilizada no contexto de outras indicações clínicas para tratamento de dislipidemia, conforme diretrizes atuais.

Seguimento e prognóstico

A ocorrência de re-IAM é de 10% a 18% dos pacientes, em um período de 3 a 4 anos, e, em sua maioria, é devida à recorrência da SCAD. Já a mortalidade após SCAD é baixa, variando de menos de 1% a 2% em um período de 1 a 3 anos.

O rastreio de displasia fibromuscular, doença aneurismática e outras anormalidades vasculares extracoronárias deve ser realizado com imagem vascular da cabeça à pelve (com angiotomografia ou angiorressonância magnética).

Conclusão

A SCAD é uma importante causa de IAM, afeta desproporcionalmente as mulheres, principalmente em idade fértil, é uma entidade com fisiopatologia distinta da etiologia aterosclerótica e exige manejo específico. Salienta-se que o tratamento medicamentoso é preferível às tentativas de revascularização.

Bibliografia consultada

Adlam D, Alfonso F, Maas A, Vrints C; Writing Committee. European Society of Cardiology, acute cardiovascular care association, SCAD study group: a position paper on spontaneous coronary artery dissection. Eur Heart J. 2018;39(36):3353-68.

Adlam D, Tweet MS, Gulati R, Kotecha D, Rao P, Moss AJ et al. Spontaneous Coronary Artery Dissection: Pitfalls of Angiographic Diagnosis and an Approach to Ambiguous Cases. JACC Cardiovasc Interv. 2021;14(16):1743-56.

Amrani-Midoun A, Adlam D, Bouatia-Naji N. Recent Advances on the Genetics of Spontaneous Coronary Artery Dissection. Circ Genom Precis Med. 2021;14(6):e003393.

Cerrato E, Giacobbe F, Quadri G, Macaya F, Bianco M, Mori R et al. Antiplatelet therapy in patients with conservatively managed spontaneous coronary artery dissection from the multicentre DISCO registry. Eur Heart J. 2021;42(33):3161-71.

Clare R, Duan L, Phan D, Moore N, Jorgensen M, Ichiuji A et al. Characteristics and Clinical Outcomes of Patients with Spontaneous Coronary Artery Dissection. J Am Heart Assoc. 2019;8(10):e012570.

Hassan S, Prakash R, Starovoytov A, Saw J. Natural History of Spontaneous Coronary Artery Dissection with Spontaneous Angiographic Healing. JACC Cardiovasc Interv. 2019;12(6):518-27.

Hayes SN, Kim ESH, Saw J, Adlam D, Arslanian-Engoren C, Economy KE et al. Spontaneous Coronary Artery Dissection: Current State of the Science: A Scientific Statement from the American Heart Association. Circulation. 2018;137:e523-e557.

Kim ESH. Spontaneous Coronary-Artery Dissection. N Engl J Med. 2020;383(24):2358-70.

Saw J, Humphries K, Aymong E, Sedlak T, Prakash R, Starovoytov A et al. Spontaneous Coronary Artery Dissection: Clinical Outcomes and Risk of Recurrence. J Am Coll Cardiol. 2017;70(9):1148-58.

Saw J, Starovoytov A, Aymong E, Inohara T, Alfadhel M, McAlister C et al. Canadian Spontaneous Coronary Artery Dissection Cohort Study: 3-Year Outcomes. J Am Coll Cardiol. 2022;80(17):1585-97.

Tomas L, Denis D, Grégoire G. Spontaneous coronary artery dissection. Cardiovasc Med. 2021;24(4).

Waterbury TM, Tarantini G, Vogel B, Mehran R, Gersh BJ, Gulati R. Non-atherosclerotic causes of acute coronary syndromes. Nat Rev Cardiol. 2020;17(4):229-41.

Capítulo 20

Avaliação do Risco de Sangramentos na Coronariopatia Aguda

Maria Carolina Diez de Andrade

Fernanda Selligmann Feitosa

Introdução

A síndrome coronariana aguda (SCA) apresenta a dor torácica como sua principal manifestação clínica e o eletrocardiograma, que deve ser feito nos primeiros dez minutos (após primeiro contato médico), diferencia a SCA sem supradesnível do segmento ST (SCASSST) e a SCA com supradesnível do segmento ST (SCACSST). O prognóstico e o tratamento diferem diante desses diagnósticos, devendo os pacientes com SCACSST ser submetidos à recanalização (farmacológica ou mecânica) o mais rapidamente possível.

A terapia antitrombótica (antiplaquetários e antitrombínicos), assim como a terapia intervencionista, revolucionou o tratamento dos pacientes com SCA. Simultaneamente à redução inicial dos eventos isquêmicos nesses pacientes, porém, observou-se aumento na ocorrência de sangramentos.

Tratamento antitrombótico e sangramento

O tratamento antitrombótico é obrigatório em pacientes com SCA com e sem manejo invasivo. Sua escolha, a combinação de medicamentos, o momento de início do tratamento e a duração do tratamento dependem de vários fatores intrínsecos e extrínsecos, como idade, histórico de eventos isquêmicos ou hemorrágicos prévios, apresentação clínica (coronariopatia crônica ou aguda), comorbidades (doença renal, diabetes, insuficiência cardíaca), medicação concomitante (anticoagulação oral) e necessidade de procedimentos (conduta invasiva ou não invasiva, angioplastia ou cirurgia, acesso femoral ou radial). Sabe-se que as complicações isquêmicas e hemorrágicas influenciam de forma expressiva a evolução dos pacientes com SCA e seu risco geral de mortalidade.

A dupla terapia antiplaquetária (DAPT) já havia demonstrado aumento na incidência de sangramento desde o estudo CURE, publicado em 2001. No entanto, esse aumento não se deu à custa de sangramento fatal ou de acidente vascular encefálico hemorrágico, mas pela necessidade de transfusão de concentrados de hemácias, com os locais mais frequentes de sangramento tendo sido os sítios de punção arterial e o trato gastrintestinal.

Avanços nas terapias antitrombótica e mecânica resultaram em melhorias significativas no resultado de pacientes com SCA. Porém, o menor risco de complicações cardíacas fatais e não fatais associadas aos avanços na tecnologia também foi acompanhado por um aumento na incidência de complicações hemorrágicas. O sangramento grave é atualmente a complicação não cardíaca mais comum da terapia em pacientes com SCA.

Análise importante em 24.045 pacientes com SCA inscritos no Registro Global de Eventos Coronarianos Agudos (GRACE) entre abril de 1999 e setembro de 2002, com *status* hemorrágico conhecido, demonstrou:

- A incidência global de sangramento maior foi de 3,9%, sendo os sangramentos maiores mais frequentes em pacientes com IAMCSST, provavelmente relacionados com o uso de terapia trombolítica e com o uso mais frequente de procedimentos invasivos nesses pacientes do que em pacientes com angina instável.
- As características clínicas iniciais adicionais associadas a um risco aumentado de hemorragia grave incluíam sexo feminino, doença vascular periférica, insuficiência renal e história de hemorragia. O desenvolvimento de sangramento maior foi mais frequente em pacientes com IAMCSST ou IAMSSST do que em pacientes com angina instável.
- As complicações hemorrágicas mais comuns foram sangramento gastrintestinal (31,5%) e sangramento no local de acesso vascular (23,8%), enquanto o sangramento retroperitoneal foi responsável por 6% dos episódios hemorrágicos e o sangramento geniturinário foi observado em 4,8%.
- A taxa de letalidade hospitalar foi significativamente maior em pacientes com sangramento grave do que em pacientes sem sangramento grave (18,6% *vs*. 5,1%, P < 0,001).
- Sangramento maior foi definido como sangramento com risco de vida que requer transfusão de duas ou mais unidades de concentrado de hemácias ou que resulta em uma diminuição absoluta no hematócrito de ≥ 10%, em morte ou em hematoma hemorrágico/subdural.

Uma incidência de até 15% foi relatada no estudo TIMI I, enquanto uma incidência de sangramento grave de 4,1% foi observada no estudo TIMI II. Em geral, os achados são consistentes com alta frequência de sangramentos maiores em pacientes com SCA. As intervenções terapêuticas farmacológicas e mecânicas, particularmente a utilização de agentes trombolíticos, bloqueadores dos receptores GP IIb/IIIa e procedimentos invasivos, foram identificadas como fatores independentes associados a hemorragias graves.

Escores de risco hemorrágico

Na prática clínica de rotina, o sangramento maior é uma complicação não cardíaca frequente da terapia contemporânea para SCA e está associado a mau prognóstico. Características clínicas basais simples identificam pacientes com risco aumentado de sangramento grave. O escore de sangramento CRUSADE foi proposto a partir de uma coorte de 71.277 pacientes do registro de mesmo nome, posteriormente validado em coorte de 17.857 pacientes do mesmo registro (Quadro 20.1). A taxa de sangramento maior aumentou de forma proporcional à elevação do escore de risco de sangramento.

Quadro 20.1. Escore de risco CRUSADE para determinar risco de sangramento maior intra-hospitalar

Fator prognóstico	Escores	Fator prognóstico	Escores	Resultado
Hematócrito basal (%) < 31 31 a 33,9 34 a 36,9 37 a 39,9 > 40	 9 7 3 2 0	Sinais de insuficiência cardíaca na apresentação Não Sim	 0 7	01 a 20: risco muito baixo (3,1%) 21 a 30: risco baixo (5,5%) 31 a 40: risco moderado (8,6%) 41 a 50: risco alto (11,9%) 51 a 91: risco muito alto (19,5%)
Clearance de creatinina (mL/min) < 15 16 a 30 31 a 60 61 a 90 91 a 120 > 120	 39 35 28 17 7 0	Doença vascular prévia Não Sim	 0 6	
Frequência cardíaca (bpm) < 70 71 a 80 81 a 90 91 a 100 101 a 110 111 a 120 > 120	 0 1 3 6 8 10 11	PAS (mmHg) < 90 91 a 100 101 a 120 121 a 180 181 a 200 > 200	 10 8 5 1 3 5	
Sexo Masculino Feminino	 0 8	Diabetes *mellitus* Não Sim	 0 6	

Fonte: Subherwal S, Bach RG, Chen AY, Gage BF, Rao SV, Newby LK *et al*. Baseline Risk of Major Bleeding in Non–ST-Segment–Elevation Myocardial Infarction: the CRUSADE (Can Rapid risk stratification of Unstable angina patients Suppress ADverse outcomes with Early implementation of the ACC/AHA Guidelines) Bleeding Score. Circulation. 2009;119(14):1873-82.

Outro escore de sangramento foi derivado dos estudos ACUITY e HORIZONS (Quadro 20.2).

Quadro 20.2. Escore de risco de sangramento para determinar o risco de sangramento maior intra-hospitalar

Fator prognóstico	Escore							Resultados
Sexo	Homens			Mulheres				< 10: risco baixo (1,9%) 10 a 14: risco moderado (3,3%) 15 a 19: risco alto (6,9%) > 20: risco muito alto (12,4%)
	0			+ 8				
Idade (anos)	< 50	50 a 59	60 a 69	70 a 79	≥ 80			
	0	+ 3	+ 6	+ 9	+ 12			
Creatinina sérica (mg/dL)	< 1,0	1,0	1,2	1,4	1,6	1,8	≥ 2,0	
	0	+ 2	+ 3	+ 5	+ 6	+ 8	+ 10	
Leucócitos totais (giga/mL)	< 10	10	12	14	16	18	≥ 20	
	0	+ 2	+ 3	+ 5	+ 6	+ 8	+ 10	
Anemia	Não			Sim				
	0			+ 6				
Apresentação da SCA	IAM CSST	IAM SSST	Angina instável					
	0	+ 2	+ 6					
Medicações antitrombóticas	Heparina + IGP IIb/IIIa			Bivalirudina				
	0			− 5				

Fonte: Autoria própria.

Ambos os escores foram derivados de coortes em que o acesso femoral foi predominante ou exclusivamente utilizado. Seu valor prognóstico pode ser menor no cenário de acesso radial. Esses escores devem ser utilizados apenas como ferramentas de auxílio para o médico na tomada de decisão. É relevante mencionar que existe uma correlação substancial entre os escores de risco de sangramento e a ocorrência de eventos hemorrágicos.

Escores de riscos específicos foram desenvolvidos para ajudar na definição do tempo de dupla antiagregação plaquetária (DAP) após angioplastia (especialmente no cenário de SCA). O escore PRECISE-DAPT (http://www.precisedaptscore.com/predapt/webcalculator.html) é uma ferramenta que utiliza cinco variáveis (idade, hemoglobina, *clearance* de creatinina, leucócitos e sangramento espontâneo prévio) para predizer sangramento após alta hospitalar durante uso de DAP. Entre pacientes com alto risco de sangramento, com base no escore PRECISE-DAPT (escore ≥ 25), uso prolongado de DAP (12 a 24 meses) foi associado com não benefício isquêmico, mas aumento nos eventos hemorrágicos. Naqueles sem alto risco de sangramento (escore < 25), o tratamento prolongado de DAP não foi associado a aumento de sangramento, mas à redução significativa no desfecho composto isquêmico (infarto, trombose de *Stent*, acidente vascular encefálico e necessidade de revascularização emergencial).

Dada a importância da ocorrência de sangramento nos pacientes com coronariopatia aguda, devemos usar os escores de risco de sangramento para nos ajudar na escolha do regime antitrombótico e determinar seu tempo de uso. Ressaltam-se, também, a correção de doses dos antitrombóticos e o uso preferencial do acesso radial para minimizar os riscos associados ao sangramento.

Bibliografia consultada

Byrne RA, Rossello X, Coughlan JJ, Barbato E, Berry C, Chieffo A, Claeys MJ, Dan GA, Dweck MR, Galbraith M, Gilard M, Hinterbuchner L, Jankowska EA, Jüni P, Kimura T, Kunadian V, Leosdottir M, Lorusso R, Pedretti RFE, Rigopoulos AG, Rubini Gimenez M, Thiele H, Vranckx P, Wassmann S, Wenger NK, Ibanez B; ESC Scientific Document Group. 2023 ESC Guidelines for the management of acute coronary syndromes. Eur Heart J. 2023;44(38):3720-826.

Costa F, van Klaveren D, James S, Heg D, Räber L, Feres F et al. Derivation and validation of the predicting bleeding complications in patients undergoing stent implantation and subsequent dual antiplatelet therapy (PRECISE-DAPT) score: a pooled analysis of individual-patient datasets from clinical trials. Lancet. 2017;389(10073):1025-34.

Mehran R, Pocock SJ, Nikolsky E, Clayton T, Dangas GD, Kirtane AJ et al. A risk score to predict bleeding in patients with acute coronary syndromes. J Am Coll Cardiol. 2010;55(23):2556-66.

Moscucci M, Fox KAA, Cannon CP, Klein W, López-Sendón J, Montalescot G et al. Predictors of major bleeding in acute coronary syndromes: the Global Registry of Acute Coronary Events (GRACE). Eur Heart J 2003;24(20):1815-23.

Nicolau JC, Feitosa GS Filho, Petriz JL, Furtado RHM, Précoma DB, Lemke W et al. Diretrizes da Sociedade Brasileira de Cardiologia sobre Angina Instável e Infarto Agudo do Miocárdio sem Supradesnível do Segmento ST – 2021. Arq Bras Cardiol. 2021;117(1):181-264.

Subherwal S, Bach RG, Chen AY, Gage BF, Rao SV, Newby LK et al. Baseline Risk of Major Bleeding in Non–ST-Segment–Elevation Myocardial Infarction: the CRUSADE (Can Rapid risk stratification of Unstable angina patients Suppress ADverse outcomes with Early implementation of the ACC/AHA Guidelines) Bleeding Score. Circulation. 2009;119(14):1873-82.

Yeh RW, Secemsky EA, Kereiakes DJ, Normand SLT, Gershlick AH, Cohen DJ, Spertus JA, Steg PG, Cutlip DE, Rinaldi MJ, Camenzind E, Wijns W, Apruzzese PK, Song Y, Massaro JM, Mauri L; DAPT Study Investigators. Development and Validation of a Prediction Rule for Benefit and Harm of Dual Antiplatelet Therapy Beyond 1 Year After Percutaneous Coronary Intervention. JAMA. 2016;315(16):1735-49.

Capítulo 21

Insuficiência Cardíaca Descompensada

Deborah de Sá Pereira Belfort

Silvia Moreira Ayub Ferreira

Introdução

A insuficiência cardíaca (IC) é uma síndrome clínica resultante de anormalidades funcional e estrutural cardíacas, que levam a débito cardíaco insuficiente para as demandas metabólicas orgânicas ou mantêm débito cardíaco adequado às custas de aumento das pressões de enchimento ventriculares. Quando os sintomas surgem de forma rápida ao longo de dias ou semanas e motivam a procura de atenção médica imediata, é caracterizada a IC aguda (ICA) ou descompensada, que é a principal causa de internação por doenças cardiovasculares no Brasil e no mundo, levando a alta morbimortalidade e elevados custos em saúde. No Brasil, o registro BREATHE mostrou mortalidade intra-hospitalar de 12,6%, além de taxa de reinternação elevada, chegando a 33% em 3 meses e a 50% em 6 meses, com mortalidade de 24,5% em 1 ano na América Latina. O objetivo deste capítulo é contemplar o diagnóstico e a classificação dos pacientes com ICA, bem como a abordagem inicial desses pacientes.

Avaliação clínica

Na avaliação inicial, é necessário identificar sinais e sintomas de congestão e/ou baixo débito para a correta caracterização do paciente em um dos seguintes perfis hemodinâmicos: quente e seco (A), quente e úmido (B), frio e úmido (C) e frio e seco (L). Essa classificação tem implicação não só no manejo clínico, mas também no prognóstico, sendo o paciente em perfil C o de maior mortalidade. O perfil B é a apresentação clínica mais comum (67,4% dos casos no registro BREATHE), 17,8% encontram-se em perfil C e, apesar de o exame físico por vezes ser limitado para identificar congestão, apenas cerca de 5% dos pacientes estão em perfil L.

Os principais sintomas da ICA são dispneia e fadiga, frequentemente acompanhadas de outros sintomas de congestão (dispneia paroxística noturna, ortopneia, edema de membros inferiores, aumento do volume abdominal) e, menos frequentemente, de sintomas de baixo débito, como confusão mental, redução do volume urinário, náuseas e vômitos.

No exame físico, habitualmente há sinais de congestão, como estase jugular, estertores pulmonares, terceira bulha (B3), hepatomegalia dolorosa, ascite, refluxo hepatojugular e edema de membros inferiores.

Os sinais de baixo débito no exame físico têm acurácia ainda mais limitada. A presença de extremidades frias, por exemplo, tem sensibilidade de apenas 20%, enquanto a presença de pulsos finos, o tempo de enchimento capilar prolongado e a hipotensão, apesar de sugerirem baixo débito, frequentemente não estão presentes. Um achado útil é a presença de pressão proporcional de pulso ([pressão arterial sistólica – pressão arterial diastólica] / [pressão arterial sistólica]) $< 25\%$, que sugere índice cardíaco $< 2{,}2$ L/min/m^2.

Exames complementares

Apesar de o diagnóstico da IC aguda ser predominantemente clínico, exames complementares são fundamentais na avaliação prognóstica, na análise de funções orgânicas e na pesquisa do fator descompensador, além de auxiliarem em casos de diagnóstico incerto:

- **Eletrocardiograma (ECG):** alterações sugestivas de cardiopatia estrutural, como sobrecarga de câmaras e bloqueios de ramo, podem sugerir o fator causador ou descompensador da IC (taquiarritmias ou bradiarritmias, alterações isquêmicas como supradesnivelamento ou infradesnivelamento de ST).
- **Radiografia de tórax:** sinais de congestão e possível processo infeccioso subjacente ou revelação de alguma doença pulmonar associada.
- **Ecocardiograma transtorácico:** fração de ejeção (FE), sinais de aumento das pressões de enchimento, hipertensão pulmonar, alterações segmentares que sugiram isquemia subjacente, presença de derrame pericárdico ou presença de valvopatia anatomicamente importante.
- **Peptídeos natriuréticos (BNP e NT-pro-BNP):** auxiliam no diagnóstico diferencial de dispneia em casos duvidosos. Valores baixos (BNP < 100 pg/mL e NT-pro-BNP < 300 pg/mL) praticamente excluem IC como causa da dispneia, enquanto valores elevados (BNP > 400 pg/mL e NT-pro-BNP > 900 pg/mL) corroboram o diagnóstico.
- **Exames laboratoriais gerais:** auxiliam na identificação de disfunção renal ou hepática, injúria miocárdica, anemia, infecções, distúrbios hidroeletrolíticos e alteração tireoidiana. Gasometria arterial com lactato deve ser coletada em suspeita de baixo débito.

- **Ultrassom de tórax:** a visualização de linhas B em campos pulmonares e o diâmetro e a variação com respiração da veia cava inferior auxiliam na identificação de congestão e da resposta terapêutica após medidas instituídas.

Abordagem inicial

É fundamental a identificação precoce de condições que necessitam de terapia imediata (processo infeccioso, SCA com supradesnivelamento de ST, taquiarritmias ou bradiarritmias instáveis, edema agudo de pulmão [EAP], choque cardiogênico, embolia pulmonar, entre outros).

Após avaliação inicial, é possível na maioria dos casos definir o perfil hemodinâmico e traçar, a partir daí, estratégias terapêuticas (Figura 21.1). Também é possível, na maioria das vezes, identificar o fator descompensador da ICA, sendo mais comum, no Brasil, a má aderência medicamentosa (além de outros anteriormente citados).

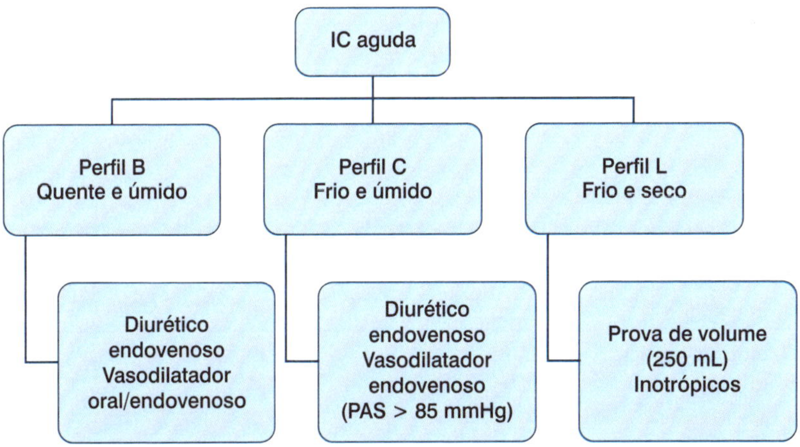

Figura 21.1. Resumo do manejo terapêutico inicial da ICA na admissão hospitalar. *Fonte*: Autoria própria.

Oxigenioterapia e ventilação não invasiva

Os pacientes em perfil B e C (congestos e, por muitas vezes hipoxêmicos) necessitam de oxigenioterapia por meio de cateter nasal de oxigênio ou máscara, se saturação arterial de $O_2 < 90\%$. Em pacientes em EAP, o uso de ventilação não invasiva (VNI) mostrou redução de mortalidade e de evolução para intubação orotraqueal, sendo essa a primeira medida terapêutica a ser instituída nesses casos.

Diureticoterapia

Os diuréticos de alça são fundamentais no manejo volêmico, promovendo alívio sintomático, melhora de função renal e redução de tempo de internação e do índice de re-hospitalização. Dose de furosemida IV (Quadro 21.1): 1 × a 2,5 × a dose diária ambulatorial do paciente ou, se dose desconhecida, 0,5 a 1 mg/kg IV em bólus ou, se nunca fez uso de diurético de alça, pode ser iniciado 20 a 40 mg IV, em bólus. Resposta esperada: diurese de 1 litro nas primeiras 6 horas, em um ritmo de 1,5 a 2,5 mL/kg/h, ausência de ortopneia e esforço respiratório em 24 horas e ausência de dispneia aos mínimos esforços em 72 horas. Se o paciente não apresenta resposta adequada nas primeiras 6 horas, deve ser administrado o dobro da dose de furosemida endovenosa inicial. Pacientes com resistência diurética (habitualmente, os que fazem uso de diureticoterapia de alça ambulatorial em altas doses) necessitam de doses cada vez maiores e podem ser usados diuréticos tiazídicos (hidroclorotiazida 25 a 100 mg/dia).

Antagonistas mineralocorticoides (espironolactona 25 a 50 mg/dia), no contexto de ICA, podem ser utilizados, mas sem evidências robustas. A tripla associação de tiazídico, diurético de alça e antagonista mineralocorticoide, apesar de carecer de estudos randomizados que comprovem sua eficácia, é recomendada nas diretrizes para casos de congestão refratária.

Quadro 21.1. Dose de diuréticos no contexto da IC aguda

Diurético	Via	Dose inicial	Dose máxima
Diuréticos de Alça			
Furosemida	Endovenosa	20 a 40 mg	240 mg
Tiazídicos			
Hidroclorotiazida	Via oral	25 mg	100 mg
Clortalidona	Via oral	12,5 mg	50 mg
Poupadores de potássio			
Espironolactona	Via oral	25 mg	50 mg

Fonte: Adaptado do Comitê Coordenador da Diretriz de Insuficiência Cardíaca; Rohde LEP, Montera MW, Bocchi EA, Clausell NO, Albuquerque DC, Rassi S, Colafranceschi AS, Freitas AF Junior, Ferraz AS, Biolo A, Barretto ACP, Ribeiro ALP, Polanczyk CA, Gualandro DM, Almeida DR, Silva ERR, Figueiredo EL, Mesquita ET, Marcondes-Braga FG, Cruz FDD, Ramires FJA, Atik FA, Bacal F, Souza GEC, Almeida GLG Junior, Ribeiro GCA, Villacorta H Junior, Vieira JL, Souza JD Neto, Rossi JM Neto, Figueiredo JA Neto, Moura LAZ, Goldraich LA, Beck-da-Silva L, Danzmann LC, Canesin MF, Bittencourt MI, Garcia MI, Bonatto MG, Simões MV, Moreira MCV, Silva MMF, Olivera MT Junior, Silvestre OM, Schwartzmann PV, Bestetti RB, Rocha RM, Simões R, Pereira SB, Mangini S, Alves SMM, Ferreira SMA, Issa VS, Barzilai VS, Martins WA. Diretriz Brasileira de Insuficiência Cardíaca Crônica e Aguda. Arq Bras Cardiol. 2018;111(3):436-539.

Apesar de não ter diferença no estudo DOSE, o uso de furosemida em infusão contínua pode ser avaliado em pacientes selecionados como refratários ao triplo bloqueio, com dose de 10 a 50 mg/h.

Deve-se lembrar, também, que alguns pacientes, que inicialmente pareciam estar em perfil B, não respondem adequadamente à terapia diurética agressiva e, na realidade, se encontram em baixo débito, sendo necessário o início de inotrópico em baixa dose.

Vasodilatadores

Os vasodilatadores endovenosos utilizados na prática clínica são o nitroprussiato de sódio e a nitroglicerina (Quadro 21.2). O nitroprussiato tem potente ação vasodilatadora arterial, promovendo redução da resistência vascular periférica, melhora do índice cardíaco, redução da pressão capilar pulmonar e melhora da diurese, sendo o vasodilatador venoso de escolha na IC aguda. Deve ser usado, preferencialmente, com pressão arterial invasiva, especialmente em pacientes com pressão arterial limítrofe.

A nitroglicerina em baixas doses, por sua vez, tem maior efeito venodilatador do que vasodilatador arterial, melhorando pré-carga e reduzindo pressão capilar pulmonar. Em doses elevadas (200 mcg/min), promove dilatação arteriolar, mas leva à cefaleia como efeito colateral em 20% dos casos. Além disso, a depleção de radicais sulfidrila na parede vascular leva à tolerância farmacológica em 24 horas.

Os vasodilatadores orais, como inibidores da enzima conversora de angiotensina, bloqueadores do receptor da angiotensina e hidralazina, costumam ser iniciados em pacientes estáveis sem infecção associada, usualmente após estabilização clínica na transição dos vasodilatadores endovenosos e inotrópicos.

Quadro 21.2. Posologia dos vasodilatadores endovenosos

Vasodilatador	Dose inicial	Dose máxima
Nitroprussiato de sódio	0,3 mcg/kg/min	5 mcg/kg/min
Nitroglicerina	10 a 20 mcg/min	200 mcg/min

Fonte: Adaptado do Comitê Coordenador da Diretriz de Insuficiência Cardíaca; Rohde LEP, Montera MW, Bocchi EA, Clausell NO, Albuquerque DC, Rassi S, Colafranceschi AS, Freitas AF Junior, Ferraz AS, Biolo A, Barretto ACP, Ribeiro ALP, Polanczyk CA, Gualandro DM, Almeida DR, Silva ERR, Figueiredo EL, Mesquita ET, Marcondes-Braga FG, Cruz FDD, Ramires FJA, Atik FA, Bacal F, Souza GEC, Almeida GLG Junior, Ribeiro GCA, Villacorta H Junior, Vieira JL, Souza JD Neto, Rossi JM Neto, Figueiredo JA Neto, Moura LAZ, Goldraich LA, Beck-da-Silva L, Danzmann LC, Canesin MF, Bittencourt MI, Garcia MI, Bonatto MG, Simões MV, Moreira MCV, Silva MMF, Olivera MT Junior, Silvestre OM, Schwartzmann PV, Bestetti RB, Rocha RM, Simões R, Pereira SB, Mangini S, Alves SMM, Ferreira SMA, Issa VS, Barzilai VS, Martins WA. Diretriz Brasileira de Insuficiência Cardíaca Crônica e Aguda. Arq Bras Cardiol. 2018;111(3):436-539.

Inotrópicos

Na presença de choque cardiogênico, o uso de inotrópicos (Quadro 21.3) se faz necessário, levando à melhora do débito cardíaco e dos sinais de hipoperfusão, sendo mais utilizada, em nosso meio, a dobutamina. Por agir em beta-receptores, pacientes em uso de betabloqueadores frequentemente necessitam de doses maiores para efeito terapêutico.

O milrinone também leva ao aumento do débito cardíaco, mas tem maior efeito vasodilatador sistêmico e pulmonar, o que pode, em alguns casos, levar à hipotensão, e tem necessidade de ajuste de dose para função renal e maior custo. Por não atuar no beta-receptor, pode ser mantido o uso do betabloqueador.

O levosimendan é um sensibilizador do canal de cálcio intracelular, que também leva à vasodilatação sistêmica associada ao efeito inotrópico. Também pode levar à hipotensão. Sua infusão é feita em 6 a 24 horas e o efeito pode permanecer até duas semanas; pode ser uma alternativa interessante em pacientes com dificuldade de desmame de inotrópicos e necessidade de desospitalização.

Em casos de choque cardiogênico sem melhora após início de inotrópicos, deve ser discutida a indicação de dispositivo de assistência circulatória.

Quadro 21.3. Posologia dos inotrópicos

Inotrópico	Dose inicial	Dose máxima
Dobutamina	2,5 mcg/kg/min	20 mcg/kg/min
Milrinone	0,375 mcg/kg/min	0,75 a 0,5 mcg/kg/min*
Levosimendan**	0,05 mcg/kg/min	0,2 mcg/kg/min

* Na presença de insuficiência renal aguda. ** Infusão por 24 horas.

Fonte: Adaptado do Comitê Coordenador da Diretriz de Insuficiência Cardíaca; Rohde LEP, Montera MW, Bocchi EA, Clausell NO, Albuquerque DC, Rassi S, Colafranceschi AS, Freitas AF Junior, Ferraz AS, Biolo A, Barretto ACP, Ribeiro ALP, Polanczyk CA, Gualandro DM, Almeida DR, Silva ERR, Figueiredo EL, Mesquita ET, Marcondes-Braga FG, Cruz FDD, Ramires FJA, Atik FA, Bacal F, Souza GEC, Almeida GLG Junior, Ribeiro GCA, Villacorta H Junior, Vieira JL, Souza JD Neto, Rossi JM Neto, Figueiredo JA Neto, Moura LAZ, Goldraich LA, Beck-da-Silva L, Danzmann LC, Canesin MF, Bittencourt MI, Garcia MI, Bonatto MG, Simões MV, Moreira MCV, Silva MMF, Olivera MT Junior, Silvestre OM, Schwartzmann PV, Bestetti RB, Rocha RM, Simões R, Pereira SB, Mangini S, Alves SMM, Ferreira SMA, Issa VS, Barzilai VS, Martins WA. Diretriz Brasileira de Insuficiência Cardíaca Crônica e Aguda. Arq Bras Cardiol. 2018;111(3):436-539.

Betabloqueadores

O uso de betabloqueadores não deve ser iniciado no contexto de IC descompensada. No entanto, pacientes que já fazem uso da medicação devem tê-la mantida na dose nos casos de IC perfil B.

No caso de pacientes em choque cardiogênico, a medicação deve ser suspensa. No entanto, se o paciente se encontra com sinais de hipoperfusão, mas sem hipotensão, com necessidade de inotrópico, o uso de betabloqueadores pode ser suspenso ou mantido com 50% da dose de uso ambulatorial.

Conclusão

A ICA se configura como importante causa de hospitalização e morbimortalidade. As avaliações clínicas e hemodinâmica adequadas são necessárias para realização de monitorização e terapêutica farmacológica otimizada. Os pilares do tratamento clínico se baseiam em diureticoterapia e vasodilatação oral ou endovenosa. Naqueles com sinais de hipoperfusão tecidual e choque cardiogênico, os inotrópicos devem ser prontamente instituídos.

Bibliografia consultada

Albuquerque DC, Souza JD Neto, Bacal F, Rohde LEP, Bernardez-Pereira S et al. I Brazilian Registry of Heart Failure – Clinical Aspects, Care Quality and Hospitalization Outcomes. Arq Bras Cardiol. 2015;104(6):433-42.

Comitê Coordenador da Diretriz de Insuficiência Cardíaca; Rohde LEP, Montera MW, Bocchi EA, Clausell NO, Albuquerque DC, Rassi S, Colafranceschi AS, Freitas AF Junior, Ferraz AS, Biolo A, Barretto ACP, Ribeiro ALP, Polanczyk CA, Gualandro DM, Almeida DR, Silva ERR, Figueiredo EL, Mesquita ET, Marcondes-Braga FG, Cruz FDD, Ramires FJA, Atik FA, Bacal F, Souza GEC, Almeida GLG Junior, Ribeiro GCA, Villacorta H Junior, Vieira JL, Souza JD Neto, Rossi JM Neto, Figueiredo JA Neto, Moura LAZ, Goldraich LA, Beck-da-Silva L, Danzmann LC, Canesin MF, Bittencourt MI, Garcia MI, Bonatto MG, Simões MV, Moreira MCV, Silva MMF, Olivera MT Junior, Silvestre OM, Schwartzmann PV, Bestetti RB, Rocha RM, Simões R, Pereira SB, Mangini S, Alves SMM, Ferreira SMA, Issa VS, Barzilai VS, Martins WA. Diretriz Brasileira de Insuficiência Cardíaca Crônica e Aguda. Arq Bras Cardiol. 2018;111(3):436-539.

Gargani L, Frassi F, Soldati G, Tesorio P, Gheorghiade M, Picano E. Ultrasound lung comets for the differential diagnosis of acute cardiogenic dyspnoea: a comparison with natriuretic peptides. Eur J Heart Fail. 2008;10(1):70-7.

Heidenreich PA, Bozkurt B, Aguilar D, Allen LA, Byun JJ et al. 2022 AHA/ACC/HFSA Guideline for the Management of Heart Failure: Executive Summary: a Report of the American College of Cardiology/American Heart Association Joint Committee on Clinical Practice Guidelines. Circulation. 2022;145(18):e895-e894.

McDonagh TA, Metra M, Adamo M, Gardner RS, Baumbach A, Böhm M, Burri H, Butler J, Čelutkienė J, Chioncel O, Cleland JGF, Coats AJS, Crespo-Leiro MG, Farmakis D, Gilard M, Heymans S, Hoes AW, Jaarsma T, Jankowska EA, Lainscak M, Lam CSP, Lyon AR, McMurray JJV, Mebazaa A, Mindham R, Muneretto C, Francesco Piepoli M, Price S, Rosano GMC, Ruschitzka F, Kathrine Skibelund A; ESC Scientific Document Group. 2021 ESC Guidelines for the diagnosis and treatment of acute and chronic heart failure. Eur Heart J. 2021;42(36):3599-726.

Mullens W, Damman K, Harjola VP, Mebazaa A, Brunner-La Rocca HP, Martens P et al. The use of diuretics in heart failure with congestion – a position statement from the Heart Failure Association of the European Society of Cardiology. Eur J Heart Fail. 2019;21(2):137-55.

Singh A, Laribi S, Teerlink JR, Mebazaa A. Agents with vasodilator properties in acute heart failure. Eur Heart J. 2016;38(5):317-25.

Voors AA, Angermann CE, Teerlink JR, Collins SP, Kosiborod M, Biegus J et al. The SGLT2 inhibitor empagliflozin in patients hospitalized for acute heart failure: a multinational randomized trial. Nat Med. 2022;28(3):568-74.

Capítulo 22

Edema Agudo Pulmonar

Ivanhoé Stuart Lima Leite

Introdução

Trata-se de uma causa comum e potencialmente letal de desconforto respiratório na emergência, caracterizada pelo acúmulo anormal de fluidos no parênquima pulmonar, resultando na deterioração da troca gasosa.

Um a cada cinco pacientes, aproximadamente, não sobrevive durante a internação hospitalar. Essa taxa pode ser ainda maior no contexto de infarto agudo ou necessidade de ventilação mecânica. Além disso, quase metade dos doentes que recebem alta vai falecer no primeiro ano de seguimento.

Fisiopatologia

O princípio de Starling – mecanismo que correlaciona o débito cardíaco ao volume diastólico final – rege o movimento de fluidos por meio de membranas e estabelece que ele ocorre pela diferença entre as pressões hidrostáticas e oncóticas do plasma dentro dos capilares e do fluido intersticial, assim como está relacionado com o grau de permeabilidade dessa membrana.

Equação de Starling

$$Kf \times (\Delta \text{ pressão hidrostática} - \Delta \text{ pressão oncótica})$$

Kf: coeficiente de filtração, traduz a permeabilidade da membrana.

O desequilíbrio entre essas forças ocorre fundamentalmente pelo aumento da pressão hidrostática capilar ou da permeabilidade. A primeira situação se dá pela rápida elevação das pressões de enchimento das câmaras cardíacas esquerdas, levando à hipertensão venosa pulmonar, o que caracteriza o edema cardiogênico (foco deste capítulo). Por outro lado, o edema não cardiogênico geralmente é causado pelo aumento da permeabilidade por injúria pulmonar direta ou indireta.

Etiologia

Quando analisamos a etiologia do edema agudo pulmonar (EAP) cardiogênico, podemos diferenciar suas condições predisponentes crônicas (Quadro 22.1) dos fatores agudos de descompensação (Quadro 22.2).

Quadro 22.1. Condições predisponentes
IC sistólica ou diastólica e suas causas
Obstrução à via de saída do ventrículo esquerdo ou do átrio esquerdo (cardiomiopatia hipertrófica obstrutiva, estenose aórtica ou estenose mitral)
Hipertensão renovascular

Fonte: Autoria própria.

Quadro 22.2. Fatores precipitantes
Fatores de descompensação de IC (má aderência ao tratamento ou modificação de estilo de vida, infecção, taquiarritmias ou bradiarritmias, anemia, efeito adverso medicamentoso)
Insuficiência renal ou sobrecarga volêmica
Insuficiência aórtica aguda (endocardite ou dissecção aórtica)
Insuficiência mitral aguda (disfunção de músculo papilar ou rotura de cordoalha)
Isquemia ou infarto agudo do miocárdico
Crise hipertensiva

IC: insuficiência cardíaca. *Fonte*: Autoria própria.

Uma forma particular de edema cardiogênico é o edema de crise simpática ou EAP em "*flash*", caracterizado pela vasoconstrição com desvio de fluidos para os pulmões e incremento da pós-carga. Sua velocidade de instalação é mais rápida do que a do EAP e da IC descompensada. Os pacientes geralmente estão hipertensos à admissão e seu *status* volêmico é variável, podendo inclusive estar hipovolêmicos por ativação do sistema renina-angiotensina-aldosterona, com aumento da pressão de filtração renal e natriurese.

Dentre as causas de EAP não cardiogênico, o destaque é para a síndrome de desconforto respiratório agudo (SDRA) pelas mais diversas etiologias (sepse, pneumonia, aspiração, trauma ou pancreatite). Outras formas de EAP não cardiogênicos por variados mecanismos fisiopatológicos são o edema pulmonar de grande altitude, o edema pulmonar neurogênico, a intoxicação por opioide, a doença pulmonar veno-oclusiva, o edema de reperfusão e o de reexpansão.

Quadro clínico

Esses pacientes normalmente apresentam taquidispneia com uso de musculatura acessória, de início ou piora súbitos, associada a tosse com eventual expectoração espumosa rósea, sinais adrenérgicos (taquicardia, diaforese e palidez) e hipoxemia.

A ausculta pulmonar é variável, classicamente definida como estertoração crepitante até ápices bilateralmente. Contudo, é possível o predomínio de roncos e sibilos, devido ao edema de vias aéreas e à broncorreatividade associados. Em situações de congestão crônica e adaptação do sistema linfático, a ausculta pode ser normal ou apresentar estertores restritos às bases pulmonares.

Pacientes com EAP cardiogênico frequentemente apresentam o exame cardiológico alterado, com lateralização do *ictus cordis*, ausculta de B3 ou B4 e sopros compatíveis com insuficiência ou estenose valvar.

Nos doentes com IC descompensada, a história clínica deve ser focada em identificar condições predisponentes/fatores precipitantes, enquanto o exame físico deve ser direcionado para avaliar a presença de sinais de congestão e/ou de baixa perfusão (Quadro 22.3), traçando um perfil clínico/hemodinâmico (Quadro 22.4).

Quadro 22.3. Exame clínico

Sinais de congestão	Sinais de baixa perfusão
Turgência jugular patológica	Enchimento capilar lentificado
Refluxo hepatojugular	Temperatura fria de antebraços e pernas
Estertores pulmonares	Oligúria
Ortopneia	Alteração do nível de consciência
Dispneia paroxística noturna	Hipotensão
Edema de membros inferiores	Pulso fino ou alternante
Ascite	Pressão de pulso proporcional < 25%
Derrame pleural	

Pressão de pulso proporcional = (PAS – PAD)/PAS; se < 25%, alta correlação com IC < 2,2 $L/kg/m^2$.
Fonte: Autoria própria.

Quadro 22.4. Perfil clínico/hemodinâmico

	Sem congestão	Congesto
Perfusão normal	A (quente-seco)	B (quente-úmido)
Hipoperfusão	L (frio-seco)	C (frio-úmido)

Fonte: Autoria própria.

Exames complementares

O **eletrocardiograma** é obrigatório e deve ser realizado precocemente, para avaliar achados relacionados com a síndrome coronariana aguda, a arritmias ou a sobrecargas de câmaras cardíacas. A **radiografia de tórax** pode demonstrar cardiomegalia, cefalização de trama vascular, consolidação peri-hilar que poupa a periferia (aspecto em "asa de borboleta"), derrame pleural e linhas B de Kerley. Edema pulmonar unilateral é raro e pode ser causado por jato excêntrico de regurgitação mitral. O **ultrassom pulmonar** à beira-leito pode demonstrar múltiplas linhas B (três ou mais em um mesmo espaço intercostal, sinal conhecido como "rastro de foguete"). Essas linhas são produzidas pelo espessamento dos septos interlobulares sub-pleurais que caracterizam as síndromes intersticiais e não específicas do edema cardiogênico.

Os **peptídeos natriuréticos cerebrais** (BNP e NT-pro-BNP) são ferramentas úteis para diagnóstico da causa de dispneia em doentes sem história prévia de IC. Pacientes com IC têm níveis de BNP acima de 400 pg/mL e NT-pro-BNP acima de 450 pg/mL, 900 pg/mL e 1 800 pg/mL, respectivamente, para as idades < 50 anos, entre 50 e 75 anos e > 75 anos. Contudo, EAP de rápida instalação é uma das situações em que os níveis desses peptídeos podem estar falsamente normais. Portanto, sua utilização deve sempre estar acompanhada da avaliação clínica, sendo crucial também considerar outras possíveis causas para sua elevação.

Por fim, o **ecocardiograma** é fundamental para avaliação da área cardíaca, das funções sistólica (global e segmentar) e diastólica, de valvopatias e de eventual complicação pós-IAM.

Tratamento

Os objetivos principais do tratamento do EAP cardiogênico são a redução da pressão hidrostática capilar pulmonar, a melhora da oxigenação e a estabilização hemodinâmica.

Na abordagem inicial, é fundamental posicionar o paciente sentado e ofertar oxigênio suplementar, visando à saturação periférica acima de 90% e à melhora da dinâmica ventilatória, com redução do trabalho respiratório. Para esse fim, a principal estratégia é o uso de VNI com pressão positiva contínua em vias aéreas (CPAP) ou com dois níveis de pressão (BIPAP). A infusão contínua de dedexmedetomidina ou os pequenos bólus de midazolam podem ser utilizados para controle de agitação e maior adaptação à VNI. No caso de hipoxemia refratária, acidose persistente, redução do nível de consciência e fadiga muscular, a intubação orotraqueal não deve ser adiada.

Os nitratos são medicações centrais no manejo do edema pulmonar. A administração de nitroglicerina em doses elevadas (100 a 300 mcg/min, em média), seja em bólus, seja em infusão contínua, parece segura e relacionada com a redução da necessidade de intubação ou de terapia intensiva (age com venodilatação e redução da pré-carga e promove dilatação arteriolar, resultando na diminuição da pós-carga e do trabalho miocárdico). Deve-se evitar seu uso em doentes hipotensos

(PAS < 90 mmHg) ou naqueles que tenham feito uso recente de inibidor de fosfodiesterase (medicações para disfunção erétil).

Os diuréticos devem ser utilizados diante de sinais de sobrecarga volêmica e produzem um efeito inicial de venodilatação.

A morfina tem sido historicamente empregada por seu efeito venodilatador, além de reduzir a atividade simpática e a ansiedade associada à dispneia. Contudo, estudos retrospectivos correlacionaram seu uso com piores desfechos, como maiores taxas de ventilação mecânica, de admissão em terapia intensiva e de mortalidade. Podemos estar diante de um viés relacionado com a gravidade intrínseca dos doentes que requerem a administração de morfina ou é possível que o mascaramento dos sintomas leve o médico a negligenciar a utilização de outras terapias potencialmente benéficas.

Em pacientes com disfunção ventricular e sinais de má perfusão, é indicada a administração de inotrópicos. Em estudo clínico randomizado, não se encontrou diferença de desfechos entre o emprego da dobutamina (agonista adrenérgico) ou milrinone (inibidor de fosfodiesterase) no cenário de choque cardiogênico, mas vale destacar a facilidade de titulação da dobutamina por sua meia-vida mais curta.

Conclusão

O EAP cardiogênico é uma condição grave e potencialmente fatal. Seu reconhecimento precoce e seu tratamento imediato são cruciais para a sobrevivência dos pacientes. Em sua abordagem inicial, destacam-se a utilização de VNI e a administração de nitratos, com monitoramento constante e adaptação de acordo com a resposta individual.

Bibliografia consultada

Fiutowski M, Waszyrowski T, Krzemińska-Pakula M, Kasprzak JD. Pulmonary edema prognostic score predicts in-hospital mortality risk in patients with acute cardiogenic pulmonary edema. Heart Lung. 2008;37(1):46-53.

Heidenreich PA, Bozkurt B, Aguilar D, Allen LA, Byun JJ et al. 2022 AHA/ACC/HFSA Guideline for the Management of Heart Failure: Executive Summary: a Report of the American College of Cardiology/American Heart Association Joint Committee on Clinical Practice Guidelines. Circulation. 2022;145(18):e895-e894.

Killeen BM, Wolfson AB. Noninvasive Positive Pressure Ventilation for Cardiogenic Pulmonary Edema. Acad Emerg Med. 2020;27(12):1358-9.

Mathew R, Di Santo P, Jung RG, Marbach JA, Hutson J, Simard T et al. Milrinone as Compared with Dobutamine in the Treatment of Cardiogenic Shock. N Engl J Med. 2021;385(6):516-25.

Maw AM, Hassanin A, Ho PM, McInnes MDF, Moss A, Juarez-Colunga E et al. Diagnostic Accuracy of Point-of-Care Lung Ultrasonography and Chest Radiography in Adults with Symptoms Suggestive of Acute Decompensated Heart Failure: A Systematic Review and Meta-analysis. JAMA. 2019;2(3):e190703.

McDonagh TA, Metra M, Adamo M, Gardner RS, Baumbach A, Böhm M, Burri H, Butler J, Čelutkienė J, Chioncel O, Cleland JGF, Coats AJS, Crespo-Leiro MG, Farmakis D, Gilard M, Heymans S, Hoes AW, Jaarsma T, Jankowska EA, Lainscak M, Lam CSP, Lyon AR, McMurray JJV, Mebazaa A, Mindham R, Muneretto C, Francesco Piepoli M, Price S, Rosano GMC, Ruschitzka F, Kathrine Skibelund A; ESC Scientific Document Group. 2021 ESC Guidelines for the diagnosis and treatment of acute and chronic heart failure. Eur Heart J. 2021;42(36):3599-726.

McDonagh TA, Metra M, Adamo M, Gardner RS, Baumbach A, Böhm M, Burri H, Butler J, Čelutkienė J, Chioncel O, Cleland JGF, Crespo-Leiro MG, Farmakis D, Gilard M, Heymans S, Hoes AW, Jaarsma T, Jankowska EA, Lainscak M, Lam CSP, Lyon AR, McMurray JJV, Mebazaa A, Mindham R, Muneretto C, Francesco Piepoli M, Price S, Rosano GMC, Ruschitzka F, Skibelund AK; ESC Scientific Document Group. 2023 Focused Update of the 2021 ESC Guidelines for the diagnosis and treatment of acute and chronic heart failure. Eur Heart J. 2023;44(37):3627-39.

Nohria A, Tsang AW, Fang JC, Lewis EF, Jarcho JA, Mudge GH et al. Clinical assessment identifies hemodynamic profiles that predict outcomes in patients admitted with heart failure. J Am Coll Cardiol. 2003;41(10):1797-804.

Pivetta E, Goffi A, Nazerian P, Castagno D, Tozzetti C, Tizzani P et al. Lung ultrasound integrated with clinical assessment for the diagnosis of acute decompensated heart failure in the emergency department: a randomized controlled trial. Eur J Heart Fail. 2019;21(6):754-66.

Wilson SS, Kwiatkowski GM, Millis SR, Purakal JD, Mahajan AP, Levy PD. Use of nitroglycerin by bolus prevents intensive care unit admission in patients with acute hypertensive heart failure. Am J Emerg Med. 2017;35(1):126-31.

Capítulo 23

Choque Cardiogênico

Vanessa Simioni Faria

Bruno Biselli

Maristela Camargo Monachini

Introdução

Choque cardiogênico (CC) caracteriza-se por hipoperfusão periférica e tecidual diante de um débito cardíaco (DC) inefetivo, o que pode ocorrer por disfunção cardíaca primária ou por causas obstrutivas, como tamponamento cardíaco. Apesar do avanço nos últimos vinte anos, a taxa de mortalidade permanece alta, em torno de 30% durante a hospitalização e 40% a 50% após 30 dias. O reconhecimento precoce e o tratamento efetivo são fundamentais para reduzir a progressão a disfunções orgânicas e morte.

Historicamente, o infarto agudo do miocárdio (IAM) é considerado a etiologia mais comum de CC, sendo notória a predominância quase exclusiva, nos poucos ensaios clínicos randomizados (ECR) publicados, de pacientes isquêmicos. Recentemente, em alguns centros, predominam causas de choque não relacionadas ao IAM. Em decorrência dessa mudança epidemiológica, considerações devem ser feitas em relação ao manejo e à condução do caso, principalmente no que se refere ao paciente com CC agudo, "de novo", frente ao paciente já com insuficiência cardíaca (IC) crônica que descompensa, o qual está mais bem adaptado a valores de função ventricular mais baixos, assim como DC.

Entre as causas não isquêmicas, incluem-se miocardite fulminante, insuficiência ventricular direita, síndrome de Takotsubo, cardiomiopatia periparto, doença cardíaca valvular e descompensação aguda de outras cardiomiopatias.

Tradicionalmente, o choque é definido nos ECR e nos demais estudos pela tríade:

- **Hipotensão:** pressão arterial sistólica (PAS) < 90mmHg.
- **DC baixo**, apesar de uma pré-carga volêmica adequada.
- **Hipoperfusão** (lactato elevado, extremidades frias, oligúria e alteração do nível neurológico).

A hipotensão pode estar ausente em pacientes em um estágio inicial do CC por mecanismos compensatórios. Esses indivíduos são chamados de CC normotensos. Já indivíduos que estão hipotensos diante de um baixo DC, mas ainda possuem perfusão preservada, são classificados como em estado pré-choque e apresentam melhor prognóstico se comparados aos CC normotensos, tendo o paciente com CC hipotensivo o pior prognóstico.

Classificação

Diante da heterogeneidade nos níveis de gravidade de pacientes em CC, desenvolveu-se a classificação de choque da Sociedade de Angiografia e Intervenções Cardiovasculares (SCAI), a qual definiu cinco estágios, de A a E (Quadro 23.1), em crescente, para pacientes com doença cardiovascular aguda. Essa classificação foi validada em uma grande coorte de pacientes cardiológicos em UTI e demonstra associação entre os estágios e a mortalidade.

Além da classificação da SCAI, os pacientes em CC podem ser definidos em fenótipos e em perfis hemodinâmicos. No CC, as condições hemodinâmicas são diversas, com diferentes valores de função ventricular, resistência vascular sistêmica (RVS) e DC. Um terço dos pacientes podem estar "secos". Alguns casos, em pós-isquemia e/ou processo infeccioso vigente, pela liberação de mediadores inflamatórios, podendo

Quadro 23.1. Critérios de choque cardiogênico pela Sociedade de Angiografia e Intervenções Cardiovasculares (SCAI)

Estágios	Condição clínica
A: *At Risk* – Sob risco	Normotensão Perfusão normal
B: *Beginning* – Pré-choque	Hipotensão Perfusão normal
C: *Classic* – Clássico	Hipotensão Hipoperfusão
D: *Deteriorating* – Deteriorando	Hipotensão em piora Hipoperfusão em piora
E: *Extremis* – Extremo	Hipotensão refratária Hipoperfusão refratária

Fonte: Naidu SS, Baran DA, Jentzer JC, Hollenberg SM, van Diepen S, Basir MB *et al.* SCAI SHOCK Stage Classification Expert Consensus Update: A Review and Incorporation of Validation Studies: This statement was endorsed by the American College of Cardiology (ACC), American College of Emergency Physicians (ACEP), American Heart Association (AHA), European Society of Cardiology (ESC) Association for Acute Cardiovascular Care (ACVC), International Society for Heart and Lung Transplantation (ISHLT), Society of Critical Care Medicine (SCCM), and Society of Thoracic Surgeons (STS) in December 2021. J Am Coll Cardiol. 2022;79(9):933-46.

haver uma resposta inflamatória sistêmica gerando vasodilatação inapropriada, o que confere maior gravidade ao choque, mais disfunções orgânicas e, assim, pior prognóstico. Em quase 30% a 50% dos pacientes admitidos em CC, há história concomitante de parada cardiorrespiratória (PCR), que se associa a disfunção miocárdica, lesão global, isquemia/reperfusão, mais inflamação e maior mortalidade.

Manejo

Avaliação inicial e monitorização hemodinâmica

Reconhecimento precoce e identificação do fator descompensador para tratamento específico são os objetivos centrais do manejo inicial do paciente em CC. Os exames complementares, como eletrocardiograma (ECG) e ecocardiograma, são ferramentas úteis para rastreio de IAM, disfunção ventricular (direita e/ou esquerda) e doenças estruturais cardíacas. A monitorização hemodinâmica é fundamental, uma vez que, a partir de algumas medidas invasivas, como cateterização de artéria para avaliação de pressão invasiva e passagem de um acesso venoso central, é possível a administração de fármacos vasopressores ou vasodilatadores e inotrópicos (conforme a avaliação), além da análise laboratorial de saturação venosa central de oxigênio ($SVCO_2$), dos valores de lactato arterial e da realização de medidas de pressões de enchimento, como a pressão venosa central, auxiliando na compreensão do choque e em seu manejo.

A passagem de um cateter de artéria pulmonar (CAP) pode ser útil diante das informações fornecidas, especialmente em pacientes com CC de fenótipo incerto e pacientes muito graves ou ainda não respondedores às terapias iniciais, em que a titulação dos fármacos seria mais fidedigna sob avaliação de medidas diretas do DC, da RVS e da pressão de oclusão da artéria pulmonar (POAP).

Sob a suspeita de IAM, uma angiografia coronariana deve ser precocemente realizada, uma vez que a revascularização da artéria "culpada" de forma precoce mostrou ser benéfica, com melhora de sobrevida a longo prazo em ECR, enquanto lesões "não culpadas" poderiam ser tratadas em um segundo momento.

Suporte ventilatório

Oxigênio deve ser fornecido visando manter a saturação arterial de oxigênio acima de 90%. Ventilação não invasiva pode auxiliar a reduzir o esforço respiratório inicial do paciente e melhorar o edema pulmonar. Em caso de ventilação mecânica, uma ventilação protetora deve ser almejada. Em pacientes sem sinais de congestão, um teste de fluido-responsividade poderá ser benéfico, enquanto, em pacientes congestos, o diurético será a escolha. Dentre os vasopressores, a noradrenalina é geralmente o fármaco de primeira escolha, uma vez que parece estar menos associado a arritmias. Não há uma exata meta pressórica nesses pacientes, mas sabe-se que pressão arterial média < 65 mmHg se associa a um pior prognóstico. No entanto, será que esses pacientes, na realidade, têm um prognóstico ruim não pelo valor pressórico em si, mas por serem pacientes já mais graves, demonstrando sinais de insuficiência cardíaca (IC) avançada?

Terapias farmacológicas

As terapias modificadoras da IC geralmente são suspensas, como os vasodilatadores orais e os betabloqueadores, até a resolução do quadro de hipoperfusão. Se possível, apesar de evidências limitadas e controversas, pacientes com PAS > 110 mmHg podem se beneficiar de vasodilatadores endovenosos, uma vez que, nos pacientes com CC clássico, a RVS geralmente encontra-se alta e, com sua redução, há redução da pós-carga e melhora do DC.

O uso de inotrópicos é considerado terapia farmacológica de primeira linha no manejo do CC. A dobutamina é o inotrópico mais utilizado no manejo do choque. Possui ação inotrópica positiva, atuando como agente agonista nos receptores B1 e B2 adrenérgicos, com propriedades de aumento de debito cardíaco, associado a menor aumento de frequência cardíaca, menor risco de arritmias e menor vasoconstrição periférica, quando comparada à dopamina. Outro inotrópico utilizado no manejo da CC é o milrinone, um inibidor da fosfofiesterase-3, com efeitos cardíacos inotrópicos positivos, além de ação vasodilatadora tanto sistêmica quanto pulmonar. Em um recente ECR, quando comparados dobutamina *versus* milrinone, os resultados foram similares, assim como a segurança. A dobutamina possui menores efeitos vasodilatadores e seu início de ação costuma ser mais rápido. O levosimendan também possui ação inotrópica positiva, atuando por meio da ligação à troponina C e aumentando a sensibilidade dos miofilamentos miocárdicos ao cálcio, além de apresentar efeito vasodilatador periférico e anti-isquêmico. O Quadro 23.2 descreve as doses recomendadas no uso de inotrópicos em pacientes com choque cardiogênico.

Quadro 23.2. Doses de inotrópico no manejo do choque cardiogênico

Inotrópico	Dose inicial	Dose máxima
Dobutamina	2,5 mcg/kg/min	20 mcg/kg/min
Milrinone	0,375 mcg/kg/min	0,75 mcg/kg/min
Levosimendan*	0,05 mcg/kg/min	0,2 mcg/kg/min

*Infusão por 24 horas. *Fonte*: Autoria própria.

Suporte circulatório mecânico

O paciente em CC sob altas doses de inotrópico (individual ou em combinação), apresenta riscos maiores de efeitos adversos a esse fármaco, além de se correlacionar, invariavelmente, à maior gravidade. Os dispositivos de assistência circulatória mecânica podem ser benéficos, uma vez que fornecem auxílio hemodinâmico de diferentes maneiras. O dispositivo temporário mais usado no Brasil é o balão intra-aórtico (BIA), de fácil implementação (beira-leito, percutâneo), baixo custo e menor risco de complicações. Não deve ser considerado de rotina em CC após IAM, uma vez que falhou em demonstrar melhora de sobrevida nesses pacientes. No entanto, em situações de complicações mecânicas após IAM, o BIA deve ser considerado. Por seu mecanismo de ação, o BIA por contrapulsação reduz a pós-carga do ventrículo esquerdo (VE), o que parece ser útil para pacientes em descompensação de IC crônica.

Os dispositivos percutâneos de assistência ventricular esquerda, como Impella, fornecem maior suporte hemodinâmico que o BIA, mas falham em demonstrar melhor sobrevida. A oxigenação por membrana extracorpórea venoarterial (ECMO-VA) é capaz de fornecer suporte cardíaco biventricular e pulmonar, indicado em CC grave em deterioração rápida e/ou refratário (SCAI estágios D e E), incluindo pacientes em PCR. No entanto, os estudos controlados randomizados ECMO-CS e ECLS-SHOCK não conseguiram demonstrar uma melhoria na sobrevida com ECMO-VA precoce *versus* terapia médica inicial com ECMO-VA de resgate. A ECMO-VA pode aumentar a pós-carga do VE, resultando potencialmente em pressão diastólica final elevada, dilatação do VE e abertura prejudicada da válvula aórtica. Portanto, fornecer descompressão do VE pode ser importante e pode ser alcançado por um BIA ou por um dispositivo percutâneo de assistência VE, entre outras alternativas.

Choque de ventrículo direito

Em caso de CC por IC isolada ou predominante de ventrículo direito (VD), deve-se considerar a resolução e/ou a melhora de fatores que agravam a resistência vascular pulmonar, como hipóxia, hipercapnia e acidose, assim como evitar pressão positiva excessiva nas vias aéreas e levar em consideração que pré-carga inadequada pode comprometer o DC, mas o contrário, com altas pressões de enchimento do VD, pode gerar agravo da função do VD. Vasodilatadores pulmonares seletivos (inalatórios ou sistêmicos) podem ser indicados quando a disfunção do VD ocorre por hipertensão pulmonar, mas na ausência de congestão pulmonar ou doença pulmonar hipoxêmica.

Em pacientes com CC por IAM de VD, fluidos podem ser úteis, além dos inotrópicos.

Conclusão

Vários são os desafios para a produção de ECR em pacientes em CC, o que dificulta a obtenção de consensos. O CC é a forma mais grave de IC aguda e, ainda hoje, responde por altas taxas de mortalidade no ambiente intra-hospitalar. É de fundamental importância seu reconhecimento precoce, para instituição de medidas rápidas, a fim de evitar ou minimizar disfunções orgânicas e evolução do quadro à morte. Cada caso deve ser avaliado individualmente, devendo ser considerados dispositivos de assistência circulatória de curta duração.

Bibliografia consultada

Abraham J, Blumer V, Burkhoff D, Pahuja M, Sinha SS, Rosner C et al. Heart Failure-Related Cardiogenic Shock: Pathophysiology, Evaluation and Management Considerations: Review of Heart Failure-Related Cardiogenic Shock. J Card Fail. 2021;27(10):1126-40.

Aissaoui N, Puymirat E, Delmas C, Ortuno S, Durand E, Bataille V et al. Trends in cardiogenic shock complicating acute myocardial infarction. Eur J Heart Fail. 2020;22(4):664-72.

Chioncel O, Parissis J, Mebazaa A, Thiele H, Desch S, Bauersachs J et al. Epidemiology, pathophysiology and contemporary management of cardiogenic shock – a position statement from the Heart Failure Association of the European Society of Cardiology. Eur J Heart Fail. 2020;22(8):1315-41.

Dhruva SS, Ross JS, Mortazavi BJ, Hurley NC, Krumholz HM, Curtis JP et al. Association of Use of an Intravascular Microaxial Left Ventricular Assist Device vs Intra-aortic Balloon Pump with In-Hospital Mortality and Major Bleeding among Patients with Acute Myocardial Infarction Complicated by Cardiogenic Shock. JAMA. 2020;323(8):734-45.

Garan AR, Kanwar M, Thayer KL, Whitehead E, Zweck E, Hernandez-Montfort. Complete Hemodynamic Profiling with Pulmonary Artery Catheters in Cardiogenic Shock is Associated with Lower In-Hospital Mortality. JACC Heart Fail. 2020;8(11):903-13.

Hochman JS, Sleeper LA, Webb JG, Sanborn TA, White HD, Talley JD et al. Early revascularization in acute myocardial infarction complicated by cardiogenic shock. SHOCK Investigators. Should We Emergently Revascularize Occluded Coronaries for Cardiogenic Shock. N Engl J Med. 1999;341(9):625-34.

Jentzer JC, Ahmed AM, Vallabhajosyula S, Burstein B, Tabi M, Barsness GW et al. Shock in the cardiac intensive care unit: Changes in epidemiology and prognosis over time. Am Heart J. 2021;232:94-104.

Jentzer JC, Bhat AG, Patlolla SH, Sinha SS, Miller PE, Lawler PR et al. Concomitant Sepsis Diagnoses in Acute Myocardial Infarction-Cardiogenic Shock: 15-Year National Temporal Trends, Management, and Outcomes. Crit Care Explor. 2022;4(2):e0637.

Jentzer JC, Henry TD, Barsness GW, Menon V, Baran DA, Van Diepen S. Influence of cardiac arrest and SCAI shock stage on cardiac intensive care unit mortality. Catheter Cardiovasc Interv. 2020;96(7):1350-9.

Jentzer JC, Tabi M, Burstein B. Managing the first 120 min of cardiogenic shock: from resuscitation to diagnosis. Curr Opin Crit Care. 2021;27(4):416-25.

Mathew R, Di Santo P, Jung RG, Marbach JA, Hutson J, Simard T et al. Milrinone as Compared with Dobutamine in the Treatment of Cardiogenic Shock. N Engl J Med. 2021;385(6):516-25.

Miller PE, Bromfield SG, Ma Q, Crawford G, Whitney J, DeVries A et al. Clinical Outcomes and Cost Associated with an Intravascular Microaxial Left Ventricular Assist Device vs Intra-Aortic Balloon Pump in Patients Presenting with Acute Myocardial Infarction Complicated by Cardiogenic Shock. JAMA Intern Med. 2022;182(9):926-33.

Naidu SS, Baran DA, Jentzer JC, Hollenberg SM, van Diepen S, Basir MB et al. SCAI SHOCK Stage Classification Expert Consensus Update: A Review and Incorporation of Validation Studies: This statement was endorsed by the American College of Cardiology (ACC), American College of Emergency Physicians (ACEP), American Heart Association (AHA), European Society of Cardiology (ESC) Association for Acute Cardiovascular Care (ACVC), International Society for Heart and Lung Transplantation (ISHLT), Society of Critical Care Medicine (SCCM), and Society of Thoracic Surgeons (STS) in December 2021. J Am Coll Cardiol. 2022;79(9):933-46.

Osman M, Syed M, Patibandla S, Sulaiman S, Kheiri B, Shah MK et al. Fifteen-Year Trends in Incidence of Cardiogenic shock Hospitalization and In-Hospital Mortality in the United States. J Am Heart Assoc. 2021;10(15):e021061.

Ostadal P, Rokyta R, Karasek J, Kruger A, Vondrakova D, Janotka M et al. Extracorporeal Membrane Oxygenation in the Therapy of Cardiogenic Shock: Results of the ECMO-CS Randomized Clinical Trial. Circulation. 2023;147(6):454-64.

Rui Q, Jiang Y, Chen M, Zhang N, Yang H, Zhou Y. Dopamine versus norepinephrine in the treatment of cardiogenic shock: A PRISMA-compliant meta-analysis. Medicine (Baltimore). 2017;96(43):e8402.

Thiele H, Akin I, Sandri M, Fuernau G, de Waha S, Meyer-Saraei R, Nordbeck P, Geisler T, Landmesser U, Skurk C, Fach A, Lapp H, Piek JJ, Noc M, Goslar T, Felix SB, Maier LS, Stepinska J, Oldroyd K, Serpytis P, Montalescot G, Barthelemy O, Huber K, Windecker S, Savonitto S, Torremante P, Vrints C, Schneider S, Desch S, Zeymer U; CULPRIT-SHOCK Investigators. PCI Strategies in Patients with Acute Myocardial Infarction and Cardiogenic Shock. N Engl J Med. 2017;377(25):2419-32.

Thiele H, Zeymer U, Akin I, Behnes M, Rassaf T, Mahabadi AA, Lehmann R, Eitel I, Graf T, Seidler T, Schuster A, Skurk C, Duerschmied D, Clemmensen P, Hennersdorf M, Fichtlscherer S, Voigt I, Seyfarth M, John S, Ewen S, Linke A, Tigges E, Nordbeck P, Bruch L, Jung C, Franz J, Lauten P, Goslar T, Feistritzer HJ, Pöss J, Kirchhof E, Ouarrak T, Schneider S, Desch S, Freund A; ECLS -SHOCK Investigators. Extracorporeal Life Support in Infarct-Related Cardiogenic Shock. N Engl J Med. 2023;389(14):1286-97.

Thiele H, Zeymer U, Neumann FJ, Ferenc M, Olbrich HG, Hausleiter J, Richardt G, Hennersdorf M, Empen K, Fuernau G, Desch S, Eitel I, Hambrecht R, Fuhrmann J, Böhm M, Ebelt H, Schneider S, Schuler G, Werdan K; IABP-SHOCK II Trial Investigators. Intraaortic balloon support for myocardial infarction with cardiogenic shock. N Engl J Med. 2012;367(14):1287-96.

Capítulo 24

Time de Insuficiência Cardíaca e Avaliação para Implante de Assistência Mecânica de Curta Permanência

Henrique Barbosa Ribeiro
Fábio Augusto Pinton
Felipe Lourenço Fernandes
Filomena Regina Barbosa Gomes Galas

Introdução

O choque cardiogênico (CC) é a expressão clínica da falência ventricular esquerda, direita ou biventricular, levando à incapacidade do sistema cardiovascular de ofertar oxigênio de maneira eficaz para os tecidos, o que ocasiona disfunção orgânica progressiva e óbito, caso esse ciclo não seja interrompido rapidamente. Apesar de não existir uma definição universal para CC, pacientes com falência circulatória de etiologia cardiovascular (índice cardíaco $\leq$ 2,2 L/min/m^2), resultando em desequilíbrio entre oferta e demanda de oxigênio e hipoxemia tecidual, clinicamente manifestada por pressão arterial sistólica (PAS) menor que 90 mmHg por mais de 30 minutos (ou necessidade de inotrópico ou vasopressor para PAS $\geq$ 90 mmHg), associada à hipoperfusão tecidual (oligúria, alteração do nível de consciência) e ao aumento de lactato, caracterizam um paciente em CC.

A despeito dos avanços recentes no tratamento da síndrome coronariana aguda (SCA), o infarto agudo do miocárdio (IAM) com perda significativa da contratilidade miocárdica é a principal causa de CC em todo o mundo, apresentando mortalidade que ultrapassa 50%. Possíveis causas da melhora dos resultados nos últimos anos são o aperfeiçoamento no reconhecimento precoce e no tratamento do CC, relacionado com a existência de times especializados em choque e terapia de reperfusão, e ao aumento no uso de suporte mecânico circulatório como dispositivos de assistência ventricular percutâneos (DAVp) e membrana de circulação extracorpórea (ECMO).

Centros de choque cardiogênico e time de choque

Em função da gravidade dessa condição e da complexidade dos recursos envolvidos no tratamento do CC, foram desenvolvidos centros com times especializados no manejo de pacientes com CC. Centros de CC nível I são hospitais com nível terciário de alto volume de pacientes com doença cardiovascular, com equipe e recursos capazes de triar e tratar pacientes com CC, como monitorização hemodinâmica e suporte mecânico circulatório. É fundamental a presença de equipes médica e de enfermagem altamente treinadas, bem como dos serviços de hemodinâmica, de cirurgia cardiovascular, de capacidade para transplante cardíaco e implante de dispositivo de assistência ventricular de curta e longa durações. Centros nível II têm capacidade de realizar angioplastia primária com centro de hemodinâmica disponível, mas não têm capacidade de oferecer DAVp ou procedimentos intervencionistas de alto risco, enquanto centros nível III são hospitais distantes, sem capacidade de angioplastia na fase aguda, que necessitam transportar pacientes para outros centros para suporte hemodinâmico ou outras intervenções cardiológicas.

O time de choque deve ser formado por cardiologista com especialidade em terapia intensiva, cardiologista intervencionista, especialista em insuficiência cardíaca avançada e transplante cardíaco, bem como por cirurgião cardíaco (Figura 24.1). Também fazem parte da equipe a enfermagem, um fisioterapeuta e um perfusionista com conhecimento em fisiopatologia do choque e familiarizado com diferentes DAVp e monitorização hemodinâmica.

O acionamento do time de choque geralmente é feito com o cardiointensivista, que funciona como o capitão do time, que vai gerenciar toda a equipe e guiar o paciente, de acordo com os recursos necessários, para a solução de complexos problemas hemodinâmicos, o ajuste de dispositivos de assistência ventricular, além de para o manejo de patologias não cardíacas, como sepse, insuficiência renal e pulmonar. O cardiologista intervencionista, além de realizar a angioplastia em pacientes com CC secundário a síndrome coronária, pode auxiliar na passagem de cateter de artéria pulmonar (CAP) e passagem de marca-passo provisório, em caso de CC secundário a bradicardia. Cirurgiões cardiovasculares, juntamente com cardiologista intervencionista, podem realizar o implante de DAVp, além de realizar implante de dispositivo de assistência ventricular (DAV) de longa permanência e transplante cardíaco. Cardiologistas especializados em insuficiência cardíaca e transplante auxiliam

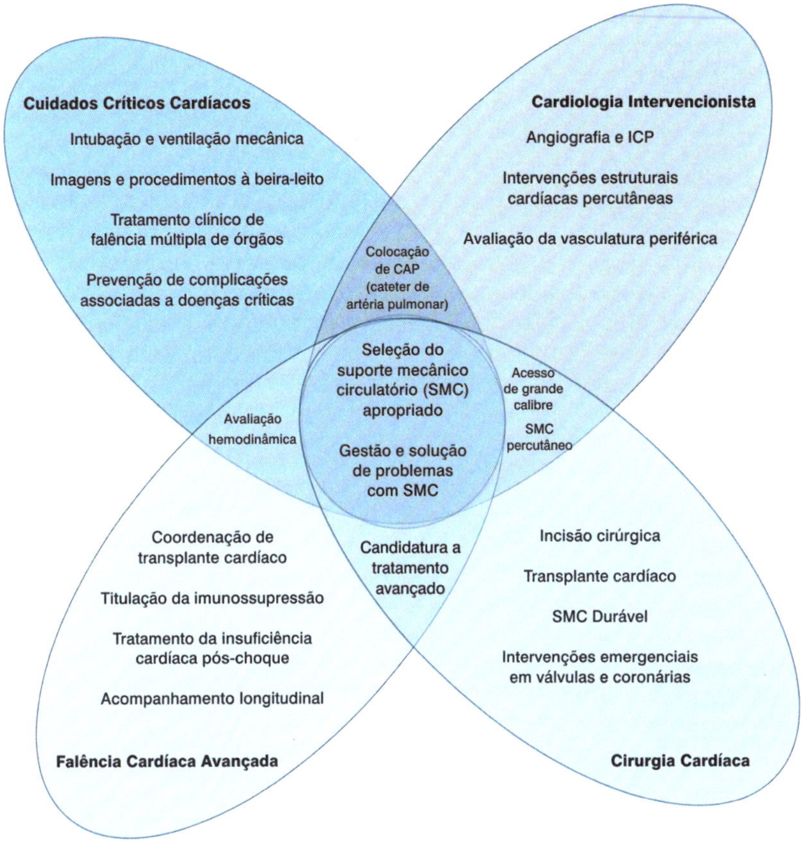

Figura 24.1. Membros do time multidisciplinar de choque cardiogênico, que deve ser composto de especialista em terapia intensiva, cardiologista intervencionista, especialista em insuficiência cardíaca avançada e transplante cardíaco, bem como o cirurgião cardíaco. SCM: suporte circulatório mecânico; CAP: cateter de artéria pulmonar; ICP: intervenção coronária percutânea. *Fonte*: Brusca SB, Caughron H, Njoroge JN, Cheng R, O'Brien CG, Barnett CF *et al.* The shock team: a multidisciplinary approach to early patient phenotyping and appropriate care escalation in cardiogenic shock. Curr Opin Cardiol. 2022;37(3):241-9.

na interpretação do padrão hemodinâmico do choque, além de traçarem opções de tratamento para o paciente a médio e longo prazos, como indicar DAV de longa permanência, transplante cardíaco ou espera por mais tempo para recuperação miocárdica. Além disso, o cardiologista especializado em insuficiência cardíaca e transplante será o profissional responsável pelo acompanhamento de longo prazo após a desospitalização.

Após a identificação do paciente com CC, o time de choque deve ser acionado por meio de contato telefônico. Após o contato inicial e a discussão do caso, o grupo deve ser capaz de identificar quais são os recursos necessários para determinado paciente, com mobilização precoce de equipe para suporte hemodinâmico com implante de DAVp, se necessário. Estudos recentes demonstraram redução significativa de quase 30% de mortalidade em locais com um time de CC bem estabelecido.

As duas principais causas de choque cardiogênico são o infarto agudo do miocárdio (IAM) e a descompensação aguda de pacientes com IC crônica, sendo associadas a altas morbidade e mortalidade, atingindo mais de 35%. A Society for Cardiovascular Angiography and Interventions (SCAI) desenvolveu uma classificação de choque em pacientes adultos que vem sendo utilizada cada vez mais frequentemente, por sua facilidade de aplicação e por seu auxílio à tomada de decisão (Figura 24.2). Pacientes com classificação da SCAI Shock perfil D (aumento do lactato e progressão de fármaco vasoativo) e perfil E (acidose metabólica, múltiplos vasopressores ou parada cardiorrespiratória) devem ser avaliados quanto à possibilidade de suporte mecânico circulatório sempre, preferencialmente em uma fase mais precoce.

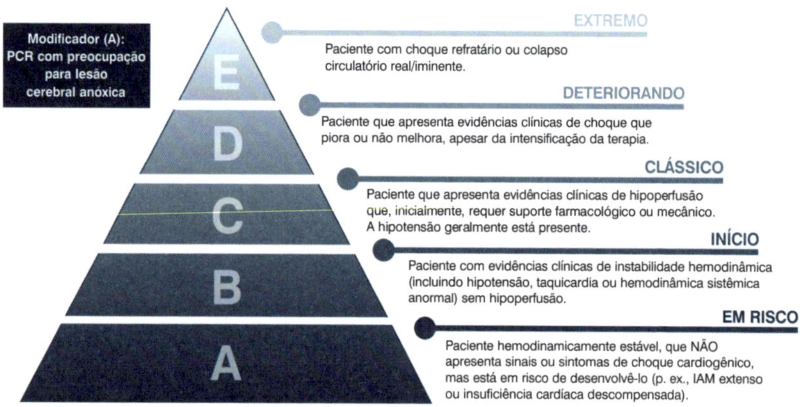

Figura 24.2. Classificação do choque cardiogênico, de acordo com o SCAI SHOCK. IAM: infarto agudo do miocárdio; CC: choque cardiogênico; IC: insuficiência cardíaca; SCAI: Society for Cardiovascular Angiography and Interventions. *Fonte*: Naidu SS, Baran DA, Jentzer JC, Hollenberg SM, van Diepen S, Basir MB et al. SCAI SHOCK Stage Classification Expert Consensus Update: A Review and Incorporation of Validation Studies: This statement was endorsed by the American College of Cardiology (ACC), American College of Emergency Physicians (ACEP), American Heart Association (AHA), European Society of Cardiology (ESC) Association for Acute Cardiovascular Care (ACVC), International Society for Heart and Lung Transplantation (ISHLT), Society of Critical Care Medicine (SCCM), and Society of Thoracic Surgeons (STS) in December 2021. J Am Coll Cardiol. 2022;79(9):933-46.

Dispositivos de assistência ventricular de curta permanência

No final dos anos 1960, a disponibilidade de suporte circulatório para paciente com CC se restringia ao uso de balão intra-aórtico (BIA). Ao reduzir a pós-carga do ventrículo esquerdo e aumentar a perfusão coronariana na diástole, o BIA tem a capacidade de aumentar o volume sistólico, ao mesmo tempo que diminui o consumo miocárdico de oxigênio. Apesar de seus efeitos teóricos ideais, o BIA perdeu certo espaço, na prática clínica, em função do baixo suporte hemodinâmico e da ausência de benefício em estudos randomizados recentes. Por exemplo, no estudo randomizado IABP-SHOCK II, não foram demonstrados benefício hemodinâmico e diminuição na mortalidade por CC relacionado com o IAM em 30 dias de seguimento. Contudo, apesar dos resultados desses estudos, em função de sua ampla disponibilidade e de seu baixo custo, ainda é o dispositivo mais utilizado em nosso meio.

Recentemente, outras opções de dispositivos de assistência circulatória percutâneos no tratamento do CC com maior poder de suporte hemodinâmico foram desenvolvidas. São eles: o Tandem Heart, o Impella e a própria ECMO (Quadro 24.1). Tanto o Impella quanto o Tandem Heart podem ser inseridos por punção guiada por radioscopia, sendo utilizados na sala de hemodinâmica. O Tandem Heart, no entanto, não está acessível para comercialização no Brasil.

O Impella (AbioMed, Danvers, MA, USA) é uma família de dispositivos com fluxo axial contínuo capaz de aspirar sangue de dentro do ventrículo e injetá-lo diretamente na aorta ascendente. Esse dispositivo funciona de maneira contínua e, dependendo do modelo, é capaz de fornecer débito de até 5,5 L/min. Para seu uso, são necessárias a anticoagulação plena e a permanência por até 5 a 7 dias. Foram desenvolvidas várias versões do Impella para suporte de ventrículo esquerdo, sendo inicialmente a versão percutânea do Impella LP 2.5 capaz de fornecer até 2,5 L/min. Essa geração foi descontinuada pela baixa capacidade de suporte. Posteriormente, foi desenvolvido o Impella CP com capacidade de até 4,0 L/min (média de 3,7 L/min), versão atualmente disponível em nosso meio, também por acesso percutâneo (punção) com introdutor de 14F. Também foram desenvolvidas as versões com acesso cirúrgico do Impella LP 5.0, fornecendo até 5 L/min, recentemente substituída pela versão de 5,5 L/min, com o maior suporte hemodinâmico da categoria, também com acesso cirúrgico.

A utilização do Impella no contexto de angioplastias complexas apresentou resultados animadores, com diminuição de eventos cardiovasculares maiores (mortalidade, acidente vascular cerebral, infarto e necessidade de nova revascularização). Apesar de melhora significativa do índice cardíaco em paciente com CC secundário a IAM, o Impella LP 2.5 não foi capaz de reduzir mortalidade quando comparado ao BIA. Ouweneel *et al.*

Quadro 24.1. Características técnicas dos dispositivos de assistência ventricular percutânea

	BIA	IMPELLA 2.5	IMPELLA CP	IMPELLA 5.0	Tandem Heart	ECMO VA
Local	Aorta	VE → Aorta	VE → Aorta	VE → Aorta	AE → Aorta	AD → Aorta
Fluxo (L/min)	0,3 a 0,5	1,0 a 2,5	3,7 a 4,0	Máx. 5,0	2,5 a 5,0	3,0 a 7,0
Tamanho cânula (Fr)	7 a 8	13 a 14	13 a 14	21	arterial 15 a 17 venosa 21	arterial 14 a 16 venosa 18 a 21
Sincronismo cardíaco	Sim	Não	Não	Não	Não	Não
Tempo máximo	–	7 a 10 dias	7 a 10 dias	2 a 3 semanas	2 a 3 semanas	3 a 4 semanas
Pós-carga	↓	↓	↓	↓	↑	↑↑↑
PAM	↑	↑↑	↑↑	↑↑	↑↑	↑↑
PDFVE	↓	↓↓	↓↓	↓↓	↓↓	↔
POAP	↓	↓↓	↓↓	↓↓	↓↓	↔
Pré-carga VE	–	↓↓	↓↓	↓↓	↓↓	↓
Perfusão coronariana	↑	↑	↑	↑	–	–

BIA: balão intra-aórtico; ECMO VA: membrana de oxigenação extracorpórea venoarterial; VE: ventrículo esquerdo; AE: átrio esquerdo; AD: átrio direito; PAM: pressão arterial média; PDFVE: pressão diastólica final do ventrículo esquerdo; PAOP: pressão de oclusão da artéria pulmonar. *Fonte*: Autoria própria.

também não demonstraram diminuição de mortalidade em 30 dias em estudo randomizado com uso de Impella CP, comparado ao BIA, em 48 pacientes com CC pós-SCA em ventilação mecânica e demonstraram maiores taxas de sangramento com o uso do Impella. Mais recentemente foi publicado estudo que randomizou 360 pacientes com IAM com elevação do segmento ST + CC para uso de Impella CP e tratamento padrão *versus* tratamento padrão isolado. Morte por qualquer causa aos 180 dias (desfecho primário) ocorreu em 79 pacientes (45,8%) no grupo Impella CP e 103 (58,5%) no grupo de tratamento padrão (RR, 0,74; IC de 95%, 0,55 a 0,99; $p = 0{,}04$). O desfecho composto de segurança (sangramento grave, isquemia de membro, hemólise, falha do dispositivo ou agravamento da regurgitação aórtica) ocorreu em 43 pacientes (24,0%) no grupo Impella CP e em 11 (6,2%) no grupo de tratamento padrão (RR, 4,74; IC de 95%, 2,36 a 9,55). A terapia de substituição renal foi administrada a 75 pacientes (41,9%) no grupo Impella CP e a 47 pacientes (26,7%) no grupo de tratamento padrão (risco relativo, 1,98; IC de 95%, 1,27 a 3,09). As principais limitações relacionadas ao Impella são hemólise, complicações vasculares e incapacidade de fornecer suporte de oxigenação.

Com capacidade de fornecer um fluxo de até 6 L/min, a ECMO venoarterial (ECMO VA) pode ser instalada de maneira percutânea ou cirúrgica, central ou periférica. Esse dispositivo é capaz de fornecer suporte hemodinâmico nos casos de falência do ventrículo esquerdo, do direito ou de ambos, além de fornecer suporte respiratório pleno. A configuração mais tradicional para implante de ECMO VA no CC é o implante da cânula de drenagem na veia femoral e da cânula de reinfusão na artéria femoral por punção (Figura 24.3). Além disso, o sistema conta com membrana de oxigenação, console e aquecedor. Com esse formato, é possível o implante de uma cânula de drenagem com calibre aumentado, possibilitando elevado débito pela ECMO. A cânula colocada na artéria femoral reinfundirá o sangue contra o fluxo arterial vindo do coração, o que faz com que aumentem a pós-carga e a resistência contra o fluxo anterógrado do

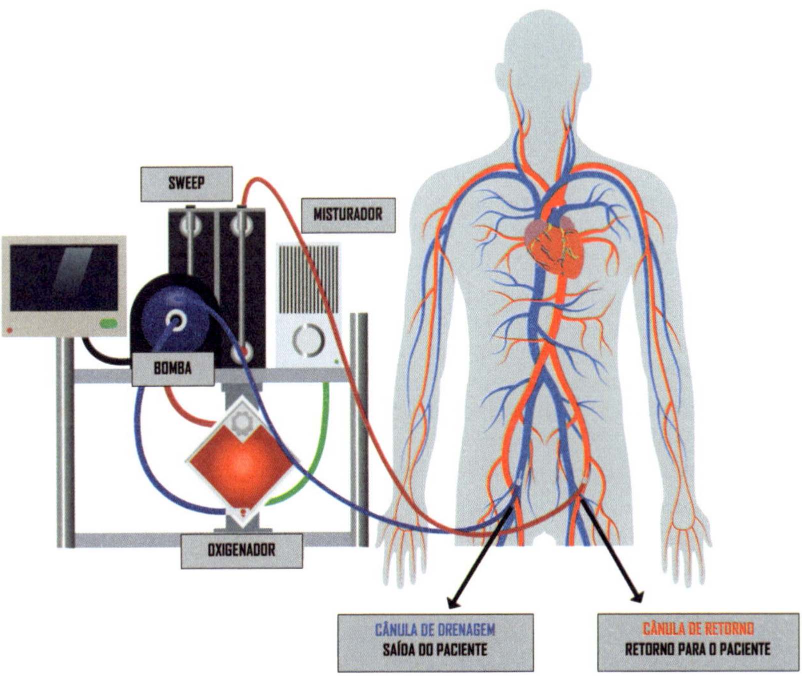

Figura 24.3. Configuração tradicional para implante de ECMO VA no choque cardiogênico é o implante da cânula de drenagem na veia femoral e a cânula de reinfusão na artéria femoral por punção. ECMO VA: oxigenação por membrana extracorpórea venoarterial. *Fonte*: Autoria própria.

ventrículo esquerdo. Apesar de dificultar o esvaziamento de sangue pela valva aórtica, potencialmente aumentando a pressão de enchimento do ventrículo esquerdo, com piora da perfusão cardíaca e risco elevado de edema agudo pulmonar e hipoxemia, o fluxo retrógrado da ECMO tem a capacidade de melhorar a perfusão sistêmica.

Uma das grandes vantagens de ECMO é sua capacidade de promover suporte respiratório com funções de oxigenação e retirada do gás carbônico do sangue venoso. Além disso, em centros com experiência com grande volume de ECMO e presença de equipe multidisciplinar treinada, a instalação do circuito de ECMO é extremamente rápida e pode ser realizada na beira do leito, em alguns casos com implante durante parada cardiorrespiratória. Outra característica interessante da ECMO é sua capacidade de manter o paciente em hipotermia terapêutica nos casos pós-parada.

Apesar de trabalhos retrospectivos sugerirem melhora da sobrevida no grupo ECMO quando é implantada precocemente, estudos randomizados recentes não demonstraram redução de mortalidade ou de eventos combinados com o uso de ECMO VA em pacientes com CC, quando comparada ao tratamento convencional.

A utilização de ECMO VA requer pessoal treinado, equipe multidisciplinar presente e altos investimentos. Por isso, é necessário que essa tecnologia seja empregada em pacientes com maior chance de sobrevivência, em vez de ser utilizada de maneira fútil em pacientes sem expectativa de melhora. A utilização de parâmetros pré-implante de ECMO, como tempo de PCR > 80 minutos e dosagem sérica de lactato arterial > 23 mmol/L, está associada a piores desfechos clínicos, enquanto presença de fluxo TIMI III pós-angioplastia parece estar relacionada com sucesso no uso de ECMO e aumento da sobrevida.

Conclusão

Times de choque formados por equipes especializadas trabalhando em centros de CC são capazes de identificar e tratar pacientes com CC de maneira eficaz, inclusive com uso de DAVp, quando apropriado. Para que o uso de suporte mecânico circulatório de curta duração seja traduzido em melhora da morbimortalidade de pacientes com CC, os conceitos de time de choque e centro de CC devem estar bem fundamentados. As equipes devem ser acionadas de maneira rápida, para que possam agir e melhorar o prognóstico desses pacientes.

Bibliografia consultada

Brusca SB, Caughron H, Njoroge JN, Cheng R, O'Brien CG, Barnett CF et al. The shock team: a multidisciplinary approach to early patient phenotyping and appropriate care escalation in cardiogenic shock. Curr Opin Cardiol. 2022;37(3):241-9.

Hajjar LA, Teboul JL. Mechanical Circulatory Support Devices for Cardiogenic Shock: State of the Art. Crit Care. 2019;23(1):76.

Levy B, Bastien O, Karim B, Cariou A, Chouihed T, Combes A et al. Experts' recomendations for the management of adult patients with cardiogenic shock. Ann Intensive Care. 2015;5(1):52.

Mebazaa A, Combes A, van Diepen S, Hollinger A, Katz JN, Landoni G et al. Management of cardiogenic shock complicating myocardial infarction. Intensive Care Med. 2018;44(6):760-73.

Moghaddam N, van Diepen S, So D, Lawler PR, Fordyce CB. Cardiogenic shock teams and centres: a contemporary review of multidisciplinary care for cardiogenic shock. ESC Heart Fail. 2021;8(2):988-98.

Møller JE, Engstrøm T, Jensen LO, Eiskjær H, Mangner N, el al. for the DanGer Shock Investigators. Microaxial Flow Pump or Standard Care in Infarct-Related Cardiogenic Shock. N Engl J Med 2024;390:1382-1393.

Naidu SS, Baran DA, Jentzer JC, Hollenberg SM, van Diepen S, Basir MB et al. SCAI SHOCK Stage Classification Expert Consensus Update: A Review and Incorporation of Validation Studies: This statement was endorsed by the American College of Cardiology (ACC), American College of Emergency Physicians (ACEP), American Heart Association (AHA), European Society of Cardiology (ESC) Association for Acute Cardiovascular Care (ACVC), International Society for Heart and Lung Transplantation (ISHLT), Society of Critical Care Medicine (SCCM), and Society of Thoracic Surgeons (STS) in December 2021. J Am Coll Cardiol. 2022;79(9):933-46.

Ostadal P, Rokyta R, Karasek J, Kruger A, Vondrakova D, Janotka M et al. Extracorporeal Membrane Oxygenation in the Therapy of Cardiogenic Shock: Results of the ECMO-CS Randomized Clinical Trial. Circulation. 2023;147(6):454-64.

Ouweneel DM, Eriksen E, Sjauw KD, van Dongen IM, Hirsch A, Packer EJS et al. Percutaneous Mechanical Circulatory Support Versus Intra-Aortic Balloon Pump in Cardiogenic Shock After Acute Myocardial Infarction. J Am Coll Cardiol. 2017;69(3):278-87.

Tehrani BN, Truesdell AG, Sherwood MW, Desai S, Tran HA, Epps KC et al. Standardized Team-Based Care for Cardiogenic Shock. J Am Coll Cardiol. 2019;73(13):1659-69.

Thiele H, Zeymer U, Akin I, Behnes M, Rassaf T, Mahabadi AA, Lehmann R, Eitel I, Graf T, Seidler T, Schuster A, Skurk C, Duerschmied D, Clemmensen P, Hennersdorf M, Fichtlscherer S, Voigt I, Seyfarth M, John S, Ewen S, Linke A, Tigges E, Nordbeck P, Bruch L, Jung C, Franz J, Lauten P, Goslar T, Feistritzer HJ, Pöss J, Kirchhof E, Ouarrak T, Schneider S, Desch S, Freund A; ECLS -SHOCK Investigators. Extracorporeal Life Support in Infarct-Related Cardiogenic Shock. N Engl J Med. 2023;389(14):1286-97.

Thiele H, Zeymer U, Neumann FJ, Ferenc M, Olbrich HG, Hausleiter J, Richardt G, Hennersdorf M, Empen K, Fuernau G, Desch S, Eitel I, Hambrecht R, Fuhrmann J, Böhm M, Ebelt H, Schneider S, Schuler G, Werdan K; IABP-SHOCK II Trial Investigators. Intraaortic balloon support for myocardial infarction with cardiogenic shock. N Engl J Med. 2012;367(14):1287-96.

Vdovin N, Gunther SPW, Waha S, Seizer P, Brunner S, Schlensak C et al. Early Risk Stratification in Patients with Cardiogenic Shock Complicating Acute Myocardial Infarction Treated with Extracorporeal Life Support and Primary Percutaneous Coronary Intervention. JACC Cardiovasc Interv. 2017;10(23):2466-71.

Capítulo 25

Time de Insuficiência Cardíaca e Avaliação para Implante de Assistência Mecânica de Longa Permanência

Mônica Samuel Ávila Grinberg

Silvia Moreira Ayub Ferreira

Paulo Pêgo Fernandes

Fábio Biscegli Jatene

Introdução

A insuficiência cardíaca (IC) é a principal causa de internação por motivo cardiovascular no Brasil e no mundo. Projeções americanas estimam um aumento da prevalência de IC em até 46% até 2030. Apesar da terapia medicamentosa otimizada, parte dos pacientes tem progressão da doença e chega ao estágio D, de IC refratária, condição em que a mortalidade é superior a 50% em um ano. A discussão sobre terapias avançadas de insuficiência cardíaca é fundamental e tem por objetivo a melhora da sobrevida dessa população. O transplante cardíaco é o padrão-ouro nesses casos, mas, muitas vezes, não é uma terapia factível, seja por indisponibilidade de órgãos, seja por contraindicação ao procedimento. Nesse cenário, os dispositivos de assistência circulatória mecânica (DACM) ganharam espaço nos últimos anos, com diferentes estratégias terapêuticas.

Classificação da IC para terapias avançadas

Os pacientes com IC avançada refratários à terapia médica otimizada são caracterizados pelos perfis desenvolvidos pelo Registro Interinstitucional de Suporte Circulatório Mecânico (INTERMACS). Os perfis

INTERMACS (Quadro 25.1) descrevem a gama de sintomas de pacientes com IC avançada desde classe III NYHA (Perfil 7) até os pacientes que se apresentam em choque cardiogênico crítico (Perfil 1).

Mais recentemente, um grupo multidisciplinar de especialistas convocado pela Society for Cardiovascular Angiography and Interventions (SCAI) se reuniu para consolidar uma nova classificação para choque cardiogênico, cujo objetivo é fornecer um esquema simples que permita uma comunicação objetiva sobre o estado do paciente, permitindo que os ensaios clínicos diferenciem adequadamente os subgrupos de pacientes. Na classificação proposta pela SCAI, existem cinco estágios de choque, designados de A até E. O estágio A ("em risco" para choque

Quadro 25.1. Classificação INTERMACS de gravidade da IC

Nível	Descrição	Estado hemodinâmico	Tempo para intervenção
1	Choque cardiogênico crítico	Hipotensão persistente, apesar de suporte inotrópico e BIA, com hipoperfusão orgânica crítica	Horas
2	Piora progressiva, apesar do uso de inotrópico	Suporte inotrópico com valores aceitáveis de pressão arterial, porém piora progressiva da nutrição, da função renal e da retenção hídrica	Dias
3	Estável com inotrópico	Estabilidade com doses moderadas de inotrópicos, porém falência de desmame	Eletiva, em semanas a meses
4	Sintomas em repouso	Possível desmame de inotrópicos, porém com descompensações frequentes, geralmente retenção hídrica	Eletiva, em semanas a meses
5	Intolerante ao esforço	Grave limitação de tolerância ao esforço, confortável em repouso, com congestão e, frequentemente, disfunção renal	Urgência variável, dependente da nutrição e da função orgânica
6	Limitado ao esforço	Limitação menos intensa de tolerância ao esforço, pouca congestão, facilmente fadigado	Urgência variável, dependente da nutrição e da função orgânica
7	CF III (NYHA)	Paciente compensado, sem retenção hídrica	Sem indicação

Fonte: Stevenson LW, Pagani FD, Young JB, et al. INTERMACS profiles of advanced heart failure: the current picture. J Heart Lung Transplant 2009.

cardiogênico) descreve um paciente que não está experimentando sinais ou sintomas de choque, mas está em risco para seu desenvolvimento. O estágio B ("pré-choque" ou "choque compensado") descreve um paciente que apresenta evidência clínica de hipotensão relativa ou taquicardia sem hipoperfusão. O estágio C ("choque clássico") descreve o paciente com hipoperfusão que requer um conjunto inicial de intervenções (inotrópicos, vasopressores, suporte mecânico ou ECMO – oxigenação por membrana extracorpórea), além da ressuscitação com volume para restaurar a perfusão. O estágio D ("deterioração") descreve um paciente que não conseguiu ser estabilizado, apesar dos intensos esforços iniciais e do escalonamento de terapia. Finalmente, o estágio E ("extremo") é o paciente com colapso circulatório, que frequentemente (mas nem sempre) está em parada cardíaca refratária com ressuscitação cardiopulmonar (RCP) em andamento ou que está sendo apoiado por múltiplas intervenções agudas simultâneas, incluindo RCP facilitada por ECMO.

A classificação INTERMACS e, mais recentemente, a classificação da SCAI (que fornece granularidade para a classificação INTERMACS, mas ainda carece de validação) permitem uma análise de risco ao longo do tempo, que pode ajudar na definição do momento oportuno para a indicação de terapias avançadas para IC (como o implante de dispositivos para o suporte circulatório mecânico), bem como na escolha entre os diferentes tipos de dispositivos disponíveis. Em geral, a indicação de suporte mecânico circulatório se dá após a avaliação multidisciplinar do paciente hospitalizado (ou que frequentemente requeira internação hospitalar por descompensação clínica e refratariedade do cuidado otimizado pra IC). A Figura 25.1 descreve os diferentes contextos clínicos em que o time de choque pode gerar valor para o cuidado de pacientes com IC avançada e refratária.

Estratégias para uso de dispositivos de assistência circulatória

Os DACM podem ser usados em diferentes situações, desde choque cardiogênico crítico, para resgate, quanto para terapia definitiva a longo prazo. Diferentes estratégias podem ser empregadas, exigindo diferentes tipos de dispositivos:

- **Ponte para transplante:** pacientes candidatos a transplante têm elevada mortalidade em fila e os DACM podem ser usados para estabilização clínica até o transplante.
- **Ponte para recuperação:** podem ser usados DACM, geralmente de curta duração, em etiologias de choque cardiogênico que possibilitam recuperação da função ventricular, como infarto agudo do miocárdio, miocardite e síndrome pós-pericardiotomia.
- **Ponte para candidatura:** DACM de longa duração podem ser ponte para resolução de condições que contraindicaram o transplante

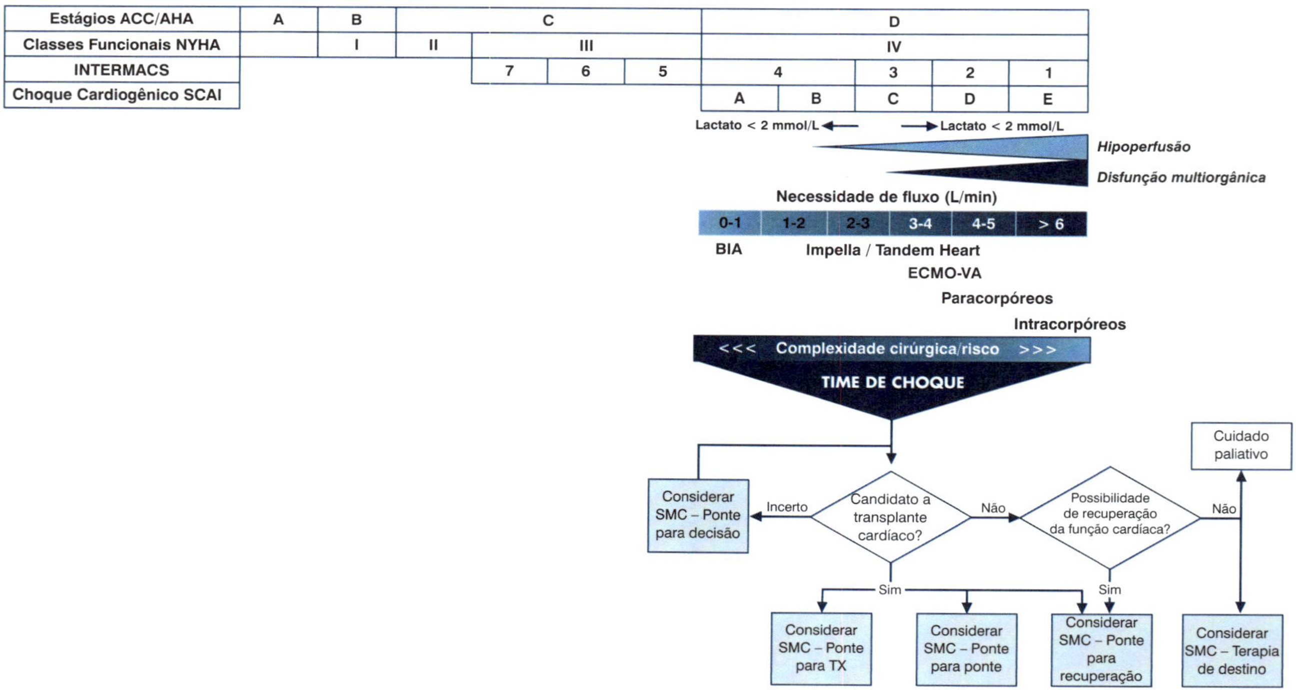

Figura 25.1. Contexto clínico-funcional em que há oportunidade para utilização de dispositivos de suporte mecânico circulatório (SMC), de acordo com as diferentes classificações de insuficiência cardíaca e choque cardiogênico. Algoritmo para utilização de SMC por estratégia terapêutica. ACC: American College of Cardiology. AHA: American Heart of Cardiology; INTERMACS: Interagency Registry for Mechanically Assisted Circulatory Support; SCAI: Society for Cardiovascular Angiography and Interventions; TX: Transplante. Fonte: Adaptada de Marcondes -Braga FG, et al. Atualização de tópicos emergentes da Diretriz Brasileira de insuficiência cardíaca - 2021. Arq Bras Cardiol 2021;116:1174-1212.:

cardíaco em um primeiro momento, mas podem ser reversíveis (p. ex., câncer tratado recentemente, hipertensão pulmonar e obesidade).

- **Terapia de destino:** DACM de longa duração podem ser a terapia definitiva de IC avançada em pacientes com contraindicação ao transplante.

Dispositivos de longa permanência

Dispositivos de ACM de longo prazo são projetados para fornecer assistência ventricular esquerda. São dispositivos intracorpóreos, de implante cirúrgico, cuja bomba miniaturizada é capaz de gerar fluxo elevado, não pulsátil (centrífugo ou axial), ao mesmo tempo que descomprime as câmaras cardíacas esquerdas. De forma geral, são compostos por uma cânula de *inflow* no ápice do ventrículo esquerdo, uma bomba e uma cânula de *outflow* posicionada na raiz da aorta. A bomba tem comunicação com o meio externo por meio de um fio (*driveline*) que a conecta às baterias. Essa continuidade com o meio externo ainda é uma limitação desses dispositivos, uma vez que possibilita infecções recorrentes. O uso dos dispositivos requer uso crônico de anticoagulação com varfarina associada a antiagregante plaquetário para evitar trombose do dispositivo ou eventos tromboembólicos.

Em geral, os dispositivos de longo prazo são utilizados por meses ou anos para as estratégias de ponte para transplante ou terapia de destino. Nesses contextos, sua utilização se presta à desospitalização em um cenário de irreversibilidade do dano cardíaco. Menos frequentemente, os dispositivos intracorpóreos de longa duração podem ser utilizados como estratégia de ponte para recuperação ventricular.

Atualmente, existem três gerações de dispositivos de longa permanência (Figura 25.2):

- **Primeira geração:** o primeiro dispositivo de longa permanência estudado na IC avançada em pacientes não candidatos a transplante foi o HeartMate XVE, um dispositivo de primeira geração, com fluxo pulsátil tentando mimetizar o fluxo do ventrículo esquerdo. O REMATCH *Trial* mostrou redução de 48% do risco de óbito em um ano com o uso do dispositivo, mas apresentava elevada taxa de complicações, como eventos tromboembólicos e hemólise.
- **Segunda geração:** a segunda geração de dispositivos de longa permanência trouxe dispositivos menores, mais duráveis e de fluxo contínuo, levando a menor atrito do sangue com o dispositivo. São de localização intratorácica, mas não intrapericárdica, e o fluxo se dá de forma axial. O HeartMate II (HMII) e o BerlinHeart Incor são os representantes dessa geração. Em comparação ao dispositivo de fluxo contínuo, o HeartMate II mostrou sobrevida de 46% *versus* 11% em dois anos do implante no HeartMate II *Trial*.
- **Terceira geração:** a terceira geração de dispositivos de longa permanência trouxe dispositivos ainda menores, de localização intrapericárdica,

fluxo contínuo centrífugo e funcionamento por levitação magnética ou hidrodinâmica. Foi desenvolvido o HeartMate 3 (HM3), um dispositivo que funciona exclusivamente com levitação magnética, o que reduziu muito o atrito dos componentes do sangue e, consequentemente, reduziu taxas de eventos trombóticos e hemólise. No Momentum 3 *Trial*, comparado ao HMII, o HM3 mostrou sobrevida livre de acidente vascular cerebral incapacitante ou necessidade de reoperação para troca do dispositivo de 77,9% *versus* 56,4%.

De acordo com o segundo informe do IMACS (International Society for Heart and Lung Transplantation Registry for Mechanical Circulatory Support Registry), referente a dados entre 2013 e 2016, a sobrevida de um e dois anos dos pacientes submetidos a implante de ACM de longa permanência foram 79% e 70%. A melhora da tecnologia desses dispositivos e da expertise das equipes, somada à escassez de doadores para transplante cardíaco, tem aumentado a sobrevida desses pacientes e sua indicação como terapia de destino. Apesar dessa melhora, apenas 30% dos pacientes não apresentam algum tipo de complicação em 12 meses, como infecção, sangramento, AVC ou mau funcionamento do dispositivo.

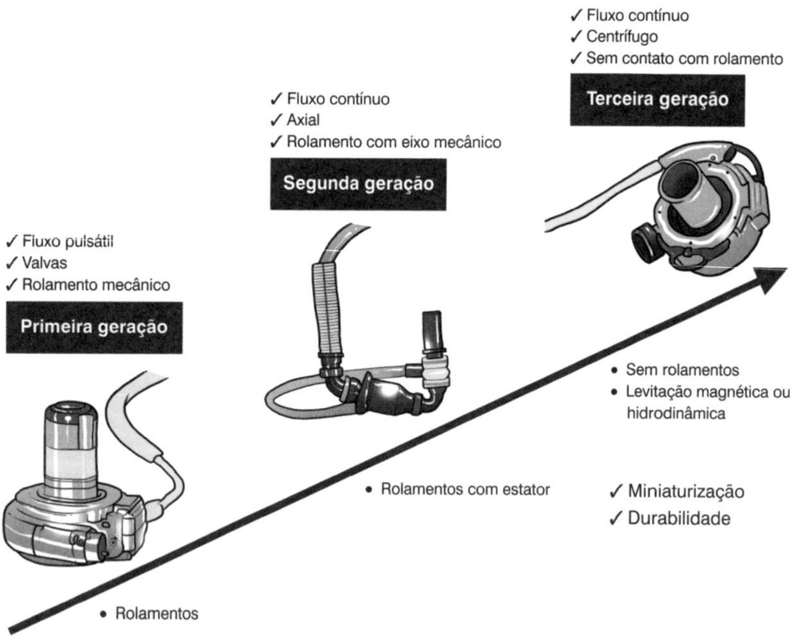

Figura 25.2. Evolução dos dispositivos de assistência circulatória de longa permanência. *Fonte*: Adaptada de Ayub-Ferreira SM, et al. Diretriz de Assistência Circulatória Mecânica da Sociedade Brasileira de Cardiologia. Arq Bras Cardiol. 2016;107(2 Suppl 2):1-33.

Definindo a utilização dos dispositivos

A indicação do uso de dispositivos se baseia principalmente na classificação INTERMACS e, dependendo da condição do paciente e da estratégia escolhida, é possível definir a utilização de dispositivo de curta, média ou longa permanência. Pacientes em perfis INTERMACS 5 a 7 podem ser monitorados sem plano imediato para terapia avançada para insuficiência cardíaca. Pacientes com sintomas de repouso e internações recorrentes (perfil 4) ou recebendo inotrópico endovenoso (perfil 3) podem ser candidatos ao suporte circulatório mecânico de forma mais eletiva, como terapia avançada de longo prazo (ponte para transplante cardíaco ou terapia de destino). Pacientes que estão "piorando a despeito de inotrópicos endovenosos" (perfil 2), demonstrando piora progressiva da função de órgãos e sistemas por insuficiente perfusão orgânica, apesar do suporte inotrópico, devem ser considerados para suporte circulatório mecânico em poucos dias, para resgate da perfusão e função multiorgânica. Dispositivos temporários para terapia avançada de curto ou médio prazos (ponte para recuperação, ponte para ponte ou ponte para transplante cardíaco) ou dispositivos para terapia avançada de longo prazo podem ser considerados, dependendo das características clínicas do paciente, do risco operatório, da etiologia da IC, da elegibilidade ao transplante cardíaco, da disponibilidade de dispositivos, da estrutura organizacional, dentre outros. Eventualmente, esses pacientes devem ser transferidos para um centro capacitado em transplante cardíaco e terapia avançada para suporte ventricular de longo prazo. A estabilização clínica com o implante de dispositivos de suporte circulatório temporário antes da transferência pode ampliar a segurança do transporte desses pacientes em estágio crítico e deve ser discutida com o centro que receberá o paciente. Pacientes em estado crítico por choque cardiogênico refratário (perfil 1) devem ser avaliados para o implante de suporte circulatório mecânico de forma emergencial, podendo ser necessária a intervenção em algumas horas. Em geral, os dispositivos temporários e de fácil implante são preferíveis para essa situação crítica, objetivando resgate metabólico e posterior avaliação da viabilidade multissistêmica que poderá guiar intervenções futuras.

Bibliografia consultada

Ayub-Ferreira SM, Souza JD Neto, Almeida DR, Biselli B, Avila MS, Colafranceschi AS et al. Diretriz de Assistência Circulatória Mecânica da Sociedade Brasileira de Cardiologia. Arq Bras Cardiol. 2016;107(2 Suppl 2):1-33.

Baran DA, Grines CL, Bailey S, Burkhoff D, Hall SA, Henry TD et al. SCAI clinical expert consensus statement on the classification of cardiogenic shock: This document was endorsed by the American College of Cardiology (ACC), the American Heart Association (AHA), the Society of Critical Care

Medicine (SCCM), and the Society of Thoracic Surgeons (STS) in April 2019. Catheter Cardiovasc Interv. 2019;94(1):29-37.

Comitê Coordenador da Diretriz de Insuficiência Cardíaca; Rohde LEP, Montera MW, Bocchi EA, Clausell NO, Albuquerque DC, Rassi S et al. Diretriz Brasileira de Insuficiência Cardíaca Crônica e Aguda. Arq Bras Cardiol. 2018;111(3):436-539.

Felker GM, Mann DL. Heart failure: a companion to Braunwald's heart disease. 4th. ed. Philadelphia: Elsevier; 2020.

Kirklin JK, Rogers JG. Mechanical circulatory support: a companion to Braunwald's heart disease. 2nd. ed. Philadelphia: Elsevier; 2020.

Kirklin JK, Xie R, Cowger J, de By TMMH, Nakatani T, Schueler S et al. Second annual report from the ISHLT Mechanically Assisted Circulatory Support Registry. J Heart Lung Transplant. 2018;37(6):685-91.

Marcondes-Braga FG, Moura LAZ, Issa VS, Vieira JL, Rohde LE, Simões MV et al. Atualização de tópicos emergentes da Diretriz Brasileira de insuficiênica cardíaca - 2021. Arq Bras Cardiol 2021;116:1174-1212.

Mehra MR, Cleveland JC Jr, Uriel N, Cowger JA, Hall S, Horstmanshof D, Naka Y, Salerno CT, Chuang J, Williams C, Goldstein DJ; MOMENTUM 3 Investigators. Primary results of long-term outcomes in the MOMENTUM 3 pivotal trial and continued access protocol study phase: a study of 2200 HeartMate 3 left ventricular assist device implants. Eur J Heart Fail. 2021;23(8):1392-400.

Savarese G, Lund LH. Global Public Health Burden of Heart Failure. Card Fail Rev. 2017;3(1):7-11.

Capítulo 26

Time de Insuficiência Cardíaca na Avaliação e no Manejo de Dispositivo de Assistência Mecânica

Vanessa Simioni Faria

Deborah de Sá Pereira Belfort

Bruno Biselli

Silvia Moreira Ayub Ferreira

Introdução

O choque cardiogênico (CC) caracteriza-se por uma redução do débito cardíaco frente a um distúrbio cardíaco primário, resultando em manifestações clínicas e bioquímicas de perfusão tecidual inadequada e levando à disfunção multiorgânica. Entre as diversas etiologias de CC, a mais comum é o infarto agudo do miocárdio (IAM), mas, ao longo dos anos, vem aumentando a incidência de CC no contexto de cardiopatias crônicas isquêmicas ou não isquêmicas descompensadas e outras causas, como miocardite fulminante e taquiarritmias. O quadro clínico é muito variável, o que corrobora a heterogeneidade dessa síndrome e dificulta a padronização do diagnóstico e do manejo, bem como seu reconhecimento precoce. Nos últimos 20 anos, apesar do avanço na terapia de reperfusão coronária e no suporte circulatório mecânico (SCM), a mortalidade por CC se mantém em valores próximos a 50% dentro de 30 dias do evento, mesmo em registros internacionais.

O manejo adequado do CC requer um reconhecimento precoce e uma prática agressiva, complexa e objetivamente focada na restauração da perfusão orgânica e na resolução do mecanismo inicial de descompensação. As terapias iniciais compreendem o uso de inotrópicos e vasodilatadores ou vasopressores, com o objetivo de restaurar débito cardíaco e perfusão, levando, em contrapartida, a um aumento da demanda de oxigênio do miocárdio. Em casos refratários ou naqueles em que os pacientes já se apresentam com maior gravidade, o uso de fármacos vasoativos não é suficiente, sendo necessária a instituição do SCM.

Os dispositivos de SCM levam à recuperação da perfusão de órgãos vitais, à diminuição do consumo miocárdico de oxigênio e do trabalho cardíaco, ao aumento de perfusão coronariana e, dependendo do dispositivo, à redução de pressões de enchimento ventricular, reduzindo a congestão pulmonar. No entanto, identificar o momento ideal para implante de SCM é crucial para que o paciente não seja exposto de forma desnecessária às complicações intrínsecas aos dispositivos ou para que já não esteja em disfunção multiorgânica irreversível, cenário em que o suporte é fútil.

De forma geral, os ensaios clínicos randomizados com SCM (balão intra-aórtico, ECMO e dispositivos de fluxo axial) não mostraram benefício de mortalidade no CC, com exceção do DANGER-SHOCK, que mostrou redução de mortalidade de 58,5% no grupo controle para 45,8% no grupo com uso do Impella CP no CC pós-infarto. Por outro lado, protocolos de choque cardiogênico instituindo o time de choque ou o time de insuficiência cardíaca na avaliação precoce do paciente com suspeita de choque cardiogênico vêm mostrando redução consistente de mortalidade em diversos centros, com taxas de mortalidade próximas a 25%.

A decisão pelo uso do suporte circulatório mecânico de curta duração deve ser idealmente pautada, então, na discussão de um time multidisciplinar especializado em choque cardiogênico, o time de insuficiência cardíaca, para avaliar indicação e contraindicação dos dispositivos disponíveis em cada instituição.

Time de Insuficiência Cardíaca

O time de choque ou time de insuficiência cardíaca é um time multidisciplinar especializado no manejo do choque cardiogênico. Nos protocolos americanos, esse time é composto por um cardiologista especialista em insuficiência cardíaca (IC), um cirurgião cardiotorácico especialista em IC, um cardiologista intervencionista e um intensivista. Uma vez acionados, todos os membros do time participam das decisões relacionadas com o manejo do paciente e às opções terapêuticas.

As evidências atuais são insuficientes para identificar quais pacientes provavelmente se beneficiarão de SCM temporário e muitos dos pacientes de maior risco apresentam pior evolução, mesmo com SCM. A avaliação de um time de choque multidisciplinar, usando uma abordagem estruturada para avaliação e protocolos padronizados (em muitos centros, fundamentados em dados hemodinâmicos invasivos), parece ser a melhor maneira de individualizar terapias avançadas de CC.

Um número cada vez maior de instituições tem adotado o modelo multidisciplinar de time de choque a fim de combinar diferentes especialistas na tomada da decisão, além de manter vigilância e seguimento próximo ao paciente no decorrer de todo o tratamento. Nas experiências dos centros, vê-se não somente factibilidade e reprodutibilidade em seus serviços, como também associação importante com melhores resultados. Em uma análise de um estudo observacional unicêntrico, no qual o time de choque foi estabelecido a partir do ano de 2017, a sobrevida em 30 dias dos pacientes (*n*: 204) foi de 47% em 2016 (previamente ao time de choque) para 57,9% em 2017 e 76,6% em 2018 ($p < 0{,}01$) (Figura 26.1). Outra publicação americana com resultados do National Cardiogenic Shock Initiative (NCSI) envolvendo 35 centros mostrou sobrevida na alta de 72%, bem superior à descrita na literatura até então.

O protocolo a ser seguido depende de cada instituição, mas, de forma geral, diante da suspeita de choque cardiogênico, o time de choque deve avaliar parâmetros clínicos e hemodinâmicos para definir a necessidade de SCM. Nos Estados Unidos, os protocolos, em geral, determinam o uso do cateter de artéria pulmonar (CAP) na abordagem inicial e, se o índice cardíaco for < 2,2 L/min/m^2 associado a pressão capilar pulmonar ou se a pressão diastólica final do ventrículo esquerdo for ≥ 15 mmHg e parâmetros de hipoperfusão sistêmica, é indicado o dispositivo para SCM. Em serviços nos quais o uso do CAP não é rotineiro, outros parâmetros são utilizados nessa avaliação, como persistência de hiperlactatemia, hipotensão e sinais de choque, como oligúria e sonolência, a despeito de inotrópicos, com ou sem vasopressores, sinalizando que a perfusão de órgãos-alvo está prejudicada. A seleção do dispositivo deve ser feita por consenso de todos os membros da equipe.

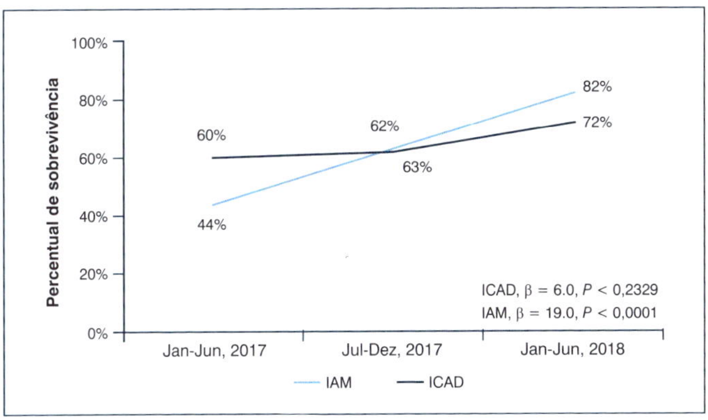

Figura 26.1. Melhora da sobrevida em trinta dias, de acordo com o grupo e o período, com a instituição de Time de Choque. IAM: infarto agudo do miocárdio; ICAD: insuficiência cardíaca aguda descompensada. *Fonte*: Adaptada de Tehrani BN, Truesdell AG, Sherwood MW, Desai S, Tran HA, Epps KC *et al*. Standardized Team-Based Care for Cardiogenic Shock. J Am Coll Cardiol. 2019;73(13):1659-69.

Nos casos de choque cardiogênico secundário a infarto agudo do miocárdio, o cateterismo com tratamento da lesão coronariana culpada faz parte da abordagem inicial do paciente, sendo a avaliação multidisciplinar do time de choque realizada em concomitância com a reperfusão miocárdica no setor de hemodinâmica.

O SCM de curta duração deve ser sempre uma ponte para candidatura, para decisão, para recuperação ou, ainda, para transplante cardíaco ou dispositivo de assistência ventricular de longa permanência. Em alguns casos, a instituição de cuidados paliativos será a escolha mais apropriada, visando ao conforto do paciente. O paciente seguirá sendo acompanhado pelo time de insuficiência cardíaca até a resolução do CC ou até que seja tomada a decisão de desescalonar o atendimento, respeitando a vontade do paciente ou da família.

Indicação e manejo dos dispositivos de assistência circulatória mecânica

A indicação de ACM de curta duração é guiada pela classificação do paciente em perfil INTERMACS e pela classificação de choque cardiogênico da Classificação de Choque da Sociedade para Intervenções e Angiografia Vascular (SCAI), sendo indicada habitualmente em pacientes com perfis INTERMACS 1 e 2 ou classificação SCAI C, D ou E. A escolha do dispositivo se baseará no fenótipo do CC.

Vários são os dispositivos de ACM de curta duração disponíveis no mercado, sendo o balão intra-aórtico o mais utilizado no Brasil por maior disponibilidade, seu menor custo e sua maior facilidade de implante. No entanto, o ganho hemodinâmico com uso do BIA é modesto, resultando em ganho do débito cardíaco em torno de 0,5 L/min a 1 L/min, e não possibilita assistência respiratória. Assim, outros dispositivos de suporte circulatório percutâneos, como a oxigenação por membrana extracorpórea (ECMO) e o Impella, vêm ganhando espaço no choque cardiogênico refratário.

Pacientes em INTERMACS 1 ou estágio E da SCAI (choque cardiogênico crítico) devem ser priorizados para dispositivos à beira-leito que forneçam rápida assistência circulatória. Em geral, os dispositivos de implante percutâneo são preferíveis para essa situação, objetivando resgate metabólico e posterior avaliação da viabilidade multissistêmica, que poderá guiar intervenções futuras. Nesse cenário, quando o choque é predominantemente de ventrículo esquerdo (VE), o balão intra-aórtico pode ser primeira opção por sua maior disponibilidade, seu baixo custo e sua baixa complexidade de implante. Porém, oferece pouco ganho de débito cardíaco adicional (500 mL a 800 mL) e, em muitos casos, é insuficiente para fornecer perfusão adequada. Nesses casos, é necessário escalonar o suporte para dispositivo que forneça maior débito, como a ECMO-VA periférica.

Em casos emergenciais pré-PCR ou durante PCR, a ECMO-VA periférica é o dispositivo de escolha.

Pacientes em INTERMACS 2 ou estágio D da SCAI (piorando funções orgânicas a despeito de inotrópicos) e disfunção do ventrículo esquerdo podem ser considerados para outros dispositivos percutâneos que necessitam de deslocamento para setor de hemodinâmica, como o Impella CP ou o Tandem Heart (não disponível no Brasil). No caso de choque do VD, os indicados seriam Impella RP e Protek Duo (também não disponível no Brasil). Pacientes com disfunção biventricular podem se beneficiar do implante de ECMO-VA ou combinação de dispositivos de assistência de VD e de VE.

A escolha do dispositivo pelo time de insuficiência cardíaca para cada paciente leva em consideração não só indicações gerais, como as descritas anteriormente, mas também contraindicações específicas, como acesso vascular limitado, insuficiência aórtica importante, contraindicação à anticoagulação, entre outros.

Conclusão

A combinação de um time interdisciplinar para tomada de decisão e auxílio no diagnóstico precoce, seguidos de intervenção rápida e assertiva, vigilância e seguimento do paciente, gera efetividade na implementação de decisões críticas, assegura o nível de suporte necessário e propicia o planejamento, se necessário, do escalonamento da terapia.

Bibliografia consultada

Ayub-Ferreira SM, Souza JD Neto, Almeida DR, Biselli B, Avila MS, Colafranceschi AS et al. Diretriz de Assistência Circulatória Mecânica da Sociedade Brasileira de Cardiologia. Arq Bras Cardiol. 2016;107(2 Suppl 2):1-33.

Basir MB, Kapur NK, Patel K, Salam M, Schreiber T, Kaki A et al. Improved Outcomes Associated with the use of Shock Protocols: Updates from the National Cardiogenic Shock Initiative. Catheter Cardiovasc Interv. 2019;93(7):1173-83.

Berg DD, Sukul D, O'Brien M, Scirica BM, Sobieszczyk PS, Olenchock BA et al. Outcomes in patients undergoing percutaneous ventricular assist device implantation for cardiogenic shock. Eur Heart J Acute Cardiovasc Care. 2016;5(2):108-16.

Bernhardt AM, Copeland H, Deswal A, Gluck J, Givertz MM; Task Force 1; Task Force 2; Task Force 3; Task Force 4. The International Society for Heart and Lung Transplantation/Heart Failure Society of America Guideline on Acute Mechanical Circulatory Support. J Card Fail. 2023;29(3):304-74.

Binanay C, Califf RM, Hasselblad V, O'Connor CM, Shah MR, Sopko G, Stevenson LW, Francis GS, Leier CV, Miller LW; ESCAPE Investigators and ESCAPE Study Coordinators. Evaluation study of congestive heart failure and pulmonary artery catheterization effectiveness: the ESCAPE trial. JAMA. 2005;294(13):1625-33.

Esposito ML, Kapur NK. Acute mechanical circulatory support for cardiogenic shock: The "door to support" time. F1000Res. 2017;6:737.

Jentzer JC, Rayfield C, Soussi S, Berg DD, Kennedy JN, Sinha SS et al. Advances in the Staging and Phenotyping of Cardiogenic Shock: Part 1 of 2. JACC Adv. 2022;1(4):100120.

Lee F, Hutson JH, Boodhwani M, McDonald B, So D, De Roock S et al. Multidisciplinary Code Shock Team in Cardiogenic Shock: a Canadian Centre Experience. CJC Open. 2020;2:249– 257.

Naidu SS, Baran DA, Jentzer JC, Hollenberg SM, van Diepen S, Basir MB et al. SCAI SHOCK Stage Classification Expert Consensus Update: A Review and Incorporation of Validation Studies: This statement was endorsed by the American College of Cardiology (ACC), American College of Emergency Physicians (ACEP), American Heart Association (AHA), European Society of Cardiology (ESC) Association for Acute Cardiovascular Care (ACVC), International Society for Heart and Lung Transplantation (ISHLT), Society of Critical Care Medicine (SCCM), and Society of Thoracic Surgeons (STS) in December 2021. J Am Coll Cardiol. 2022;79(9):933-46.

Osman M, Syed M, Patibandla S, Sulaiman S, Kheiri B, Shah MK et al. Fifteen-Year Trends in Incidence of Cardiogenic shock Hospitalization and In-Hospital Mortality in the United States. J Am Heart Assoc. 2021;10(15):e021061.

Shaefi S, O'Gara B, Kociol RD, Joynt K, Mueller A, Nizamuddin J et al. Effect of cardiogenic shock hospital volume on mortality in patients with cardiogenic shock. J Am Heart Assoc. 2015;4(1):e001462.

Sotomi Y, Sato N, Kajimoto K, Sakata Y, Mizuno M, Minami Y et al. Impact of pulmonary artery catheter on outcomes in patients with acute heart failure syndromes with hypotension or receiving inotropes: from the ATTEND Registry. Int J Cardiol. 2014;172(1):165-72.

Taleb I, Koliopoulou AG, Tandar A, McKellar SH, Tonna JE, Nativi-Nicolau et al. Shock Team Approach in Refractory Cardiogenic Shock Requiring Short-Term Mechanical Circulatory Support: a Proof of Concept. Circulation. 2019;140(1):98-100.

Tehrani BN, Truesdell AG, Psotka MA, Rosner C, Singh R, Sinha SS et al. A Standardized and Comprehensive Approach to the Management of Cardiogenic Shock. JACC Heart Fail. 2020;8(11):879-91.

Tehrani BN, Truesdell AG, Sherwood MW, Desai S, Tran HA, Epps KC et al. Standardized Team-Based Care for Cardiogenic Shock. J Am Coll Cardiol. 2019;73(13):1659-69.

Thiele H, Jobs A, Ouweneel DM, Henriques JPS, Seyfarth M, Desch S et al. Percutaneous short-term active mechanical support devices in cardiogenic shock: a systematic review and collaborative meta -analysis of randomized trials. Eur Heart J. 2017;38(47):3523-31.

Vahdatpour C, Collins D, Goldberg S. Cardiogenic Shock. J Am Heart Assoc. 2019;8(8):e011991.

Van Diepen S, Katz J.N., Albert NM, Henry TD, Jacobs AK, Kapur NK et al. Contemporary Management of Cardiogenic Shock: a Scientific Statement from the American Heart Association. Circulation. 2017;136(16):e232-e268.

Capítulo 27

Bradiarritmias

Tan Chen Wu

Augusto Scalabrini Neto

Introdução

O ritmo é considerado bradicárdico quando a frequência cardíaca (FC) está abaixo de 50 bpm. Dependendo da idade e do sexo, é tolerado o corte de 40 a 55 bpm, podendo chegar a 30 bpm em atletas. Pode ter etiologias intrínsecas, decorrentes de distúrbios de formação e condução do impulso no nó sinusal, no tecido atrial, na estrutura nodal atrioventricular e no sistema de condução His-Purkinje, ou extrínsecas, moduladas pelo sistema nervoso autônomo, como as neuromediadas (reflexo vagal e hipersensibilidade do seio carotídeo) ou as farmacológicas.

A bradicardia pode ser assintomática ou sintomática, com manifestações como síncope, pré-síncope, tontura, dor precordial, dispneia, fadiga, sintomas de insuficiência cardíaca e alteração de consciência por hipoperfusão cerebral.

Definições

- **Bradicardia sinusal:** ritmo sinusal com FC < 50 bpm, com onda P positiva nas derivações inferiores e orientação vetorial média de 60°.
- **Ritmo ectópico atrial bradicárdico:** despolarização de foco atrial, não sinusal, com FC < 50 bpm.
- **Bloqueio sinoatrial:** há atividade do nó sinusal, mas não há propagação do estímulo aos átrios, devido ao comprometimento das vias anatômicas, com ausência de inscrição eletrocardiográfica de onda P no traçado.
  - **Primeiro grau:** há retardo no estímulo sinusal, mas se consegue atingir os átrios com formação da onda P (imperceptível no ECG de superfície).
  - **Segundo grau:** *Tipo I* (Wenckebach sinoatrial) – ciclos PP progressivamente mais curtos, até que ocorra o bloqueio – ou *Tipo II* (mais comum) – intervalo PP regular com pausas sinusais súbitas e ciclo PP na pausa ao dobro do ciclo PP básico prévio.
  - **Terceiro grau ou avançado:** são observados na forma de ritmo de escape atrial ou juncional.

- **Pausa sinusal:** despolarização atrial ocorrendo com retardo após a anterior, normalmente consideradas significativas quando > 3,0 segundos.
- **Síndrome taquicardia-bradicardia:** bradicardia sinusal, bradicardia ectópica atrial ou pausa sinusal na saída da taquicardia atrial, *flutter* atrial ou fibrilação atrial. A bradicardia pode estar associada à supressão da automaticidade do nó sinusal, com pausas de duração variável na saída da taquiarritmia.
- **Dissociação atrioventricular ou dissociação isorrítmica:** existem dois ritmos dissociados, com a despolarização atrial mais lenta do que a despolarização ventricular ou com frequência similar. O ritmo ventricular pode ser hiperautomático e de substituição.
- **Bloqueio atrioventricular (BAV)**.
- **Primeiro grau:** todas as ondas P seguidas de um complexo QRS, porém com retardo na condução, com intervalo PR > 200 ms em adultos para FC inferiores a 90 bpm.
- **Segundo grau Mobitz tipo I (Wenckebach):** há aumento gradual do intervalo PR, por alentecimento gradativo da condução AV, até que haja bloqueio completo da onda P. O intervalo PR que sucede o batimento bloqueado é o menor em relação aos intervalos PR que antecederam a onda P bloqueada.
- **Segundo grau Mobitz tipo II**: há bloqueio súbito da onda P, sem que haja alteração nos intervalos PR anteriores ou posteriores (intervalo PR fixo). Mais relacionada ao distúrbio no sistema His-Purkinje.
- **Bloqueio atrioventricular 2:1:** para cada dois batimentos de origem atrial, um é conduzido e despolariza o ventrículo e o outro é bloqueado. Esse diagnóstico necessita de um traçado eletrocardiográfico longo e pode significar ou não um alto grau de BAV.
- **Avançado ou de alto grau:** a condução AV é bloqueada periodicamente e mantém a proporção 3:1 ou mais. Geralmente, esses bloqueios se localizam na região infra-His.
- **Terceiro grau ou total:** sem evidência de condução AV, ou seja, ondas P e complexos QRS totalmente dissociados, com o ritmo ventricular determinado por foco de escape abaixo da região de bloqueio, com escape juncional (QRS estreito) ou idioventricular (QRS largo e habitualmente mais instável).

Os bloqueios atrioventriculares de primeiro grau e os de segundo grau Mobitz I podem ser observados em pacientes saudáveis e têm melhor prognóstico. Já os demais, mais avançados, geralmente são sintomáticos e apresentam maior mortalidade.

Manifestações clínicas

Os sintomas podem variar desde sintomas leves (fadiga, tontura e pré-síncope) a síncope. Nos pacientes com BAV, os sintomas vão depender do bloqueio (permanente ou intermitente) e da frequência ventricular. Sintomas clínicos, comorbidades (Quadro 27.1), medicamentos potencialmente interferentes e causas reversíveis devem ser detalhados na anamnese e no exame físico na avaliação inicial. Algumas medicações podem induzir a bradicardia, como:

- **Anti-hipertensivos:** betabloqueadores, bloqueadores do canal de cálcio não diidropiridínicos, metildopa e clonidina.
- **Antiarrítmicos:** adenosina, amiodarona e propafenona.
- **Psicoativos:** donepezila, lítio, analgésicos opioides, fenitoína e antidepressivos tricíclicos.
- **Quimioterápicos:** ciclofosfamida, 5-fluorouracil, antraciclinas, capecitabina, paclitaxel, alemtuzumab, alectinibe, crizotinibe e talidomida.
- **Outros:** propofol, cannabis, digoxina e ivabradina.

Quadro 27.1. Condições associadas à bradicardia ou ao distúrbio de condução

Intrínseca	Extrínseca
Cardiomiopatia (isquêmica ou não isquêmica)	Hipersensibilidade do seio carotídeo
Doença cardíaca congênita	Síncope/pré-síncope neuromediada
Infecção: Chagas, difteria, endocardite, sarcoidose e toxoplasmose	Síncope situacional: tosse, defecação, estimulação glótica, procedimentos médicos e vômitos
Doenças infiltrativas: amiloidose, hemocromatose e linfoma	Sono (com ou sem apneia)
Reumatológico: artrite reumatoide e lúpus eritematoso sistêmico	Metabólico: acidose, hipercalemia, hipocalemia, hipotermia, hipotireoidismo e hipóxia
Doenças neuromusculares	
Iatrogênica: ablação por cateter, pós-operatório de cirurgia valvar (implante transcateter de prótese valvar aórtica) e alcoolização septal	

Fonte: Autoria própria.

Abordagem do paciente no pronto-socorro

A avaliação da condição hemodinâmica do paciente e a identificação etiológica para possível correção de fatores causais ou reversíveis são fundamentais para a abordagem, conforme fluxograma (Figura 27.1).

Os pacientes com bradicardias instáveis e com sinais ou sintomas relacionados com baixo débito cardíaco, como dor torácica, dispneia, hipotensão, síncope ou alteração do nível de consciência, devem ser monitorizados, com suplementação de oxigênio, se necessário, e acesso

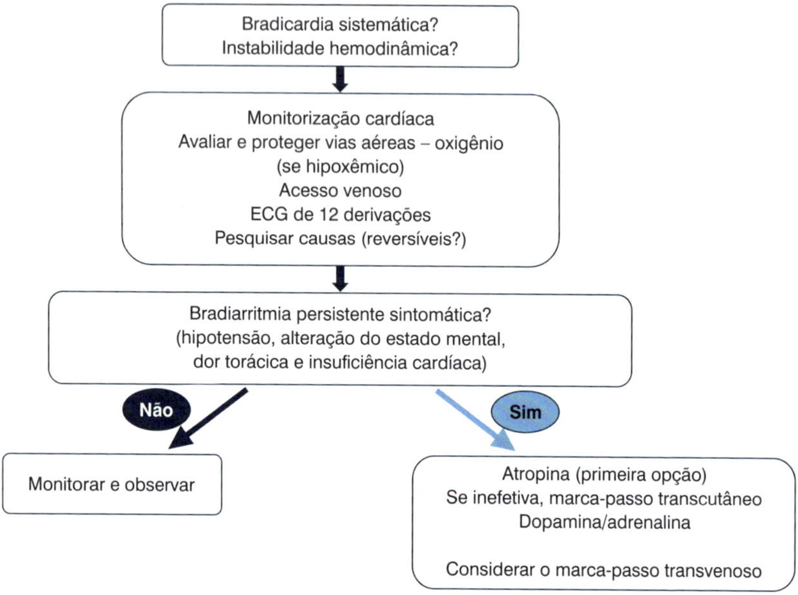

Figura 27.1. Fluxograma de algoritmo do manejo da bradicardia. *Fonte*: Adaptada de Panchal AR, Bartos J, Cabañas JG, Donnino MW, Drennan IR, Hirsch KG *et al*. Part 3: Adult Basic and Advanced Life Support: 2020 American Heart Association Guidelines for Cardiopulmonary Resuscitation and Emergency Cardiovascular Care. Circulation. 2020;142(16 Suppl 2):s366-s468.

venoso para administração de medicamentos como atropina, dopamina, dobutamina, adrenalina ou isoproterenol (Quadro 27.2). Pode-se associar o marca-passo transcutâneo para suporte, com a sedação e a

Quadro 27.2. Fármacos e doses utilizados no manejo do paciente agudo	
Atropina	1 mg EV (pode repetir a cada 3 a 5 minutos, com dose máxima de 3 mg)
Dopamina	5 a 20 mcg/kg/min EV, iniciar 5 mcg/kg/min e aumentar 5 mcg/kg/min a cada 2 minutos
Adrenalina	2 a 10 mcg/min, EV
Isoproterenol	20 a 60 mcg EV, bólus, seguido por doses 10 a 20 mcg, ou infusão 1 a 20 mcg/min, conforme resposta. Evitar em pacientes com suspeita de isquemia miocárdica
Pacientes transplantados sem evidência de reinervação autonômica	Aminofilina (6 mg/kg em 100 mL a 200 mL de soro fisiológico – infundir em 20 a 30 minutos)

Fonte: Autoria própria.

analgesia adequadas para tolerar os estímulos, com passagem posterior de marca-passo transvenoso, se persistir a bradicardia sintomática após medidas iniciais.

Em casos com causas reversíveis, como intoxicação por betabloqueador, medidas especificas podem ser eficazes (Quadro 27.3).

As bradiarritmias podem sem ser assintomáticas ou sintomáticas e com ou sem instabilidade hemodinâmica. A avaliação com enfoque em sinais e sintomas, comorbidades e medicações concomitantes é fundamental para o manejo adequado.

Quadro 27.3. Causas reversíveis de bradicardia e seus antídotos

Causa reversível	Antídoto
Betabloqueador	Glucagon (3 a 10 mg EV, infundir 3 a 5 mg/h) Insulina EV, 1 U/kg bólus + 0,5 U/kg/h
Bloqueador do canal de cálcio	Gluconato de cálcio 10%,1 a 2 g, a cada 10 a 20 minutos) Insulina EV 1 U/kg bólus + 0,5 U/kg/h
Digoxina	Anticorpo antidigoxina

Fonte: Autoria própria.

Bibliografia consultada

Brignole M, Moya A, de Lange FJ, Deharo JC, Elliott PM, Fanciulli A et al. 2018 ESC Guidelines for the diagnosis and management of syncope. Eur Heart J. 2018;39(21):1883-948.

Fonseca M, Cheng E, Do D, Haldar S, Kutty S, Yang EG et al. Bradyarrhythmias in Cardio-Oncology. South Asian J Cancer. 2021;10(3):195-210.

Kusumoto FM, Schoenfeld MH, Barrett C, Edgerton JR, Ellenbogen KA, Gold MR et al. 2018 ACC/AHA/HRS Guideline on the Evaluation and Management of Patients with Bradycardia and Cardiac Conduction Delay: Executive Summary: a Report of the American College of Cardiology/American Heart Association Task Force on Clinical Practice Guidelines, and the Heart Rhythm Society. J Am Coll Cardiol. 2019;74(7):932-87.

Lavonas EJ, Magid DJ, Aziz K, Berg KM, Cheng A, Hoover AV et al. Destaques das diretrizes de RCP e ACE de 2020 da American Heart Association [Internet]. Disponível em: https://cpr.heart.org/-/media/cpr-files/cpr-guidelines-files/highlights/hghlghts_2020_ecc_guidelines_english.pdf.

Panchal AR, Bartos J, Cabañas JG, Donnino MW, Drennan IR, Hirsch KG et al. Part 3: Adult Basic and Advanced Life Support: 2020 American Heart Association Guidelines for Cardiopulmonary Resuscitation and Emergency Cardiovascular Care. Circulation. 2020;142(16 Suppl 2):s366-s468.

Pastore CA, Pinho JA, Pinho C, Samesima N, Pereira HG Filho, Kruse JCL et al. III Diretrizes da Sociedade Brasileira de Cardiologia sobre análise e emissão de laudos eletrocardiográficos. Arq Bras Cardiol. 2016;106(4 Suppl 1):1-23.

Sharma S, Drezner JA, Baggish A, Papadakis M, Wilson MG, Prutkin JM et al. International Recommendations for Electrocardiographic Interpretation in Athletes. European Heart Journal (2018) 39, 1466–1480.

Sidhu S, Marine JE. Evaluation and managing bradycardia. Trends Cardiovasc Med. 2020;30(5):265-72.

Capítulo 28

Avaliação do Paciente Portador de Marca-Passo e Desfibrilador

Silvia Costa Baggio

Roberto Costa

Introdução

Neste capítulo, sao abordados os tipos de marca-passos e desfibriladores implantáveis atualmente disponíveis, a forma como são implantados e os recursos tecnológicos que possuem e que podem ser úteis ao atendimento clínico de seu portador, no consultório, em unidades de emergência ou em unidades de internação. A seguir, são abordadas algumas situações particulares, que devem ser lembradas, ao se atender um paciente que usa um desses tipos de dispositivo. Finalmente, são apresentados os cuidados que devem ser tomados ao solicitar procedimentos médicos a esses pacientes.

Dispositivos utilizados em estimulação cardíaca artificial permanente

Existem seis tipos de dispositivos cardíacos eletrônicos implantáveis (DCEI), subdivididos em marca-passos cardíacos artificiais ou cardioversores-desfibriladores implantáveis (CDI). Na prática, todo CDI é um marca-passo, para tratamento de bradicardia ou para ressincronização cardíaca, que também interrompe arritmias ventriculares por rajadas de estímulos de baixa energia ou por choques com alta energia. Os três tipos de marca-passos existentes distinguem-se por: estimular apenas o ventrículo (estimulação unicameral ventricular), sincronizar os átrios com um dos ventrículos (estimulação atrioventricular) ou sincronizar os átrios com ambos os ventrículos (estimulação átrio-biventricular). Marca-passos para estimulação atrial exclusiva são raramente utilizados e nunca são dotados de capacidade para desfibrilar o coração. As indicações para uso desses dispositivos estão bem estabelecidas por diretrizes médicas.

A maioria dos DCEI utiliza cabos-eletrodos para conectar o gerador de pulsos ao coração. A técnica operatória mais utilizada para implantar esses dispositivos é a transvenosa, pelos ramos da veia cava superior ou, excepcionalmente, por ramos das veias ilíacas. Técnicas epicárdicas são indicadas para situações especiais, como pacientes com alto risco de contaminação dos cabos-eletrodos por via hematogênica e, especialmente, crianças.

Na última década, foram introduzidos dois novos conceitos: os marca-passos intracardíacos, que não possuem cabos-eletrodos (*leadless pacemaker*), e os desfibriladores extravasculares, implantados no subcutâneo ou no espaço retroesternal, que não têm cabos-eletrodos colocados diretamente no coração e que, portanto, não têm função de marca-passo, apenas de desfibrilador cardíaco. Quando o paciente não dispõe de documentação do dispositivo implantado, a radiografia do tórax pode ajudar em seu reconhecimento.

Recursos tecnológicos existentes nos DCEI

Todo DCEI atual é um computador que armazena dados do ritmo cardíaco do paciente e de seu funcionamento. Alguns dispositivos detectam congestão pulmonar por alterações da impedância torácica. A transmissão remota das informações armazenadas, por telefonia ou pela internet, está disponível em alguns modelos. Entre as informações armazenadas, algumas são de extrema importância para o cardiologista, como taxa de fibrilação atrial ou de extrassístoles ventriculares, eletrogramas de episódios de taquiarritmias atriais ou ventriculares, registros de terapias aplicadas pelos CDI, variabilidade da frequência cardíaca e episódios de congestão pulmonar.

Avaliação do adequado funcionamento

A avaliação do funcionamento do DCEI (bateria, circuito eletrônico e cabos-eletrodos) deve ser realizada a cada seis meses. Com base nos dados dessa avaliação, devemos reprogramar o dispositivo para garantir seu adequado funcionamento. As particularidades de cada indivíduo, como idade, sexo, função ventricular, perfusão coronária, comorbidades e ritmo cardíaco espontâneo, também devem ser consideradas para a definição da programação do dispositivo. Para os CDI, devemos definir os limites de frequência cardíaca para aplicação de terapias antitaquicardia e as cargas elétricas que serão aplicadas para cardioversão ou desfibrilação.

Situações especiais em portadores de DCEI

A idade média elevada dos indivíduos com DCEI e as comorbidades desses pacientes causam a necessidade de atendimento médico frequente. É fundamental que se estabeleça o diagnóstico diferencial entre disfunções do dispositivo e problemas não relacionados com seu funcionamento. Algumas situações merecem atenção especial.

Síncope em portadores de marca-passo ou CDI

Síncopes são frequentes em portadores de DCEI. Entretanto, elas estão associadas à disfunção do dispositivo em menos do que 10% dos casos. A avaliação eletrônica e a análise dos eletrogramas armazenados após esses eventos podem detectar problemas vinculados ao marca-passo, registro de arritmias graves ou terapias aplicadas por CDI. Quando esses problemas são afastados, a investigação da síncope deve ser conduzida como em indivíduos não portadores de DCEI. As causas mais frequentes de síncope nesses pacientes são quadros hipotensivos decorrentes de disautonomia, desidratação ou uso inadequado de fármacos.

Insuficiência cardíaca (IC) em portador de ressincronizador cardíaco

Problemas relacionados ao DCEI, como a perda do comando do eletrodo ventricular esquerdo, podem causar a piora da função ventricular. Entretanto, a causa mais frequente para a piora da classe funcional de pacientes com ressincronizador cardíaco é a fibrilação atrial, dado que a guia para a estimulação biventricular é a contração atrial que, quando desaparece, reduz a taxa de batimentos ressincronizados. Alta densidade de extrassístoles ventriculares também pode reduzir a taxa de batimentos cardíacos ressincronizados e causar a piora da IC. Outras causas frequentes de perda da resposta à ressincronização são a hipervolemia, por disfunção renal ou por aumento da ingestão hídrica e/ou salina, a isquemia miocárdica e a interrupção indevida do tratamento medicamentoso da IC.

Choques aplicados por CDI

A referência de um portador de CDI ao recebimento de um choque aplicado pelo dispositivo ou à perda de consciência justifica seu monitoramento eletrocardiográfico imediato até que se consiga interrogar o dispositivo. A elucidação da causa da aplicação do choque é fundamental para que se defina a conduta a ser tomada. Se a terapia foi apropriada, por taquicardia ou fibrilação ventricular, devemos investigar se existe uma causa reversível para o problema. Por outro lado, se foi uma terapia inapropriada, por arritmia supraventricular, por interferência eletromagnética ou por disfunção do CDI, podemos posicionar um ímã sobre o gerador de pulsos, manobra muito útil para inibir rapidamente as terapias de choque desnecessárias. A interrogação do CDI, entretanto, é fundamental para comprovar se os choques foram apropriados ou inapropriados e para estabelecer o tratamento definitivo.

Febre em portador de DCEI

Infecções relacionadas ao DCEI são pouco frequentes, mas a mortalidade decorrente desses processos é alta. Por isso, seu diagnóstico precoce é fundamental para o resultado do tratamento. Quando o DCEI está contaminado, forma-se um biofilme sobre seu gerador de pulsos ou no cabo-eletrodo, o que torna sua remoção cirúrgica completa obrigatória, para evitar a recidiva da infecção. Dessa forma, é fundamental que se estabeleça se a febre está ou não associada à contaminação do DCEI. Sempre que não houver uma causa definida para o processo infeccioso, antes de se iniciar um tratamento antibiótico empírico, deve-se colher hemoculturas. Caso haja suspeita de infecção do DCEI, deve-se solicitar ecocardiograma esofágico para pesquisar a existência de vegetações intracardíacas. A remoção do sistema de estimulação, entretanto, raramente é emergencial, devendo ser indicada apenas quando não houver dúvidas de que o DCEI está realmente infectado e quando o quadro séptico estiver sob controle.

Procedimentos médicos em portadores de DCEI

Desfibrilação em portador de DCEI

Embora os DCEI atuais sejam projetados para suportar descargas elétricas externas de até 400 J, a aplicação de cardioversão elétrica ou de desfibrilação externa pode acarretar danos irreversíveis ao dispositivo. Recomenda-se, portanto, que o DCEI seja reavaliado sempre que um choque externo for aplicado.

Implante de cateteres para infusão de líquidos ou para hemodiálise

Punções venosas transcutâneas podem lesar os cabos-eletrodos dos DCEI quando realizadas ipsilateralmente ao dispositivo implantado. Por continuidade, também podem provocar a contaminação do dispositivo. Essas complicações são de difícil resolução e quase sempre demandam a troca do cabo-eletrodo ou a remoção completa do dispositivo no caso de infecção. Recomenda-se, portanto, que a posição do gerador de pulsos e dos cabos-eletrodos seja observada na radiografia do tórax e que o acesso venoso seja obtido no hemitórax contralateral ao em que o DCEI está implantado.

Exames de imagem em portadores de DCEI

Exames de imagem podem ser realizados em portadores de DCEI sem cuidados especiais, à exceção da ressonância magnética (RNM). A exposição de um portador de DCEI à radiofrequência utilizada nesse exame pode causar disfunção temporária ou definitiva do dispositivo, assistolia por inibição da estimulação ou indução de terapias inapropriadas nos CDI. Embora os DCEI atuais sejam projetados para serem expostos ao campo da RNM, muitos sistemas em uso não são condicionais. Independentemente de ter ou não um DCEI condicional, todo exame de RNM em portador de DCEI deve ser acompanhado por especialista em estimulação cardíaca e ser seguido por um rígido protocolo estabelecido pelas sociedades de radiologia e de cardiologia. Os componentes metálicos dos dispositivos implantados podem produzir artefatos nas imagens registradas pela RNM e dificultar a interpretação dos exames, principalmente das estruturas torácicas.

Procedimentos cirúrgicos em portadores de DCEI

O uso de eletrocautério em portadores de DCEI pode causar o mau funcionamento temporário ou definitivo do dispositivo e induzir assistolia ou terapias inapropriadas de cardiodesfibriladores. Diferentemente do que ocorria no passado, a aplicação de ímã sobre o gerador de pulsos não garante a reversão de marca-passos para o modo de frequência fixa, embora desabilite choques em CDI. A recomendação atual é a reprogramação do gerador de pulsos para sua reversão ao modo assíncrono, principalmente quando o paciente é dependente de estimulação cardíaca artificial. Cardioversores-desfibriladores devem ter suas terapias desabilitadas por reprogramação durante procedimentos cirúrgicos em que se usa o bisturi elétrico, para evitar choques inapropriados. Para garantir a segurança dos pacientes, devem-se observar cuidados de boa monitoração eletrocardiográfica, assim como usar oxímetro e placas multifuncionais, para estimulação e desfibrilação transcutânea, durante o procedimento cirúrgico.

Bibliografia consultada

Arcinas LA, Sheldon RS. Complications related to pacemakers and other cardiac implantable electronic devices: essentials for internists and emergency physicians. Intern Emerg Med. 2023;18(3):851-62.

Blomström-Lundqvist C, Traykov V, Erba PA, Burri H, Nielsen JC, Bongiorni MG, Poole J, Boriani G, Costa R, Deharo JC, Epstein LM, Saghy L, Snygg-Martin U, Starck C, Tascini C, Strathmore N; ESC Scientific Document Group. European Heart Rhythm Association (EHRA) international consensus document on how to prevent, diagnose, and treat cardiac implantable electronic device infections -endorsed by the Heart Rhythm Society (HRS), the Asia Pacific Heart Rhythm Society (APHRS), the Latin American Heart Rhythm Society (LAHRS), International Society for Cardiovascular Infectious Diseases (ISCVID) and the European Society of Clinical Microbiology and Infectious Diseases (ESCMID) in collaboration with the European Association for Cardio-Thoracic Surgery (EACTS). Europace. 2020;22(4):515-49.

Indik JH, Gimbel JR, Abe H, Alkmim-Teixeira R, Birgersdotter-Green U, Clarke GD et al. 2017 HRS expert consensus statement on magnetic resonance imaging and radiation exposure in patients with cardiovascular implantable electronic devices. Heart Rhythm. 2017;14(7):e97-153.

Teixeira RA, Fagundes AA, Baggio JM Jr., Oliveira JC, Medeiros PTJ, Valdigem BP et al. Diretriz Brasileira de Dispositivos Cardíacos Eletrônicos Implantáveis – 2023. Arq Bras Cardiol. 2023;120(1):e20220892.

Vandenberk B, Raj SR. Remote Patient Monitoring: What Have We Learned and Where Are We Going? Curr Cardiovasc Risk Rep. 2023;17(6):103-15.

Capítulo 29

Taquiarritmias de QRS Estreito

Natália Olivetti

Roberta Saretta

Introdução

As taquicardias supraventriculares (TSV) indicam taquicardias (FC > 100 bpm em repouso) que têm origem dentro ou acima do Hiss ou do nó átrio ventricular (NAV). Tradicionalmente, o termo TSV tem sido utilizado para descrever todas as taquicardias, exceto as taquicardias ventriculares.

O termo taquicardias de QRS estreito indica as taquicardias que têm intervalo QRS com duração menor que 120 ms. Na prática clínica, as TSV podem se apresentar com QRS estreito, o que é mais frequente, mas também com QRS largo, quando ocorre aberrância do sistema de condução ou bloqueio de ramo prévio.

A prevalência de TSV na população geral é de 2 para cada 1.000 pessoas por ano. As TSV podem ocorrer em consequência de distúrbios metabólicos descompensados, como hipertensão arterial sistêmica, diabetes *mellitus*, dislipidemias, isquemia, disfunções tireoidianas, distúrbios hidroeletrolíticos (principalmente hipocalemia e hipomagnesemia), condições inflamatórias, como infecção, ou estado de resposta ao estresse de um pós-operatório. Dessa forma, a redução dos episódios de arritmia e a melhora sintomática requerem o tratamento dessas condições associadas, em concomitância ao tratamento da arritmia.

Quadro clínico

Em geral, apresentam-se clinicamente com queixas de palpitações taquicárdicas, de início e término súbitos, com frequência e duração variáveis. Podem estar associadas a dispneia, tontura, dor torácica e alteração do nível de consciência. A síncope é um sintoma possível, mas não é comum nas crises de taquicardia de QRS estreito.

Diagnóstico

O diagnóstico das taquicardias de QRS estreito requer a realização de um ECG de 12 derivações para registro das crises. Porém, há situações em que pode ser necessário o estudo eletrofisiológico para estabelecer o diagnóstico específico. As taquicardias de QRS estreito (FC > 100 bpm e QRS < 120 ms) podem se caracterizar (Quadro 29.1), por meio do eletrocardiograma (ECG), como taquicardias de ritmo regular, como taquicardia sinusal, taquicardia de reentrada nodal (TRN), taquicardia atrioventricular (TAV), taquicardia juncional, taquicardia atrial (TA) e *flutter* atrial (FLA), ou como taquicardias irregulares, como taquicardia atrial (TA), *flutter* atrial (FLA) e fibrilação atrial (FA).

Quadro 29.1. Classificação das taquicardias supraventriculares
Taquicardias supraventriculares
Taquicardia sinusal
Fisiológica Inapropriada Sino nodal reentrante
Taquicardias atriais
Focal Multifocal
Macro-reentrante
Dependente do circuito cavo tricúspide (*Flutter* típico)
Não dependente de cavo tricúspide (*Flutter* atípico)
Fibrilação atrial
Taquicardia de reentrada nodal
Comum (lenta-rápida) Incomum (rápida-lenta)
Taquicardia juncional não reentrante
Taquicardia atrioventricular
Ortodrômica (QRS estreito) Antidrômica (QRS largo)

Fonte: Autoria própria.

Diagnóstico diferencial entre as taquicardias supraventriculares

O diagnóstico diferencial entre as taquicardias supraventriculares pode ser direcionado por características eletrocardiográficas específicas, que se encontram resumidas no algoritmo a seguir (Figura 29.1).

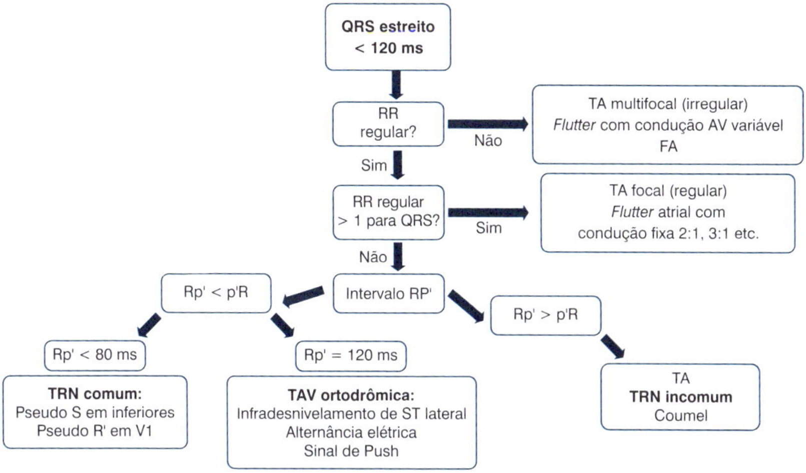

Figura 29.1. Algoritmo de diagnóstico diferencial das taquicardias supraventriculares. TA: taquicardia ventricular; AV: atrioventricular; FA: fibrilação atrial; TRN: taquicardia de reentrada nodal; TAV: taquicardia atrioventricular. *Fonte*: Autoria própria.

Taquicardia de Reentrada Nodal

A Taquicardia de reentrada nodal (TRN) é a mais prevalente entre as taquicardias de QRS estreito. Ocorre com maior frequência em mulheres de meia-idade. O "sinal de *frog*" caracteriza-se pela sensação de palpitações na região cervical e ocorre pela contração atrial sobre a valva atrioventricular fechada devido à ativação atrial retrógrada. Geralmente, as crises são bem toleradas, sem instabilidade hemodinâmica, e facilmente interrompidas com adenosina.

- **ECG:** ritmo regular, QRS estreito (< 120 ms), intervalo Rp' curto (< 80 ms), podendo ser observado pseudo R em derivações inferiores e pseudo R' em V1, conforme exemplificado na Figura 29.2.

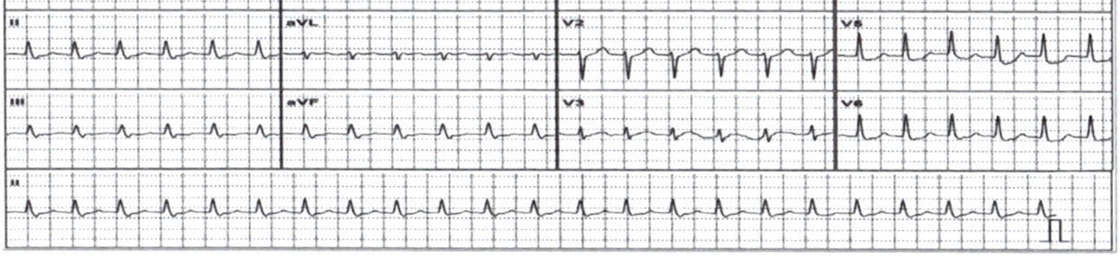

Figura 29.2. Exemplo de taquicardia de reentrada nodal (TRN). *Fonte*: Acervo pessoal.

Taquicardia atrioventricular

A Taquicardia atrioventricular (TAV) pode aparecer na primeira infância, podendo ocorrer também em adultos jovens (20 a 30 anos), sendo menos comum conforme aumenta a idade. Durante as crises, o paciente pode relatar sensação de dor em pontada na região precordial, enquanto a sensação de palpitação é geralmente referida no tórax, na região apical. As crises, em geral, são bem toleradas, mas, a depender do período refratário da via acessória, a frequência da taquicardia pode ser muito alta, fazendo com que as crises sejam mal toleradas. A TAV é facilmente interrompida por adenosina, devido à dependência do NAV no circuito.

- **ECG:** ritmo regular, QRS estreito (< 120 ms), intervalo Rp' curto (em torno de 120 ms), podendo ser observada alternância elétrica na amplitude do QRS, infradesnivelamento do segmento ST e sinal de *puesh* (onda T negativa em DI), conforme exemplificado na Figura 29.3. Após a reversão da crise, o ECG de base, em ritmo sinusal, pode ter pré-excitação ventricular, se a via acessória for manifesta, ou pode ser normal, sem pré-excitação, se a via acessória for oculta.

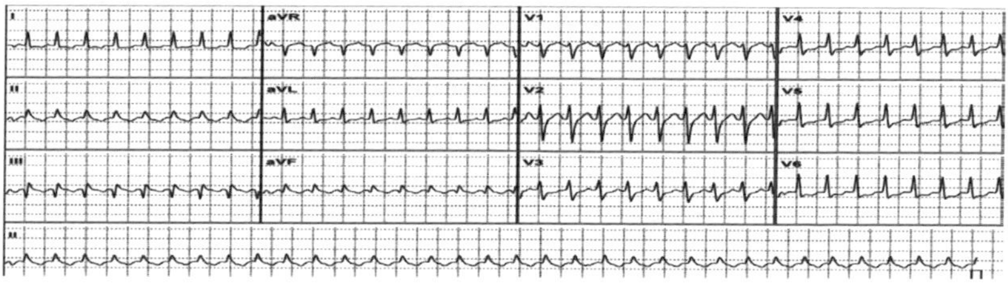

Figura 29.3. Exemplo de taquicardia atrioventricular (TAV). *Fonte*: Acervo pessoal.

Estima-se que até metade dos pacientes com pré-excitação manifesta podem apresentar FA paroxística. Em pacientes que têm condução anterógrada pela via acessória, a TAV pode degenerar em FA de alta resposta ventricular, com potencial de degeneração para fibrilação ventricular. O ECG de uma FA pré-excitada tem um ritmo irregular, com intervalo QRS largo (QRS > 120 ms), aberrante, e pode ter morfologias variadas devido a graus variados de pré-excitação, conforme exemplificado na Figura 29.4. Diante de uma FA com pré-excitação ventricular, não se deve administrar nenhuma medicação que tenha efeito bloqueador do NAV (adenosina, betabloqueador, bloqueador de canal de cálcio), por risco de degeneração em fibrilação ventricular.

Taquicardia atrial, *flutter* atrial e fibrilação atrial

A Taquicardia atrial (TA) é mais comum em indivíduos de meia-idade e pode estar relacionada com a presença de extrassístoles atriais

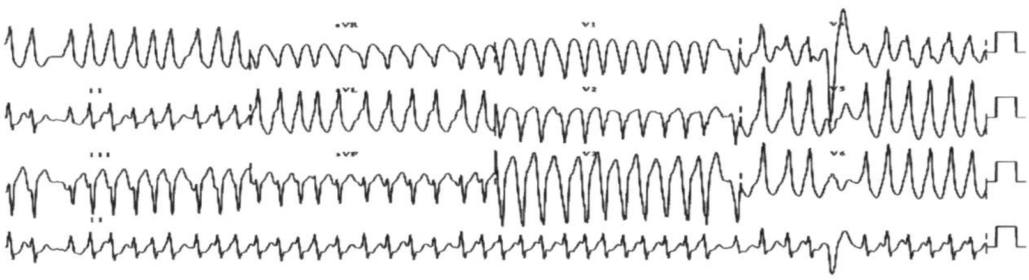

Figura 29.4. Exemplo de fibrilação atrial com pré-excitação ventricular. *Fonte*: Acervo pessoal.

frequentes. Na TA multifocal, observam-se ondas P, no ECG, variando de morfologia na mesma derivação, sendo mais comumente encontradas em pacientes com doença pulmonar obstrutiva crônica, hipertensão pulmonar, doença coronariana, valvopatias e hipomagnesemia.

O *flutter* atrial (FLA) pode ocorrer nas mesmas situações clínicas que a TA, podendo estar relacionado a cardiopatias de remodelamento atrial, incluindo cardiopatias congênitas e cardiopatias corrigidas cirurgicamente. A adenosina não interrompe as TA, mas reduz a frequência cardíaca, momentaneamente, facilitando a visualização das ondas P e, assim, o diagnóstico diferencial. Quando o FLA utiliza o istmo cavo tricúspide (ICT), é chamado de *flutter* típico. Se a sequência de ativação segue no sentido anti-horário, as ondas F são negativas nas derivações inferiores. Se a sequência de ativação segue no sentido horário, é chamado de típico reverso e, nesse caso, as ondas F são positivas nas derivações superiores. Quando o FLA não utiliza o ICT, é chamado atípico (Figura 29.5).

A fibrilação atrial (FA) é a arritmia sustentada mais comum na prática clínica e, em geral, está associada à idade avançada e a comorbidades cardiovasculares, como hipertensão arterial sistêmica, diabetes *mellitus*, insuficiência cardíaca, obesidade, síndrome da apneia do sono etc.

- **ECG:** ausência de onda P e ritmo irregular.

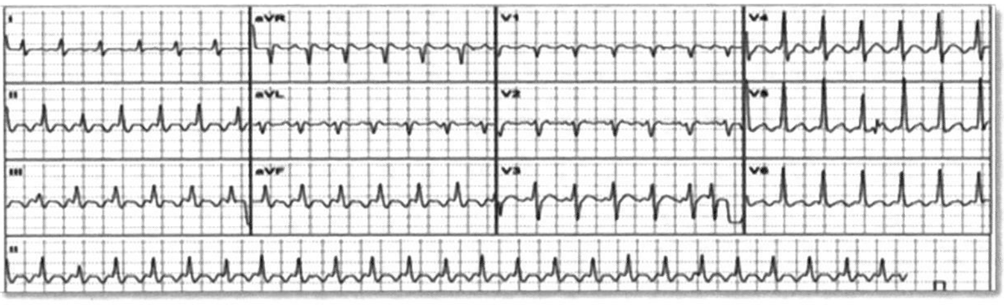

Figura 29.5. Exemplo de *flutter* atrial típico (ondas F negativas em D2, D3 e AVF). *Fonte*: Acervo pessoal.

Taquicardia sinusal inapropriada

A taquicardia sinusal é determinada por ritmo sinusal com FC > 100 bpm e, em geral, é uma resposta fisiológica a situações clínicas de aumento da demanda miocárdica, como infecções, estados inflamatórios e choque circulatório, ou secundária a condições metabólicas, como anemia ou hipertireoidismo. A taquicardia sinusal inapropriada é diagnosticada quando a frequência cardíaca, em ritmo sinusal, mantém-se persistentemente acima de 100 bpm ou quando a frequência cardíaca média no Holter fica acima de 90 bpm, sendo afastadas condições clínicas com resposta fisiológica adrenérgica.

Tratamento

A abordagem inicial para o manejo agudo das TSV pode ser não medicamentosa, por meio da manobra vagal, com escalonamento para tratamento com medicamentos intravenosos (Quadro 29.2) ou cardioversão elétrica (CVE). A CVE sincronizada deve ser utilizada como primeira estratégia para pacientes com instabilidade hemodinâmica. A adenosina intravenosa em bólus de infusão rápida é recomendada se a manobra vagal não for efetiva. Fármacos bloqueadores do nó AV, como betabloqueadores (p. ex., metoprolol) ou bloqueadores de canal de cálcio, podem ser utilizados em caso de falha da adenosina.

Nas crises de FA, TA e FLA estáveis, pode-se optar por estratégia de controle de ritmo ou controle de frequência. A decisão quanto ao tipo de estratégia deve levar em consideração a apresentação da arritmia, a situação clínica e a preferência do médico e do paciente.

Para estratégia de reversão de ritmo, pode-se optar por reversão química (propafenona ou amiodarona). O uso da propafenona deve ser restrito aos pacientes com coração estruturalmente normal, sendo contraindicada se houver hipertrofia ventricular, miocardiopatia, isquemia miocárdica ou broncospasmo. A amiodarona pode ser utilizada em pacientes com coração normal e em pacientes com miocardiopatias, isquemia e insuficiência cardíaca.

Para estratégia de controle de frequência, podemos utilizar betabloqueadores (esmolol ou metoprolol) e bloqueadores de canais de cálcio (BCC). Os BCC (verapamil ou diltiazem) devem ser considerados apenas para pacientes hemodinamicamente estáveis na ausência de hipotensão ou insuficiência cardíaca de fração de ejeção reduzida. Para pacientes com insuficiência cardíaca, o controle de frequência cardíaca pode ser feito com deslanosídeo (cedilanide) ou amiodarona.

A cardioversão elétrica sincronizada pode ser utilizada se houver falha da terapia medicamentosa em reverter ou controlar a taquicardia.

Em pacientes com taquicardias atriais, como a TA, o FLA e a FA, devem ser avaliadas as comorbidades cardiovasculares. O risco tromboembólico

Quadro 29.2. Antiarrítmicos utilizados nas taquicardias supraventriculares			
Medicação	**Doses**		**Efeitos colaterais**
Adenosina	6 mg em bólus Pode-se repetir outro bólus de 12 mg, 1 a 2 minutos após a primeira administração	IV	Broncospasmo, FA e assistolias breves
Propafenona	< 70 kg: 450 mg > 70 kg: 600 mg (dose máxima: 900 mg/dia)	VO	*Flutter* atrial com alta resposta ventricular, bradicardias, sintomas gastrintestinais, transtornos do sono, cefaleia, inquietação etc.
Amiodarona	Ataque: 150 mg, em 10 min Manutenção: infusão contínua de 1 mg/min, durante 6 horas, seguida de 0,5 mg/min por mais 18 horas (dose máxima: 2,2 g/24 horas)	IV	Flebite, hipotensão e bradicardia, especialmente se a infusão é rápida; hipertireoidismo e hipotireoidismo, fibrose pulmonar, hepatotoxicidade, ataxia, miopatia e neuropatia, microdepósitos corneanos e coloração cinza-azulada da pele
Metoprolol	5 mg em 1 a 2 minutos Pode ser repetida a cada 5 min (dose máxima: 15 mg)	IV	Bradicardia, alterações de condução do NAV, broncospasmo e hipotensão
Propranolol	Dose de 0,5 a 1 mg, lentamente Pode ser repetida após 10 minutos (dose máxima: 0,1 mg/kg)	IV	Bradicardia, alterações de condução do NAV, broncospasmo e hipotensão
Diltiazem	30 a 60 mg, 3×/dia, ou 120 a 240 mg, 1×/dia (liberação prolongada) 0,25 mg/kg durante 2 a 3 minutos, infusão contínua 10 mg/horas	VO IV	Hipotensão acentuada em pacientes com insuficiência cardíaca; edema, cefaleia, palpitação, rubor, erupção cutânea, gota, dispepsia, vômito, prurido, dispneia e tontura
Verapamil	80 a 120 mg, 3×/dia (dose máxima: 480 mg/dia) 5-10 mg durante 1 a 2 minutos	VO IV	Hipotensão acentuada em pacientes com insuficiência cardíaca; BAV, bradicardia, *rash*, náuseas, dispneia, tontura, cefaleia; raramente, confusão, broncospasmo, Stevens-Johnson e sintomas psicóticos
Sulfato de magnésio	1 a 2 g (diluídos em 100 mL de soro) em 5 a 60 minutos, seguidos da infusão de 0,5 a 2 g/horas	IV	Fraqueza muscular, depressão do sistema nervoso central, depressão respiratória e hiporreflexia Hipotensão e assistolia com infusão rápida

FA: fibrilação atrial; IV: intravenoso; NAV: nó atrioventricular; PCR: parada cardiorrespiratória; VO: via oral.
Fonte: Autoria própria.

pode ser estimado pelo CHA_2DS_2-VASC e o risco hemorrágico pelo HAS-BLED para decisão clínica sobre a anticoagulação.

O estudo eletrofisiológico e a ablação de radiofrequência devem ser considerados para pacientes com taquicardias supraventriculares sintomáticas e recorrentes.

Bibliografia consultada

Bradley DJ, Fischbach PS, Law IH, Serwer GA, Dick M II. The clinical course of multifocal atrial tachycardia in infants and children. J Am Coll Cardiol 2001;38(2):401-8.

Brugada J, Katritsis DG, Arbelo E, Arribas F, Bax JJ, Blomström-Lundqvist C, Calkins H, Corrado D, Deftereos SG, Diller GP, Gomez-Doblas JJ, Gorenek B, Grace A, Ho SY, Kaski JC, Kuck KH, Lambiase PD, Sacher F, Sarquella-Brugada G, Suwalski P, Zaza A; ESC Scientific Document Group. 2019 ESC Guidelines for the management of patients with supraventricular tachycardiaThe Task Force for the management of patients with supraventricular tachycardia of the European Society of Cardiology (ESC). Eur Heart J. 2020;41(5):655-720.

Etheridge SP, Escudero CA, Blaufox AD, Law IH, Dechert-Crooks BE, Stephenson EA et al. Life-Threatening Event Risk in Children with Wolff-Parkinson-White Syndrome: a Multicenter International Study. JACC Clin Electrophysiol 2018;4(4):433-44.

Granada J, Uribe W, Chyou PH, Maassen L, Vierkant R, Smith PN et al. Incidence and predictors of atrial flutter in the general population. J Am Coll Cardiol. 2000;36(2):2242-6.

Page RL, Joglar JA, Caldwell MA, Calkins H, Conti JB, Deal BJ, Estes NA 3rd, Field ME, Goldberger ZD, Hammill SC, Indik JH, Lindsay BD, Olshansky B, Russo AM, Shen WK, Tracy CM, Al-Khatib SM; Evidence Review Committee Chair‡. 2015 ACC/AHA/HRS Guideline for the Management of Adult Patients with Supraventricular Tachycardia: Executive Summary: A Report of the American College of Cardiology/American Heart Association Task Force on Clinical Practice Guidelines and the Heart Rhythm Society. Circulation. 2016;133(14):e471-505.

Porter MJ, Morton JB, Denman R, Lin AC, Tierney S, Santucci PA, Cai JJ et al. Influence of age and gender on the mechanism of supraventricular tachycardia. Heart Rhythm. 2004;1(4):393-6.

Still AM, Raatikainen P, Ylitalo A, Kauma H, Ikäheimo M, Kesäniemi YA et al. Prevalence, characteristics, and natural course of inappropriate sinus tachycardia. Europace. 2005;7(2):104-12.

Capítulo 30

Taquiarritmias de QRS Largo

Cristiano Pisani

Maurício Ibrahim Scanavacca

Introdução

As taquicardias de QRS largo são um problema frequentemente encontrado nas unidades de emergência e podem ser a manifestação de uma taquicardia ventricular (TV), de taquicardia supraventricular (TSV) com aberrância de condução ou, mais raramente, de taquicardias supraventriculares pré-excitadas em pacientes com via acessória.

O diagnóstico diferencial somente deve ser realizado após a estabilização do paciente, devendo a taquicardia ser revertida independente do diagnóstico diferencial nos casos de instabilidade hemodinâmica e, nos casos estáveis, quando não se tem certeza do diagnóstico diferencial, deve ser considerada TV.

Diagnóstico diferencial da taquicardia de QRS largo

Existem vários algoritmos com sensibilidade e especificidade bastante altas para o diagnóstico diferencial das taquicardias de QRS largo. Nenhum deles apresenta sensibilidade e especificidade combinadas de 100%. Os algoritmos mais utilizados são o de Brugada, em que é feita uma análise principalmente das derivações V1 a V6, o de Vereckei, no qual é feita principalmente a análise de aVR, e o de Santos, mais recentemente, no qual é feita a análise da positividade do QRS em D1, D2, V1 e V6 (Fluxograma 30.1).

Avaliação diagnóstica do paciente com taquicardia ventricular

O diagnóstico se baseia na história clínica de palpitações ou terapias do CDI, em exame físico com frequência cardíaca aumentada e, principalmente, na análise do eletrocardiograma do monitor ou de 12 derivações.

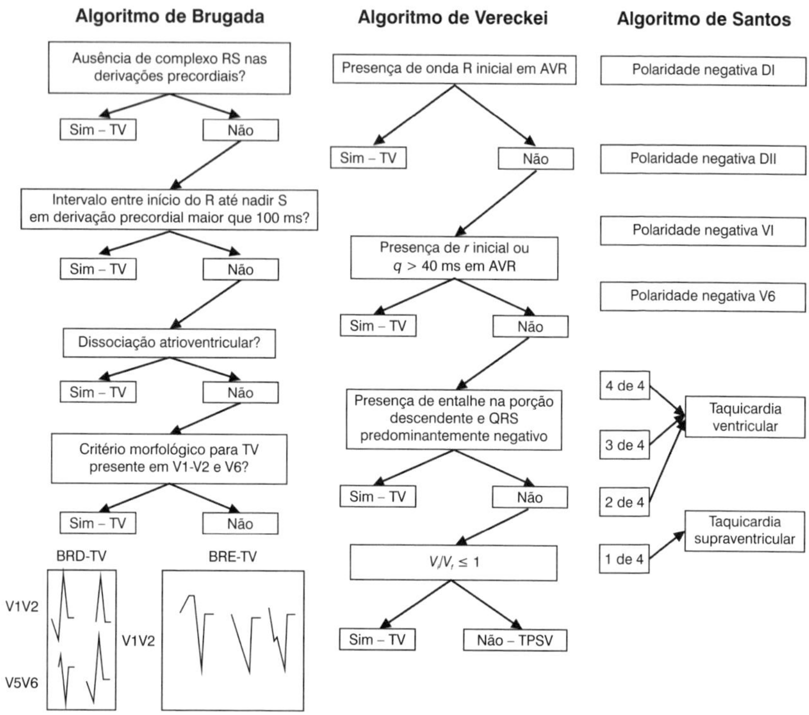

Fluxograma 30.1. Algoritmos de diagnóstico diferencial de taquicardia de QRS largo entre taquicardia ventricular ou supraventricular com aberrância de condução. TV: taquicardia ventricular; BRD: bloqueio de ramo direito; BRE: bloqueio de ramo esquerdo; TPSV: taquicardia paroxística supraventricular. *Fonte*: Autoria própria.

Quadro clínico

Os sintomas relacionados com a taquicardia ventricular podem variar amplamente: os pacientes podem experimentar desde parada cardíaca e síncope até, em alguns casos, permanecer assintomáticos ou apresentar sintomas de descompensação da insuficiência cardíaca. A palpitação precordial é o sintoma principal, frequentemente acompanhada por dispneia, dor precordial e episódios de escurecimento visual. Pacientes com cardiodesfibriladores implantáveis (CDI) frequentemente relatam a ocorrência de choque desencadeado pelo dispositivo.

Exame físico

Durante exame físico em pacientes com queixa de palpitação deve se concentrar na observação de sinais e sintomas de má tolerabilidade clínica da taquicardia. Indicativos como rebaixamento do nível de consciência, hipotensão, ausência de pulso central, sinais de baixo débito, edema agudo de pulmão e dor precordial devem ser prontamente reconhecidos, uma vez que sinalizam para a necessidade urgente de reverter a taquicardia.

Ecocardiograma

Esse método proporciona um diagnóstico ágil das cardiopatias associadas à TV, especialmente em relação a alterações segmentares e aneurismas. A diminuição da fração de ejeção emerge como um fator prognóstico crucial para o risco de morte súbita em pacientes com arritmias ventriculares. Notavelmente, as alterações segmentares na morfologia do ventrículo esquerdo podem indicar a presença de um substrato arritmogênico, como acinesia em pacientes com infarto agudo do miocárdio prévio, aneurisma apical e de parede inferior em pacientes com cardiopatia chagásica.

Ressonância magnética cardíaca

A ressonância magnética cardíaca emerge como uma ferramenta diagnóstica crucial para a detecção de diversas alterações miocárdicas associadas à fisiopatologia das arritmias ventriculares. Em pacientes com cardiopatia, esse método possibilita uma quantificação precisa dos volumes, massa e fração de ejeção dos ventrículos. Além disso, a técnica de realce tardio proporciona a identificação precisa da presença, extensão, localização e transmuralidade de cicatrizes.

Classificação

As taquicardias ventriculares podem ser classificadas em sustentadas, quando têm duração superior a 30 segundos, ou não sustentadas, quando têm duração inferior a esse período. Outro ponto relevante é a avaliação das características eletrocardiográficas, que incluem a morfologia dos complexos QRS, pois permite inferir o mecanismo da taquicardia. Essa análise classifica a TV em monomórfica ou pleiomórfica (relacionada à reentrada utilizando cicatriz) e polimórfica (alterações na repolarização ventricular). Além disso, é importante considerar a repercussão hemodinâmica da taquicardia, avaliando se ela é bem tolerada ou mal tolerada, com impactos específicos no sistema circulatório. Por fim, é chamada de TV idiopática, na ausência de doença cardíaca, ou associada a cardiopatia, quando o paciente apresenta doença cardíaca.

Tratamento na unidade de emergência

O tratamento da TV deve ser definido inicialmente com base na tolerância hemodinâmica. Se a TV for mal tolerada (PAS $<$ 90 mmHg, nível de consciência diminuído, cianose, ausência de pulso), deve-se realizar desfibrilação imediatamente. Se a TV for bem tolerada, após o registro do ECG de 12 derivações, deve-se iniciar tratamento com fármacos antiarrítmicos para cardioversão química da TV ou já proceder à cardioversão elétrica, caso optado. A última diretriz europeia recomenda, inicialmente, a cardioversão mesmo nos casos de TV bem tolerada, quando o risco anestésico for baixo (Fluxograma 30.2).

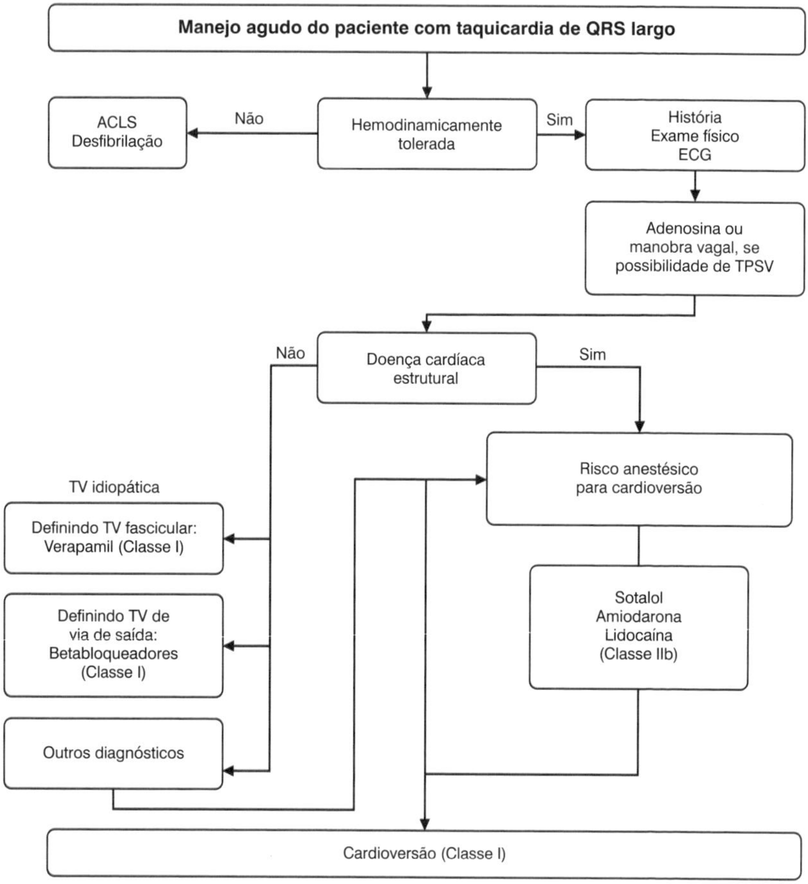

Fluxograma 30.2. Manejo agudo do paciente com Taquicardia de QRS largo. ACLS: Suporte Avançado de Vida em Cardiologia; ECG: eletrocardiograma; TPSV: taquicardia paroxística supraventricular; TV: taquicardia ventricular. *Fonte*: Adaptada de Zeppenfeld K, Tfelt-Hansen J, de Riva M, Winkel BG, Behr ER, Blom NA, Charron P, Corrado D, Dagres N, de Chillou C, Eckardt L, Friede T, Haugaa KH, Hocini M, Lambiase PD, Marijon E, Merino JL, Peichl P, Priori SG, Reichlin T, Schulz-Menger J, Sticherling C, Tzeis S, Verstrael A, Volterrani M; ESC Scientific Document Group. 2022 ESC Guidelines for the management of patients with ventricular arrhythmias and the prevention of sudden cardiac death. Eur Heart J. 2022;43(40):3994-4126.

Os fármacos antiarrítmicas mais utilizados são amiodarona e lidocaína.

Quadro 30.1. Fármacos antiarrítmicos e tratamentos mais utilizados em casos de TV
Amiodarona – 300 mg EV em 30 minutos (ampola = 150 mg). Taxa de reversão entre 30% e 50%. Principais efeitos colaterais: hipotensão arterial, bradicardia sinusal e *Torsades de Pointes* (raro)
Lidocaína (2%) – 1 mg/kg IV, infusão rápida. Taxa de reversão é baixa (20% a 30%), mas é útil por seu efeito ser rápido e por não provocar distúrbio hemodinâmico
Cardioversão elétrica (CVE) – Caso não haja reversão com um dos esquemas anteriores, pode-se realizar a CVE sincronizada após sedação adequada do paciente
Nos casos de pacientes com TV/FV recorrentes e em tempestade elétrica, além da amiodarona IV, o acréscimo de propranolol na dose de 40 mg de 6/6 horas nas primeiras 24 horas pode ser uma alternativa nos casos refratários

Tratamento após a reversão

O tratamento do paciente com TV se baseia em três pontos principais: (1) otimizar o tratamento da cardiopatia e das condições clínicas subjacentes; (2) aliviar os sintomas da arritmia e (3) evitar a morte súbita. Após a reversão da taquicardia, deve-se proceder à investigação diagnóstica, principalmente focada na investigação de cardiopatia associada. Se a cardiopatia isquêmica estiver presente, deve-se investigar e tratar a isquemia. Pacientes com ICC descompensada devem ter seu tratamento otimizado.

A Diretriz Brasileira de Dispositivos Cardíacos Implantáveis recomenda o implante do DCI em pacientes com TV sustentada espontânea e disfunção ventricular importante (FEVE < 35%) e expectativa de vida de pelo menos um ano (Classe I).

Para mitigar os sintomas e prevenir a recorrência de taquicardia ventricular, opções como tratamento farmacológico e ablação por cateter estão disponíveis. A decisão de recomendar a ablação é influenciada pelas características específicas da taquicardia ventricular e pela resposta ao tratamento clínico.

Prevenção da recorrência da taquicardia ventricular

Tratamento farmacológico

- **Betabloqueadores:** têm efeito antiarrítmico principalmente naquelas arritmias que são desencadeadas pelo esforço. Nos pacientes com insuficiência cardíaca, que são um grupo com alto risco de apresentar TV, o uso dos betabloqueadores deve ser considerado em todos os que não apresentem contraindicação a esse fármaco. Os medicamentos mais utilizados são metoprolol (25 a 100 mg, 1 a 2 ×/dia) ou carvedilol (3,125 a 25 mg, 2 ×/dia) nos pacientes com miocardiopatia. A principal contraindicação para o uso dos betabloqueadores é a presença de asma brônquica.

- **Amiodarona:** tem papel importante no tratamento do paciente com TV, principalmente com cardiopatias estruturais. Após a reversão da TV, deve-se utilizar amiodarona numa dose de 900 mg até o máximo de 1.800 mg por via endovenosa, em 24 horas, até a estabilização do quadro. Após a troca para a via oral, deve-se manter uma dose inicial para impregnação. A amiodarona, associada ou não aos betabloqueadores, diminui a taxa de choques liberados pelo CDI e ajuda a melhorar a qualidade de vida desses pacientes. A principal limitação para o uso prolongado da amiodarona são seus efeitos extracardíacos, sendo mais comuns as alterações em tireoide, a hiperpigmentação cutânea e as manifestações neurológicas. A toxicidade pulmonar e a toxicidade hepática, embora raras, implicam risco de complicações fatais.

Ablação por cateter de taquicardia ventricular

A ablação por cateter faz parte de um tratamento híbrido adicionado aos fármacos antiarrítmicos que buscam a prevenção da recorrência da taquicardia ventricular. A indicação clássica de ablação por cateter está naqueles casos de taquicardia ventricular sustentada monomórfica, incluindo as TV interrompidas por choque do CDI, que recorrem apesar da terapia antiarrítmica. A indicação de ablação em caráter de urgência está reservada àqueles casos de tempestade elétrica que não são controlados com fármacos antiarrítmicos.

Os diferentes estudos de ablação de TV mostram uma taxa de recorrência que varia entre 30% e 50%. Porém, embora a recorrência tenha sido comum, a frequência de episódios de TV é reduzida de maneira substancial nesses pacientes.

Bibliografia consultada

Arenal Á, Ávila P, Jiménez-Candil J, Tercedor L, Calvo D, Arribas F et al. Substrate Ablation vs Antiarrhythmic Drug Therapy for Symptomatic Ventricular Tachycardia. J Am Coll Cardiol. 2022;79(15):1441-53.

Brugada P, Brugada J, Mont L, Smeets J, Andries EW. A new approach to the differential diagnosis of a regular tachycardia with a wide QRS complex. Circulation. 1991;83(5):1649-59.

Connolly SJ, Dorian P, Roberts RS, Gent M, Bailin S, Fain ES, Thorpe K, Champagne J, Talajic M, Coutu B, Gronefeld GC, Hohnloser SH; Optimal Pharmacological Therapy in Cardioverter Defibrillator Patients (OPTIC) Investigators. Comparison of beta-blockers, amiodarone plus beta-blockers, or sotalol for prevention of shocks from implantable cardioverter defibrillators: the OPTIC Study: a randomized trial. JAMA. 2006;295(2):165-71.

Della Bella P, Baratto F, Vergara P, Bertocchi P, Santamaria M, Notarstefano P et al. Does Timing of Ventricular Tachycardia Ablation Affect Prognosis in Patients With an Implantable Cardioverter Defibrillator? Results From the Multicenter Randomized PARTITA Trial. Circulation. 2022;145(25):1829-38.

Santos Neto F, Pisani CF, Darrieux FCDC, Cirino CMF, Hachul DT, Santos AM, Pérez-Riera AR, Barbosa-Barros R, Scanavacca M. Validation of a Simple Electrocardiographic Algorithm for Detection of Ventricular Tachycardia. Arq Bras Cardiol. 2021;116(3):454-63.

Vereckei A, Duray G, Szénási G, Altemose GT, Miller JM. New algorithm using only lead aVR for differential diagnosis of wide QRS complex tachycardia. Heart Rhythm. 2008;5(1):89-98.

Capítulo 31

Cardioversão Elétrica

André Moreira Bento

Márcio Tonini

Introdução

Desde 1956, a corrente elétrica alternada tem sido utilizada para desfibrilação transtorácica, propriciando técnicas de aprimoramento que permitissem que o manejo das arritmias cardíacas tivesse como procedimento de rotina a cardioversão elétrica (CVE), que é a interrupção de uma arritmia por meio de uma descarga elétrica para restabelecer o ritmo sinusal.

Definição

Durante o ritmo cardíaco, o coração é particularmente mais vulnerável no final da sístole (nos 30 ms precedentes ao ápice da onda T). Justamente para evitar esse momento, no qual existe maior risco de indução de fibrilação ventricular, na CVE, a energia é liberada de modo sincronizado com a onda R.

A CVE tem sua indicação nos casos de arritmia supraventricular, fibrilação e *flutter* atrial, além de taquicardia ventricular (TV) monomórfica.

Em geral, o termo desfibrilação se aplica à despolarização de uma massa crítica do coração durante a ocorrência de parada cardiorrespiratória decorrente de fibrilação ventricular (FV) ou TV sem pulso. A descarga elétrica resulta na despolarização de todo o coração, seguida por um breve período de assistolia. A seguir, o nó sinusal ou outro marcapasso com maior automaticidade assume a coordenação de um ritmo organizado.

Portanto, em pacientes com TV polimórfica com instabilidade hemodinânica, FV ou TV sem pulso, não devemos proceder à CVE sincronizada, mas à desfibrilação.

Técnica da cardioversão elétrica

Aspectos gerais

O paciente deve estar ciente do procedimento e concordar com ele. Recomenda-se jejum de, pelo menos, 6 horas (medicações anestésicas).

O paciente deve ser questionado quanto à história da arritmia: tempo de duração, episódios prévios (métodos de reversão e carga elétrica utilizados), sintomas relacionados, doença cardiovascular existente, medicações em uso e comorbidades associadas. Os passos seguintes são monitorar o ritmo cardíaco, a pressão arterial e a saturação de oxigênio do paciente, bem como se certificar de que próteses dentárias e materiais metálicos (anéis, relógios, correntes etc.) sejam retirados. Sempre dispor de material para aspiração e intubação orotraqueal, bem como de todo o material necessário para reanimação cardiorrespiratória, além de equipe médica e de enfermagem capacitada.

Pacientes em uso de anticoagulantes orais devem ser questionados quanto ao tempo de vigência da anticoagulação e, quando em uso de digoxina, necessitam de dosagem sérica dessa substância, desde que haja suspeita de intoxicação digitálica, situação na qual a CVE está contraindicada. Outras contraindicações relativas para a CVE são: distúrbios eletrolíticos (especialmente, hipocalemia), fibrilação ou *flutter* atrial com baixa resposta ventricular e anticoagulação inadequada (quando necessária).

Sedação

Depois de o paciente já estar devidamente monitorado e a equipe médica, preparada, pode-se dar início à sedação. O fármaco ideal para a realização de CVE deve causar analgesia e sedação, além de possuir efeito fugaz e a menor repercussão possível no sistema cardiovascular. Um dos medicamentos mais utilizados com essa finalidade é o propofol, na dose de 0,5 mg/kg, em pacientes sem cardiopatia estrutural, que produz indução confortável, rápida inconsciência e amnésia. O etomidato é um agente tradicionalmente considerado apropriado para pacientes com grave comprometimento cardiovascular, dada sua estabilidade cardíaca. É utilizado na dose de 0,2 a 0,3 mg/kg, associado ao fentanil, para promover analgesia adequada.

Manejo do desfibrilador

Deve-se utilizar pasta ou gel de alta condutividade elétrica entre as pás/eletrodos e o tórax, tendo o cuidado de não encostar as pás e não espalhar a pasta entre elas. O diâmetro do eletrodo a ser utilizado varia de acordo com a idade, sendo de 4,5 cm^2 para recém-nascidos, 8 cm^2 para crianças e 8 cm^2 a 12 cm^2 para adultos.

Localização das pás

Uma pá é aplicada na borda superior direita do esterno, abaixo da clavícula; a segunda é localizada à esquerda do mamilo, com seu centro na altura da linha média clavicular esquerda (posição ântero-apical). Na posição anteroposterior, o eletrodo anterior tem a mesma localização infraclavicular direita e o segundo, na face posterior do hemitórax esquerdo, abaixo do ângulo da escápula.

Reversão de arritmias específicas

Fibrilação atrial

A reversão elétrica dessa arritmia vem sendo utilizada desde 1960, justificada pelo fato de que a restauração do ritmo sinusal levaria à melhora hemodinâmica e reduziria o risco de AVC. No entanto, a estratégia de reversão da FA não se mostrou superior às estratégias de controle da frequência cardíaca e de anticoagulação no que se refere ao risco de fenômenos embólicos e mortalidade.

O êxito da reversão da FA depende da natureza da doença cardíaca de base e da densidade de corrente que atinge o miocárdio atrial. No que se refere ao posicionamento das pás, alguns autores reportam a superioridade da posição anteroposterior, embora outros estudos não concordem com essa afirmação. São fatores que reduzem as chances de sucesso da CVE: FA de longa duração (acima de um ano), cardiopatias associadas e aumento das dimensões do átrio esquerdo. Pacientes com FA com menos de 48 horas de evolução podem ser considerados candidatos à cardioversão (elétrica ou medicamentosa), desde que não sejam de alto risco para embolização, ou seja, portadores de AVC prévio, de estenose mitral e de trombos intracavitários. Nessa situação, deve-se avaliar a necessidade de iniciar a anticoagulação independentemente da cardioversão, visando à prevenção de eventos embólicos. Para a redução do risco de embolização sistêmica relacionada com a cardioversão nos pacientes com fibrilação ou *flutter* atriais agudos, que persistem com arritmia por mais de 48 horas ou por tempo indeterminado, a anticoagulação deve ser mantida por três semanas antes e quatro semanas depois da CVE. Outra abordagem, que utiliza o ecocardiograma transesofágico para a pesquisa de trombos intracavitários, tem sido utilizada frequentemente. Essa estratégia orienta a realização do ecocardiograma transesofágico e, caso o exame não constate a presença de trombos intracavitários, a cardioversão é realizada e o paciente segue anticoagulado (com medicação oral ou injetável) por, pelo menos, quatro semanas. O uso a longo prazo dos anticoagulantes vai depender do CHA_2DS_2-VASc.

Flutter atrial

O manejo dessa arritmia segue as mesmas recomendações referentes à reversão da fibrilação atrial, com alteração apenas na descarga energética utilizada (50 a 100 J). É importante salientar que o risco de eventos embólicos, embora menor, se comparado ao da fibrilação atrial, também existe nessa arritmia, devendo-se seguir os mesmos cuidados com anticoagulação descritos anteriormente.

Outras arritmias supraventriculares

Outras arritmias supraventriculares, como taquicardia atrial e taquicardia por reentrada nodal, também podem ser submetidas à CVE. No entanto, muitas vezes, essas arritmias podem ser controladas com outras abordagens terapêuticas. A taquicardia atrial frequentemente está relacionada com um mecanismo de automatismo aumentado, situação que propicia a recorrência dessa arritmia. Nessa situação, o tratamento mais eficaz pode ser o controle de patologias que podem estar ligadas ao desenvolvimento da arritmia, como o tratamento de descompensação de doença pulmonar obstrutiva crônica, e a correção de distúrbios eletrolíticos, principalmente aqueles vinculados ao potássio e ao magnésio, e de situações com estímulo adrenérgico elevado.

Taquicardia ventricular

A TV monomórfica pode ser revertida eletricamente com descargas elétricas iniciais de 100 J (modo sincronizado com o QRS). Casos de TV de elevada frequência cardíaca ou polimórfica e com sintomas cardiovasculares associados (hipotensão, angina ou alteração do nível de consciência) devem ser tratados com descarga elétrica inicial de 200 J. Caso a TV leve à parada cardiorrespiratória, deve ser tratada de maneira semelhante à FV.

Condições especiais

Cardioversão em gestantes

A CVE pode ser realizada em gestantes, sem afetar o ritmo do feto. No entanto, recomenda-se que o ritmo fetal seja monitorado, se possível.

Cardioversão em pacientes com marca-passo

Várias precauções são necessárias ao planejar uma CVE em pacientes portadores de marca-passo definitivo. A desfibrilação nesses pacientes pode causar danos no gerador do marca-passo ou, ainda, no tecido miocárdio. A pá do eletrodo deve estar, ao menos, 12 cm distante do gerador do marcapasso. Desse modo, a posição anteroposterior é recomendada. No entanto, devido à dificuldade técnica da aplicação dessa estratégia, uma abordagem que inverte a posição das pás é frequentemente utilizada. Para tanto, em pacientes com um gerador implantado na região infraclavicular direita, uma pá é aplicada na borda superior esquerda do esterno, abaixo da clavícula, e a segunda pá é localizada à direita do mamilo, com seu centro na altura da linha média clavicular direita. Após a CVE, o marca-passo deve ser interrogado e avaliado quanto a seu funcionamento.

Veja no Quadro 31.1 as principais complicações da cardioversão elétrica, e no Quadro 31.2, os tipos de energia inicial a ser utiliazada.

Quadro 31.1. Principais complicações da cardioversão elétrica

Alterações do ECG	Alterações transitórias no segmento ST com elevações ou depressões
Arritmias	Geralmente benignas, mas, principalmente após uma descarga não sincronizada, podem induzir a arritmias ventriculares graves e instáveis, com necessidade de reversão imediata Bradicardia e bloqueios atrioventriculares avançados
Embolização	Mais relacionada com a fibrilação ou ao *flutter* atrial sem anticoagulação adequada antecedendo a cardioversão
Disfunção miocárdica	Tipo e quantidade de energia utilizada estão associados ao grau de disfunção ventricular que pode ocorre após a desfibrilação
Edema pulmonar	Incomum, estando possivelmente associado a disfunção ventricular ou atrial transitória. Parece ser mais comum em pacientes com fibrilação atrial associada à doença valvar ou à disfunção ventricular
Necrose miocárdica	Elevações de troponina geralmente sem significado clínico maior
Lesões cutâneas	Se não for aplicado adequadamente o gel de alta condutividade

Fonte: Autoria própria.

Quadro 31.2. Escolha da energia inicial a ser utilizada

Escolha da energia inicial a ser utilizada	
Flutter atrial (QRS estreito e regular)	50 a 100 J
Fibrilação atrial (QRS estreito e irregular)	120 a 200 J (bifásico) ou 200 J (monofásico)
TV ventricular monomórfica (QRS largo e regular)	100 J
TV polimórfica/FV (QRS largo e irregular)	Desfibrilar (choque não sincronizado)

Fonte: Autoria própria.

Bibliografia consultada

Gurevitz OT, Ammash NM, Malouf JF, Chandrasekaran K, Rosales AG, Ballman KV et al. Comparative efficacy of monophasic and biphasic waveforms for transthoracic cardioversion of atrial fibrillation and atrial flutter. Am Heart J. 2005;149(2):316-21.

Hindricks G, Potpara T, Dagres N, Arbelo E, Bax JJ, Blomström-Lundqvist C, Boriani G, Castella M, Dan GA, Dilaveris PE, Fauchier L, Filippatos G, Kalman JM, La Meir M, Lane DA, Lebeau JP, Lettino M, Lip GYH, Pinto FJ, Thomas GN, Valgimigli M, Van Gelder IC, Van Putte BP, Watkins CL; ESC Scientific Document Group. 2020 ESC Guidelines for the diagnosis and management of atrial fibrillation developed in collaboration with the European Association for Cardio-Thoracic Surgery (EACTS): The Task Force for the diagnosis and management of atrial fibrillation of the European Society of Cardiology (ESC) Developed with the special contribution of the European Heart Rhythm Association (EHRA) of the ESC. Eur Heart J. 2020;42(5):373-498.

January C, Wann LS, Calkins H, Chen LY, Cigarroa JE, Cleveland JC Jr. et al. 2019 AHA/ACC/HRS Focused Update of the 2014 AHA/ACC/HRS Guideline for the Management of Patients With Atrial Fibrillation: A Report of the American College of Cardiology/American Heart Association Task Force on Clinical Practice Guidelines and the Heart Rhythm Society in Collaboration With the Society of Thoracic Surgeons. Circulation. 2019;140(2):e125-e151.

Kerber R, Martins JB, Kienzle MG, Constantin L, Olshansky B, Hopson R et al. Energy, current, and success in defibrillation and cardioversion: clinical studies using an automated impedance-based method of energy adjustment. Circulation. 1988;77(5):1038-46.

Kerber RE, Jensen SR, Grayzel J, Kennedy J, Hoyt R. Elective cardioversion: influence of paddle-electrode location and size on success rates and energy requirements. N Engl J Med.1981;305(12):658-62.

Lown B. Electrical reversion of cardiac arrhythmias. Br Heart J. 1967;29(4):469-89.

Myerburg RJ, Castellanos A. Electrode positioning for cardioversion of atrial fibrillation. Lancet. 2002;360(9342):1263-4.

Neumayr G, Hagn C, Gänzer H, Friedrich G, Pechlaner C, Joannidis M et al. Plasma levels of troponin T after electrical cardioversion of atrial fibrillation and flutter. Am J Cardiol. 1997;80(10):1367-9.

Niebauer MJ, Brewer JE, Chung MK, Tchou PK. Comparison of the rectilinear biphasic waveform with the monophasic damped sine waveform for external cardioversion of atrial fibrillation and flutter. Am J Cardiol. 2004;93(12):1495-9.

Schneider T, Martens PR, Paschen H, Kuisma M, Wolcke B, Gliner BE et al. Multicenter, randomized, controlled trial of 150-J biphasic shocks compared with 200- to 360-J monophasic shocks in the resuscitation of out-of-hospital cardiac arrest victims. Circulation. 2000;102(15):1780-7.

Capítulo 32

Urgências e Emergências Hipertensivas

Brunna Pileggi

Carla Imbelloni Vaquero

Juliana Gil de Moraes

Introdução

Hipertensao arterial sistêmica (HAS) é um importante fator de risco modificável para o desenvolvimento de doenças cardiovasculares e, de acordo com as estatísticas atualizadas da American Heart Association (AHA), de 2023, sua incidência apresentou um aumento importante nas últimas décadas, com prevalência de 76,5% em indivíduos com idade ≥ 65 anos entre os anos de 2017 e 2020. No Brasil, o Sistema de Vigilância de fatores de Risco e Proteção para Doenças Crônicas por Inquérito Telefônico (VIGITEL), do Ministério da Saúde, demonstrou que a prevalência de HAS aumentou 3,7% em 15 anos, com índice de 26,3% em 2021, e que foram registradas 551.262 mortes por doenças hipertensivas entre 2010 e 2020.

A emergência hipertensiva foi descrita pela primeira vez em 1993 e é caracterizada por pressão arterial sistêmica elevada (PAS > 180 ou PAD > 110 mmHg) associada a lesão de órgão-alvo aguda e progressiva, geralmente envolvendo o sistema cardiovascular, o sistema renal e/ou o sistema nervoso central, com necessidade imediata de controle pressórico. Dados de incidência de emergência hipertensiva são controversos, mas uma estimativa americana de 2007 acredita que a frequência de hospitalizações devido a essa condição é em torno de 111:100.000 pacientes. Em contrapartida, uma análise epidemiológica do Nationwide Emergency Deaprtment Sample (NEDS) considerou a necessidade de internação decorrente de níveis pressóricos elevados com acometimento de órgão-alvo como rara (menos de 2:1.000 atendimentos do departamento de emergência).

Etiologia

Qualquer causa relacionada com o aumento da pressão arterial sistêmica tem o potencial de acarretar emergências hipertensivas. Por sua vez, o interrompimento abrupto do tratamento anti-hipertensivo farmacológico é o fator de risco mais comum. Devido à adaptação vascular preexistente de pacientes com hipertensão crônica, existe menor chance de complicações agudas. No Quadro 32.1 estão descritas as principais causas de emergências hipertensivas.

Quadro 32.1. Possíveis etiologias de emergências hipertensivas
HAS essencial
Doença renal parenquimatosa (glomerulonefrite, vasculite, síndrome hemolítica urêmica, púrpura trombocitopênica trombótica)
Estenose de artéria renal (origem ateromatosa ou fibromuscular)
Eclâmpsia
Distúrbios endócrinos (feocromocitoma, síndrome de Cushing, tumores secretores de renina)
Drogas ilícitas (cocaína e *ecstasy*)
Consumo de álcool
Medicamentos (simpatomimético, eritropoetina, ciclosporina, anfetamina, anticoncepcional hormonal, descongestionante nasal, corticosteroide, inibidor de VEGF, inibidor de tirosina quinase)
Retirada brusca de medicações anti-hipertensivas
Hiper-reatividade autonômica (síndrome de Guillain-Barré, porfiria intermitente aguda)
Alterações do sistema nervoso central (lesão cerebral, acidente vascular encefálico, tumores)

Fonte: Autoria própria.

Patogenia

A real etiopatogenia da emergência hipertensiva ainda é incerta, mas o papel crucial do endotélio é incontestável. Em situações normais ou nas quais o endotélio está adaptado (p. ex., hipertensão crônica), substâncias vasoativas são constantemente liberadas, a fim de favorecer a vasodilatação e a devida homeostase pressórica, sendo o principal representante o óxido nítrico. O aumento da reatividade vascular, relacionado com os picos hipertensivos, acarreta vasoconstrição e, consequentemente, aumento da resistência vascular periférica. Os fatos descritos parecem ter ação citotóxica na parede dos vasos, que, além de seu efeito direto, causam estresse oxidativo, o que leva à lesão e à disfunção endotelial, bem como à hiperperfusão tecidual. Esse processo é marcado pela perda da capacidade de autorregulação do vaso. Na fase final, existem o aumento da permeabilidade vascular e o favorecimento de um ambiente pró-trombótico, com a redução da atividade fibrinolítica e a ativação da cascata de coagulação. Assim, o desfecho mais trágico é caracterizado por coagulação intravascular disseminada, como esquematizado na figura a seguir (Figura 32.1).

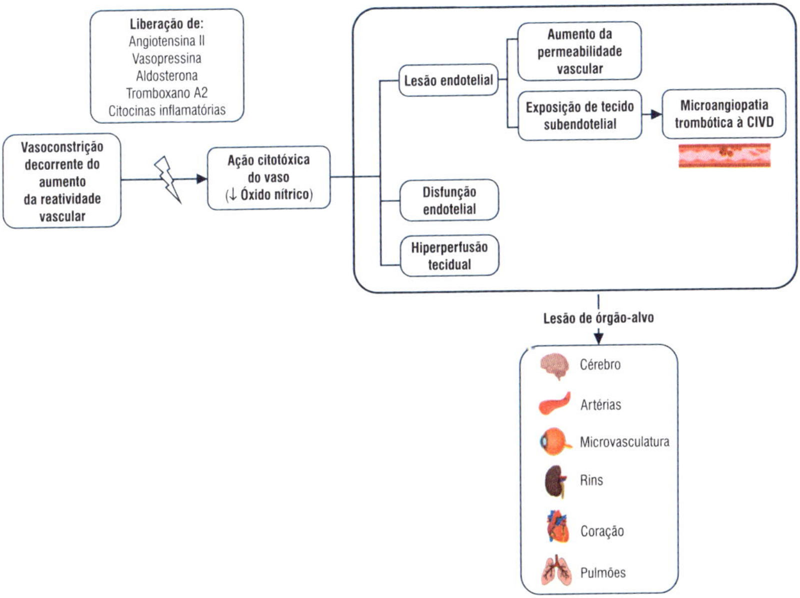

Figura 32.1. Mecanismos predisponentes das emergências hipertensivas.
Fonte: Autoria própria.

Quadro clínico e diagnóstico

A principal característica das emergências hipertensivas são as complicações de órgão-alvo. O acrônimo BARKH (do inglês, **b***rain*, **a***rteries*, **r***etina*, **k***idney* e/ou **h***eart*) refere-se aos principais sítios de acometimento. As estatísticas brasileiras mostram que as apresentações clínicas mais comuns são o AVC e o edema agudo de pulmão (EAP) hipertensivo. O Quadro 32.2 apresenta as principais complicações de órgão-alvo.

O diagnóstico de emergências hipertensivas é clínico e se baseia na identificação da pressão arterial elevada e de sinais ou sintomas de acometimento orgânico subjacente.

A medida da pressão arterial deve ser realizada nos dois membros superiores (caso contraindicado, por alguma condição clínica, pode-se considerar a medida da pressão em membros inferiores), seguindo

Quadro 32.2. Principais sítios de acometimento de órgãos-alvo e respectivas complicações	
Órgão-alvo	**Complicações**
Aorta	Dissecção de aorta
Cérebro	Encefalopatia hipertensiva, AVC hemorrágico, PRES
Coração	Isquemia miocárdica, infarto agudo do miocárdio e insuficiência cardíaca
Pulmão	Edema agudo pulmonar hipertensivo
Rins	Insuficiência renal aguda ou crônica agudizada
Microvasculatura	Retina (hemorragia, exsudatos e papiledema)
Placenta	Eclâmpsia

Fonte: Autoria própria.

as recomendações clássicas, com o uso de aparelhos validados e calibrados. O Quadro 32.3 mostra, de maneira simplificada, testes clínicos, laboratoriais ou de imagem que podem ser utilizados com o intuito de confirmação de lesão de órgão-alvo.

Quadro 32.3. Principais apresentações clínicas das emergências hipertensivas e respectivas abordagens diagnósticas	
Apresentação clínica	**Abordagem diagnóstica**
Dissecção de aorta	Ecocardiograma transtorácico e angiotomografia de aorta
Acometimento neurológico	Tomografia computadorizada de crânio, ressonância magnética de crânio e fundo de olho
Injúria miocárdica	Dosagem de troponina
Infarto agudo do miocárdio	Eletrocardiograma, dosagem de troponina, ecocardiograma transtorácico e cateterismo cardíaco
Insuficiência cardíaca	Ecocardiograma transtorácico, dosagem de biomarcadores cardíacos (troponina, NT-pro-BNP ou BNP)
Insuficiência renal	Dosagem sérica de ureia, creatinina e/ou cistatina C, exames para identificação de proteinúria e ultrassom de rins e vias urinárias
Acometimento retiniano	Fundo de olho
Eclâmpsia e síndrome HELLP	Plaquetometria, dosagem de enzimas hepáticas (TGO, TGP) e evidência de hemólise (hemograma, DHL, esfregaço sanguíneo)

Fonte: Autoria própria.

Prognóstico

O risco de morte associado a emergências hipertensivas pode ultrapassar a marca de 79%, com a média de sobrevida de 10,4 meses, caso o tratamento não seja realizado de maneira adequada. Episódios de hipertensão grave, muitas vezes mesmo sem a presença de lesão de órgão-alvo, podem acarretar complicações a longo prazo, como acidente vascular transitório e eventos cardíacos fatais e não fatais. Contraditoriamente, complicações a curto prazo parecem ser mais raras.

Tratamento

Por definição, em casos compatíveis com emergência hipertensiva, é necessária a redução da PA de maneira significativa, com medicação intravenosa, a fim de limitar o efeito danoso ao(s) órgão(s) acometido(s), e deve ser realizada em ambiente de unidade de terapia intensiva (UTI), com monitorização contínua dos sinais vitais. O tratamento se baseia em três pilares, conforme esquema da Figura 32.2.

O que vai direcionar o tratamento ideal, bem como a meta pressórica e o tempo necessário para a redução da PA, é o órgão-alvo acometido (Quadro 34.4). No entanto, faltam estudos randomizados para a melhor escolha da terapêutica no tratamento de emergências hipertensivas.

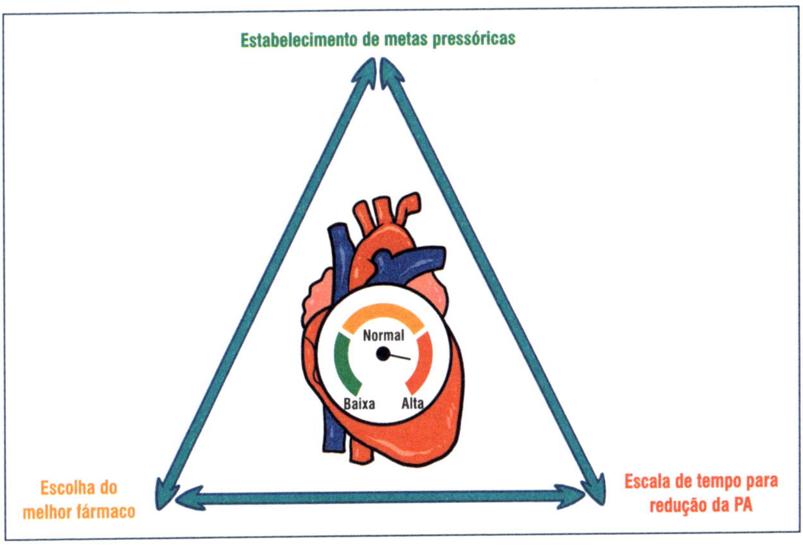

Figura 34.2. Pilares para tratamento das emergências hipertensivas.
Fonte: Autoria própria.

Quadro 32.4. Tratamento das diferentes apresentações de emergências hipertensivas*

Apresentação clínica	Escala de tempo para redução da PA	Primeira linha de tratamento		Tratamento alternativo	
Hipertensão maligna com ou sem acometimento renal	Algumas horas Redução da PAM em 20% a 25%	Labetalol	0,25 a 0,5 mg/kg EV em bólus Manutenção: 2 a 4 mg/min até atingir a meta pressórica; após, 5 a 20 mg/horas	Nitroprussiato de sódio	0,3 a 10 μg/kg/min EV, com aumento de 0,5 μg/kg/min, a cada 5 minutos, até atingir a meta
Encefalopatia hipertensiva	Redução imediata da PAM em 20% a 25%	Labetalol	0,25 a 0,5 mg/kg EV em bólus Manutenção: 2 a 4 mg/min até atingir a meta pressórica; após, 5 a 20 mg/hora	Nitroprussiato de sódio	0,3 a 10 μg/kg/min EV, com aumento de 0,5 μg/kg/min, a cada 5 minutos, até atingir a meta
Síndrome coronariana aguda	Redução imediata da PAS para < 140 mmHg	Nitroglicerina	5 a 200 μg/kg, com aumento de 5 μg/kg, a cada 5 minutos, até atingir meta pressórica		
		Labetalol	0,25 a 0,5 mg/kg EV em bólus Manutenção: 2 mg/min a 4 mg/min, até atingir a meta pressórica; após 5 mg/h a 20 mg/h		
Edema agudo de pulmão hipertensivo	Redução imediata da PAS para < 140 mmHg	Nitroprussiato de sódio	0,3 μg/kg/min a 10 μg/kg/min EV, com aumento de 0,5 μg/kg/min, a cada 5 minutos, até atingir a meta		
		Nitroglicerina	5 μg/kg a 200 μg/kg, com aumento de 5 μg/kg, a cada 5 minutos, até atingir a meta pressórica		
		Sempre associar diurético de alça			

(continua)

Quadro 32.4. Tratamento das diferentes apresentações de emergências hipertensivas* (*Continuação*)

Apresentação clínica	Escala de tempo para redução da PA	Primeira linha de tratamento		Tratamento alternativo	
Dissecção aguda de aorta	Redução imediata da PAS para < 120 mmHg e FC < 60 bpm	Esmolol e nitroprussiato de sódio	Esmolol: 0,5 a 1 mg/kg, em bólus; após, 50 a 300 μg/kg/min Nitroprussiato: 0,3 a 10 μg/kg/min EV, com aumento de 0,5 μg/kg/min, a cada 5 minutos, até atingir a meta	Labetalol	0,25 mg/kg a 0,5 mg/kg EV em bólus Manutenção: 2 a 4 mg/min, até atingir a meta pressórica; após, 5 a 20 mg/horas
		Nitroglicerina	5 a 200 μg/kg, com aumento de 5 μg/kg a cada 5 minutos, até atingir meta pressórica	Metoprolol	2,5 a 5 mg, em bólus, por 2 minutos; se necessário, repetir a cada 5 minutos (dose máxima de 15 mg)
Eclâmpsia	Redução imediata da PAS para < 160 mmHg e da PAD para < 105 mmHg	Labetalol (associar sulfato de magnésio, conforme indicação obstétrica)	0,25 a 0,5 mg/kg EV, em bólus Manutenção: 2 mg/min a 4 mg/min, até atingir a meta pressórica; após, 5 a 20 mg/horas	Considerar antecipação de parto	

*Medicações disponíveis para uso no Brasil.

PA: pressão arterial; PAD: pressão arterial diastólica; PAM: pressão arterial média; PAS: pressão arterial sistólica.

Fonte: Adaptado de Williams B, Mancia G, Spiering W, Agabiti Rosei E, Azizi M, Burnier M, Clement DL, Coca A, de Simone G, Dominiczak A, Kahan T, Mahfoud F, Redon J, Ruilope L, Zanchetti A, Kerins M, Kjeldsen SE, Kreutz R, Laurent S, Lip GYH, McManus R, Narkiewicz K, Ruschitzka F, Schmieder RE, Shlyakhto E, Tsioufis C, Aboyans V, Desormais I; Authors/Task Force Members:. 2018 ESC/ESH Guidelines for the management of arterial hypertension: The Task Force for the management of arterial hypertension of the European Society of Cardiology and the European Society of Hypertension: The Task Force for the management of arterial hypertension of the European Society of Cardiology and the European Society of Hypertension. J Hypertens. 2018;36(10):1953-2041.

Em situações específicas, pode ser considerado o uso de medicação via oral com inibidores da enzima conversora de angiotensina (ECA), bloqueadores dos receptores de angiotensina (BRA) ou betabloqueadores, em virtude da hiperativação do sistema renina-angiotensina-aldosterona. Esses fármacos são também de grande valia para o auxílio do desmame dos medicamentos endovenosos, quando indicado, bem como no tratamento de manutenção.

Bibliografia consultada

Barroso WKS, Rodrigues CIS, Bortolotto LA, Mota-Gomes MA, Brandão AA, Feitosa ADM et al. Diretrizes Brasileiras de Hipertensão Arterial – 2020. Arq Bras Cardiol. 2021;116(3):516-658.

Isselbacher EM, Preventza O, Hamilton Black J 3rd, Augoustides JG, Beck AW, Bolen MA, Braverman AC, Bray BE, Brown-Zimmerman MM, Chen EP, Collins TJ, DeAnda A Jr, Fanola CL, Girardi LN, Hicks CW, Hui DS, Schuyler Jones W, Kalahasti V, Kim KM, Milewicz DM, Oderich GS, Ogbechie L, Promes SB, Gyang Ross E, Schermerhorn ML, Singleton Times S, Tseng EE, Wang GJ, Woo YJ; Peer Review Committee Members. 2022 ACC/AHA Guideline for the Diagnosis and Management of Aortic Disease: A Report of the American Heart Association/American College of Cardiology Joint Committee on Clinical Practice Guidelines. Circulation. 2022;146(24):e334-e482.

Marcondes-Braga FG, Moura LAZ, Issa VS, Vieira JL, Rohde LE, Simões MV et al. Emerging Topics Update of the Brazilian Heart Failure Guideline – 2021. Arq Bras Cardiol. 2021;116(6):1174-212.

Muntner P, Shimbo D, Carey RM, Charleston JB, Gaillard T, Misra S et al. Measurement of Blood Pressure in Humans: a Scientific Statement from the American Heart Association. Hypertension. 2019;73(5):e35-e65.

Peixoto AJ. Acute Severe Hypertension. N Engl J Med. 2019;381(19):1843-52.

Rossi GP, Rossitto G, Maifredini C, Barchitta A, Bettella A, Latella R et al. Management of hypertensive emergencies: a practical approach. Blood Press. 2021;30(4):208-19.

Tsao CW, Aday AW, Almarzooq ZI, Anderson CAM, Arora P, Avery CL, Baker-Smith CM, Beaton AZ, Boehme AK, Buxton AE, Commodore-Mensah Y, Elkind MSV, Evenson KR, Eze-Nliam C, Fugar S, Generoso G, Heard DG, Hiremath S, Ho JE, Kalani R, Kazi DS, Ko D, Levine DA, Liu J, Ma J, Magnani JW, Michos ED, Mussolino ME, Navaneethan SD, Parikh NI, Poudel R, Rezk-Hanna M, Roth GA, Shah NS, St-Onge MP, Thacker EL, Virani SS, Voeks JH, Wang NY, Wong ND, Wong SS, Yaffe K, Martin SS; American Heart Association Council on Epidemiology and Prevention Statistics Committee and Stroke Statistics Subcommittee. Heart Disease and Stroke Statistics-2023 Update: a Report from the American Heart Association. Circulation. 2023;147(8):e93-e621.

van den Born BH, Lip GYH, Brguljan-Hitij J, Cremer A, Segura J, Morales E et al. ESC Council on hypertension position document on the management of hypertensive emergencies. Eur Heart J Cardiovasc Pharmacother. 2019;5(1):37-46.

Whelton PK, Carey RM, Aronow WS, Casey DE Jr, Collins KJ, Dennison Himmelfarb C et al. 2017 ACC/AHA/AAPA/ABC/ACPM/AGS/APhA/ASH/ASPC/NMA/PCNA Guideline for the Prevention, Detection, Evaluation, and Management of High Blood Pressure in Adults: A Report of the American College of Cardiology/American Heart Association Task Force on Clinical Practice Guidelines. Hypertension. 2018;71(6):e13-e115.

Williams B, Mancia G, Spiering W, Agabiti Rosei E, Azizi M, Burnier M, Clement DL, Coca A, de Simone G, Dominiczak A, Kahan T, Mahfoud F, Redon J, Ruilope L, Zanchetti A, Kerins M, Kjeldsen SE, Kreutz R, Laurent S, Lip GYH, McManus R, Narkiewicz K, Ruschitzka F, Schmieder RE, Shlyakhto E, Tsioufis C, Aboyans V, Desormais I; Authors/Task Force Members:. 2018 ESC/ESH Guidelines for the management of arterial hypertension: The Task Force for the management of arterial hypertension of the European Society of Cardiology and the European Society of Hypertension: The Task Force for the management of arterial hypertension of the European Society of Cardiology and the European Society of Hypertension. J Hypertens. 2018;36(10):1953-2041.

Capítulo 33

Emergências em Valvopatias

Tarso Augusto Duenhas Accorsi
Alberto Rodolpho Hüning
Luiz Francisco Cardoso
Flávio Tarasoutchi

Introdução

- A prevalência de doenças valvares cardíacas (valvopatias) crônicas impacta aproximadamente 2,5% da população global, com uma incidência acentuadamente maior em indivíduos que superam a faixa etária dos 65 anos.
- Indivíduos portadores de valvopatias estão sujeitos a uma série de complicações emergenciais cardiovasculares, incluindo insuficiência cardíaca aguda, arritmias cardíacas, fenômenos trombóticos, endocardite infecciosa e episódios de febre reumática aguda.
- Valvopatias regurgitantes atrioventriculares (insuficiências mitral e tricúspide) emergem como as condições mais comuns, sucedidas por estenose aórtica, insuficiência aórtica e estenose mitral.
- A intervenção cirúrgica cardíaca e as estratégias transcateter são consideradas o tratamento definitivo das valvopatias.
- As estratégias de tratamento exigem uma seleção criteriosa de intervenções medicamentosas e procedimentos intervencionistas, meticulosamente adaptados às especificidades de cada tipo de valvopatia apresentada.

Fluxograma atual de atendimento – abordagem em três etapas

A abordagem recomendada para o manejo de emergências associadas às valvopatias é estruturada em três fases críticas.

Inicialmente, o reconhecimento da potencial presença de uma valvopatia no ambiente do pronto-socorro (PS) ou no departamento de emergência (DE) é essencial. Posteriormente, avança-se para uma investigação diagnóstica aprofundada, utilizando exames complementares. Dada a possibilidade de não disponibilidade imediata da ecocardiografia, que se estabelece como o exame de escolha para o diagnóstico, torna-se crucial a identificação precoce de indicativos de valvopatia mediante recursos mais acessíveis no PS/DE, como o eletrocardiograma (ECG), a radiografia torácica e o ultrassom *point-of-care* (POCUS). A presença de sinais alarmantes nessas avaliações preliminares deve precipitar a realização de uma ecocardiografia detalhada e a consequente estratificação da severidade do quadro. A fase conclusiva do protocolo de atendimento engloba o diagnóstico confirmatório e a implementação de intervenções terapêuticas iniciais destinadas a endereçar as principais complicações emergenciais associadas às doenças valvares cardíacas (Fluxograma 33.1).

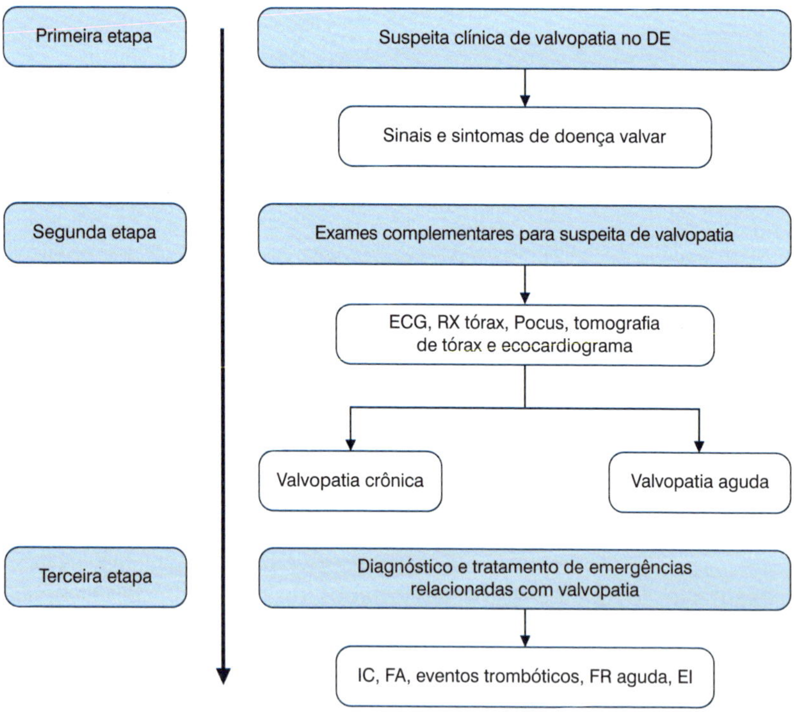

Fluxograma 33.1. Emergências relacionadas a doença valvular cardíaca. ECG: eletrocardiograma; RX: raio X; POCUS: ultrassom *point-of-care*; IC: insuficiência cardíaca; FA: fibrilação atrial; FR: febre reumática; EI: endocardite infecciosa. *Fonte*: Adaptado de Tarasoutchi F, Montera MW, Ramos AIO, Sampaio RO, Rosa VEE, Accorsi TAD *et al.* Update of the Brazilian Guidelines for Valvular Heart Disease – 2020. Arq Bras Cardiol. 2020;115(4):720-75.

Primeira etapa: identificação preliminar no ambiente de emergência

A detecção inicial de uma valvopatia no PS decorre primariamente da análise da história clínica do paciente. Sintomas cardiovasculares tendem a manifestar-se em fases mais avançadas das valvopatias, tanto em válvulas cardíacas nativas quanto em próteses, fazendo parte do progresso natural dessas condições. Ocasionalmente, os sintomas podem também apresentar-se de forma abrupta. Os sinais e os sintomas mais relevantes associados a valvopatias são compilados no Quadro 33.1.

Quadro 33.1. Principais sinais e sintomas associados às emergências em valvopatias

Sintomas	
Dispneia, ortopneia, dispneia paroxística noturna e edema Dor no peito Síncope Palpitação Eventos embólicos, como acidente vascular cerebral	
Sinais	**Valvopatia**
Sopro	
• Holossistólico no *ictus*	Insuficiência mitral
• Sistólico crescendo-decrescendo na borda esternal superior direita	Estenose aórtica
• Som diastólico no *ictus*, geralmente com um estalido de abertura	Estenose mitral
• Diastólico decrescendo, detectado geralmente no terceiro espaço intercostal à esquerda	Insuficiência aórtica
• Holossistólico, aumentando durante a inspiração na borda esternal inferior esquerda	Insuficiência tricúspide
• Sopro médio diastólico curto, mais alto no *ictus* na ausência de um estalido de abertura, associado a um sopro holossistólico	Valvulite mitral na FR aguda (Carey-Coombs)
Pulso	
• Pulso em martelo d'água (pulso de Watson ou de Corrigan)	• Insuficiência aórtica
• Pulso lento e tardio (*parvus et tardus*)	• Estenose aórtica
Cabeça	
• Bochechas rosadas/arroxeadas (fácies mitral)	Estenose mitral
• Movimento rítmico da cabeça, seguindo os batimentos cardíacos (sinal de Musset)	Regurgitação aórtica
• Pulsação visível da úvula (sinal de Muller)	
• Pulsação visível das pupilas (sinal de Landolffi)	

(continua)

Quadro 33.1. Principais sinais e sintomas associados às emergências em valvopatias (*Continuação*)	
Sinais	**Valvopatia**
Olhos	
• Hemorragia retiniana com centro pálido (manchas de Roth)	Endocardite infecciosa
Pescoço	
• Pulsações sistólicas gigantes com onda V proeminentes (sinal de Lancisi)	Insuficiência tricúspide
• Dança das carótidas (sinal de Corrigan)	Insuficiência aórtica
• Pulsação capilar à leve compressão da unha (sinal de Quincke)	Insuficiência aórtica
• Baqueteamento digital	Cardiopatias congênitas, endocardite infecciosa
• Hemorragia de Splinter	Endocardite infecciosa
Abdome	
• Pulsação do baço (sinal de Gerhardt) e do fígado (sinal de Rosenbach)	Insuficiência aórtica
Pele	
• Nódulos subcutâneos	Febre reumática aguda
• Eritema *marginatum*	
• Nódulos de Osler	Endocardite infecciosa
• Nódulos de Janeway	
• Petéquias	

FR: febre reumática. *Fonte*: Autoria própria.

No entanto, é a observação de alterações no exame físico, sobretudo a detecção de sopro cardíaco, que se destaca como o indicativo mais crítico. A Figura 33.1 exibe os principais sopros cardíacos.

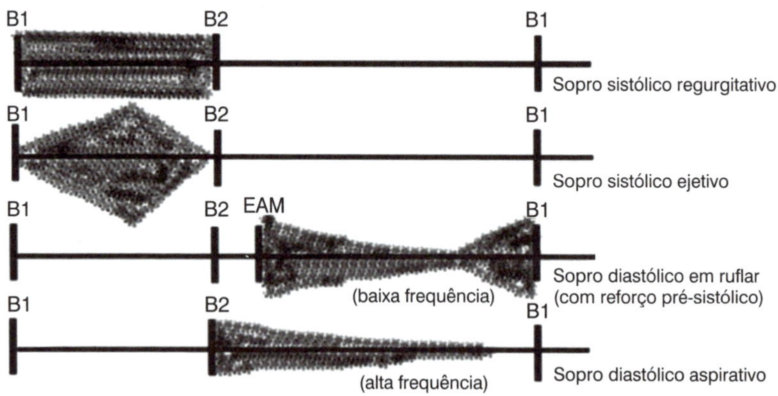

Figura 33.1. Principais sopros cardíacos. Fonte: Adaptada de Tarasoutchi F, *et al.* Atualização das Diretrizes Brasileiras de Valvopatias – 2020. Arq Bras Cardiol. 2020; 115(4):720-775

Sopro sistólico regurgitativo mitral é indicativo de insuficiência mitral; sopro sistólico ejetivo aórtico é indicativo de estenose aórtica; sopro diastólico em ruflar mitral é indicativo de estenose mitral; sopro diastólico aspirativo aórtico é indicativo de insuficiência aórtica.

As condições inerentes ao ambiente de emergência, incluindo a falta de privacidade, a presença excessiva de pessoas, os níveis elevados de ruído e a limitação de tempo por paciente, podem comprometer a realização efetiva da anamnese e do exame físico. Adicionalmente, sopros cardíacos específicos, como os de regurgitação aórtica ou mitral aguda, podem não ser facilmente perceptíveis devido à mínima diferença de pressão entre as câmaras cardíacas. O estresse respiratório do paciente também pode influenciar na auscultação desses sopros. Portanto, é fundamental que os profissionais de saúde no PS mantenham uma alta suspeita clínica frente a possíveis casos de valvopatia durante o atendimento de emergências cardiovasculares.

Segunda fase: avaliação diagnóstica complementar em casos suspeitos de valvopatia

Emergências oriundas de valvopatias são, em grande parte, caracterizadas por severas disfunções valvares, condição vinculada a amplas modificações anatômicas cardíacas. A inspeção inicial, que inclui o uso do eletrocardiograma (ECG), radiografia torácica, ultrassom *point-of-care* (POCUS) e, ocasionalmente, tomografia computadorizada do tórax, é essencial para antecipar o diagnóstico de valvopatias.

Os principais achados de ECG e radiografia associados à valvopatia anatomicamente importante crônica estão relacionados na Figura 33.2.

A avaliação por POCUS tornou-se essencial em medicina de urgência. O diagnóstico sindrômico de insuficiência cardíaca tem alta acurácia com a impressão clínica, influenciada pela avaliação ultrassonográfica pulmonar, que evidencia congestão (múltiplas linhas B em vários campos pulmonares) (Figura 33.3). Todo paciente com diagnóstico de insuficiência cardíaca deve ser suspeito para valvopatia.

A avaliação cardíaca com POCUS, utilizando princípios ecocardiográficos, pode auxiliar no diagnóstico das valvopatias. Propõe-se a abordagem denominada ValvUS, com avaliação do aspecto e da mobilidade valvar pela modalidade bidimensional, além de avaliação da aceleração do fluxo (*aliasing*) pela valva e do fluxo regurgitante pelo mapeamento a cores. A análise da janela paraesternal eixo longo, apical 2 e 3 câmaras, permite a avaliação adequada dos critérios citados. Além da análise valvar, a repercussão ventricular, com detecção de hipertrofia concêntrica e excêntrica pode ser realizada por meio da observação das mesmas janelas (Figura 33.4 e Figura 33.5).

	Estenose aórtica crônica grave	Insuficiência aórtica crônica grave	Estenose mitral crônica grave	Insuficiência mitral crônica grave
Eletrocardiograma	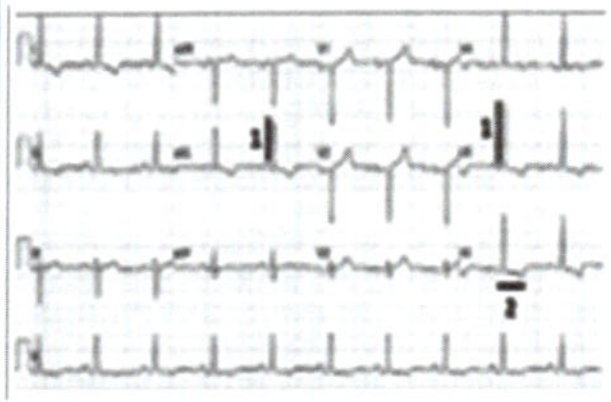 1. Aumento da voltagem nos complexos QRS laterais. 2. *Strain*.	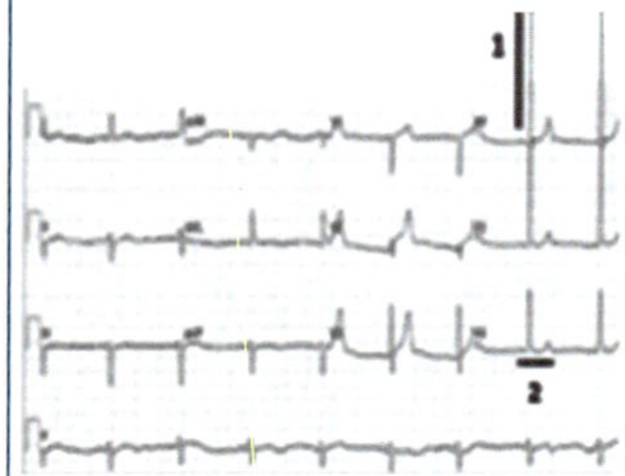 1. Aumento da voltagem. 2. Ausência de *Strain*.	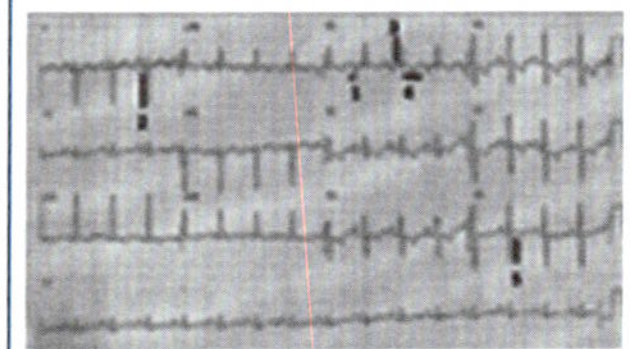 1. Aumento do átrio esquerdo (índice de Morris). 2. Desvio do eixo para a direita. 3. Aumento da voltagem do QRS. 4 e 5. *Strain* de ventrículo direito.	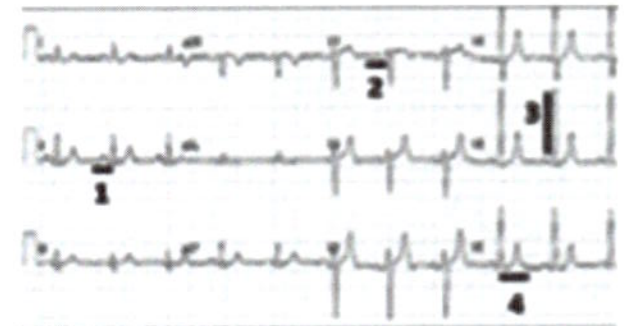 1. Onda P bífida. 2. Aumento do átrio esquerdo (índice de Morris). 3. Aumento da voltagem do QRS. 4. Ausência de *Strain*.
Radiografia do tórax	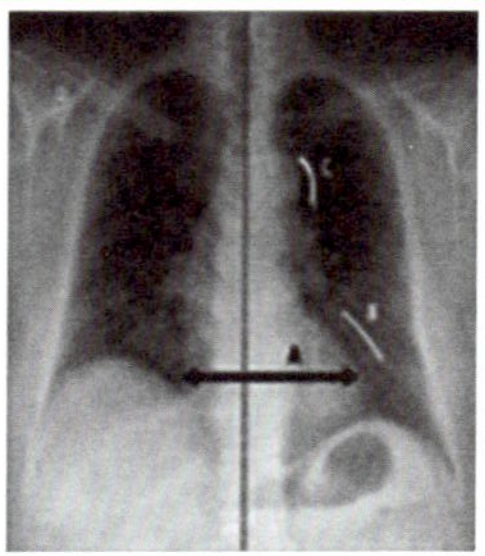 A. Índice cardiotorácico normal. B. Silhueta cardíaca esquerda com leve convexidade. C. Calcificação na topografia do arco aórtico.	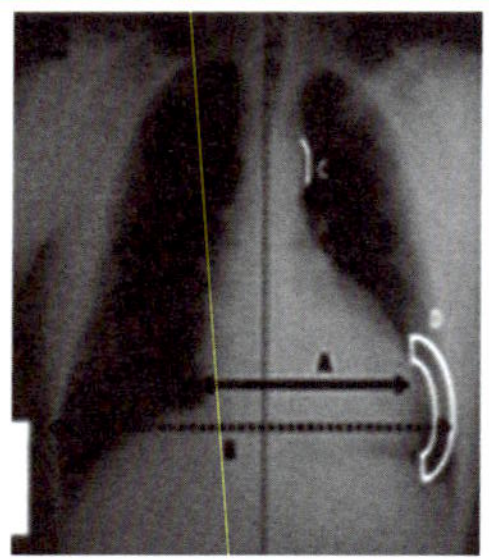 A. Índice cardiotorácico aumentado: diâmetro cardíaco maior que 50% do diâmetro torácico (B). B. Diâmetro torácico. C. Aorta alongada. D. Silhueta cardíaca convexa.	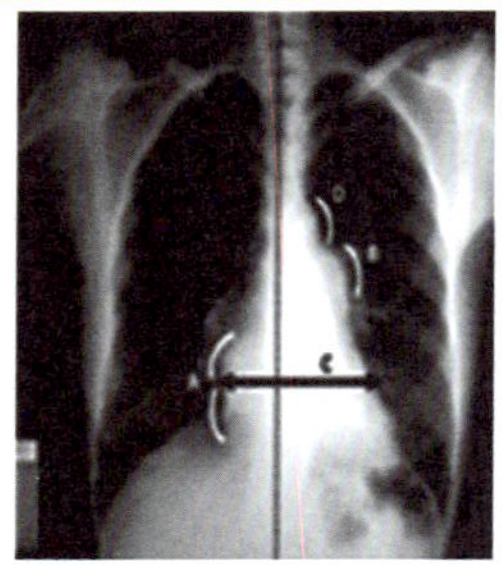 A. Contorno atrial duplo. B. Artéria pulmonar convexa. C. Índice cardiotorácico normal. D. Rotação horária do arco aórtico.	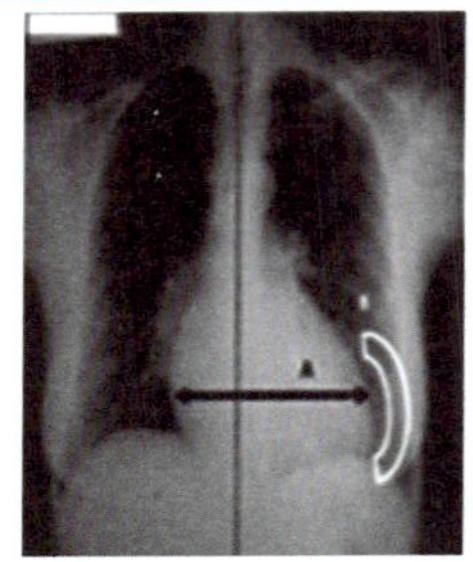 A. Aumento discreto do diâmetro cardíaco. B. Silhueta cardíaca levemente convexa.

Figura 33.2. Achados típicos de ECG e radiografia de tórax em valvopatias importantes. *Fonte*: Acervo pessoal.

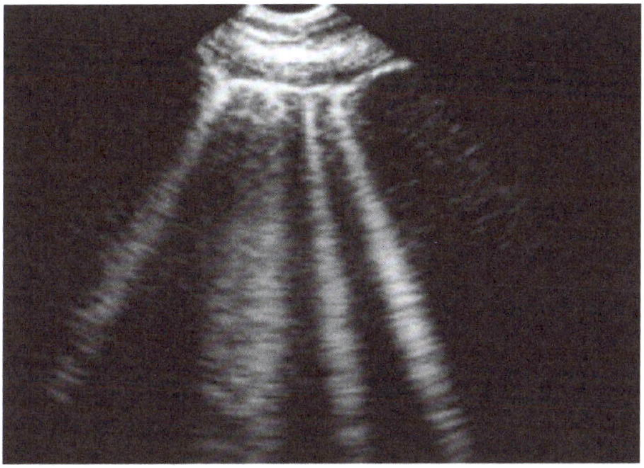

Figura 33.3. Múltiplas linhas B em avaliação com POCUS pulmonar em paciente com valvopatia e insuficiência cardíaca. *Fonte*: Acervo pessoal.

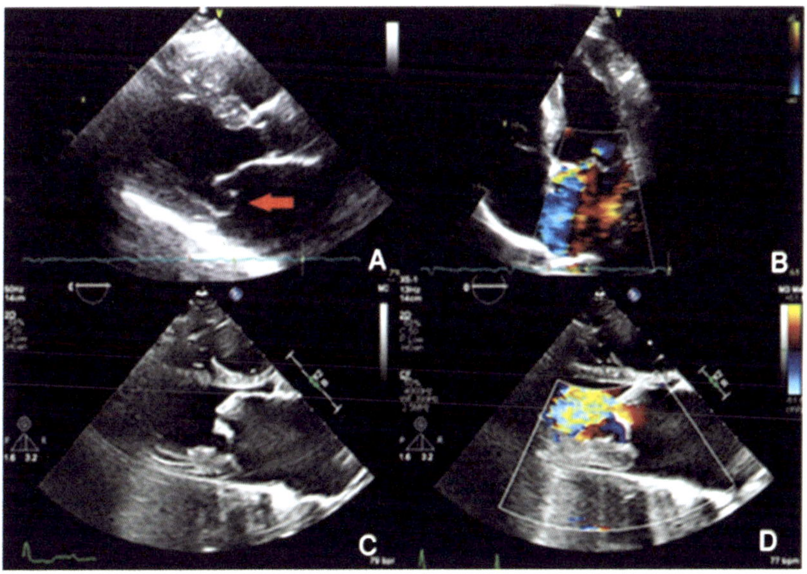

Figura 33.4. Protocolo ValvUS para detecção de valvopatia mitral através de POCUS. (**A**) janela paraesternal eixo longo, análise bidimensional, evidenciando prolapso da cúspide posterior da valva mitral; (**B**) mapeamento a cores, na janela apical, evidenciando fluxo regurgitante mitral; (**C**) janela paraesternal eixo longo, análise bidimensional, evidenciando espessamento e redução da mobilidade da valva mitral, achado típico de estenose mitral; (**D**) mapeamento a cores, na janela paraesternal esquerda eixo longo, evidenciando aceleração do fluxo pela valva mitral, configurando estenose mitral. *Fonte*: Acervo pessoal.

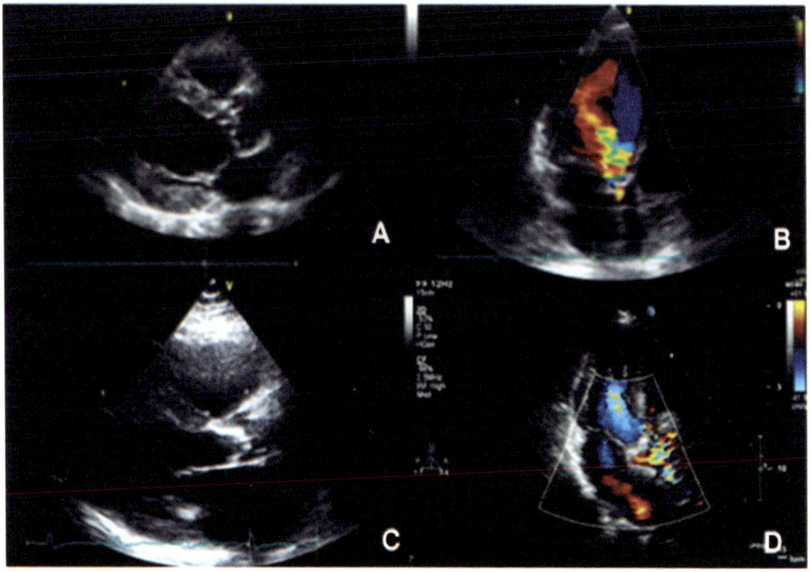

Figura 33.5. Protocolo ValvUS para detecção de valvopatia aórtica por meio de POCUS. (**A**) janela paraesternal eixo longo, análise bidimensional, dilatação do anel aórtico e remodelamento excêntrico ventricular esquerdo; (**B**) mapeamento a cores, na janela apical, evidenciando fluxo regurgitante aórtico; (**C**) janela paraesternal eixo longo, análise bidimensional, evidenciando espessamento e redução da mobilidade da valva aórtica, achado típico de estenose aórtica; (**D**) mapeamento a cores, na janela apical 3 câmaras, evidenciando aceleração do fluxo pela valva aórtica, configurando estenose aórtica. *Fonte*: Acervo pessoal.

Valvopatias agudas significativas

Predominantemente, as valvopatias agudas manifestam-se como insuficiência mitral (IMi) ou insuficiência aórtica (IAo). Entre as causas mais frequentes estão endocardite infecciosa (EI), febre reumática (FR), complicações de procedimentos intervencionistas, como a valvoplastia mitral percutânea e o cateterismo cardíaco, além de rupturas espontâneas de próteses e contusões cardíacas. A IAo pode ser desencadeada por dissecção aórtica do tipo A e a IMi, por eventos agudos na síndrome coronariana, como tracionamento dos folhetos valvares e ruptura de corda tendínea, ou por cardiomiopatias agudas, a exemplo da síndrome de Takotsubo, da cardiomiopatia periparto e da cardiomiopatia viral.

No contexto de valvopatias agudas, alterações específicas no ECG são raras. A radiografia torácica e o POCUS frequentemente apontam para congestionamento pulmonar. Entretanto, padrões assimétricos de edema pulmonar, particularmente no lobo superior direito, sugeridos por

IMi aguda, não são suficientes para o diagnóstico definitivo de valvopatia. Portanto, o ecocardiograma emerge como o método diagnóstico mais acurado para a identificação de valvopatias agudas.

Avaliação complementar

O peptídeo natriurético cerebral (BNP), um biomarcador prognóstico de renome para doenças cardíacas, incluindo a insuficiência cardíaca (IC), apresenta uma particularidade em pacientes com IC devido a valvopatias, mantendo-se frequentemente dentro dos parâmetros normais, apesar do evidente remodelamento cardíaco. Nota-se, porém, que elevações no BNP são observadas em casos de estenose aórtica, insuficiência aórtica e insuficiência mitral, correlacionando-se a aumento do átrio esquerdo, elevação da pressão pulmonar, decremento na capacidade de exercício e prognóstico desfavorável. Assim, embora as concentrações de BNP, por si só, não constituam um método confiável para a detecção de valvopatias críticas, níveis elevados podem indicar uma perspectiva clínica e funcional menos otimista.

A disfunção ventricular, manifestada pela redução da fração de ejeção do ventrículo esquerdo (FEVE), é comum em estágios avançados de valvopatias, principalmente na insuficiência aórtica e na insuficiência mitral. Para avaliar a função sistólica do VE, utiliza-se o POCUS, no qual a percepção de uma contração ventricular comprometida alinha-se significativamente à FEVE mensurada por ecocardiografia. Em um estudo realizado em um centro de cardiologia brasileiro, observou-se que 27,5% dos pacientes com IC secundária a valvopatias apresentavam insuficiência mitral, seguidos por estenose aórtica, insuficiência aórtica e estenose mitral, respectivamente.

A auscultação pulmonar pode parecer normal em pacientes com valvopatias, mesmo na presença de congestão pulmonar significativa. O POCUS pulmonar surge como um método diagnóstico eficaz para IC ao identificar pelo menos três linhas B entre duas costelas em duas ou mais áreas bilaterais, visto anteriormente na Figura 33.3.

Terceira fase: manejo de emergências valvares

O manejo de pacientes com emergências valvares requer uma abordagem especializada. As estratégias para diagnóstico e tratamento de IC, fibrilação atrial (FA), trombose valvar, FR e EI serão aqui discutidas.

Nessa fase crítica, é essencial que o médico de emergência envolva o paciente e uma equipe multidisciplinar no processo decisório, promovendo discussões que englobem cardiologistas clínicos e intervencionistas, ecocardiografistas, cirurgiões cardíacos, infectologistas, anestesiologistas e radiologistas, entre outros especialistas, conforme a complexidade do caso.

Insuficiência cardíaca

A IC progressiva resultante de valvopatias crônicas constitui uma das principais razões para atendimento de emergência. Os sintomas de IC por valvopatia assemelham-se aos causados por outras etiologias, incluindo dispneia e ortopneia. A presença de edema pulmonar agudo e instabilidade hemodinâmica pode indicar valvopatia aguda. O choque cardiogênico, mesmo sem hipotensão manifesta, deve ser considerado perante sinais de deterioração clínica (Fluxograma 33.2 e Fluxograma 33.3).

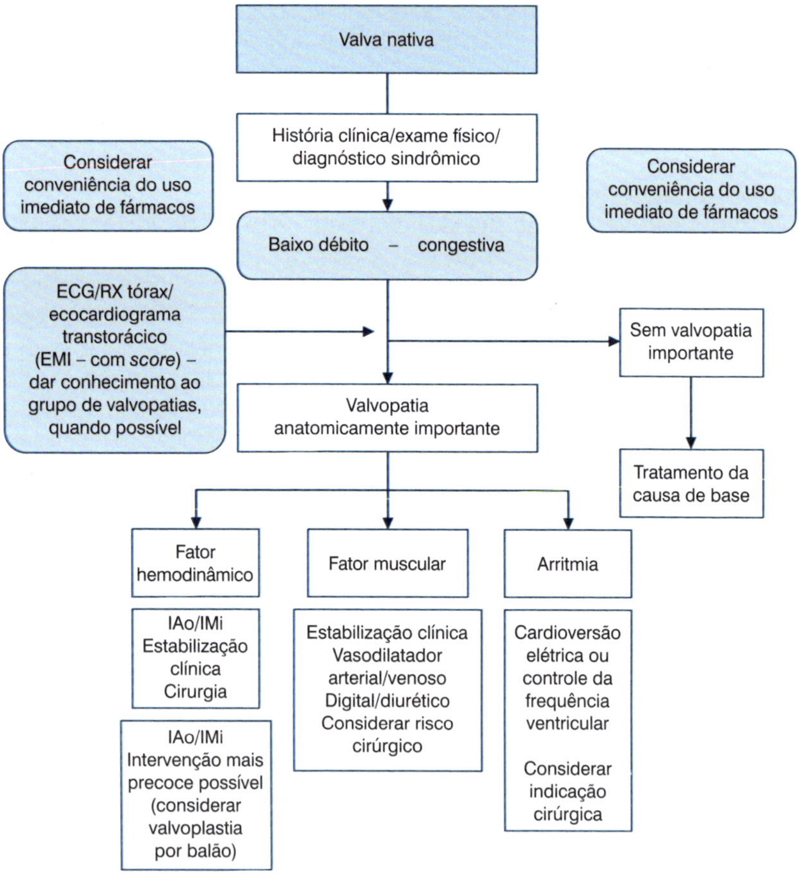

Fluxograma 33.2. Tratamento da emergência associada à valvopatia nativa. ECG: eletrocardiograma; RX: raio X; EMI: ecocardiograma com mapeamento de imagem; IAo: insuficiência aórtica; IMi: insuficiência mitral. *Fonte*: Autoria própria.

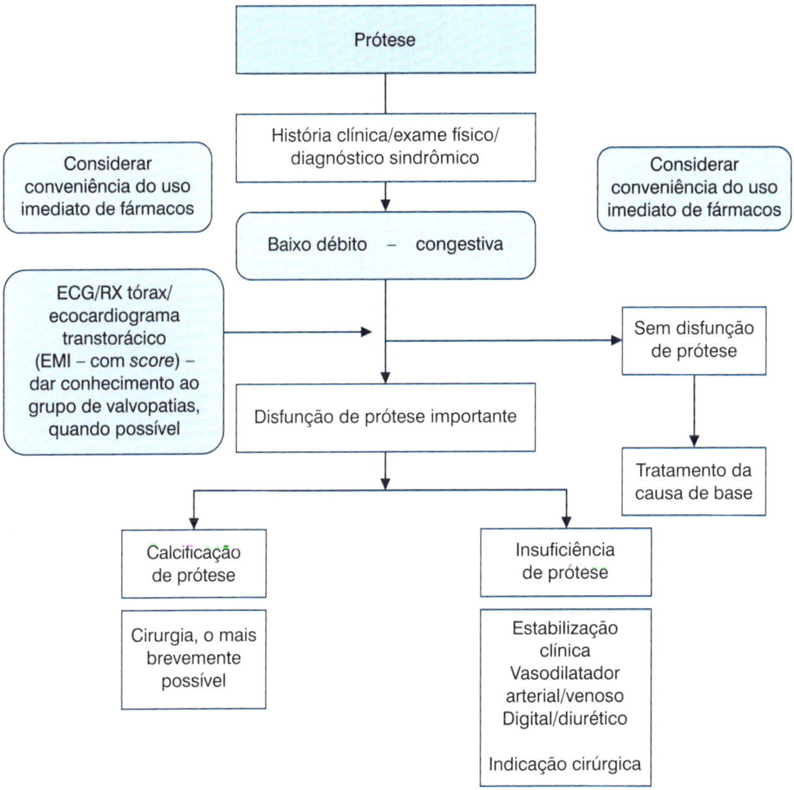

Fluxograma 33.3. Tratamento da emergência associada à prótese valvar. ECG: eletrocardiograma; RX: raio X; EMI: ecocardiograma com mapeamento de imagem. *Fonte*: Autoria própria.

As valvopatias impactam a hemodinâmica cardíaca de maneira distinta, exigindo um plano terapêutico adaptado à fisiopatologia específica de cada condição. A intervenção medicamentosa busca modular a pré-carga, a pós-carga e a contratilidade até que uma solução invasiva definitiva seja viável. Cada valvopatia demanda um protocolo terapêutico diferenciado, muitas vezes distinto daquele adotado para outras causas de IC (Quadro 33.2, Quadro 33.3 e Quadro 33.4).

Em valvopatias críticas, como a estenose aórtica significativa, prioriza-se o uso de diuréticos, evitando-se betabloqueadores e agentes vasodilatadores que possam reduzir o débito cardíaco.

Quadro 33.2. Tratamento do paciente hipotenso nas emergências associadas às valvopatias

Manejo hemodinâmico no departamento de emergência Manejo da perfusão orgânica em pacientes hipotensos				
Fluidoterapia	**Estenose aórtica**	**Insuficiência aórtica**	**Estenose mitral**	**Insuficiência mitral**
Atenção: a maioria dos pacientes apresenta congestão. A fluidoterapia não é apropriada e pode induzir desconforto respiratório. Os fluidos devem ser administrados em caso de sinais ultrassonográficos inequívocos de hipovolemia				
Cristaloides a) Isotônicos b) Evitar soluções hipertônicas e hipotônicas Não há fortes evidências para expansor de volume coloidal	FEVE normal + "*kissing walls*" + VCI < 10 mm + ausência de linhas B Altamente dependente da pré-carga	FEVE normal + VCI < 10 mm + ausência de linhas B	FC < 100 bpm (geralmente em uso de medicação) + diâmetro do VD < diâmetro do VE + ausência de formato de "D" + VCI < 10 mm + ausência de linhas B	FEVE + diâmetro de VD < diâmetro do VE + ausência de formato de "C" + VCI < 10 mm + ausência de linhas B
Vasopressores	Dobutamina em dose baixa: prevenir taquicardia Norepinefrina em dose baixa: prevenir taquicardia	Dobutamina Norepinefrina	Evitar dobutamina: prevenir taquicardia Norepinefrina em dose baixa: prevenir taquicardia)	Dobutamina Norepinefrina
Outros fármacos	Aminas vasoativas de ação curta podem ser usadas (fenilefrina)	Sem evidência forte	Em caso de taquicardia (mesmo em ritmo sinusal), betabloqueadores podem ser usados Aminas vasoativas de ação curta podem ser usadas (fenilefrina) Milrinona, se hipertensão pulmonar	Milrinona se hipertensão pulmonar

(continua)

Quadro 33.2. Tratamento do paciente hipotenso nas emergências associadas às valvopatias (*Continuação*)

Manejo hemodinâmico no departamento de emergência Manejo da perfusão orgânica em pacientes hipotensos				
Fluidoterapia	**Estenose aórtica**	**Insuficiência aórtica**	**Estenose mitral**	**Insuficiência mitral**
Balão intra-aórtico	Possível benefício	Contraindicado	Sem evidência	Possível benefício
Intervencionista/ Outras estratégias	Considerar valvuloplastia com balão percutâneo como ponte para a intervenção definitiva; Oxigenação por membrana extracorpórea como ponte a intervenção definitiva	Não há forte evidência	Considerar valvuloplastia mitral percutânea com balão se houver critérios favoráveis (anatômicos e ausência de contraindicação)	Dispositivo percutâneo de assistência ventricular como ponte para intervenção definitiva. Não há evidência atual para uso do MitraClip

Fonte: Autoria própria.

Quadro 33.3. Tratamento do paciente hipoxêmico nas emergências associadas às valvopatias

Manejo da hipoxemia				
	Estenose aórtica	**Insuficiência aórtica**	**Estenose mitral**	**Insuficiência mitral**
Ventilação não invasiva: evitar sedação profunda e opioides	Possível, mesmo na hipotensão leve	Possível, mesmo na hipotensão leve	Possível, mesmo na hipotensão leve Evitar na hipertensão pulmonar e/ou na disfunção ventricular direita	Possível, mesmo na hipotensão leve Evitar na hipertensão pulmonar e/ou na disfunção ventricular direita
Manejo avançado das vias aéreas Não há fortes evidências para pré-medicação com lidocaína. Estratégias de sedação (escolher um): • Propofol • Etomidato • Ketamina • Midazolam + (escolher um): • Succinilcolina • Rocurônio Ventilação mecânica inicial: volume corrente 6 mL/kg, pressão de platô < 30 mmHg, PEEP titulada e pressão motriz (*driving pressure*) < 20 mmHg	A hipotensão geralmente ocorre após a intubação Atenção à escolha dos medicamentos durante a sedação Manter os vasopressores disponíveis	Intubação é geralmente bem tolerada	Evitar cetamina Hipotensão importante após intubação quando há hipertensão pulmonar	Intubação é geralmente bem tolerada
Diuréticos (furosemida) Sem evidência de outras classes no departamento de emergência	Administrar somente em caso de congestão pulmonar Evitar em caso de oxigenação compensada	Geralmente necessária	Geralmente necessária	Geralmente necessária

Fonte: Autoria própria.

Quadro 33.4. Tratamento da insuficiência cardíaca manifesta nas emergências associadas às valvopatias

Otimizar curva pressão × volume até o tratamento definitivo				
	Estenose aórtica	**Insuficiência aórtica**	**Estenose mitral**	**Insuficiência mitral**
Ritmo A amiodarona pode ser usada em todos os cenários, de acordo com a avaliação clínica em pacientes estáveis com arritmia supraventricular aguda	Possível, mesmo na hipotensão leve	Possível, mesmo na hipotensão leve	Possível, mesmo na hipotensão leve Evitar na hipertensão pulmonar e/ou na disfunção ventricular direita	Possível, mesmo na hipotensão leve Evitar na hipertensão pulmonar e/ou na disfunção ventricular direita
Frequência cardíaca	Evitar taquicardia excessiva em ritmo não sinusal com amiodarona, diltiazem, verapamil, esmolol, tartarato de metoprolol, lanatosídeo C	Evitar uso rotineiro de betabloqueadores Diltiazem e esmolol podem ser usados com cuidado	Evitar taquicardia excessiva em todos os ritmos com amiodarona, diltiazem, verapamil, esmolol, tartarato de metoprolol, lanatosídeo C	80 bpm a 100 bpm Evitar redução intensa Diltiazem e esmolol podem ser usados com cuidado
Pré-carga POCUS deve monitorizar VCI e outros parâmetros dinâmicos	Evitar diuréticos e nitratos (nitroglicerina, isossorbida)	Em pacientes estáveis com congestão pulmonar, é razoável utilizar vasodilatadores, independentemente da classe (nicardipina, hidralazina, captopril e enalapril)	Evitar pós-carga baixa (reduz perfusão coronariana)	Prevenir aumento Nitroprussiato Nitroglicerina deve ser uma alternativa. Em pacientes estáveis com congestão pulmonar, é razoável utilizar vasodilatadores independentemente da classe (nicardipina, hidralazina, captopril e enalapril)
Contratilidade	Levosimendan	Não há forte evidência	Não há forte evidência	Evitar depressão miocárdica

FEVE: fração de ejeção do ventrículo esquerdo; VCI: veia cava inferior; FC: frequência cardíaca; PAM: pressão arterial média; PEEP: pressão expiratória final positiva; FA: fibrilação atrial; VD: ventrículo direito; VE: ventrículo esquerdo. *Fonte*: Autoria própria.

Fibrilação atrial

Valvopatias frequentemente se manifestam por arritmias, com a fibrilação atrial (FA) sendo uma das mais comuns. É imperativo considerar a possibilidade de valvopatia em todos os cenários de FA no pronto-socorro, especialmente em pacientes que exibem instabilidade hemodinâmica. Estudos indicam que mais de 30% dos pacientes com FA têm alguma forma de valvopatia associada.

A estratégia de cardioversão da FA no PS/DE é adotada exclusivamente quando a instabilidade clínica do paciente é atribuída à arritmia. Contudo, a conduta mais prudente frequentemente envolve o controle da frequência cardíaca e a iniciação de anticoagulação, quando apropriado. Para minimizar o risco de embolização pós-cardioversão, a realização desse procedimento é condicionada à prévia exclusão de trombo atrial via ecocardiograma transesofágico ou após um período de anticoagulação efetiva de três semanas.

A manutenção do ritmo sinusal a longo prazo oferece benefícios evidentes, embora o grau de remodelamento atrial possa influenciar negativamente a probabilidade de sucesso da cardioversão e da sustentação do ritmo sinusal. Outros fatores de risco para recorrência da FA incluem idade avançada, disfunção renal e outros riscos cardiovasculares.

O risco de acidente vascular cerebral (AVC) eleva-se significativamente em pacientes com FA, sendo as valvopatias responsáveis por uma parcela considerável dos casos de AVC isquêmico em indivíduos entre 15 e 45 anos. Portanto, é crucial avaliar os riscos e os benefícios da anticoagulação nesse grupo, optando-se geralmente pelos antagonistas da vitamina K para pacientes com próteses mecânicas e estenose mitral, enquanto os anticoagulantes orais não antagonistas da vitamina K são recomendados para outras valvopatias e para portadores de próteses biológicas.

A gestão inicial da anticoagulação pode ser ambulatorial, mesmo para aqueles em terapia com antagonistas da vitamina K. Em situações de alto risco trombótico e baixo risco de sangramento, pode-se considerar a administração de enoxaparina como ponte até a estabilização dos níveis terapêuticos com antagonistas da vitamina K, abordagem não aplicável aos pacientes sob tratamento com anticoagulantes diretos.

Trombose valvar em próteses

A trombose valvar em próteses é definida pela acumulação de trombos nas estruturas protéticas, resultando em disfunção valvar, que pode ou não ser acompanhada de tromboembolismo. Esse fenômeno é mais frequente em próteses mecânicas, com incidência variando de 0,1% a 5,7%, particularmente no período imediatamente após a cirurgia, nas válvulas mitrais e sob condições de anticoagulação insuficiente.

Manifestações da trombose de prótese variam conforme a severidade da disfunção valvar e as características do trombo, como tamanho e mobilidade. Enquanto alguns pacientes podem ser assintomáticos, com detecção incidental do trombo, outros podem experimentar embolia, hipotensão, síncope, dispneia, congestão pulmonar e até morte súbita. O diagnóstico é primariamente estabelecido por ecocardiograma transesofágico, embora a tomografia computadorizada de múltiplos detectores e a fluoroscopia também possam ser valiosas.

O manejo de tromboses não obstrutivas em pacientes estáveis foca na otimização da anticoagulação oral. Em situações de trombose residual após anticoagulação adequada ou em presença de trombos maiores ou iguais a 10 mm e/ou com área superior a 0,8 cm^2 associados a eventos embólicos, recomenda-se fibrinólise ou intervenção cirúrgica. Pacientes em estado hemodinâmico instável devem receber atenção imediata para substituição valvar. Nos casos de alto risco ou de contraindicação cirúrgica, opta-se pela fibrinólise, empregando-se alteplase ou estreptoquinase. Esses procedimentos acarretam riscos de sangramento, embolia e recorrência de trombose, exigindo uma tomada de decisão conjunta entre cardiologistas e cirurgiões cardíacos.

Febre reumática

A FR surge como uma reação autoimune subsequente à infecção faríngea por Streptococcus do grupo A, manifestando-se de duas a quatro semanas após o contato inicial. A suscetibilidade genética varia, afetando de 0,1% a 5% da população, com maior incidência em crianças em idade escolar residentes em áreas de vulnerabilidade social, onde a densidade populacional domiciliar, o saneamento deficiente e o acesso limitado a antibióticos favorecem a propagação do *Streptococcus*.

A clínica da FR não se apoia em marcadores laboratoriais específicos, sendo o diagnóstico fundamentado nos critérios de Jones, que consideram apresentação clínica e evidências de infecção estreptocócica prévia. O tratamento engloba a erradicação do agente infeccioso, o manejo sintomático e a profilaxia para prevenir recorrências, delineando uma estratégia tríplice que se adiciona ao manejo de valvopatias subjacentes (Quadro 33.5).

Endocardite infecciosa

A EI é uma condição grave que acomete as válvulas cardíacas nativas ou protéticas, o endocárdio ou os dispositivos cardíacos implantados. Mesmo com progressos nas técnicas de diagnóstico e tratamento, a taxa de mortalidade anual se mantém em torno de 30%.

O diagnóstico de EI deve ser considerado em pacientes que não apresentam sinais claros de infecção em outros locais, especialmente naqueles

Quadro 33.5. Tratamento da febre reumática	
	Tratamento
Todos os casos	Erradicação da infecção por SGA • Penicilina benzatina, 1.200.000 unidades (criança < 20 kg: 600.000 unidades; ≥ 20 kg: 1.200.000 unidades), dose única intramuscular • Hipersensibilidade à penicilina: cefalexina 1 g (criança: 25 mg/kg até 1 g) via oral, a cada 12 horas, por 10 dias, ou azitromicina 500 mg (criança: 12 mg/kg até 500 mg) via oral, por 5 dias
Cardite	Repouso, com mobilização conforme os sintomas. • **Prednisona/prednisolona**: 1 a 2 mg/kg, até uma dose máxima de 80 mg via oral, 1×/dia ou em doses divididas, por 4 a 8 semanas para cardite leve e 12 semanas em caso de cardite moderada/grave. Após 2 a 3 semanas, se os sintomas melhorarem, reduzir a dose em 20% a 25% semanalmente. Para casos refratários, 30 mg/kg/dia semanalmente • **Dose pediátrica**: furosemida 1 a 2 mg/kg via oral, como dose única, em seguida 0,5 a 1 mg/kg (até 6 mg/kg) via oral, a cada 6 ou 24 horas; espironolactona 1 a 3 mg/kg (inicialmente), até 100 mg, via oral, diariamente, em uma dose a três doses (doses aproximadas de múltiplos de 6,25 mg – um quarto de um tablete de 25 mg); enalapril 0,1 mg/kg via oral, diariamente em uma ou duas doses, com aumento gradual em duas semanas para dose máxima de 1 mg/kg via oral, diariamente em uma ou duas doses; outros inibidores de ECA (captopril, lisinopril, ramipril ou perindopril) podem ser usados • **Dose adulta**: furosemida 20 a 40 mg oral ou intravenosa, como dose única, seguida de 20 a 40 mg oral ou intravenosa, a cada 8 ou 12 horas; espironolactona pode ser usada para pacientes com resposta limitada ou ausente a diuréticos de alça, 12,5 a 25 mg oral diariamente; nitrato pode ser adicionado àqueles pacientes com resposta limitada ou ausente a diuréticos de alça, cuja pressão arterial sistólica é maior que 90 mmHg; inibidor de ECA é recomendado para pacientes com disfunção sistólica do ventrículo esquerdo moderada ou grave, a menos se contraindicado • Cirurgia valvar para cardite fatal (raro)
Artrite	• Duração de cerca de um mês sem tratamento. • Rápida melhora com AINES, geralmente de 1 a 2 semanas (pode ser até 12 semanas) • Naproxeno de liberação imediata, 250 a 500 mg (criança: 10 a 20 mg/kg/dia), via oral, 2×/dia, até o máximo de 1.250 mg/dia • Ibuprofeno 200 a 400 mg (criança: 5 a 10 mg/kg), via oral, 3×/dia, até o máximo de 2.400 mg/dia • Aspirina: adultos e crianças 50 a 60 mg/kg/dia, via oral, em 4 a 5 doses; a dose pode ser aumentada até o máximo de 80 a 100 mg/kg/dia em 4-5 doses • Inibidor de bomba de próton deve ser considerado • Corticosteroides são usados em caso de intolerância ou alergia a AINES ou para tratamento de outra manifestação (cardite)

(continua)

Quadro 33.5. Tratamento da febre reumática	
	Tratamento
Coreia	Sem tratamento farmacológico para casos leves. Para casos moderados/graves: • **Haloperidol**: 0,5 mg por dose via oral, 2×/dia (pode ser aumentada 0,5 até 5 mg/dia) • **Carbamazepina**: 3,5 a 10 mg/kg por dose via oral, 2×/dia • **Valproato de sódio**: 7,5 a 10 mg/kg por dose via oral 2×/dia Considerar a adição de corticosteroides: • **Prednisona/prednisolona**: 1 a 2 mg/kg até a dose máxima de 80 mg via oral, 1×/dia ou em doses divididas
Profilaxia	Profilaxia: Penicilina benzatina intramuscular • **Adultos > 20 kg**: 1,2 milhões de unidades a cada 21 ou 28 dias • **Crianças ≤ 20 kg**: 600.000 unidades a cada 21 ou 28 dias • Em caso de alergia à penicilina: • **Sulfadiazina**: > 30 kg, 500 mg via oral, 1×/dia; ≤ 30 kg, 1 g via oral, 1×/dia • **Eritromicina**: 250 mg via oral, 2×/dia • **Febre reumática sem cardite**: por cinco anos ou até a idade de 21 anos (o que for mais longo) • **Febre reumática com cardite sem doença cardíaca residual** (sem evidência clínica ou ecocardiográfica de doença valvar): por dez anos ou até a idade de 21 anos (o que for mais longo). • **Febre reumática com cardite com doença cardíaca residual** (doença valvar persistente): por dez anos ou até a idade de 40 anos (o que for mais longo); em alguns casos, profilaxia por toda a vida (i. e., profissionais de saúde, professores de ensino infantil)

ECA: enzima conversora de angiotensina; AINES: anti-inflamatórios não esteroides; SGA: *Streptococcus* do grupo A. *Fonte*: Autoria própria.

com sopro cardíaco detectado, com condições cardíacas predisponentes, febre, suspeita de embolia sistêmica e sinais de IC aguda ou subaguda. Sintomas adicionais, como artralgia, mialgia, anorexia, perda de peso, sudorese noturna, calafrios, cefaleia, dor abdominal, dor nas costas, dispneia e hematúria, reforçam a suspeita. Manifestações clínicas específicas, como manchas de Roth, nódulos de Osler, lesões de Janeway e hemorragia de Splinter, podem aumentar a probabilidade diagnóstica de EI.

A variabilidade dos sintomas clínicos torna o diagnóstico desafiador, sendo os critérios de Duke frequentemente utilizados para auxiliar na identificação da EI, apesar de suas limitações, como a demora na obtenção de resultados definitivos e a precisão variável no momento da admissão.

O tratamento da EI (Quadro 35.6) se baseia em dois principais pilares: o uso de antibióticos e a intervenção cirúrgica. A seleção de antibióticos no pronto-socorro é geralmente empírica, ajustada conforme o tipo específico de valvopatia e as características da EI. As indicações cirúrgicas incluem desbridamento, reparo ou substituição da válvula afetada, sendo crucial considerar a cirurgia logo no início do tratamento para evitar complicações como morte, embolias e recidivas da infecção.

Quadro 35.6. Tratamento medicamentoso da endocardite infecciosa

Tipo de endocardite infecciosa	Antibióticos (regime e dose)	Duração
Endocardite de válvula nativa ou de prótese valvar (> um ano de cirurgia)	Ampicilina 2 g IV a cada 4 horas + Oxacilina 2 g IV a cada 4 horas +	4 a 6 semanas**
	Gentamicina* 1 a 3 mg/kg IV a cada 24 horas ou em três doses	4 a 6 semanas **
	Alternativa em casos de baixa probabilidade de *Enterococci*: ceftriaxona 1 g a cada 12 horas em vez de ampicilina + oxacilina 2 g IV a cada 4 horas	2 semanas 4 a 6 semanas
Prótese valvar (< 1 ano da cirurgia)	Vancomicina 15 mg/kg IV a cada 12 horas ou Daptomicina 8 a 10 mg/kg IV a cada 24 horas	6 semanas
	Meropenem 2 g IV a cada 8 horas ou Cefepime 2 g IV a cada 8 horas +	6 semanas
	Gentamicina* 1 a 3 mg/kg IV a cada 24 horas ou em três doses	2 semanas

IV: intravenosa. *Exceto em doença renal crônica ou nefrotoxicidade. **Quatro semanas para válvula nativa e seis semanas para prótese valvar. *Fonte*: autoria própria.

A gestão da EI requer uma equipe multidisciplinar, que, além dos profissionais de emergência, pode incluir enfermeiros, infectologistas, cardiologistas, cirurgiões cardíacos e, dependendo da complexidade do caso, neurocirurgiões, cirurgiões vasculares, gastroenterologistas, ortopedistas e nefrologistas. Esse amplo espectro de especialistas reflete a complexidade e gravidade da EI, bem como a necessidade de uma abordagem integrada para alcançar os melhores resultados possíveis.

Bibliografia consultada

Ahmed I, Hajouli S. Left Heart Cardiac Catheterization. Treasure Island: StatPearls Publishing; 2022.

Akodad M, Schurtz G, Adda J, Leclercq F, Roubille F. Management of Valvulopathies with Acute Severe Heart Failure and Cardiogenic Shock. Arch Cardiovasc Dis. 2019;112(12):773-80.

Al-Taweel A, Almahmoud MF, Khairandish Y, Ahmad M. Degenerative Mitral Valve Stenosis: Diagnosis and Management. Echocardiography. 2019;36(10):1901-9.

Bisson A, Bodin A, Clementy N, Bernard A, Babuty D, Lip GYH et al. Stroke, Thromboembolism and Bleeding in Patients with Atrial Fibrillation According to the EHRA Valvular Heart Disease Classification. Int J Cardiol. 2018;260:93-8.

Connolly SJ, Karthikeyan G, Ntsekhe M, Haileamlak A, El Sayed A, El Ghamrawy A, Damasceno A, Avezum A, Dans AML, Gitura B, Hu D, Kamanzi ER, Maklady F, Fana G, Gonzalez-Hermosillo JA, Musuku J, Kazmi K, Zühlke L, Gondwe L, Ma C, Paniagua M, Ogah OS, Molefe-Baikai OJ, Lwabi P, Chillo P, Sharma SK, Cabral TTJ, Tarhuni WM, Benz A, van Eikels M, Krol A, Pattath D, Balasubramanian K, Rangarajan S, Ramasundarahettige C, Mayosi B, Yusuf S; INVICTUS Investigators. Rivaroxaban in Rheumatic Heart Disease-Associated Atrial Fibrillation. N Engl J Med. 2022;387(11):978-88.

Flint N, Wunderlich NC, Shmueli H, Ben-Zekry S, Siegel RJ, Beigel R. Aortic Regurgitation. Curr Cardiol Rep. 2019;21(7):65.

Gottlieb M, Long B, Koyfman A. Evaluation and Management of Aortic Stenosis for the Emergency Clinician: An Evidence-Based Review of the Literature. J Emerg Med. 2018;55(1):34-41.

Guimarães HP, Lopes RD, de Barros E Silva PGM, Liporace IL, Sampaio RO, Tarasoutchi F, Hoffmann-Filho CR, de Lemos Soares Patriota R, Leiria TLL, Lamprea D, Precoma DB, Atik FA, Silveira FS, Farias FR, Barreto DO, Almeida AP, Zilli AC, de Souza Neto JD, Cavalcante MA, Figueira FAMS, Kojima FCS, Damiani L, Santos RHN, Valeis N, Campos VB, Saraiva JFK, Fonseca FH, Pinto IM, Magalhães CC, Ferreira JFM, Alexander JH, Pavanello R, Cavalcanti AB, Berwanger O; RIVER Trial Investigators. Rivaroxaban in Patients with Atrial Fibrillation and a Bioprosthetic Mitral Valve. N Engl J Med. 2020;383(22):2117-26.

Hindricks G, Potpara T, Dagres N, Arbelo E, Bax JJ, Blomström-Lundqvist C, Borlani G, Castella M, Dan GA, Dilaveris PE, Fauchier L, Filippatos G, Kalman JM, La Meir M, Lane DA, Lebeau JP, Lettino M, Lip GYH, Pinto FJ, Thomas GN, Valgimigli M, Van Gelder IC, Van Putte BP, Watkins CL; ESC Scientific Document Group. Corrigendum to: 2020 ESC Guidelines for the Diagnosis and Management of atrial Fibrillation Developed in Collaboration with the European Association for Cardio-Thoracic Surgery (EACTS): The Task Force for the Diagnosis and Management of Atrial Fibrillation of the European Society of Cardiology (ESC) Developed with the Special Contribution of the European Heart Rhythm Association (EHRA) of the ESC. Eur Heart J. 2021;42(40):4194.

Huang H, Kovach CP, Bell S, Reisman M, Aldea G, McCabe JM et al. Outcomes of Emergency Transcatheter Aortic Valve Replacement. J Interv Cardiol. 2019;2019:7598581.

Jawitz OK, Wang TY, Lopes RD, Chavez A, Boyer B, Kim H et al. Rationale and Design of PROACT Xa: A Randomized, Multicenter, Open-Label, Clinical Trial to Evaluate the Efficacy and Safety of Apixaban versus Warfarin in Patients with a Mechanical On-X Aortic Heart Valve. Am Heart J. 2020;227:91-9.

Jentzer JC, Ternus B, Eleid M, Rihal C. Structural Heart Disease Emergencies. J Intensive Care Med. 2021;36(9):975-88.

Kawsara A, Sulaiman S, Linderbaum J, Coffey SR, Alqahtani F, Nkomo VT et al. Temporal Trends in Resource Use, Cost, and Outcomes of Transcatheter Aortic Valve Replacement in the United States. Mayo Clin Proc. 2020;95(12):2665-73.

Koratala A, Kazory A. Point of Care Ultrasonography for Objective Assessment of Heart Failure: Integration of Cardiac, Vascular, and Extravascular Determinants of Volume Status. Cardiorenal Med. 2021;11(1):5-17.

Long B, Koyfman A. Infectious Endocarditis: An Update for Emergency Clinicians. Am J Emerg Med. 2018;36(9):1686-92.

Nagueh SF. Non-Invasive Assessment of Left Ventricular Filling Pressure. Eur J Heart Fail. 2018; 20(1):38-48.

Ralph AP, Noonan S, Wade V, Currie BJ. The 2020 Australian Guideline for Prevention, Diagnosis and Management of Acute Rheumatic Fever and Rheumatic Heart Disease. Med J Aust. 2021;214(5):220-7.

Ramos JDA, Cunanan EL, Abrahan LL 4th, Tiongson MDA, Punzalan FER. Ivabradine versus Beta-Blockers in Mitral Stenosis in Sinus Rhythm: An Updated Meta-Analysis of Randomized Controlled Trials. Cardiol Res. 2018;9(4):224-30.

Russell EA, Walsh WF, Costello B, McLellan AJA, Brown A, Reid CM et al. Medical Management of Rheumatic Heart Disease: A Systematic Review of the Evidence. Cardiol Rev. 2018;26(4):187-95.

Santis A, Tarasoutchi F, Araujo JAB Filho, Vieira MC, Nomura CH, Katz M et al. Topographic Pattern of Valve Calcification: A New Determinant of Disease Severity in Aortic Valve Stenosis. JACC Cardiovasc Imaging. 2018;11(7):1032-5.

Steffel J, Collins R, Antz M, Cornu P, Desteghe L, Haeusler KG et al. 2021 European Heart Rhythm Association Practical Guide on the Use of Non-Vitamin K Antagonist Oral Anticoagulants in Patients with Atrial Fibrillation. Europace. 2021;23(10):1612-76.

Tarasoutchi F, Montera MW, Ramos AIO, Sampaio RO, Rosa VEE, Accorsi TAD et al. Update of the Brazilian Guidelines for Valvular Heart Disease – 2020. Arq Bras Cardiol. 2020;115(4):720-75.

Vahanian A, Beyersdorf F, Praz F, Milojevic M, Baldus S, Bauersachs J, Capodanno D, Conradi L, De Bonis M, De Paulis R, Delgado V, Freemantle N, Gilard M, Haugaa KH, Jeppsson A, Jüni P, Pierard L, Prendergast BD, Sádaba JR, Tribouilloy C, Wojakowski W; ESC/EACTS Scientific Document Group. 2021 ESC/EACTS Guidelines for the management of valvular heart disease. Eur Heart J. 2022;43(7):561-632.

Wang A, Gaca JG, Chu VH. Management Considerations in Infective Endocarditis: A Review. JAMA. 2018;320(1):72-83.

Watanabe N. Acute Mitral Regurgitation. Heart. 2019;105(9):671-77.

Writing Committee Members; Otto CM, Nishimura RA, Bonow RO, Carabello BA, Erwin JP 3rd, Gentile F, Jneid H, Krieger EV, Mack M, McLeod C, O'Gara PT, Rigolin VH, Sundt TM 3rd, Thompson A, Toly C. 2020 ACC/AHA Guideline for the Management of Patients With Valvular Heart Disease: A Report of the American College of Cardiology/American Heart Association Joint Committee on Clinical Practice Guidelines. J Am Coll Cardiol. 2021;77(4):e25-e197.

Wunderlich NC, Dalvi B, Ho SY, Küx H, Siegel RJ. Rheumatic Mitral Valve Stenosis: Diagnosis and Treatment Options. Curr Cardiol Rep. 2019;21(3):14.

Capítulo 34

Endocardite Infecciosa

Luiz Francisco Cardoso

Fernando Ganem

Introdução

Endocardite infecciosa (EI) é uma infecção do endotélio cardíaco e dos grandes vasos. As valvas cardíacas são as mais costumeiramente atingidas, inclusive podendo acometer cordas tendíneas, septos e endocárdio. Além disso, a infecção pode acometer também as próteses valvares e os portadores de marca-passo e cardiodesfibrilador implantável.

Epidemiologia

A EI pode ser adquirida na comunidade, em que o mais comum é quando provocada por abcessos ou infecção dentária em pacientes predisponentes. Pode estar relacionada, também, à manipulação ou à introdução de materiais no organismo durante procedimentos hospitalares, como cateteres e próteses. Apesar de pouco frequente, a EI proporciona elevados índices de morbidade e mortalidade, muitas vezes necessitando de cirurgia para sua correção, além de tratamento com antimicrobianos de forma prolongada.

A maioria dos pacientes acometidos tem idade superior a 60 anos, devido ao declínio da prevalência de cardiopatia congênita e da doença reumática. Os homens são mais acometidos do que as mulheres, em uma proporção que pode variar de 3:2 até 9:1, dependendo do estudo. Os principais fatores de risco relacionados com a ocorrência de EI são uso de drogas ilícitas injetáveis, infecção dentária, doença estrutural cardíaca, doença valvular cardíaca (valvopatia reumática ou prolapso da valva mitral), história de EI prévia, hemodiálise, uso de cateteres intravasculares, implante de marca-passo ou CDI, cirurgia cardíaca com implante de próteses valvares e infecção por HIV.

Os agentes etiológicos mais comuns da EI da comunidade continuam sendo o Estreptococos e o Estafilococos. Recentemente, aumentou a prevalência de infecção por *S. aureus*, devido ao aumento de hospitalizações, do uso de cateteres intravenosos e da longevidade. A EI provocada por *Streptococcus bovis* pode estar ligada a malignidade do trato gastrintestinal e pólipos no cólon, principalmente em idosos. A EI em usuários de drogas ilícitas apresenta forte associação com agentes encontrados na pele, como *S. epidermidis*, bacilos gram-negativos e fungos. O Quadro 34.1 apresenta os principais patógenos associados a EI.

Quadro 34.1. Principais patógenos associados a EI e frequências aproximadas
Patógenos
Streptococcus viridans – 17%
Staphylococcus aureus – 31%
Staphylococcus coagulase-negativo – 11%
Streptococcus pneumoniae – 5%
Streptococcus bovis – 7%
HACEK* – 2%
Enterococcos – 11%
Bacilos Gram-negativos – 2%
Fungos – 2%
Difterioides
Polimicrobiano – 1%

*HACEK: *Haemophilus* sp., *Accinegatibacter* sp., *Cardiobacterium hominis*, *Eikenella corrodens* e *Kingella kingae*. *Fonte*: Autoria própria.

Quadro clínico

A apresentação clínica de EI é bastante variável. Os sintomas da endocardite bacteriana subaguda são febre baixa (< 39°C) e prolongada, podendo vir acompanhada de sudorese noturna, fadiga, mal-estar e perda ponderal. Podem ocorrer calafrios e artralgias, notadamente no final do dia. O sintoma mais comum é a febre, que somente não acontece em pacientes muito debilitados, idosos ou com doenças que comprometam o sistema imune. Os sinais e os sintomas de insuficiência cardíaca vão surgir mediante as alterações anatômicas valvares decorrentes do processo inflamatório/infeccioso. A presença de um sopro cardíaco novo ou a alteração na ausculta de um sopro já existente são achados importantes do exame físico. Fenômenos imunológicos, como glomerulonefrite, manchas de Roth e nódulos de Osler são outros achados de exame físico que podem ocorrer, embora com menos frequência. Embolização sistêmica para cérebro, pulmão ou baço é uma apresentação bem característica e com alta suspeita clínica de EI, podendo, infelizmente, ser a primeira manifestação da doença.

Exames diagnósticos

O diagnóstico de certeza de EI é dado pelo exame patológico do tecido valvular ressecado ou de fragmentos embólicos. Porém, nem sempre é possível sua realização. O apoio ao diagnóstico clínico de EI consiste em exames complementares inespecíficos, como hemograma, provas inflamatórias e urina tipo 1.

Culturas

A coleta de hemocultura é crucial quando existe a suspeita do diagnóstico de EI. Quando positiva, além de aumentar a suspeita, orienta a terapêutica, com base na identificação e na suscetibilidade do microrganismo aos antimicrobianos. Hemoculturas negativas podem ocorrer em um percentual de casos. Alguns microrganismos, especialmente do grupo HACEK, bem como outros germes de crescimento lento, como os fungos, necessitam de meios de cultura especializados. Outros testes sorológicos, além da reação em cadeia da polimerase (PCR) para estes microrganismos, são eventualmente úteis no apoio ao diagnóstico etiológico.

O eletrocardiograma e a radiografia de tórax orientam para a busca de complicações e do diagnóstico diferencial. O eletrocardiograma pode apresentar graus de bloqueio atrioventricular, levando à suspeita de abscesso de anel.

O ecocardiograma transtorácico (ETT) e o ecocardiograma transesofágico (ETE) podem auxiliar decisivamente no diagnóstico, tendo também um valor prognóstico e ajudando na detecção de complicações. Os achados de imagem mais comuns no diagnóstico ecocardiográfico suspeito de EI são vegetação, abscessos intramiocárdicos ou pseudoaneurisma. Caso o ETT não seja diagnóstico, poderá ser repetido dentro de alguns dias nos casos em que a suspeita clínica é elevada. O ETE pode auxiliar nos casos de janela ecocardiográfica inadequada, endocardite aguda no pós-operatório, valvas cardíacas calcificadas, vegetações pequenas, suspeita de abscesso ou fístula e próteses valvares biológicas ou mecânicas.

Mais recentemente, a tomografia computadorizada por emissão de pósitrons de fluorodeoxiglucose (F-FDG PET/CT) e a tomografia computadorizada por leucócitos radiomarcados (SPECT/TC) podem melhorar a detecção de fenômenos vasculares silenciosos (eventos embólicos ou aneurismas infecciosos).

Os critérios de Duke modificados (Quadro 34.2) ajudaram a organizar o diagnóstico de EI e se basearam em achados clínicos, biológicos e sorológicos associados aos achados ecocardiográficos, usados em conjunto para o diagnóstico de EI. Porém, nem sempre conseguem abranger todos os casos, especialmente aqueles que se apresentam com hemocultura ou que já fizeram uso de antimicrobianos, o que pode mascarar o quadro clínico.

Segundo os critérios de Duke, podemos classificar o diagnóstico de endocardite em:

- **EI definida:** presença de dois critérios maiores, de um maior e três menores ou de cinco menores.
- **EI possível:** presença de um critério maior e um menor ou de três menores.
- **EI descartada:** resolução dos sintomas com uso de antibiótico por tempo menor ou igual a quatro dias, ausência de evidência histopatológica durante cirurgia ou autópsia e não preenchimento de critérios para as demais definições.

Quadro 34.2. Diagnóstico de EI com base nos critérios de DUKE modificados
Critérios maiores
Microbiológicos • Hemoculturas positivas para microrganismos típicos de EI (p. ex., *Streptococcus viridans, Staphylococcus aureus*) isolados de duas ou mais hemoculturas • Hemoculturas positivas para germes que raramente causam EI, isolados em três ou mais hemoculturas
Testes laboratoriais positivos • PCR para *Coxiella burnetii, Bartonella sp. ou Tropheryma whipplei* • Anticorpos/IF para *Bartonella*
Imagem positiva para EI • Evidência de envolvimento valvar em exames de imagem (ecocardiograma transtorácico ou transesofágico, tomografia computadorizada cardíaca ou FDG PET/CT)
Critério cirúrgico • Evidências de EI documentada à inspeção direta intraoperatória dispensam critérios de imagem ou microbiológicos
Critérios menores
• História de endocardite, intervenção valvar prévia, doença congênita ou cardiopatia hipertrófica • Febre ≥ 38°C • Fenômenos vasculares: embolia arterial, aneurisma micótico, hemorragia conjuntival, lesões de Janeway ou abcesso esplênico • Fenômenos imunológicos: glomerulonefrite, nódulos de Osler ou fator reumatoide positivo • Fenômenos microbiológicos: evidência microbiológica não satisfazendo critério maior ou sorologia positiva para organismos conhecidos por causar EI (inclui PCR ou amplicon/sequenciamento metagenômico de patógeno atípico) • Imagem: atividade metabólica anormal detectada por [18F] FDG PET/CT dentro de três meses após o implante da prótese valvar, enxerto aórtico ascendente, eletrodos de dispositivo intracardíaco ou outro material protético

Fonte: Autoria própria.

Tratamento clínico

O tratamento clínico da EI, sempre que possível, deve ser guiado pelas hemoculturas. Nos indivíduos com clínica sugestiva de EI em que não exista resultado de hemoculturas, a escolha do antimicrobiano deve levar em consideração os microrganismos mais prevalentes, como estafilococos, estreptococos e enterococos. No Quadro 34.3, sumarizamos os principais esquemas antimicrobianos para o tratamento da EI.

O tempo de tratamento varia de acordo com o tipo de germe e com o fato de o paciente ser portador de valva nativa ou prótese. Normalmente, o tratamento varia de 4 a 6 semanas de antibioticoterapia, podendo se estender a 60 ou 90 dias, em caso de EI por fungos (Quadro 34.4).

Quadro 34.3. Terapia antimicrobiana sem identificação do microrganismo

Situação	Fármacos	Dosagem*
Endocardite em valva nativa subaguda	Amoxacilina e Gentamicina (opcional)	2 g IV, de 4/4 horas 1 mg/kg IV, de 12/12 horas
Endocardite em valva nativa aguda	Vancomicina e Gentamicina	1 g IV, de 12h/12 horas 1 mg/kg IV, de 12/12 horas
Endocardite em valva nativa com necessidade de cobertura para germes Gram-negativos	Vancomicina e Meropenem	1 g IV, de 12/12 horas 2 g IV, de 8/8 horas
Endocardite em prótese valvar	Vancomicina e Gentamicina e Rifampicina	1 g IV, de 12/12 horas 1 mg/kg IV, de 12/12 horas 300 a 600 mg VO ou IV, de 12/12 horas

Fonte: Autoria própria.

Quadro 34.4. Tratamento antimicrobiano guiado por hemoculturas

Patógeno	Fármaco	Dosagem*	Duração** (semanas)
Estafilococos sensível a meticilina	Oxacilina ou Cefazolina	2 g IV, 6/6 horas 2 g IV, 8/8 horas	6 6
Estafilococos resistente a meticilina	Vancomicina ou Daptomicina	1 g IV, 12/12 horas 8 mg/kg IV, 24/24 horas	4 a 6 4 a 6

(continua)

Patógeno	Fármaco	Dosagem*	Duração** (semanas)
Estreptococos sensível a penicilina	Ampicilina ou Ceftriaxone ou Vancomicina	2 g IV, 4/4 horas 2 g IV, 24/24 horas 30 mg/kg/dia IV, 12/12 horas	4 4 4
Estreptococos resistente a penicilina	Ampicilina ou Ceftriaxone + Gentamicina	2 g IV, 4/4 horas 2 g IV, 24/24 horas 3 mg/kg/dia IV/IM, 24/24 horas	4 4 2
Enterococos sensível a penicilina e gentamicina	Ampicilina ou Amoxacilina + Gentamicina	2 g IV, 4/4 horas 2 g IV, 4/4 horas 3 mg/kg IV/IM, 12/12 horas	4 a 6 4 a 6 4 a 6
Enterococos sensível a penicilina e resistente a gentamicina	Ampicilina ou Amoxacilina + Estreptomicina	2 g IV, 4/4 horas 2 g IV, 4/4 horas 15 mg/kg/dia IV/IM, 12/12 horas	4 a 6 4 a 6 4 a 6
Enterococos resistente a penicilina e sensível a vancomicina e aminoglicosídeos	Vancomicina + Gentamicina	30 mg/kg/dia IV, 12/12 horas 3 mg/kg/dia IV/IM, 24/24 horas	6 4 a 6
Enterococos resistente a penicilina, vancomicina e aminoglicosídeo	Linezolida ou Daptomicina	600 mg VO/IV, 12/12 horas 10 mg/kg/dia IV, 24/24 horas	> 6 6
HACEK∞	Ceftriaxone ou Ciprofloxacino	2 g IV, 24/24 horas 400 mg IV 12/12 horas	4 4

Quadro 34.4. Tratamento antimicrobiano guiado por hemoculturas (*Continuação*)

Fonte: Autoria própria.

Tratamento cirúrgico

Em cerca de 50% dos casos, existe a necessidade de associação da intervenção cirúrgica ao tratamento para controle clínico da EI. As indicações de cirurgia na EI estão apresentadas no Quadro 34.5 e divididas em absolutas ou relativas. Essas indicações estão relacionadas com

Quadro 34.5. Indicações de cirurgia
Insuficiência cardíaca • Acometimento valvar aórtico ou mitral (nativo ou protético) com regurgitação valvar aguda importante, obstrução ou fístula, causando edema agudo de pulmão refratário ou choque cardiogênico • Acometimento valvar aórtico ou mitral (nativo ou protético) com regurgitação valvar importante ou obstrução causando sintomas de insuficiência cardíaca ou sinais ecocardiográficos de piora hemodinâmica
Infecção não controlada **Acometimento estrutural cardíaco** • Presença de abscesso, fístula, pseudoaneurisma ou grandes vegetações (> 10 mm) **Infecção causada por fungos ou organismos multirresistentes**
Detecção de embolização de repetição **Tamanho da vegetação** • Acometimento valvar aórtico ou mitral (nativo ou protético) com vegetações > 10 mm, após um ou mais evento embólico em vigência de tratamento medicamentoso adequado

Fonte: Autoria própria.

complicações que podem aparecer durante o curso da doença, como fístulas intracardíacas, que podem levar à insuficiência cardíaca aguda, sendo consideradas uma emergência cirúrgica.

Profilaxia

A profilaxia antibiótica está indicada em pacientes de maior risco, como portadores de prótese valvar, pacientes com EI prévia, pacientes com doença cardíaca congênita cianótica e pacientes que possuem *shunts* ou sofreram correções com próteses ou tubos artificiais. Para os pacientes desses grupos, é recomendada uma rigorosa avaliação dentária periódica para afastar a ocorrência de infecção bucal.

A recomendação para a profilaxia (Quadro 34.6) inclui o momento da realização de procedimentos invasivos que possam gerar bacteremia para esse grupo de pacientes de alto risco.

Quadro 34.6. Profilaxia antibiótica para EI em procedimentos dentários

Oral	Amoxacilina	2 g	50 mg/kg
Endovenosa	Ampicilina Cefazolina ou ceftriaxone	2 g IM ou IV 1 g IM ou IV	50 mg/kg IM ou IV 50 mg/kg IM ou IV
Alergia à penicilina – uso oral	Cefalexina Clindamicina Azitromicina ou claritromicina	2 g 600 mg 500 mg	50 mg/kg 20 mg/kg 15 mg/kg
Alergia à penicilina – uso IV/IM	Cefazolina ou ceftriaxone Clindamicina	1 g IM ou IV 600 mg IM ou IV	50 mg/kg IM ou IV 20 mg/kg IM ou IV

Fonte: Autoria própria.

Bibliografia consultada

AATS Surgical Treatment of Infective Endocarditis Consensus Guidelines Writing Committee Chairs; Pettersson GB, Coselli JS; Writing Committee; Pettersson GB, Coselli JS, Hussain ST, Griffin B, Blackstone EH, Gordon SM, LeMaire SA, Woc-Colburn LE. 2016 The American Association for Thoracic Surgery (AATS) consensus guidelines: Surgical treatment of infective endocarditis: Executive summary. J Thorac Cardiovasc Surg. 2017;153(6):1241-1258.

Ambrosioni J, Hernandez-Meneses M, Téllez A, Pericàs J, Falces C, Tolosana JM et al. The Changing Epidemiology of Infective Endocarditis in the Twenty-FirstCentury. Curr Infect Dis Rep. 2017;19(5):21.

Baddour LM, Wilson WR, Bayer AS, Fowler VG Jr, Tleyjeh IM, Rybak MJ, Barsic B, Lockhart PB, Gewitz MH, Levison ME, Bolger AF, Steckelberg JM, Baltimore RS, Fink AM, O'Gara P, Taubert KA; American Heart Association Committee on Rheumatic Fever, Endocarditis, and Kawasaki Disease of the Council on Cardiovascular Disease in the Young, Council on Clinical Cardiology, Council on Cardiovascular Surgery and Anesthesia, and Stroke Council. Infective Endocarditis in Adults: Diagnosis, Antimicrobial Therapy, and Management of Complications: A Scientific Statement for Healthcare Professionals From the American Heart Association. Circulation. 2015;132(15):1435-86.

Baltimore RS, Gewitz M, Baddour LM, Beerman LB, Jackson MA, Lockhart PB, Pahl E, Schutze GE, Shulman ST, Willoughby R Jr; American Heart Association Rheumatic Fever, Endocarditis, and Kawasaki Disease Committee of the Council on Cardiovascular Disease in the Young and the Council on Cardiovascular and Stroke Nursing. Infective Endocarditis in Childhood: 2015 Update: A Scientific Statement From the American Heart Association. Circulation. 2015;132(15):1487-515.

Berge A, Morenius C, Petropoulos A, Nilson B, Rasmussen M et al. Epidemiology, bacteriology, and clinical characteristics of HACEK bacteremia andendocarditis: a population-based retrospective study. Eur J Clin Microbiol Infect Dis. 2021;40(3):525-34.

Bläckberg A, Morenius C, Olaison L, Berge A, Rasmussen M. Infective endocarditis caused by HACEK group bacteria – a registry-based comparative study. Eur J Clin Microbiol Infect Dis. 2021;40(9):1919-24.

Carrel T, Schaffner A, Vogt P, Laske A, Niederhäuser U, Schneider J et al. Endocarditis in intravenous drug addicts and HIV infected patients: possibilities and limitations of surgical treatment. J Heart Valve Dis. 1993;2(2):140-7.

Chu VH, Park LP, Athan E, Delahaye F, Freiberger T, Lamas C, Miro JM, Mudrick DW, Strahilevitz J, Tribouilloy C, Durante-Mangoni E, Pericas JM, Fernández-Hidalgo N, Nacinovich F, Rizk H, Krajinovic V, Giannitsioti E, Hurley JP, Hannan MM, Wang A; International Collaboration on Endocarditis (ICE) Investigators*. Association between surgical indications, operative risk, and clinical outcome in infective endocarditis: a prospective study from the International Collaboration on Endocarditis. Circulation. 2015;131(2):131-40.

Durante-Mangoni E, Bradley S, Selton-Suty C, Tripodi MF, Barsic B, Bouza E, Cabell CH, Ramos AI, Fowler V Jr, Hoen B, Koneçny P, Moreno A, Murdoch D, Pappas P, Sexton DJ, Spelman D, Tattevin P, Miró JM, van der Meer JT, Utili R; International Collaboration on Endocarditis Prospective Cohort Study Group. Current features of infective endocarditis in elderly patients: results of the International Collaboration on Endocarditis Prospective Cohort Study. Arch Intern Med. 2008;168(19):2095-103.

Escolà-Vergé L, Peghin M, Givone F, Pérez-Rodríguez MT, Suárez-Varela M, Meije Y et al. Prevalence of colorectal disease in Enterococcus faecalis infective endocarditis: results of an observational multicenter study. Rev Esp Cardiol (Engl Ed). 2020;73(9):711-7.

Habib G, Lancellotti P, Antunes MJ, Bongiorni MG, Casalta JP, Del Zotti F, Dulgheru R, El Khoury G, Erba PA, Iung B, Miro JM, Mulder BJ, Plonska-Gosciniak E, Price S, Roos-Hesselink J, Snygg-Martin U, Thuny F, Tornos Mas P, Vilacosta I, Zamorano JL; ESC Scientific Document Group. 2015 ESC Guidelines for the management of infective endocarditis: The Task Force for the Management of Infective Endocarditis of the European Society of Cardiology (ESC). Endorsed by: European Association for Cardio-Thoracic Surgery (EACTS), the European Association of Nuclear Medicine (EANM). Eur Heart J. 2015;36(44):3075-3128.

Li J, Sexton D, Mick N, Nettles R, Fowler VG Jr., Ryan T et al. Proposed modifications to the Duke Criteria for the diagnosis of infective endocarditis. Clin Infect Dis. 2000;30(4):633-8.

Martín-Dávila P, Fortún J, Navas E, Cobo J, Jiménez-Mena M, Moya JL et al. Nosocomial endocarditis in a tertiary hospital: an increasing trend in native valve cases. Chest. 2005;128(2):772-9.

Nucifora G, Badano LP, Viale P, Gianfagna P, Allocca G, Montanaro D et al. Infective endocarditis in chronic haemodialysis patients: an increasing clinical challenge. EurHeart J. 2007;28(19):2307-12.

Pant S, Patel NJ, Deshmukh A, Golwala H, Patel N, Badheka A et al. Trends in infective endocarditis incidence, microbiology, and valve replacement in the United States from 2000 to 2011. J Am Coll Cardiol. 2015;65(19):2070-6.

Pericàs JM, Corredoira J, Moreno A, García-País MJ, Falces C, Rabuñal R, Mestres CA, Alonso MP, Marco F, Quintana E, Almela M, Paré JC, Llopis J, Castells A, Miró JM; Hospital Clínic and Hospital Lucus Augusti Infective Endocarditis Investigators. Relationship Between Enterococcus faecalis Infective Endocarditis and Colorectal Neoplasm: Preliminary Results From a Cohort of 154 Patients. Rev Esp Cardiol (Engl Ed). 2017;70(6):451-58.

Tornos MP, Permanyer-Miralda G, Olona M, Gil M, Galve E, Almirante B et al. Long-term complications of native valve infective endocarditis in non-addicts. A 15-year follow-up study. Ann Intern Med. 1992;117(7):567-72.

Wang A, Gaca JG, Chu VH. Management Considerations in Infective Endocarditis: A Review. JAMA. 2018;320(1):72-83.

Yanagawa B, Pettersson G, Habib G, Ruel M, Saposnik G, Latter D et al. Surgical Management of Infective Endocarditis Complicated by Embolic Stroke. Circulation. 2016;134(17):1280-92.

Capítulo 35

Trombose de Prótese Valvar

João Ricardo Cordeiro Fernandes

Vitor Emer Egypto Rosa

Antonio Sergio de Santis Andrade Lopes

Introdução

A correção de uma valvopatia cardíaca por meio de troca valvar traz um benefício prognóstico ao indivíduo, reduzindo expressivamente a morbimortalidade proporcionada pela patologia em questão. Contudo, como não há um substituto valvar ideal, o paciente passa a estar sujeito a complicações relacionadas à prótese valvar, entre elas a trombose de prótese, cuja incidência é extremamente variável e provavelmente subestimada, pois os exames de imagem nem sempre são realizados de rotina e, em alguns casos, a técnica pode ser subótima para essa avaliação.

Atualmente, existem três tipos de válvulas protéticas: mecânica, biológica cirúrgica (bovina ou porcina) e biológica transcateter. Entretanto, o risco de trombose de prótese e de eventos tromboembólicos não depende apenas do tipo de prótese, mas também da posição (maior risco na posição mitral do que na aórtica) e da câmara (maior risco em câmaras direitas do que em esquerdas).

A válvula mecânica é mais trombogênica, mas com maior durabilidade do que as outras, e a incidência de trombose chega a 5,7%, sendo cerca de 5× maior na posição mitral, comparada à posição aórtica.

A trombose de bioprótese é menos frequente, chegando a 1,46%. Os fatores de risco podem estar relacionados a condições inerentes ao paciente (insuficiência renal, diabetes, obesidade, tabagismo, fibrilação atrial, trombofilias) e/ou à prótese (mau posicionamento, fratura do *stent*, endotelização incompleta). Em teoria, a endotelização da prótese ocorreria nos primeiros três a seis meses após o implante, sendo inclusive indicada anticoagulação/antiagregação profilática nesse período pelas sociedades americana e europeia de cardiologia. Entretanto, dada a carência de evidências de aumento de risco tromboembólico nesse período, as diretrizes nacionais não indicam profilaxia específica nesse momento.

Com relação ao implante de bioprótese aórtica transcateter (TAVI, do inglês *transcatheter aortic valve implantation*), a trombose, usualmente diagnosticada pela tomografia computadorizada, apresenta incidência de 15% em alguns estudos. Comumente é subclínica, ou seja, não associada a sintomas ou alterações estruturais, conhecida como HALT (espessamento do folheto com hipoatenuação), mas pode limitar a mobilidade dos folhetos (HAM). Conforme descrito, a trombose de TAVI não parece estar relacionada com eventos cerebrovasculares, declínio cognitivo ou mortalidade. Entretanto, parece estar associada à deterioração hemodinâmica valvar precoce, com evidências ainda insuficientes para afirmações mais contundentes em relação ao tema.

Manifestações clínicas

Existe um amplo espectro de apresentações clínicas, desde pacientes assintomáticos até aqueles com choque cardiogênico. A suspeita deve ocorrer em casos de pacientes com sintomas de insuficiência cardíaca aguda ou subaguda progressiva e, em casos de eventos tromboembólicos, deve ser nossa primeira suspeita, apesar de outras etiologias (trombo atrial ou endocardite infecciosa) mais frequentemente gerarem embolização. Tromboembolismo arterial manifesta-se com sinais e sintomas relacionados com o território arterial afetado. No exame físico, os principais achados são abolimento do som de abertura ou fechamento da prótese (nas válvulas mecânicas), novo sopro cardíaco ou sinais compatíveis com edema pulmonar e insuficiência cardíaca.

Diagnóstico

O diagnóstico da trombose obstrutiva de prótese valvar pode ser confirmado com ecocardiograma transtorácico (ECO-TT), ecocardiograma transesofágico (ECO-TE), fluoroscopia/estudo hemodinâmico ou tomografia computadorizada (TC) do coração.

Próteses biológicas com trombo podem se apresentar como espessamento hipoatenuante de folheto (em inglês, HALT) com mobilidade preservada, HALT com mobilidade reduzida e gradientes normais ou como trombose clinicamente manifesta com gradientes elevados. A diferenciação entre trombose e formação de *pannus* é desafiadora. Ao ecocardiograma, trombo geralmente é móvel e globular, com densidade similar à do miocárdio. Por outro lado, *pannus* é fixo, com densidade mais clara. Pela TC, trombos têm valores menores de atenuação quando comparados ao *pannus*.

Trombose é a principal causa de obstrução de próteses mecânicas e é diagnosticada quando se tem uma velocidade ou um gradiente transvalvar anormalmente elevado, com redução da mobilidade dos folhetos e/ou das aderências móveis compatíveis com trombos. Um aumento ao ecocardiograma no gradiente médio > 50% (ou > 10 mmHg em prótese aórtica), comparado ao exame basal, define uma obstrução de prótese valvar, após excluídas outras causas (como situações de alto débito). Para confirmação diagnóstica, o ECO-TT também fornece informações sobre função valvar, pressão pulmonar estimada, tamanho e função sistólica do ventrículo esquerdo. Além do ECO-TT, a TC e o ECO-TE têm papel importante na visualização da mobilidade dos folhetos, especialmente em prótese mitral, além de permitirem a identificação da presença e da quantificação do trombo. Por sua vez, a fluoroscopia ajuda na avaliação de próteses mecânicas em posição aórtica.

Com relação à trombose de bioprótese cirúrgica ou do TAVI, a suspeita ocorre na presença de aumento da velocidade transvalvar em ECO-TT de rotina, sendo confirmada com o achado de hipoatenuação dos folhetos da prótese em TC ou ressonância magnética do coração. ECO-TE tridimensional ou TC 4D (sincronizada com eletrocardiograma) podem ainda ajudar na detecção de trombo valvar.

Em pacientes assintomáticos e em alguns sintomáticos com suspeita de trombose de prótese valvar, o ECO-TT é o primeiro exame a ser realizado. Porém, pode ter resultado inconclusivo. Nesses casos existe a necessidade de realização de exames de imagem adicionais, os quais permitem não só a visualização da trombose valvar, como também o diagnóstico de outras anormalidades, como trombo em átrio esquerdo, outras doenças valvares, disfunção ventricular direita e esquerda e hipertensão pulmonar. O ECO-TE tem papel central no diagnóstico, na definição terapêutica e na avaliação prognóstica. Ele tem um grande valor na avaliação do tamanho do trombo, de sua mobilidade e de sua localização. Além disso, propicia uma avaliação adequada de trombos no apêndice ou na parede do átrio esquerdo, essa última condição contraindicando a terapia trombolítica.

O ECO-TE deve ser realizado quando há identificação de obstrução e/ou trombo visível no ECO-TT (para definição do melhor esquema terapêutico) e em pacientes que apresentaram tromboembolismo ou que fizeram anticoagulação subterapêutica nos últimos três meses. Quando disponível, a realização de ECO-TE 3D em tempo real pode fornecer informações adicionais.

A fluoroscopia ou o estudo hemodinâmico, por sua vez, pode complementar a avaliação ecocardiográfica com a análise da movimentação dos folhetos valvares em próteses mecânicas. A vantagem dessa técnica é a rapidez em sua realização e o fato de ser prontamente acessível. Em biopróteses, todavia, a fluoroscopia não tem valor. Redução da mobilidade dos folhetos pelo estudo hemodinâmico, somada a um gradiente transvalvar elevado em ECO-TT e/ou ECO-TE, é característica típica da trombose de prótese valvar.

Por fim, a TC com multidetectores permite a identificação de alterações na mobilidade dos folhetos e a identificação de massas, com capacidade para a diferenciação entre trombo e *pannus*. Apesar de o ECO-TE ser o padrão-ouro no diagnóstico de trombose de próteses valvares, a TC tem papel importante e complementar para o diagnóstico definitivo de casos duvidosos.

Tratamento

O tratamento da trombose de prótese valvar deve ser prontamente instituído em razão da alta morbimortalidade relacionada com esse cenário. Existem, basicamente, três tipos de terapias (Quadro 35.1): intervenção cirúrgica, trombólise e anticoagulação plena com heparina. A escolha da melhor estratégia terapêutica deve levar em conta a câmara cardíaca onde a prótese valvar foi implantada (direita ou esquerda), o tipo de prótese (mecânica ou biológica), o quadro clínico (presença ou não de instabilidade hemodinâmica, sintomas de insuficiência cardíaca) e a dimensão do trombo. Recomenda-se, também, a discussão em "*heart team*" para seleção individualizada e assertiva da terapia.

O tratamento preferencial para pacientes com trombose de prótese mecânica em câmaras esquerdas associada à instabilidade hemodinâmica e/ou muito sintomáticos (NYHA III ou IV) é a intervenção cirúrgica imediata. Nesses cenários, a cirurgia cardíaca é sempre considerada como de alto risco, por se tratar de procedimento emergencial, atrelado à condição clínica de instabilidade. A disponibilidade e a expertise da equipe de cirurgia cardíaca local são fundamentais para decisão terapêutica. A presença de trombo de grandes dimensões (tamanho > 10 mm ou área trombótica ≥ 0,8 cm^2) ratifica a indicação cirúrgica nesses cenários, tendo em vista os riscos de tromboembolismo com a terapia fibrinolítica.

A terapia fibrinolítica é indicada nos casos de trombose de prótese mecânica em câmaras esquerdas por trombos pequenos (extensão < 10 mm ou área trombótica ≤ 0,8 cm^2) com repercussão clínica (instabilidade hemodinâmica e/ou NYHA II-IV) ou refratariedade à heparinização, em que há contraindicação ou impossibilidade cirúrgica e baixo risco hemorrágico. Ressalta-se o paradoxal e elevado risco de eventos tromboembólicos associados à fibrinólise de grandes trombos por clivagem e embolização de macrofragmentos. Os agentes fibrinolíticos recomendados são o ativador recombinante do plasminogênio tecidual (alteplase; rt-PA), na dose de 10 mg endovenoso em bólus, seguida por infusão de 90 mg por 120 minutos, com heparinização plena associada, e a estreptoquinase (500.000 UI por via endovenosa em 20 minutos e 1.500.000 UI em 10 horas de infusão), sem necessidade de heparinização concomitante. Estudo recente demonstrou que a infusão lenta de baixas doses de alteplase (25 mg em 24 horas) nesses cenários foi associada à baixa incidência de fenômenos embólicos (< 2%) e hemorrágicos (< 2%). Em pacientes estáveis (NYHA I e II) com trombose de prótese mecânica em câmaras esquerdas, recomenda-se a heparinização plena (idealmente com heparina não fracionada). Para trombose de prótese valvar em câmaras direitas (principalmente em posição tricúspide), a heparinização plena é o tratamento de escolha, resguardando-se a terapia fibrinolítica para casos de falência terapêutica.

O surgimento do implante transcateter de biopróteses associou-se ao aumento da incidência de trombose relacionada com essas próteses. O fato de a maioria desses pacientes ter recebido tratamento transcateter por apresentar perfil clínico desfavorável à intervenção cirúrgica convencional valvar (alto risco cirúrgico, fragilidade, inoperabilidade) limita seriamente o manejo cirúrgico desse tipo de complicação. Desse modo, as diretrizes recomendam a anticoagulação plena com heparina para trombose de biopróteses inseridas via transcateter. A terapia fibrinolítica resguarda-se para casos refratários ou associados à instabilidade hemodinâmica e com grande repercussão clínica, na impossibilidade definitiva de cirurgia.

Quadro 35.1. Modalidades de tratamento da trombose de prótese

Anticoagulação plena*	Cirurgia*	Fibrinólise*
Ausência de instabilidade hemodinâmica	Instabilidade hemodinâmica	Instabilidade hemodinâmica
NYHA I-II	NYHA III-IV	NYHA II-IV
Câmaras direitas	Trombos grandes (tamanho $>$ 10 mm ou área trombótica $\geq$ 0,8 cm²)	Trombos pequenos (tamanho $<$ 10 mm ou área trombótica $\leq$ 0,8 cm²)
	Equipe cirúrgica capacitada e disponível	Indisponibilidade de cirurgia cardíaca
		Risco cirúrgico alto/proibitivo
		Refratariedade à heparinização plena

*Decisão sempre ratificada por equipe de *Heart Team*. NYHA: New York Heart Association. *Fonte*: Autoria própria.

Bibliografia consultada

Apor A, Bartykowszki A, Szilveszter B, Varga A, Suhai FI, Manouras A et al. Subclinical leaflet thrombosis after transcatheter aortic valve implantation is associated with silent brain injury on brain magnetic resonance imaging. Eur Heart J Cardiovasc Imaging. 2022;23(12):1584-95.

Bogyi M, Schernthaner RE, Loewe C, Gager GM, Dizdarevic AM, Kronberger C et al. Subclinical Leaflet Thrombosis After Transcatheter Aortic Valve Replacement: A Meta-Analysis. JACC Cardiovasc Interv. 2021;14(24):2643-56.

Cahill TJ, Kirtane AJ, Leon M, Kodali SK. Subclinical Leaflet Thrombosis and Anticoagulation After Transcatheter Aortic Valve Replacement: A Review. JAMA Cardiol. 2022;7(8):866-72.

Dangas GD, Weitz JI, Giustino G, Makkar R, Mehran R. Prosthetic Heart Valve Thrombosis. J Am Coll Cardiol. 2016;68(24):2670-89.

Gündüz S, Kalçık M, Gürsoy MO, Güner A, Özkan M. Diagnosis, treatment & management of prosthetic valve thrombosis: the key considerations. Expert Rev Med Devices. 2020;17(3):209-21.

Hein M, Schoechlin S, Schulz U, Minners J, Breitbart P, Lehane C et al. Long-Term Follow-Up of Hypoattenuated Leaflet Thickening After Transcatheter Aortic Valve Replacement. JACC Cardiovasc Interv. 2022;15(11):1113-22.

Lancellotti P, Pibarot P, Chambers J, Edvardsen T, Delgado V, Dulgheru R et al. Recommendations for the imaging assessment of prosthetic heart valves: a report from the European Association of Cardiovascular Imaging endorsed by the Chinese Society of Echocardiography, the InterAmerican Society of Echocardiography, and the Brazilian Department of Cardiovascular Imaging. Eur Heart J Cardiovasc Imaging. 2016;17(6):589-90.

Lim WY, Lloyd G, Bhattacharyya S. Mechanical and surgical bioprosthetic valve thrombosis. Heart. 2017;103(24):1934-41.

Özkan M, Gündüz S, Gürsoy OM, Karakoyun S, Astarcıoğlu MA, Kalçık M et al. Ultraslow thrombolytic therapy: A novel strategy in the management of PROsthetic MEchanical valve Thrombosis and the prEdictors of outcomE: The Ultra-slow PROMETEE trial. Am Heart J. 2015;170(2):409-18.

Pislaru SV, Hussain I, Pellikka PA, Maleszewski JJ, Hanna RD, Schaff HV et al. Misconceptions, diagnostic challenges, and treatment opportunities in bioprosthetic valve thrombosis: lessons from a case series. Eur J Cardiothorac Surg. 2015;47(4):725-32.

Puri R, Auffret V, Rodés-Cabau J. Bioprosthetic Valve Thrombosis. J Am Coll Cardiol. 2017;69:2193-211.

Tarasoutchi F, Montera MW, Ramos AIO, Sampaio RO, Rosa VEE, Accorsi TAD et al. Update of the Brazilian Guidelines for Valvular Heart Disease – 2020. Arq Bras Cardiol. 2020;115(4):720-75.

Vahanian A, Beyersdorf F, Praz F, Milojevic M, Baldus S, Bauersachs J, Capodanno D, Conradi L, De Bonis M, De Paulis R, Delgado V, Freemantle N, Gilard M, Haugaa KH, Jeppsson A, Jüni P, Pierard L, Prendergast BD, Sádaba JR, Tribouilloy C, Wojakowski W; ESC/EACTS Scientific Document Group. 2021 ESC/EACTS Guidelines for the management of valvular heart disease. Eur Heart J. 2022;43(7):561-632.

Writing Committee Members; Otto CM, Nishimura RA, Bonow RO, Carabello BA, Erwin JP 3rd, Gentile F, Jneid H, Krieger EV, Mack M, McLeod C, O'Gara PT, Rigolin VH, Sundt TM 3rd, Thompson A, Toly C. 2020 ACC/AHA Guideline for the Management of Patients With Valvular Heart Disease: A Report of the American College of Cardiology/American Heart Association Joint Committee on Clinical Practice Guidelines. J Am Coll Cardiol. 2021;77(4):e25-e197.

Capítulo 36

Síndrome Aórtica Aguda

Ramez Ambar

Paulo Pêgo Fernandes

Fábio Biscegli Jatene

Definição

A dissecção de aorta é definida como rotura da camada média da aorta com extravasamento de sangue ao longo da parede aórtica, resultando na separação de suas camadas. Isso pode romper a adventícia ou voltar para o lúmen da aorta através de um rasgo na camada íntima. Acredita-se que a dissecção da aorta comece com a formação de uma rotura na íntima aórtica, que exponha diretamente uma camada medial doente subjacente à força motriz (ou pressão de pulso) do sangue intraluminal (Figura 36.1). Esse sangue penetra na camada medial doente e cliva o

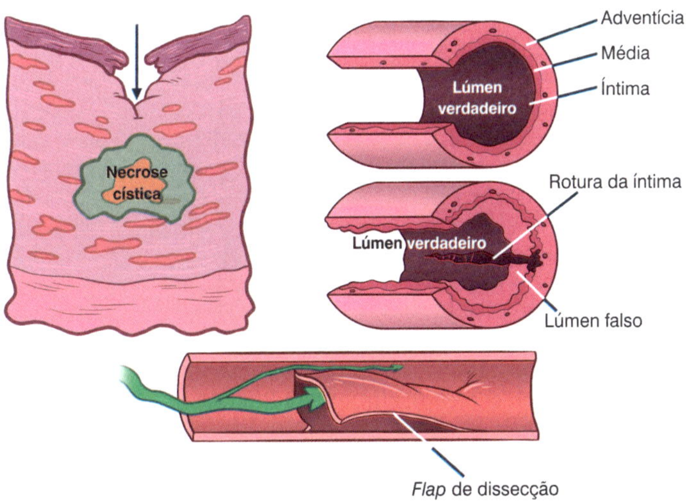

Figura 36.1. Dissecção da aorta por rotura da camada íntima da aorta. *Fonte*: Adaptada de Saw J, Mancini GBJ, Humphries KH. Contemporary Review on Spontaneous Coronary Artery Dissection. J Am Coll Cardiol. 2016;68(3):297-312.

meio longitudinalmente, dissecando, assim, a parede aórtica, impulsionado pela pressão intraluminal persistente, mas, às vezes, retrógrado do local de rotura intimal. O espaço preenchido de sangue entre as camadas dissecadas da parede aórtica torna-se o falso lúmen.

Alternativamente, a dissecção da aorta pode começar com a rotura dos *vasa vasorum* na camada média, com o desenvolvimento de um hematoma intramural (Figura 36.2). A hemorragia local se rompe secundariamente pela camada íntima. Em uma minoria dos casos, a hemorragia na camada média parece ser a principal causa da dissecção. Por outro lado, pode-se argumentar que a falta de uma ruptura íntima nesses pacientes indica que eles não têm, de fato, dissecção clássica da aorta, mas hematoma intramural da aorta.

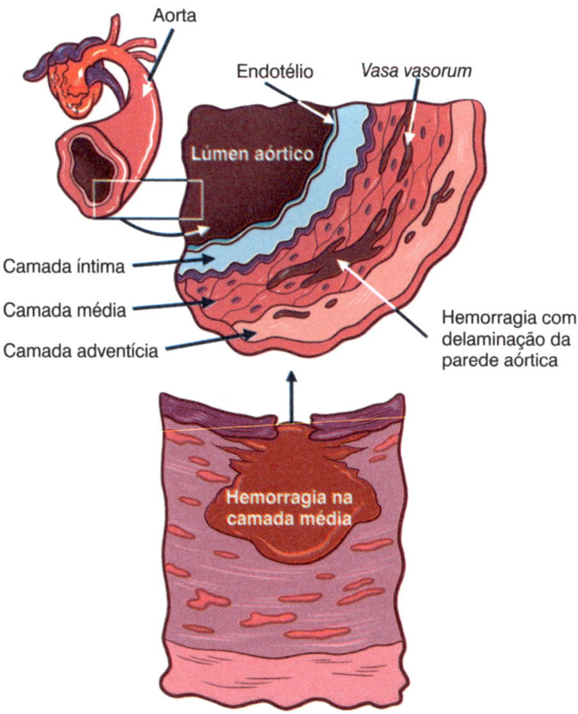

Figura 36.2. Dissecção da aorta por rotura dos *vasa vasorum*. *Fonte*: Adaptada de Milner F. Aortic Dissection [Internet]. Disponível em: https://www.medillsb.com/illustration_image_details.aspx?AID=335&IID=209516.

Fatores de risco

A dissecção aguda da aorta é uma condição rara, mas com risco de vida, com taxa de letalidade de 1% a 2% por hora após o início dos sintomas em pacientes não tratados, com mortalidade em torno de 50% nas primeiras 48 horas e 50% a 90% na primeira semana. A incidência está em torno de 2,6 a 3,5 casos por 100.000 pessoas por ano. O risco de morte aumenta em pacientes com complicações, como rotura aórtica, tamponamento pericárdico, insuficiência valvar aórtica, comprometimento das artérias coronárias, isquemia visceral e acidente vascular cerebral. Idade avançada, sexo masculino, história prolongada de hipertensão arterial e presença de aneurisma da aorta conferem o maior risco atribuível à população. No entanto, pacientes com distúrbios genéticos do tecido conjuntivo e pacientes com válvulas aórticas bicúspides apresentam maior risco de dissecção da aorta em uma idade mais jovem (Quadro 36.1).

Quadro 36.1. Fatores de risco para desenvolvimento de dissecção de aorta

Condições associadas ao aumento de estresse na parede aórtica

- Hipertensão arterial
- Feocromocitoma
- Uso de cocaína, energéticos e outros estimulantes
- Levantamento de peso de alta intensidade ou outra manobra de Valsalva
- Trauma
- Desaceleração ou lesão por torção (colisão de veículo a motor, queda)
- Coarctação de aorta

Condições associadas a anormalidade da camada média aórtica

- Genético
  - Síndrome de Marfan
  - Síndrome de Ehlers-Danlos, forma vascular
  - Valva aórtica bicúspide (incluindo troca valvar aórtica prévia)
  - Síndrome de Turner
  - Síndrome de Loeys-Dietz
  - Aneurisma de aorta torácica familiar
- Vasculites inflamatórias
  - Arterite de Takayasu
  - Arterite de células gigantes
  - Arterite de Behçet
- Outras
  - Gravidez
  - Doença renal policística
  - Uso crônico de corticosteroides ou fármacos imunossupressores
  - Infecções que envolvem a parede torácica por bacteremia ou extensão de infecção adjacente
  - Iatrogenia (cateterismo ou cirurgia cardíaca)

Fonte: Autoria própria.

Classificação

A dissecção de aorta pode ter sua classificação relacionada com o tempo de surgimento da doença: aguda, para o tempo inferior a duas semanas; subaguda, para o prazo entre duas a seis semanas, ou crônica, por um período acima de seis semanas.

Outra classificação utilizada pode ser realizada de acordo com a origem da rotura da íntima e com o envolvimento da aorta ascendente na dissecção (independentemente do local de origem), possibilitando a tomada de condutas em relação a tratamento clínico ou cirúrgico (Quadro 36.2).

Quadro 36.2. Classificação anatômica das dissecções de aorta

Tipo	Sítio de origem e extensão do envolvimento da aorta
DeBakey	
Tipo I	Origina-se na aorta ascendente, propaga-se pelo menos até o arco aórtico e frequentemente além dele distalmente
Tipo II	Origina-se na aorta descendente e se limita a esse sítio (até o tronco braquicefálico)
Tipo IIIa	Dissecção na aorta descendente, que se inicia após a artéria subclávia esquerda
Tipo IIIb	Dissecção que se estende abaixo do diafragma
Stanford	
Tipo A	Todas as dissecções envolvendo a aorta ascendente, independentemente do local de origem
Tipo B	Todas as dissecções que não envolvem a aorta ascendente

Fonte: Autoria própria.

Manifestações clínicas

A manifestação mais clássica é dor torácica anterior intensa de início agudo ou dor na região dorsal, presente em cerca de 80% dos pacientes, a qual pode ocorrer isoladamente ou estar associada a síncope, acidente vascular cerebral, síndrome coronariana aguda, insuficiência cardíaca ou outros sintomas e sinais clínicos (Quadro 36.3).

O déficit de pulso se manifesta como presença de fluxo sanguíneo comprometido ou ausente nos vasos periféricos. O surgimento de um novo sopro diastólico associado a dor torácica aguda grave pode denotar um sinal de insuficiência aórtica aguda. Os déficits neurológicos são devidos à propagação da dissecção envolvendo os ramos supra-aórticos ou à compressão das estruturas adjacentes pela aorta em expansão. A síndrome de Horner pode surgir quando há compressão do gânglio simpático cervical superior. A rouquidão é causada pela paralisia das cordas vocais por compressão do nervo laríngeo recorrente esquerdo. A paraplegia surge quando há isquemia medular por interrupção dos vasos intercostais, situação mais comum nas dissecções tipo B.

Alterações na pressão arterial são muito comuns na dissecção de aorta, com hipertensão presente em mais da metade dos casos e hipotensão em cerca de 20% dos pacientes. Quadros de instabilidade hemodinâmica com hipotensão, choque e síncope podem ocorrer por inúmeras situações, como tamponamento cardíaco, infarto do miocárdio, insuficiência cardíaca devido à insuficiência valvar aórtica ou sangramento importante (hemotórax ou hemoperitônio).

Quadro 36.3. Apresentações clínicas e complicações dos pacientes com dissecção aguda de aorta

Dissecção de aorta	Tipo A	Tipo B
Dor no peito	80%	70%
Dor nas costas	40%	70%
Dor de início abrupto	85%	85%
Dor migratória	< 15%	20%
Insuficiência aórtica	40% a 75%	N/A
Tamponamento cardíaco	< 20%	N/A
Isquemia miocárdica ou infarto	10% a 15%	10%
Insuficiência cardíaca	< 10%	< 5%
Derrame pleural	15%	20%
Síncope	15%	5%
Déficit neurológico maior (Coma/AVC)	< 10%	< 5%
Lesão da medula espinhal	< 1%	N/R
Isquemia mesentérica	< 5%	N/R
Insuficiência renal aguda	< 20%	10%
Isquemia de membros inferiores	< 10%	< 10%

N/R = não reportado; N/A = não aplicável. Porcentagens aproximadas. *Fonte*: Autoria própria.

Diagnóstico

A radiografia de tórax e o eletrocardiograma de 12 derivações (ECG) possuem baixas sensibilidade e especificidade. A radiografia de tórax pode demonstrar um mediastino alargado ou um contorno aórtico anormal em 50% dos pacientes. Alterações no ECG típicas de infarto do miocárdio, como elevação do segmento ST ou novas ondas Q, raramente são encontradas em pacientes com dissecção aguda da aorta tipo A.

O ecocardiograma transtorácico (ETT) oferece avaliação rápida particularmente da raiz aórtica e do segmento da aorta ascendente proximal, mas apresenta sensibilidade diagnóstica limitada (achados negativos não permitem exclusão da dissecção da aorta). Pode demonstrar derrame pericárdico, *flap* de dissecção, insuficiência valvar aórtica e alterações da contratilidade segmentar. O ecocardiograma transesofágico (ETE) supera as limitações do ETT, com alta sensibilidade para detecção da dissecção aórtica e da rotura da íntima.

A angiotomografia computadorizada de aorta é, provavelmente, a técnica de imagem mais utilizada no diagnóstico de dissecção aórtica, com sensibilidade e especificidade elevadas. Revela a extensão da dissecção, o tamanho do falso lúmen e do lúmen verdadeiro e a presença de hematoma, de derrame pericárdico ou de derrame pleural. Na maioria das vezes, permite a visualização do orifício de entrada e saída, assim como sua dimensão. Identifica a origem dos ramos arteriais no falso lúmen, trombosado ou não, por vezes com ausência de contraste de órgãos e membros.

A ressonância magnética é um exame de sensibilidade e especificidade elevadas, sendo uma alternativa para diagnóstico e avaliação da dissecção aórtica e da morfodinâmica da valva aórtica. Tem limitações principalmente em pacientes hemodinamicamente instáveis (Quadro 36.4).

Quadro 36.4. Comparação das modalidades de imagem para dissecção de aorta

Vantagens	Desvantagens
Ecocardiograma transesofágico (ETE)	
• Portabilidade • Avalia a função valvar • Avalia a função ventricular • Nenhum agente de contraste • Disponível na sala cirúrgica	• "Ponto cego": local em que a aorta ascendente cruza o esôfago e os brônquios • Dificuldade em avaliar os ramos supra-aórticos • Dificuldade em diagnosticar o hematoma intramural • Exige sedação
Tomografia computadorizada (TC)	
• Avalia os grandes vasos e os ramos supra-aórticos • Aferição precisa dos diâmetros dos segmentos aórticos • Identifica lâmina de dissecção • Tempo de execução rápida	• Falta avaliação das funções valvar e ventricular • Falta a portabilidade • Requer infusão de contraste • Exposição à radiação

(continua)

Quadro 36.4. Comparação das modalidades de imagem para dissecção de aorta (*Continuação*)	
Vantagens	**Desvantagens**
Ressonância magnética (RNM)	
• Fornece resolução detalhada da aorta e dos ramos supra-aórticos • Contraste sem nefrotoxicidade • Não exposição à radiação	• Falta portabilidade • Acesso limitado a *scanners* • Custo elevado • Tempo de execução demorada
Angiografia	
• Avalia anatomia coronária (controverso sobre ser realizado antes da cirurgia)	• Risco invasivo e dificuldade em acessar o lúmen verdadeiro • Requer infusão de contraste

Fonte: Autoria própria.

Tratamento

Tratamento clínico inicial

O objetivo principal é o controle do duplo produto (pressão arterial e frequência cardíaca), uma vez que esses são os principais determinantes da dilatação e da rotura do falso lúmen. Na maioria dos pacientes, o uso de betabloqueadores permite o controle da hipertensão leve e, em algumas situações, é necessária a introdução de nitroprussiato de sódio endovenoso para terapêutica da hipertensão grave. O controle da dor pode ser realizado com sulfato de morfina. Nos casos de hipotensão e instabilidade hemodinâmica, pode haver necessidade de entubação orotraqueal e de uma avaliação diagnóstica por imagem de urgência, que identifique presença de sangramento (derrame pericárdico e hemotórax) ou insuficiência cardíaca (insuficiência valvar aórtica importante e disfunção ventricular).

Tratamento cirúrgico

Na dissecção aórtica tipo A o tratamento cirúrgico de urgência deve ser indicado, excetuando contraindicações como lesões cerebrais ou viscerais graves e irreversíveis estabelecidas. O objetivo da cirurgia é prevenir a rotura da aorta ou complicações que ofereçam risco à vida, como tamponamento ou insuficiência aórtica severa. A mortalidade cirúrgica, mesmo em centros de excelência, é alta (15% a 35%). No tratamento cirúrgico, é aconselhável estabelecer a circulação extracorpórea com perfusão arterial anterógrada, mesmo pela via axilar direita, e confirmar a perfusão do lúmen verdadeiro por meio do ETE. A cirurgia sob parada circulatória total envolve o uso de métodos de proteção completos, com hipotermia profunda e perfusão cerebral seletiva, anterógrada ou retrógrada (Fluxograma 36.1).

O tratamento cirúrgico consiste principalmente em excluir o orifício de entrada da dissecção, substituindo a aorta ascendente e o arco aórtico, se necessário, e realizando previamente o reparo e a reconstrução da aorta distal. O reparo da raiz da aorta deve sempre ser tentado com a preservação da valva aórtica, utilizando-se a técnica de suspensão valvar, troca da aorta ascendente por tubo de dacron e reimplante de artérias coronárias. Caso as lesões anatômicas da raiz aórtica sejam muito importantes, preconiza-se a substituição por tubo valvulado e reimplante das coronárias (Bentall).

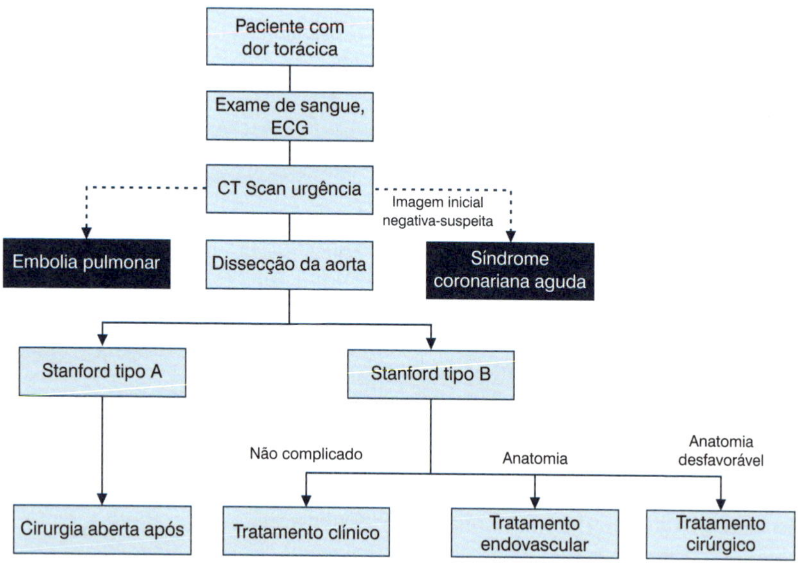

Fluxograma 36.1. Fluxograma para tratamanto da dissecção de aorta. *Fonte*: Adaptado de Nienaber CA, Clough RE. Management of acute aortic dissection. Lancet. 2015;385(9970):800-11.

Bibliografia consultada

Erbel R, Aboyans V, Boileau C, Bossone E, Bartolomeo RD, Eggebrecht H, Evangelista A, Falk V, Frank H, Gaemperli O, Grabenwöger M, Haverich A, Iung B, Manolis AJ, Meijboom F, Nienaber CA, Roffi M, Rousseau H, Sechtem U, Sirnes PA, Allmen RS, Vrints CJ; ESC Committee for Practice Guidelines. 2014 ESC Guidelines on the diagnosis and treatment of aortic diseases: Document covering acute and chronic aortic diseases of the thoracic and abdominal aorta of the adult. Eur Heart J. 2014;35(41):2873-926.

Erbel R, Alfonso F, Boileau C, Dirsch O, Eber B, Haverich A, Rakowski H, Struyven J, Radegran K, Sechtem U, Taylor J, Zollikofer C, Klein WW, Mulder B, Providencia LA; Task Force on Aortic Dissection, European Society of Cardiology. Diagnosis and management of aortic dissection. Eur Heart J. 2011;22(18):1642-81.

Hagan PG, Nienaber CA, Isselbacher EM, Bruckman D, Karavite DJ, Russman PL et al. The International Registry of Acute Aortic Dissection (IRAD): new insights into an old disease. J Am Med Assoc. 2000;283(7):897-903.

Mehta RH, Suzuki T, Hagan PG, Bossone E, Gilon D, Llovet A, Maroto LC, Cooper JV, Smith DE, Armstrong WF, Nienaber CA, Eagle KA; International Registry of Acute Aortic Dissection (IRAD) Investigators. Predicting death in patients with acute type A aortic dissection. Circulation. 2002;105(2):200-6.

Nienaber CA, Clough RE. Management of acute aortic dissection. Lancet. 2015;385(9970):800-11.

Nienaber CA, Eagle KA. Aortic dissection: now frontiers in diagnosis and management: Part I: from etiology to diagnostic strategies. Circulation. 2003;108(5):628-35.

Rylski B, Schilling O, Czerny M. Acute aortic dissection: evidence, uncertainties, and future therapie. Eur Heart J. 2023;44(10):813-821.

Saw J, Mancini GBJ, Humphries KH. Contemporary Review on Spontaneous Coronary Artery Dissection. J Am Coll Cardiol. 2016;68(3):297-312.

Tsai TT, Bossone E, Isselbacher EM, Nienaber CA, Evangelista A, Fang J, Smith DE, Cooper JV, Hutchison S, O'Gara P, Eagle KA, Mehta RH; International Registry of Acute Aortic Dissection. Clinical characteristics of hypotension in patients with acute aortic dissection. Am J Cardiol. 2005;95(1):48-52.

Writing Committee Members; Isselbacher EM, Preventza O, Hamilton Black Iii J, Augoustides JG, Beck AW, Bolen MA, Braverman AC, Bray BE, Brown-Zimmerman MM, Chen EP, Collins TJ, DeAnda A Jr, Fanola CL, Girardi LN, Hicks CW, Hui DS, Jones WS, Kalahasti V, Kim KM, Milewicz DM, Oderich GS, Ogbechie L, Promes SB, Ross EG, Schermerhorn ML, Times SS, Tseng EE, Wang GJ, Woo YJ. 2022 ACC/AHA Guideline for the Diagnosis and Management of Aortic Disease: A Report of the American Heart Association/American College of Cardiology Joint Committee on Clinical Practice Guidelines. J Am Coll Cardiol. 2022;80(24):e223-e393.

Capítulo 37

Miocardites e Pericardites

Miguel Nassif Júnior
Vinícius Rodrigues Florenço
Vera Maria Cury Salemi

Miocardite aguda

Introdução

A miocardite é uma inflamação do miocárdio, levando a necrose e perda dos miócitos, na ausência de isquemia, diagnosticada por critérios histológicos, imunológicos e imuno-histoquímicos. A incidência anual de miocardite é incerta, girando em torno de 22 casos para cada 100.000 pacientes atendidos.

Etiologia

As infecções virais são as principais responsáveis pelos casos de miocardite, embora possa ser causada por bactérias, protozoários, fungos, tóxicos (substâncias como os inibidores de *checkpoint* imunológico, metais pesados, radiação) e doenças autoimunes (miocardite eosinofílica, colagenoses, induzidas por vírus ou rejeição do coração transplantado). A doença de Chagas deve ser destacada como prevalente na América Latina. Entre as virais, os principais responsáveis são adenovírus, enterovírus, parvovírus-B19, adenovírus, influenza A, herpes simples, vírus da hepatite C (HCV), citomegalovírus (CMV), Epstein-Barr (EBV), herpes-vírus 6 (HHV6) e vírus da imunodeficiência humana (HIV). Mais recentemente, a covid-19 tem sido implicada na etiologia, levando ao dano miocárdico direto e à tempestade de citocinas proinflamatórias, podendo levar a ativação do sistema simpático e disfunção miocárdica. Mais raramente, tem sido observada miocardite pela segunda dose vacina de covid-19 de RNAm.

Quadro clínico

A apresentação clínica varia desde pacientes assintomáticos até evoluções desfavoráveis, como IC manifesta ou morte súbita. Pode ser precedida por pródomos virais, como febre, cintomas gastrointestinais ou de vias aéreas superiores, em até 30% dos casos.

A dor torácica pode estar presente e simular uma síndrome coronariana aguda (SCA), inclusive com alterações no ECG e de marcadores de necrose miocárdica. Sinais e sintomas de insuficiência cardíaca, como dispneia, ortopneia, dispneia paroxística noturna, B3, crepitação pulmonar, turgência jugular, taquicardia, hipotensão, hepatomegalia ou edema de membros inferiores bilateral, devem ser sempre investigados, embora nem sempre estejam presentes. Síncope, pré-sincope ou morte súbita também podem ocorrer devido a arritmias e/ou baixo débito cardíaco.

Na covid-19, além do quadro clínico descrito, a miocardite fulminante pode ocorrer duas a três semanas após o início da infecção pelo vírus, com sinais precoces semelhantes à sepse.

Diagnóstico

O diagnóstico de certeza é feito com a biópsia endomiocárdica (BEM), a qual não está indicada, na maioria das vezes, por ser um método invasivo. Entre os métodos não invasivos, deve-se destacar a importância da ressonância magnética cardíaca (RMC) com a técnica de realce tardio. Sendo assim, devem-se considerar história, exame clínico e exames complementares para fechar o diagnóstico e iniciar tratamento adequado da miocardite. O diagnóstico diferencial, especialmente com SCA e cardiopatia por Takotsubo, sempre deve ser considerado.

Exames complementares

- Solicitar dosagens de sódio, potássio, ureia, creatinina, glicemia, hemograma completo, troponina, PCR, VHS e urina I. Alterações inespecíficas podem ser observadas, como leucocitose, elevação de VHS e PCR. A elevação da troponina reflete a necrose miocárdica pela miocardite. BNP ou NT-pro-BNP elevados estão relacionados com a IC e ao pior prognóstico.
- Sugere-se pesquisa etiológica com solicitação de dosagens de fator antinuclear, fator reumatoide, complemento sérico total e frações, eletroforese de proteínas, sorologias para hepatites B e C, HIV, Epstein-Barr, citomegalovírus e parvovírus B19.
- **Eletrocardiograma (ECG):** pode ser normal ou ter achados inespecíficos, como extrassístoles ventriculares e/ou atriais, arritmias atriais ou ventriculares complexas e, mais raramente, bradiarritmias. Alterações inespecíficas de onda T e infradesnivelamento do segmento ST podem estar presentes. Casos com envolvimento pericárdico concomitante (miopericardite) podem apresentar supradesnivelamento do segmento ST difuso e infradesnivelamento do segmento PR. A presença de ondas Q patológicas confere pior prognóstico.

- **Radiografia do tórax:** na maioria dos pacientes, não apresenta alterações, mas área cardíaca aumentada, sinais de congestão pulmonar, derrame pleural e/ou derrame pericárdico estão entre os achados mais frequentes.
- **Ecocardiograma transtorácico:** não existem achados específicos, mas podem ser vistas alterações da motilidade, tanto difusa, como segmentar, do ventrículo esquerdo, inclusive com disfunção ventricular de graus variados e derrame pericárdico.
- **Ressonância magnética cardíaca:** é considerada padrão-ouro não invasivo. Pela técnica de realce tardio, permite avaliar a presença de inflamação, edema e fibrose, possibilitando identificar tanto a injúria aguda, como a observada na fase crônica da doença. Essa técnica possibilita a avaliação da extensão da doença e do prognóstico, além de auxiliar no diagnóstico diferencial com doença arterial coronariana.
- **Biópsia endomiocárdica:** permite avaliar o diagnóstico histológico de certeza, mas está indicada somente em algumas situações: IC de início recente (< duas semanas), sem causa definida, não responsiva ao tratamento e com deterioração hemodinâmica; IC de início recente (duas a três meses), sem causa definida e associada a arritmias ventriculares ou a bloqueios atrioventriculares de segundo ou terceiro graus; suspeita clínica de miocardite de células gigantes, miocardite eosinofílica necrosante ou miocardite linfocítica grave; IC de início há mais de três meses, mas menos do que 12 meses, sem causa e sem resposta à terapia otimizada; IC decorrente de cardiomiopatia dilatada de qualquer duração, com suspeita de eosinofilia e/ou reação alérgica.
- **Angiotomografia de artérias coronárias ou cateterismo cardíaco:** a SCA é um diagnóstico diferencial extremamente importante nos casos de miocardite. Sendo assim, sempre deve ser considerado e afastado.

Tratamento

Em pacientes sem gravidade, com função ventricular normal e sem arritmia, não usar medicação para IC (Fluxograma 37.1). O uso de betabloqueadores e inibidores da enzima conversora de angiotensina (IECA) ou bloqueadores do receptor da angiotensina (BRA) é útil em pacientes com risco intermediário, mesmo com função ventricular preservada.

- **Corticoides:** reservados para casos específicos (como miocardite reumática, lúpica e casos em que a BEM diagnosticou miocardite de células gigantes, eosinofílica ou sarcoidose).
- **Imunossupressores:** em casos de miocardite aguda por uso dos inibidores de *checkpoint* imunológico e doenças autoimunes.
- **Imunoglobulina:** também não deve ser usada de rotina, restringindo-se aos casos em que a BEM mostra processo inflamatório ativo e presença viral (adenovírus, citomegalovírus, parvovírus B19 e enterovírus).

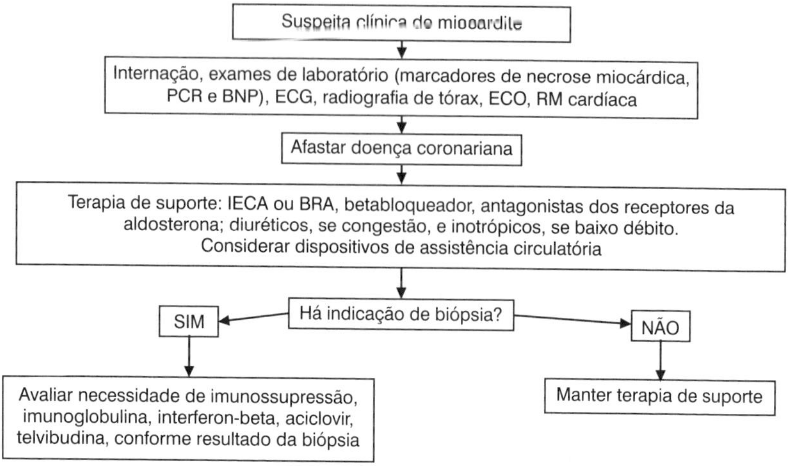

Fluxograma 37.1. Diagrama de diagnóstico e tratamento de pacientes com miocardite. *Fonte*: Autoria própria.

Pericardite aguda

Introdução

A pericardite aguda (< quatro semanas de história) é a inflamação do pericárdio com ou sem derrame pericárdico. É a inflamação cardíaca mais comum e pode ser classificada em: aguda (início recente), incessante (sintomas há mais de quatro a seis semanas, mas menos de três meses), recorrente (recaída após um período livre de, pelo menos, quatro semanas) ou crônica (sintomas há mais de três meses). Na população geral, a incidência é de 27,7 casos por 100.000 indivíduos ao ano, acometendo cerca de 5% dos pacientes com dor torácica no setor de emergência.

Etiologia

As infecções virais são as principais responsáveis pelos casos de (80% a 85% dos casos), sendo as infecções recentes do trato respiratório superior e a gastroenterocolite documentadas em 40% dos casos, além da covid-19, que ocorre em 1,5% a 2,79% dos casos. Outras causas: bacteriana (incluindo tuberculose), fúngica (imunossuprimidos), doenças autoimunes e do tecido conectivo, neoplasias e doenças metabólicas (uremia, mixedema) ou relacionado com fármacos (antineoplásicos, síndrome *lúpus-like* e vacinas).

Quadro clínico

A apresentação clínica é muito variável e está relacionada com a etiologia. Os quadros virais ou idiopáticos são precedidos por febre e sintomas de vias aéreas superiores ou gastrointestinais, seguidos por dor torácica (85% a 90% dos casos). A dor torácica, geralmente é de forte intensidade, tem início súbito, piora com inspiração profunda (dor pleurítica), se localiza em tórax anterior (podendo irradiar para pescoço e membros superiores, principalmente para o músculo trapézio), melhora na posição sentada com o deslocamento do tronco para frente e piora em posição supina.

No exame físico, a ausculta de atrito pericárdico é muito específica de pericardite, mas tem baixa sensibilidade, sendo caracterizada por som rude, irregular, sistodiastólico, mais bem audível com o diafragma do estetoscópio na borda esternal esquerda baixa.

Diagnóstico

Para o diagnóstico, são necessários dois ou mais critérios dos seguintes critérios: dor torácica pleurítica aliviada na posição sentada e inclinada para frente, que ocorre em até 95% dos casos; atrito pericárdico, em até 30% dos casos; alterações eletrocardiográficas mais comuns, como elevação difusa do ST e infradesnivelamento de PR; derrame pericárdico novo ou aumento do preexistente, em até 60% a 80% dos casos, geralmente discreto.

Exames complementares

- Solicitar coleta de sódio, potássio, ureia, creatinina, glicose, hemograma, troponina (pode ter elevação discreta), PCR, VHS e urina I. Os exames laboratoriais muitas vezes são inespecíficos, como leucocitose, elevação de VHS e PCR.
- **Pesquisa etiológica:** dosar fator antinúcleo, fator reumatoide, complemento (C3 e C4), sorologias para HIV e hepatites B e C, eletroforese de proteínas.
- **Eletrocardiograma (ECG):** alterado em até 60% dos casos, sendo os achados mais típicos supradesnivelamento do segmento ST com concavidade para cima (maior sensibilidade) difuso e infradesnivelamento do segmento PR (maior especificidade), mais comum nas derivações DI, DII, aVF e V3 a V6.
- **Radiografia de tórax:** em grande parte dos pacientes, é normal.
- **Ecocadiograma transtorácico:** frequentemente, sem alterações. O derrame pericárdico, quando presente, costuma ser discreto. Derrame pericárdico volumoso, com comprometimento hemodinâmico, é incomum na apresentação inicial.

Tratamento

AINH é o tratamento de escolha na maioria dos pacientes, devendo ser usados da seguinte forma: ibuprofeno 600 a 800 mg, 3×/dia, AAS 1.000 mg, 8/8 horas, ou naproxeno 500 mg, 2×/dia (cerca de 7 a 10 dias em média). Após melhora dos sintomas e redução do PCR, a retirada deve ser lenta e gradual (semanalmente) para diminuir a possibilidade de recorrência.

Corticoides devem ser usados apenas quando AINH estão contraindicados ou em casos específicos (pericardite secundária a doenças autoimunes, insuficiência renal, alergia, falha terapêutica com AINH e colchicina, gestação além da 20ª semana e síndromes pós-cardíacas); prednisona 0,2 a 0,5 mg/kg, por duas a quatro semanas, até melhora dos sintomas. Realizar desmame lento do corticoide após a normalização do PCR.

Colchicina associada ao AINH e ao corticoide (quando indicado) é o único fármaco que reduz a incidência de pericardite recorrente ou incessante. A dose é de 0,5 mg, 2×/dia. A diarreia ocorre em 10% dos casos. Em pacientes com menos de 70 kg, usar 0,5 mg ao dia. Dar por três meses no primeiro episódio e por seis meses em episódio recorrente. Não é indicada como monoterapia ou na ausência de elevação do PCR.

Em caso de ausência de resposta ao tratamento convencional, deve-se considerar o uso de imunomoduladores, imunossupressores e fármacos imunobiológicos.

Recomenda-se uso de inibidores de bomba de prótons em paciente de alto risco de sangramento com uso de AINH.

Veja a seguir principais suspeitas de pericardite aguda (Fluxograma 37.2).

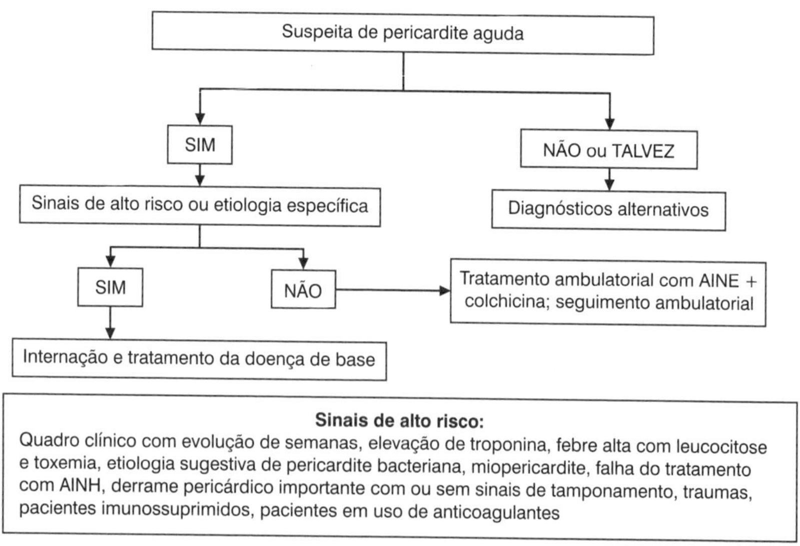

Fluxograma 37.2. Diagrama em paciente com suspeita de pericardite aguda.
Fonte: Autoria própria.

Bibliografia consultada

Ammirati E, Frigerio M, Adler ED, Basso C, Birnie DH, Brambatti M et al. Management of Acute Myocarditis and Chronic Inflammatory Cardiomyopathy: An Expert Consensus Document. Circ Heart Fail. 2020;13(11):e007405.

Chiabrando J, Bonaventura A, Vecchié A, Wohlford GF, Mauro AG, Jordan JH et al. Management of Acute and Recurrent Pericarditis: JACC State-of-the-Art Review. J Am Coll Cardiol. 2020;75(1):76-92.

Lampejo T, Durkin SM, Bhatt N, Guttmann O. Acute myocarditis: aetiology, diagnosis, and management. Clin Med (Lond). 2021;21(5):e505-e510.

Lazarou E, Tsioufis P, Vlachopoulos C, Tsioufis C, Lazaros G. Acute Pericarditis: Update. Curr Cardiol Rep. 2022;24(8):905-13.

Montera MW, Marcondes-Braga FG, Simões MV, Moura LAZ, Fernandes F, Mangine S et al. Diretriz de Miocardites da Sociedade Brasileira de Cardiologia – 2022. Arq Bras Cardiol. 2022;119(1):143-211.

Tschöpe C, Ammirati E, Bozkurt B, Caforio ALP, Cooper LT, Feliz SB et al. Myocarditis and inflammatory cardiomyopathy: current evidence and future directions. Nat Rev Cardiol. 2021;18(3):169-93.

Capítulo 38

Tamponamento Cardíaco

Adriana Brentegani

Victor de Sá Guimarães Fleury Machado

Marcia Rodrigues Sundin Dias

Introdução

O pericárdio é um envoltório fibroelástico que circunda e protege o coração, sendo composto por dois folhetos: o pericárdio visceral, aderido à superfície do epicárdio, e o pericárdio parietal. O tamponamento cardíaco, que é uma emergência médica, surge do acúmulo anômalo de líquido e do aumento anormal da pressão no espaço pericárdico, com redução do débito cardíaco. A quantidade de líquido acumulado, determinante para o tamponamento, pode variar entre 150 e 2.000 mL, de acordo com a velocidade de instalação, a rigidez do pericárdio e o fator casual.

O tamponamento cardíaco pode ocorrer em minutos com o acúmulo abrupto de pequenas quantidades de líquido pericárdico, resultando em choque circulatório. Contrastando com isso, quando o derrame pericárdico (DP) se desenvolve de forma mais gradual, a ativação de mecanismos adaptativos pode permitir a acomodação de grandes volumes ao longo de dias a semanas, antes que o tamponamento cardíaco se manifeste.

Causas

As causas de DP são variadas, sendo habitualmente divididas em causas infecciosas e não infecciosas (Quadro 38.1). As mais comuns são pericardite (infecciosa ou não), iatrogênica (após procedimento cardiovascular ou cirurgia cardíaca) e neoplásica.

Manifestações clínicas

Dependem da etiologia, da velocidade de acúmulo de líquido no espaço pericárdico e da gravidade da compressão cardíaca. Os sintomas apresentam ampla variação: dispneia (bastante comum), dor torácica e sinais evidentes de baixo débito e parada cardíaca. A apresentação clássica do

Quadro 38.1. Causas de derrame pericárdico e tamponamento cardíaco
Causas infecciosas
Viral (mais comum): coxsackie, herpes, adenovírus, enterovírus, CMV, HIV, EBV, varicela, rubéola, *influenza* etc.)
Bacteriana: pneumococo, meningococo, hemophilus, clamídia, micobactérias, micoplasma etc.
Fúngica (muito rara): cândida, histoplasma, aspérgilos
Parasitária (muito rara): toxoplasma, *Entamoeba hystolitica* etc.
Causas não infecciosas
Após procedimentos cardíacos intervencionistas: implante de marca-passo temporário ou definitivo, procedimentos percutâneos, ablação ou biópsia miocárdica
Pós-cirurgia cardíaca: sangramento no pós-operatório
Doenças do sistema autoimune: lúpus eritematoso sistêmico, artrite reumatoide, febre reumática, esclerodermia, síndrome pós-cardiotomia e pós-infarto do miocárdio, entre outras
Doenças metabólicas: uremia, mixedema, doença de Addison, cetoacidose diabética
Doenças neoplásicas: **Primárias:** mesotelioma, sarcoma, fibroma, lipoma e outros **Secundárias**: neoplasias de pulmão, mama, estômago e cólon, leucemia e linfoma, melanoma, sarcoma, entre outras
Trauma: **Direto:** ferimento penetrante de tórax, perfuração de esôfago **Indireto:** irradiação mediastinal
Doenças de órgãos adjacentes: dissecção aórtica, hipertensão pulmonar, doenças do esôfago, hidropericárdio na IC, síndromes paraneoplásicas
Outras situações ou síndromes: Síndromes de injúria pericárdica e miocárdica, doença inflamatória de Bowel, síndrome de Loffler, síndrome de Stevens-Johnson, aortite de células gigantes, síndrome eosinofílica, pancreatite aguda, gravidez, dentre outras
Idiopática

Fonte: Autoria própria.

tamponamento cardíaco é caracterizada pela tríade de Beck, composta de hipotensão arterial, abafamento de bulhas cardíacas e turgência jugular, sendo geralmente vista no DP agudo de rápida instalação.

Exames complementares

O diagnóstico de tamponamento cardíaco é clínico. No entanto, métodos complementares podem sugerir a presença de tamponamento mesmo antes de as alterações clínicas serem evidentes.

- **Ecocardiograma**: uma ferramenta crucial na identificação (Figura 38.1), na classificação quanto ao tamanho (Quadro 38.2) e à localização (circunferencial ou loculado) e na avaliação da repercussão hemodinâmica (Quadro 38.3) do DP. Além disso, localiza o melhor local para a pericardiocentese, monitoriza o procedimento, diagnostica complicações e estabelece o sucesso da intervenção.

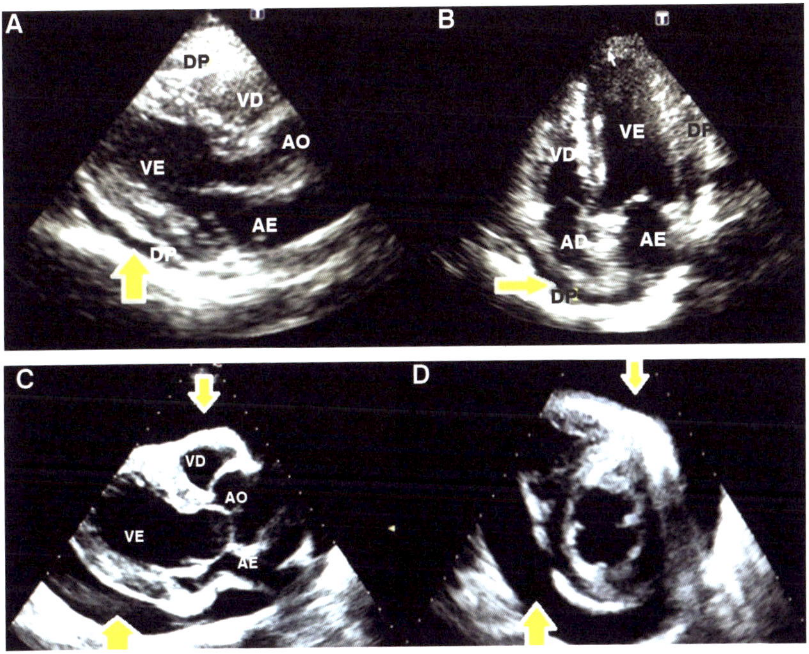

Figura 38.1. Derrame pericárdico discreto (**A** e **B**) e importante (**C** e **D**). AE: átrio esquerdo; VE: ventrículo esquerdo; AO: aorta; VD: ventrículo direito; AD: átrio direito; DP: derrame pericárdico. *Fonte*: acervo pessoal.

Quadro 38.2. Quantificação do derrame pericárdico

Tamanho	Volume (mL)	Aparecimento	Diâmetro diastólico final (mm)
Mínimo	< 50	Apenas na sístole	0
Pequeno	50 a 100	Sístole e diástole	< 10
Moderado	100 a 500	Circunferencial	10 a 20
Importante	> 500	Circunferencial	> 20

Fonte: Autoria própria.

A primeira câmera a colapsar em caso de DP com repercussão hemodinâmica é o átrio direito (AD). Caso o DP aumente e a pressão intrapericárdica suba ainda mais, a segunda câmara a se colapsar será o

Quadro 38.3. Sinais ecocardiográficos sugestivos de tamponamento cardíaco		
Achado ecocardiográfico	**Vantagem**	**Desvantagem**
Análise 2D e modo M		
Colapso sistólico do AD > 1/3 da sístole	Sensibilidade = 94% Especificidade = 100%	Dificuldade para definir o tempo do colapso no ciclo cardíaco
Colapso diastólico do VD	Especificidade = 88%	Sensibilidade = 48%
VCI dilatada com perda da variação respiratória	Alta sensibilidade	Não específico
Análise pelo Doppler pulsátil		
Variação respiratória do fluxo tricúspide (> 45% a 60%) e mitral (> 25% a 40%)	Específico	Movimentação cardíaca e alinhamento do Doppler

Fonte: Autoria própria.

ventrículo direito (VD, indicando maior gravidade). Já o colapso do átrio esquerdo é raramente visto, mas, quando presente, possui alta especificidade (> 95%) para tamponamento cardíaco. A variação do fluxo transvalvar, no tamponamento cardíaco, geralmente excede 45% a 60% no fluxo tricúspide e 25% a 40% no fluxo mitral. Esta análise apresenta valor em pacientes em ventilação espontânea e em ritmo cardíaco regular. No entanto, não deve ser usada isoladamente para avaliar tamponamento na ausência de colapso de câmaras cardíacas, dilatação da veia cava inferior (VCI) ou fluxos anormais da veia hepática (embotamento ou reversão dos fluxos diastólicos na expiração).

Outros exames complementares

Devido às queixas comuns de dispneia e dor torácica, frequentemente outros exames são realizados (Quadro 38.4).

Quadro 38.4. Exames complementares e possíveis achados em tamponamento cardíaco
Eletrocardiograma: taquicardia sinusal; complexo QRS de baixa voltagem; alternância elétrica
Achados compatíveis com pericardite (infradesnivelamento de PR, supradesnivelamento difuso do segmento ST, inversão de onda T)
Radiografia de tórax: normal, na maioria
Área cardíaca aumentada, sem congestão pulmonar

Fonte: autoria própria.

- **Tomografia e ressonância cardíaca:** podem ser úteis em pacientes com janela ecocardiográfica desfavorável, para detectar derrames loculados e identificar espessamento ou calcificação pericárdica, fornecendo informações adicionais de estruturas mediastinais e pulmonares.

Tratamento

O tamponamento cardíaco é uma emergência clínica, sendo necessário reduzir a pressão intrapericárdica de imediato, seja por pericardiocentese (Quadro 38.5), seja por drenagem cirúrgica (Quadro 38.6).

Quadro 38.5. Indicação de pericardiocentese de emergência
• Choque hemodinâmico
• Eminência de parada cardíaca
• Parada cardíaca
• Rápida deterioração por perfuração iatrogênica

Fonte: Autoria própria.

Quadro 38.6. Indicações de drenagem cirúrgica do tamponamento cardíaco
• Dissecção aguda de aorta tipo A com tamponamento cardíaco
• Rotura de parede livre do ventrículo após infarto agudo do miocárdio
• Trauma torácico grave
• Hemopericárdio iatrogênico que não pode ser controlado por via percutânea
• Derrame localizado ou não acessível por via percutânea

Fonte: Autoria própria.

Em pacientes instáveis, enquanto não se realiza a drenagem do derrame pericárdico, infusão endovenosa de cristaloide pode aumentar a pré-carga, retardando o colapso da parede ventricular. O uso de diuréticos e de ventilação não invasiva com pressão positiva deve ser evitado, pois diminui a pré-carga, precipitando o tamponamento.

Não existe contraindicação absoluta para a pericardiocentese em emergências. Muitos autores consideram a dissecção de aorta e a ruptura miocárdica contraindicações relativas para a pericardiocentese, devendo o paciente ser encaminhado para a abordagem cirúrgica. Outras contraindicações relativas: coagulopatia não corrigida, uso de anticoagulante, trombocitopenia e pequenos derrames pericárdicos.

Pericardiocentese guiada por ecocardiograma ou fluoroscopia é a técnica de escolha para o tratamento inicial do paciente com tamponamento cardíaco. Médicos com noções gerais de ecocardiografia ou ultrassom *point-of-care* (POCUS), com o conhecimento da técnica e com aparelho adequado, devem procurar o ponto com maior acúmulo de líquido e guiar o procedimento sem dificuldades. Em geral, a retirada de 50 a 100 mL de líquido pericárdico é acompanhada de melhora significativa do estado clínico do doente. Habitualmente, utiliza-se a técnica de Seldinger para a passagem do cateter no espaço pericárdico, sendo drenado até 500 a 1.000 mL por vez, para evitar a rara complicação de síndrome de descompressão pericárdica com disfunção aguda do ventrículo direito. Após, o cateter é fechado e reaberto a cada 4 ou 6 horas. O cateter é retirado quando a drenagem for menor que 50 mL/dia ou na presença de complicações. Sempre após a pericardiocentese, deve-se realizar um exame físico completo do paciente, à procura de complicações do procedimento, e uma radiografia de tórax para avaliar a posição do cateter e verificar a presença de um eventual pneumotórax.

As complicações do procedimento (Quadro 38.7), que diminuíram muito com o guiar do ecocardiograma, se relacionam à experiência do operador, ao cenário do procedimento (emergência × urgência × eletivo) e à característica do derrame (maior risco de complicações quando o derrame é loculado, localizado posteriormente e menor que 10 mm).

Quadro 38.7. Principais complicações da pericardiocentese

• Arritmias cardíacas (ventricular ou supraventricular) • Punção da artéria mamária interna • Pneumotórax, hemotórax • Lesão hepática • Embolia aérea	• Punção ou laceração cardíaca • Lesão de vasos intercostais • Punção de coronária • Reflexo vasovagal • Infecção secundária do cateter

Fonte: Autoria própria.

Bibliografia consultada

Adler Y, Charron P, Imazio M, Badano L, Barón-Esquivias G, Bogaert J, Brucato A, Gueret P, Klingel K, Lionis C, Maisch B, Mayosi B, Pavie A, Ristic AD, Sabaté Tenas M, Seferovic P, Swedberg K, Tomkowski W; ESC Scientific Document Group. 2015 ESC Guidelines for the diagnosis and management of pericardial diseases: The Task Force for the Diagnosis and Management of Pericardial Diseases of the European Society of Cardiology (ESC) Endorsed by: The European Association for Cardio-Thoracic Surgery (EACTS). Eur Heart J. 2015;36(42):2921-64.

Alerhand S, Adrian RJ, Long B, Avila J. Pericardial tamponade: A comprehensive emergency medicine and echocardiography review. Am J Emerg Med. 2022;58:159-74.

Appleton C, Gillam L, Koulogiannis K. Cardiac Tamponade. Cardiol Clin. 2017;35(4):525-37.

Azarbal A, LeWinter MM. Pericardial Effusion. Cardiol Clin. 2017;35(4):515-24.

De Carlini CC, Maggiolini S. Pericardiocentesis in cardiac tamponade: indications and practical aspects. Eur Soc Cardiology. 2017;15(19):1-16.

Hinton J, Wilkinson JR. Percutaneous pericardiocentesis. Cardiovasc Med. 2022;50(8):548-50.

Klein AL, Abbara S, Agler DA, Appleton CP, Asher CR, Hoit B et al. American Society of Echocardiography clinical recommendations for multimodality cardiovascular imaging of patients with pericardial disease: endorsed by the Society for Cardiovascular Magnetic Resonance and Society of Cardiovascular Computed Tomography. J Am Soc Echocardiogr. J Am Soc Echocardiogr. 2013;26(9):965-1012.

McCanny P, Colreavy F. Echocardiographic approach to cardiac tamponade in critically ill patients. J Crit Care. 2017;39:271-7.

Spodick DH. Acute Cardiac Tamponade. N Engl J Med. 2003;349(7):684-90.

Yamana N, Abbasi A, Almas T, Mookadam F, Unzel S. Diagnosis, treatment, and management of pericardial effusion – review. Ann Med Surg (Lond). 2022;80:104142.

Capítulo 39

Embolia Pulmonar

José Leônidas Alves Júnior

Rogério Souza

Epidemiologia

A embolia pulmonar, ou tromboembolismo pulmonar (TEP), é a terceira causa mais frequente de síndrome cardiovascular no adulto, atrás apenas do infarto miocárdico e do acidente vascular cerebral. A incidência anual de TEP é estimada em 39 a 115 casos por 100.000 habitantes por ano, havendo evidência de que esse número está crescendo em decorrência dos avanços na propedêutica diagnóstica e do envelhecimento da população. Essa previsão de aumento vem ocorrendo de forma independente do aumento do número de casos associado à pandemia de covid-19, entre 2020 e 2022.

O tromboembolismo venoso (TEV) é uma doença potencialmente prevenível e tratável. No entanto, estima-se que, anualmente, mais de 3 milhões de pessoas morram em decorrência do TEP. A alta incidência e a fatalidade dessa condição clínica enaltecem a necessidade de compreensão de sua fisiopatologia para um diagnóstico rápido e um tratamento eficaz.

Fatores de risco e fisiopatologia

Há numerosos fatores de risco relacionados com o TEV, sendo fundamental conhecê-los e categorizá-los entre permanentes ou temporários. O Quadro 39.1 traz os principais fatores de risco, divididos conforme a força de sua associação.

Os pilares da fisiopatologia estão intimamente associados à tríade de Virchow, que explica os fatores de risco citados no Quadro 39.1. A teoria do patologista alemão se baseia em lesão endotelial, estase venosa e hipercoagulabilidade. Após formado e desprendido o trombo, a circulação venosa o leva às artérias pulmonares, onde ele obstrui o vaso com repercussão tanto hemodinâmica quanto de troca gasosa. A falência ventricular direita é considerada a causa de morte no TEP.

Como parte desse processo que pode levar ao óbito no TEP, ainda se tem a ativação neuro-hormonal desencadeada pelo aumento da tensão da parede do ventrículo direito (VD), com estiramento de miócitos

Quadro 39.1. Fatores de risco para tromboembolismo venoso

Forte associação *Odds ratio* > 10	Moderada associação *Odds ratio* 2 a 9	Fraca associação *Odds ratio* < 2
Fratura de membros inferiores Hospitalização por IC ou FA (últimos três meses) Prótese de quadril ou joelho Trauma grave IAM (últimos três meses) TEV prévio Trauma raquimedular Câncer metastático	Artroscopia de joelhos Doenças autoimunes Transfusão sanguínea Cateter venoso central Quimioterapia ICC ou insuficiência respiratória Estimuladores de eritropoiese Terapia de reposição hormonal FIV Contraceptivos orais Puerpério Infecção Doença inflamatória intestinal Câncer (não metastático) AVC com déficit motor Trombose venosa superficial Trombofilias	Repouso em decúbito por mais de três dias DM HAS Imobilidade sentado (viagens de carro ou avião) Idade avançada Cirurgia laparoscópica Obesidade Gestação Varizes

IC: insuficiência cardíaca; FA: fibrilação atrial; IAM: infarto agudo do miocárdio; TEV: tromboembolismo venoso; ICC: insuficiência cardíaca congestiva; FIV: fertilização *in vitro*; AVC: acidente vascular cerebral; DM: diabetes *mellitus*; HAS: hipertensão arterial sistêmica. *Fonte*: Autoria própria.

associado à retificação do septo interventricular, que prejudica o enchimento ventricular esquerdo com consequente diminuição no débito cardíaco. Essa sequência de eventos danosos é conhecida como espiral da morte no TEP, caracterizada por um desbalanço progressivo entre consumo e disponibilidade de oxigênio.

Diagnóstico

Os sinais e os sintomas do TEP não são específicos, sendo mais comuns dispneia, dor torácica, pré-síncope ou síncope e hemoptise. A instabilidade hemodinâmica é rara, mas exige atenção por sua gravidade. O TEP assintomático (incidental) vem sendo cada vez mais frequente como achado adicional à realização de tomografias por outros motivos e sua abordagem deve ser cercada de cautela. Além dos sintomas, a suspeita diagnóstica também leva em consideração os fatores de risco identificados pela história clínica e pelo exame físico, o qual pode revelar alterações sugestivas de trombose venosa profunda ou, menos comumente, sinais de choque e insuficiência ventricular direita, além da saturação periférica de oxigênio, que está alterada em cerca de 60% dos casos.

A radiografia de tórax tem sensibilidade e especificidade baixas para o diagnóstico, mas pode ser útil em alguns diagnósticos diferenciais, como pneumonia, derrame pleural, congestão e pneumotórax. Já o eletrocardiograma é comumente alterado, com taquicardia sinusal, e pode revelar alterações sugestivas de gravidade com *strain* de VD (indicando disfunção/sobrecarga ventricular direita) – inversão das ondas T nas derivações V1-V4, padrão QR em V1, padrão S1Q3T3 e bloqueio do ramo direito. Há escores padronizados de probabilidade clínica pré-teste que podem auxiliar na prática clínica, como os escores de Wells e Genebra (Quadro 39.2).

Quadro 39.2. Escores de Genebra e de Wells de probabilidade clínica pré-teste

Genebra

Itens	Original	Simplificada
TEP ou TVP prévios	3	1
Frequência cardíaca 75 a 94 bpm ≥ 95 bpm	 3 5	 1 2
Cirurgia ou fratura no último mês	2	1
Hemoptise	2	1
Neoplasia maligna ativa	2	1
Dor unilateral de membro inferior	3	1
Dor à palpação venosa de membro inferior ou edema unilateral	4	1
Idade > 65 anos	1	1
Escore de 3 níveis Baixo Intermediário Alto	 0-3 4-10 ≥ 11	 0-1 2-4 ≥ 5
Escore de 2 níveis Improvável Provável	 0-5 ≥ 6	 0-2 ≥ 3

Wells

Critérios	Pontuação
Sinais de TVP (edema e dor à palpação)	3,0
Taquicardia (> 100 bpm)	1,5
Imobilização ≥ 3 dias consecutivos (exceto idas ao banheiro) ou cirurgia nas últimas 4 semanas	1,5
TEP ou TVP prévios	1,5
Hemoptise	1,0
Neoplasia maligna (ativa ou término do tratamento < 6 meses)	1,0
Diagnóstico alternativo menos provável que TEP	3,0
Escore de 3 níveis Baixo Intermediário Alto	 < 2 2-6 > 6
Escore de 2 níveis Improvável Provável	 ≤ 4 > 4

Fonte: Autoria própria.

Após definição da probabilidade pré-teste, um exame que pode ser útil, quando a probabilidade do diagnóstico de TEP não é alta (ou é improvável), é o D-dímero, produto de degradação da coagulação e da fibrinólise, cujos níveis se elevam na presença de trombose aguda. Em pacientes com baixa probabilidade pré-teste, níveis normais de D-dímero excluem o diagnóstico de TEP, sendo esse exame de boa sensibilidade, mas de baixa especificidade, podendo estar alterado em outras condições clínicas, principalmente as de maior gravidade. Outra cautela com relação ao D-dímero se deve a seus maiores níveis encontrados em idosos (uma correção pode ser substituir os 500 mg/dL, usualmente utilizados como limite superior da normalidade, pelo resultado da multiplicação da idade por 10) e em gestantes (corrigir para 800 mg/dL, o limite superior aceitável). Para os pacientes cuja probabilidade pré-teste não indica a realização do D-dímero (alto risco ou TEP provável), o exame recomendado é a angiotomografia de tórax, que pode confirmar o diagnóstico ou fazer diagnósticos diferenciais. A realização de cintilografia, angiorressonância magnética ou arteriografia deve ser de exceção.

O ecocardiograma não é obrigatório como parte da investigação diagnóstica em pacientes hemodinamicamente estáveis com suspeita de TEP, mas pode ser útil no diagnóstico diferencial. Seu papel pode ser de particular importância no paciente com instabilidade hemodinâmica. Nesse caso, a ausência de sinais ecocardiográficos de sobrecarga ou disfunção do VD praticamente exclui o diagnóstico de TEP. Por outro lado, a presença de sinais inequívocos de sobrecarga pressórica do VD nessa condição, especialmente com achados ecocardiográficos mais específicos (sinal 60/60, sinal de McConnell ou trombos no coração direito) justifica o tratamento de reperfusão de emergência para TEP no contexto de impossibilidade de realizar a angiotomografia computadorizada em um paciente com alta probabilidade clínica e sem outras causas óbvias de sobrecarga pressórica do VD. Dessa forma, o ecocardiograma é uma nítida ferramenta de compreensão de gravidade, sendo importante na estratificação de risco do TEP.

Estratificação de risco

A estratificação de risco do paciente com TEP é obrigatória para guiar a melhor abordagem terapêutica. O passo inicial na estratificação é determinar se há instabilidade hemodinâmica. Nesse caso, o paciente é automaticamente estratificado como alto risco de óbito. Os sinais de instabilidade hemodinâmica vão além da hipotensão (pressão arterial sistólica < 90 mmHg) ou da parada cardíaca, sendo importante avaliar se há hipoperfusão indicando choque (alteração do estado mental, pele fria e pegajosa, oligoanúria e aumento de lactato sérico). Para os demais pacientes que não estão em alto risco, devem-se avaliar os antecedentes, o exame físico e os exames de imagem ou laboratoriais. O escore clínico prognóstico mais difundido é o PESI (*pulmonar embolism severity index*), detalhado no Quadro 39.3.

Quadro 39.3. Índice de severidade do embolismo pulmonar (PESI) original e simplificado

Parâmetro	Original (PESI)	Simplificada (sPESI)
Idade	Idade em anos	1 ponto (se > 80 anos)
Sexo masculino	+ 10 pontos	–
Câncer	+ 30 pontos	1 ponto
Insuficiência cardíaca	+ 10 pontos	1 ponto
Doença pulmonar crônica	+ 10 pontos	1 ponto
FC ≥ 110 bpm	+ 20 pontos	1 ponto
PAS < 100 mmHg	+ 30 pontos	1 ponto
FR > 30 irpm	+20 pontos	–
Temperatura < 36°C	+ 20 pontos	–
Alteração do estado mental	+ 60 pontos	–
SaO_2 < 90%	+ 20 pontos	1 ponto
	Classe I: ≤ 65 pontos Risco de morte em 30 dias muito baixo (0% a 1,6%) **Classe II: 66-85 pontos** Risco de morte em 30 dias baixo (1,7% a 3,5%)	**0 ponto** = risco de morte em 30 dias de 1%
	Classe III: 86-105 pontos Risco de morte em 30 dias moderado (3,2% a 7,1%) **Classe IV: 106-125 pontos** Risco de morte em 30 dias alto (4% a 11,4%) **Classe V: > 125 pontos** Risco de morte em 30 dias muito alto (10% a 24,5%)	**≥ 1 ponto** = risco de morte em 30 dias de 10,9%

FC: frequência cardíaca; bpm: batimentos por minuto; PAS: pressão arterial sistólica; FR: frequência respiratória; irpm: incursões respiratórias por minuto; SaO_2: saturação arterial de oxigênio. *Fonte*: Autoria própria.

Para os casos que não estão em baixo risco pelo PESI, é recomendada a realização de exames complementares para auxiliar na estratificação de risco. Esses exames são úteis para discriminar os pacientes que estão em risco intermediário. Dessa forma, quando apontam para uma disfunção VD de forma contundente com marcadores séricos e de imagem, esse paciente é considerado de risco intermediário alto. Do contrário, considera-se risco intermediário baixo. O Quadro 39.4 resume a estratificação de risco utilizando a instabilidade hemodinâmica, o PESI, o exame de imagem e o marcador sérico.

Tratamento

A base do tratamento do TEP é a anticoagulação. No entanto, a gravidade do evento pode adicionar a necessidade de terapia de suporte e define o ambiente – unidade de terapia intensiva, enfermaria ou domicílio – no qual o paciente deve ser tratado. O aporte de oxigênio deve ser indicado para manter uma saturação maior que 90% e, caso não se consiga com o cateter nasal de baixo fluxo, pode-se fazer uso dos cateteres de alto fluxo ou de ventilação mecânica. A ventilação mecânica deve ser ponderada pelo risco de piora da disfunção de VD com a pressão positiva (redução do retorno venoso e consequente piora do débito cardíaco) e com o uso de medicações para sedoanalgesia. Entretanto, em casos graves que não estão respondendo às medidas iniciais, com manutenção da insuficiência respiratória, não se deve retardar a intubação por risco de acelerar a deterioração do quadro. Quanto maior a gravidade do TEP (pacientes de risco intermediário alto ou alto risco), maior deve ser a preocupação com o restabelecimento de função do VD.

Em casos de hipotensão, pode-se fazer uso de 250 a 500 mL de cristaloides. No entanto, a sobrecarga pressórica que está sendo imposta ao VD tende a diminuir ou anular uma resposta a volume, de modo que não é recomendado insistir em provas de volume. Antes de administrar qualquer fármaco vasoativo, seja um vasoconstritor como a noradrenalina ou um inotrópico como a dobutamina, deve-se ter em mente que é um choque obstrutivo e que a terapia de reperfusão é mais eficaz.

Para os casos com instabilidade hemodinâmica e, portanto, de alto risco, a trombólise sistêmica atualmente é a terapia de escolha, com alteplase 100 mg, em 2 horas, devendo-se ter bastante atenção quanto às contraindicações (Quadro 39.5).

Quadro 39.4. Estratificação de risco do TEP

Risco de morte precoce		Indicadores de risco			
		Instabilidade hemodinâmica	**PESI = Classe III-V ou sPESI > 1**	**Disfunção de VD no ecocardiograma ou na tomografia**	**Troponina sérica aumentada**
Alto		+	+	+	+
Intermediário	Intermediário alto	–	+	+	+
	Intermediário baixo	–	+	Um (ou nenhum) positivo	
Baixo		–	–	–	Opcional (se realizado, negativo)

Fonte: Autoria própria.

Quadro 39.5. Contraindicações à trombólise sistêmica
Absolutas
• História de AVC hemorrágico ou AVC de origem desconhecida • AVC isquêmico nos últimos seis meses • Neoplasia do sistema nervoso central • Trauma grave, cirurgia ou traumatismo cranioencefálico nas últimas três semanas • Diátese hemorrágica • Sangramento ativo
Relativas
• Ataque isquêmico transitório nos últimos seis meses • Anticoagulação oral • Gravidez ou primeira semana pós-parto • Locais de punção não compressíveis • Reanimação traumática • Hipertensão refratária (PA sistólica > 180 mmHg) • Doença hepática avançada • Endocardite infecciosa • Úlcera péptica ativa

Para os pacientes com contraindicação à trombólise sistêmica ou em risco intermediário alto em deterioração (ou discutido em equipe multidisciplinar com pneumologista, cardiologista, intensivista, radiologista, intervencionista e cirurgião), deve-se considerar a terapia de reperfusão percutânea. Atualmente, há diversas publicações com abordagens diversas, incluindo tromboaspiração, trombólise por ondas ultrassônicas, uso de agentes trombolíticos *in situ* ou uma combinação dessas abordagens. Nesses casos mais graves, há a possibilidade de uso de dispositivos de assistência ventricular direita, como a ECMO-VA, disponível atualmente no Brasil, e o Impella-VD, uma possibilidade em alguns centros especializados.

O regime de tratamento e a escolha da classe de anticoagulante estão resumidos no Quadro 39.6, com base na estratificação de risco do paciente.

Quadro 39.6. Tratamento com base na estratificação de risco do TEP				
Estratificação de risco		**Ambiente***	**Classe de Anticoagulante**	**Terapia de reperfusão**
Alto		UTI	HNF IV em BIC	Trombólise sistêmica ou percutânea ou cirúrgica
Intermediário	Intermediário alto	UTI	HNF IV em BIC	Considerar abordagem percutânea
	Intermediário baixo	Unidade de internação	HBPM SC ou DOAC	–
Baixo		Domiciliar	DOAC	–

*A avaliação clínica empírica também deve ser considerada na escolha do ambiente de tratamento.
UTI: unidade de terapia intensiva; HNF: heparina não fracionada; BIC: bomba de infusão contínua; IV: intravenosa; HBPM: heparina de baixo peso molecular; SC: subcutânea; DOAC: anticoagulante direto oral. *Fonte*: autoria própria.

O tempo de tratamento ambulatorial deve ser de, no mínimo, três meses quando o TEP está associado a um fator de risco forte e transitório. Nas outras situações em que não se acha um fator de risco forte ou que se trata de um fator de risco permanente, a anticoagulação oral deve ser mantida por tempo indeterminado.

Em algumas situações clínicas, temos de ter particular atenção ao tratamento ambulatorial do TEP. Na gestação, o tratamento de escolha é a HBPM 1 mg/kg, 12/12 horas; apenas no segundo trimestre, pode-se considerar o uso de antagonista de vitamina K. Situações em que se deve evitar o uso de DOAC são: gestação, insuficiência renal grave e pacientes com síndrome do anticorpo antifosfolípide. Em pacientes oncológicos, o uso de DOAC é uma ótima opção, com exceção de tumores gastrintestinais, quando o uso de rivaroxabana ou edoxabana não está recomendado.

Bibliografia consultada

Barco S, Mahmoudpour SH, Planquette B, Sanchez O, Konstantinides SV, Meyer G. Prognostic value of right ventricular dysfunction or elevated cardiac biomarkers in patients with low-risk pulmonary embolism: a systematic review and meta-analysis. Eur Heart J. 2019;40(11):902-10.

Fernandes CJ, Morinaga LTJ, Alves JL Jr., Castro MA, Calderaro D et al. Cancer-associated thrombosis: the when, how and why. Eur Respir Rev. 2019;28(151):180119.

Keller K, Hobohm L, Ebner M, Kresoja KP, Münzel T, Konstantinides SV et al. Trends in thrombolytic treatment and outcomes of acute pulmonary embolism in Germany. Eur Heart J. 2020;41(4):522-29.

Konstantinides SV, Meyer G, Becattini C, Bueno H, Geersing GJ, Harjola VP, Huisman MV, Humbert M, Jennings CS, Jiménez D, Kucher N, Lang IM, Lankeit M, Lorusso R, Mazzolai L, Meneveau N, Ní Áinle F, Prandoni P, Pruszczyk P, Righini M, Torbicki A, Van Belle E, Zamorano JL; ESC Scientific Document Group. 2019 ESC Guidelines for the diagnosis and management of acute pulmonary embolism developed in collaboration with the European Respiratory Society (ERS). Eur Heart J. 2020;41(4):543-603.

Kuo WT, Banerjee A, Kim PS, DeMarco FJ Jr, Levy JR, Facchini FR et al. Pulmonary Embolism Response to Fragmentation, Embolectomy, and Catheter Thrombolysis (PERFECT): Initial Results From a Prospective Multicenter Registry. Chest. 2015;148(3):667-73.

Marti C, John G, Konstantinides S, Combescure C, Sanchez O, Lankeit M et al. Systemic thrombolytic therapy for acute pulmonary embolism: a systematic review and meta-analysis. Eur Heart J. 2015;36(10):605-14.

Meyer G, Vicaut E, Danays T, Agnelli G, Becattini C, Beyer-Westendorf J, Bluhmki E, Bouvaist H, Brenner B, Couturaud F, Dellas C, Empen K, Franca A, Galiè N, Geibel A, Goldhaber SZ, Jimenez D, Kozak M, Kupatt C, Kucher N, Lang IM, Lankeit M, Meneveau N, Pacouret G, Palazzini M, Petris A, Pruszczyk P, Rugolotto M, Salvi A, Schellong S, Sebbane M, Sobkowicz B, Stefanovic BS, Thiele H, Torbicki A, Verschuren F, Konstantinides SV; PEITHO Investigators. Fibrinolysis for patients with intermediate-risk pulmonary embolism. N Engl J Med. 2014;370(15):1402-11.

Pengo V, Banzato A, Bison E, Zoppellaro G, Jose SP, Denas G. Efficacy, and safety of rivaroxaban vs warfarin in high-risk patients with antiphospholipid syndrome: Rationale and design of the Trial on Rivaroxaban in AntiPhospholipid Syndrome (TRAPS) trial. Lupus. 2016;25(3):301-6.

Shopp JD, Stewart LK, Emmett TW, Kline JA. Findings From 12-lead Electrocardiography That Predict Circulatory Shock From Pulmonary Embolism: Systematic Review and Meta-analysis. Acad Emerg Med. 2015;22(10):1127-37.

Tapson VF, Sterling K, Jones N, Elder M, Tripathy U, Brower J et al. A Randomized Trial of the Optimum Duration of Acoustic Pulse Thrombolysis Procedure in Acute Intermediate-Risk Pulmonary Embolism: The OPTALYSE PE Trial. JACC Cardiovasc Interv. 2018;11(14):1401-10.

Van der Hulle T, Cheung WY, Kooij S, Beenen LFM, van Bemmel T, van Es J, Faber LM, Hazelaar GM, Heringhaus C, Hofstee H, Hovens MMC, Kaasjager KAH, van Klink RCJ, Kruip MJHA, Loeffen RF, Mairuhu ATA, Middeldorp S, Nijkeuter M, van der Pol LM, Schol-Gelok S, Ten Wolde M, Klok FA, Huisman MV; YEARS study group. Simplified diagnostic management of suspected pulmonary embolism (the YEARS study): a prospective, multicentre, cohort study. Lancet. 2017;390(10091):289-97.

Van der Pol LM, Tromeur C, Bistervels IM, Ni Ainle F, van Bemmel T, Bertoletti L, Couturaud F, van Dooren YPA, Elias A, Faber LM, Hofstee HMA, van der Hulle T, Kruip MJHA, Maignan M, Mairuhu ATA, Middeldorp S, Nijkeuter M, Roy PM, Sanchez O, Schmidt J, Ten Wolde M, Klok FA, Huisman MV; Artemis Study Investigators. Pregnancy-Adapted YEARS Algorithm for Diagnosis of Suspected Pulmonary Embolism. N Engl J Med. 2019;380(12):1139-49.

Wells PS, Anderson DR, Rodger M, Ginsberg JS, Kearon C, Gent M et al. Derivation of a simple clinical model to categorize patients probability of pulmonary embolism: increasing the models utility with the SimpliRED D-dimer. Thromb Haemost. 2000;83(3):416-20.

Wendelboe AM, Raskob GE. Global Burden of Thrombosis: Epidemiologic Aspects. Circ Res. 2016;118(9):1340-7.

Capítulo 40

Interação Cardio-Oncologia na Emergência

Cristina Salvadori Bittar

Marília Harumi Higuchi dos Santos Rehder

Silvia Moulin Ribeiro Fonseca

Introdução

As emergências cardiovasculares em pacientes oncológicos incluem todos os problemas cardíacos habituais, bem como complicações relacionadas com o próprio câncer e a seus tratamentos. Podem ocorrer síndromes coronarianas agudas, derrames e tamponamentos pericárdicos, massas cardíacas ou compressão extrínseca do coração e dos grandes vasos por massas tumorais. Os tumores também podem causar arritmias devido aos mediadores que secretam ou à irritação mecânica direta do coração ou do pericárdio.

Os tratamentos do câncer também estão associados a emergências cardíacas. A quimioterapia com antraciclinas e trastuzumabe, por exemplo, pode provocar insuficiência cardíaca aguda e crônica. O 5-fluorouracil causa espasmo coronariano, acarretando angina, infarto do miocárdio, arritmias e/ou morte súbita. A ciclofosfamida, particularmente em doses elevadas, pode produzir miopericardite aguda. Isquemia ou infarto miocárdico, bem como arritmias, são complicações frequentemente vistas no atendimento de emergência aos pacientes oncológicos. Derrames pericárdicos e tamponamento podem ocorrer após cirurgia, radiação ou quimioterapia. Endocardite também ocorre em pacientes com câncer em associação com dispositivos de acesso vascular e comprometimento imunológico. Este capítulo discutirá as principais complicações cardiovasculares do câncer no departamento de emergência e seus tratamentos.

Síndromes coronarianas agudas

Evidências crescentes sugerem que pacientes com câncer e sobreviventes de câncer apresentam risco aumentado de eventos cardiovasculares agudos, incluindo infarto agudo do miocárdio (IAM). As razões para o risco aumentado incluem, em primeiro lugar, o fato de que o câncer e o IAM compartilham fatores de risco comuns, como idade, tabagismo, diabetes, obesidade e sedentarismo. Em segundo lugar, a terapia antineoplásica, incluindo agentes quimioterápicos, terapias-alvo e radioterapia torácica, pode causar danos coronários agudos e crônicos. Por fim, com uma população envelhecida e a maior chance de sobrevivência ao câncer, aumenta o tempo de vida restante, durante o qual o IAM pode ocorrer.

É importante lembrar os diagnósticos diferenciais de dor torácica no paciente com câncer, sendo não cardíacos a dor musculoesquelética devido a metástases ósseas, embolia pulmonar, pneumonia e pleurite em pacientes com câncer de pulmão ou metástase pulmonar. Outro aspecto relevante é o de que os sintomas típicos de isquemia podem ser modificados ou mascarados por vários fatores, como uso crônico de opioides, dor epigástrica após vômito, mucosites ou neuropatias.

Os principais agentes associados à isquemia miocárdica são descritos no Quadro 40.1. É importante saber qual é o agente em uso e qual é sua relação temporal com os sintomas apresentados.

Quadro 40.1. Quimioterápicos relacionados com isquemia miocárdica

Quimioterapia	Exemplos	Mecanismo	Incidência
Antimetabólicos	5-fluorouracil capecitabina	vasospasmo	0,19% a 19% 0,02% a 10%
Antimicrotúbulos	paclitaxel	vasospasmo	0,2% a 4%
Agentes alquilantes	cisplatina	agregação plaquetária	0,2% a 12%
Antibióticos antitumorais	bleomicina	vasospasmo	< 3%
Anticorpo monoclonal	bevacizumabe	trombose	1% a 6%
Inibidores de tirosina quinase	sunitinibe	aterosclerose acelerada	1% a 13%
	sorafenibe	vasospasmo	1% a 2%
Inibidores de aromatase	anastrozol	aterosclerose acelerada	1% a 2%
Radioterapia		aterosclerose acelerada	7,4% (a cada Gray)

Fonte: Iliescu CA, Grines CL, Herrmann J, Yang EH, Cilingiroglu M, Charitakis K *et al.* SCAI Expert consensus statement: Evaluation, management, and special considerations of cardio-oncology patients in the cardiac catheterization laboratory (endorsed by the cardiological society of india, and sociedad Latino Americana de Cardiologia intervencionista). Catheter Cardiovasc Interv. 2016 Apr;87(5):E202-23.

O diagnóstico de síndrome coronariana aguda (SCA) se baseia nos mesmos princípios dos pacientes sem câncer, incluindo sintomas, ECG precoce de 12 derivações e medições seriadas de hs-cTn (naqueles com possível SCA sem elevação do segmento ST). O uso do ecodopplercardiograma melhora a precisão diagnóstica em pacientes com sintomas atípicos e avalia outras causas cardíacas de dor torácica.

O manejo da SCA em pacientes com câncer pode ser desafiador devido à fragilidade, ao aumento do risco de sangramento, à trombocitopenia, ao aumento do risco trombótico e à possível necessidade de futuras cirurgias ou intervenções. O tratamento do câncer deve ser temporariamente interrompido e uma abordagem multidisciplinar é indicada, para planejar um manejo individualizado, com base em diretrizes, levando em consideração o *status* do câncer, o prognóstico e as preferências do paciente em relação ao manejo invasivo.

Portanto, angiografia coronária imediata e angioplastia são recomendadas em pacientes com câncer e SCA se o prognóstico do câncer for ≥ 6 meses ou se o paciente apresentar complicações agudas de SCA (choque cardiogênico, edema pulmonar, taquiarritmias ventriculares).

Trombocitopenia (contagem de plaquetas abaixo de 100.000/μL) está presente em cerca de 10% dos pacientes com câncer e pode complicar o manejo da SCA. Com base em uma pequena série, a angiografia coronária pode ser realizada com segurança nesses pacientes quando são tomadas medidas preventivas para evitar sangramento: transfusão de plaquetas antes do cateterismo (para plaquetas < 20.000/μL), acesso radial, hemostasia cuidadosa e uso de dose mais baixa de heparina (30a 50 U/kg). Os antiplaquetários não devem ser suspensos, a menos que a contagem de plaquetas seja < 10.000/μL para aspirina ou < 30.000/μL para clopidogrel. Para angioplastia e revascularização miocárdica, são recomendadas contagens mínimas de plaquetas de 30.000 e 50.000/μL, respectivamente.

Insuficiência cardíaca (IC)

A disfunção ventricular é uma das complicações mais graves do tratamento do câncer, caracterizando-se por altas taxas de morbidade e mortalidade. Pode surgir durante a terapia ou anos após seu término.

Para lesão cardíaca, cardiomiopatia e IC, o termo descritivo disfunção cardíaca relacionada à terapia do câncer (CTRCD) é recomendado, pois engloba o amplo espectro de apresentações possíveis e a ligação etiológica com o amplo escopo de terapias contra o câncer, incluindo quimioterapia, terapias-alvo, terapias imunológicas e radioterapia. De acordo com o *Guideline da ESC de Cardio-Oncologia*, de 2022, podemos classificar a CTRCD sintomática que se apresenta no departamento de emergência em: **muito grave** (IC que requer suporte inotrópico, suporte circulatório mecânico ou avaliação de transplante); **grave** (necessidade de hospitalização); **moderada** (necessidade de intensificação ambulatorial da terapia com diuréticos e de medicações para IC); **leve** (sintomas leves de IC, sem necessidade de intensificação da terapia).

Disfunção cardíaca relacionada com quimioterapia com antraciclinas

É recomendada a terapia de IC com base em diretrizes de IC nos pacientes que desenvolvem CTRCD sintomático ou assintomático moderado ou grave. O uso de IECA/BRA ou inibidor do receptor de angiotensina-neprilisina, de betabloqueador, de inibidor do cotransportador de sódio-glicose e de antagonista do receptor mineralocorticoide é recomendado, a menos que os medicamentos sejam contraindicados ou não tolerados.

Recomenda-se a descontinuação da quimioterapia com antraciclinas em pacientes com câncer que desenvolvem CTRCD **sintomática grave**. Há raras exceções em que a reexposição à antraciclina pode ser considerada após uma discussão multidisciplinar, usando estratégias de prevenção e sob monitoramento rigoroso em cada ciclo de quimioterapia com antraciclina.

Disfunção cardíaca relacionada com as terapias-alvo anti-HER2 (Trastuzumabe, Pertuzumabe)

A disfunção ventricular e a IC clinicamente manifesta induzidas pelo trastuzumabe são geralmente reversíveis após a interrupção da quimioterapia e/ou após início do tratamento da IC. Os determinantes da reversibilidade são a função cardiovascular prévia e a extensão do declínio da FEVE associado ao tratamento.

Agentes quimioterápicos associados à disfunção ventricular:

- **Antraciclinas (dose-dependente):** doxorrubicina, idarrubcicina, epirrubicina e doxorrubicina lipossomal.
- **Agentes alquilantes:** ciclofosfamida e ifosfamida.
- **Terapias alvo anti-HER2:** trastuzumabe e pertuzumabe.
- **Inibidores de tirosina quinase:** sunitinibe e pazopanibe.

Tromboembolismo venoso (TEV)

TEV, incluindo trombose venosa profunda (TVP) e embolia pulmonar (EP), é a segunda principal causa de morte em pacientes com neoplasias. O risco de TEV varia no curso do câncer, com o maior risco no período após o diagnóstico do câncer, durante hospitalização e quimioterapia, e após o desenvolvimento da doença metastática. Pacientes com sintomas ou sinais sugestivos de TEV, como edema unilateral de membros inferiores ou dispneia, devem ser rastreados com ultrassonografia venosa de membros inferiores ou tomografia com contraste para TVP e angiotomografia para EP, de acordo com as diretrizes para diagnóstico e tratamento de embolia pulmonar aguda.

Fatores de risco

- **Relacionados com o paciente:** idade avançada, comorbidades, sexo (feminino), defeitos hereditários de coagulação, capacidade funcional *(performance status)* e história anterior de TEV.
- **Relacionados com a neoplasia:** tipo de neoplasia, características genéticas, histologia (adenocarcinoma), período inicial após o diagnóstico, sítio primário (pâncreas, estômago, ovários, cérebro, pulmão, mieloma) e estágio (avançado, metastático).
- **Relacionados com o tratamento:** quimioterapia, cateteres venosos centrais, hospitalização e cirurgia de grande porte.

Tratamento

- **Avaliar o risco tromboembólico:** considerar fatores associados ao paciente, à neoplasia e à terapia utilizada.
- **Avaliar o risco de sangramento:** considerar trombocitopenia, câncer gastrintestinal ou geniturinário, comorbidades gastrintestinais ou toxicidade gastrintestinal, lesões intracranianas recentes ou em evolução, sangramento ativo ou sangramento grave recente, disfunção renal grave (TFGe < 30 mL/min/1,73 m^2).
- **Avaliar interações medicamentosas:** entre agentes antineoplásicos e medicações de suporte (anticonvulsivantes e antieméticos).

Medicações

- **Antagonista de vitamina K:** caracteriza-se por efeito anticoagulante imprevisível e baixo tempo na faixa terapêutica em pacientes com doenças malignas devido a múltiplas interações medicamentosas, toxicidade gastrintestinal, desnutrição e disfunção hepática.
- **Condições que favorecem o uso de heparina de baixo peso molecular (HBPM):** câncer gastrintestinal (GI) ou geniturinário (GU) não operado, comorbidades ou toxicidade gastrintestinal; disfunção renal grave (CrCl = 15 mL/min), interações medicamentosas com NOAC e contagem de plaquetas < 50.000/μL.
- **NOAC (anticoagulantes orais não antagonistas da vitamina K):** os NOAC foram avaliados como potenciais alternativas à HBPM para TEV associado ao câncer, com base em ensaios clínicos randomizados que compararam edoxabana, rivaroxabana ou apixabana à dalteparina. A totalidade das evidências derivadas desses ensaios e das meta-análises subsequentes mostra que os NOAC não são inferiores à dalteparina na redução do risco de recorrência de TEV. O risco de hemorragia maior foi semelhante, embora os NOAC tenham sido associados a risco aumentado de hemorragia não maior clinicamente relevante, particularmente em doentes com malignidades luminais do GI e do GU. Como resultado, edoxabana, rivaroxabana e apixabana são recomendados

para o tratamento de TEV (TVP e EP) em pacientes com câncer sem nenhum dos seguintes fatores de risco de sangramento: malignidades GI ou GU não operadas, história de sangramento recente ou dentro de sete dias após cirurgia de grande porte, trombocitopenia (contagem de plaquetas < 50 000/μL), insuficiência renal grave (*clearance* de creatinina de 15 mL/min) ou comorbidades gastrintestinais. Além disso, as interações medicamentosas entre NOAC, terapias contra o câncer e outros tratamentos concomitantes devem ser checadas.

Arritmias

Durante o tratamento oncológico, a fibrilação atrial (FA) é a arritmia mais comum e pode ocorrer com uma frequência que varia de 2% a 16%. Pode se apresentar como FA diagnosticada pela primeira vez ou como recorrência de FA paroxística. O manejo agudo da FA em pacientes com câncer deve considerar a cardioversão elétrica em casos de instabilidade hemodinâmica. A alternativa entre controle de frequência e controle de ritmo apresenta várias considerações importantes, específicas para pacientes com câncer.

Medicamentos para controle do ritmo podem levar ao prolongamento do intervalo QT e frequentemente apresentam interações medicamentosas com terapias contra o câncer ou podem ter uma eficácia limitada se uma terapia contra o câncer for a causa específica. Entre os medicamentos de controle de ritmo, os betabloqueadores são preferidos, especialmente se as terapias contra o câncer apresentarem risco potencial de CTRCD, enquanto o diltiazem e o verapamil devem ser evitados sempre que possível, devido às interações medicamentosas e aos efeitos inotrópicos negativos.

A decisão pela anticoagulação em pacientes com malignidade ativa deve levar em consideração o aumento do risco trombótico e/ou hemorrágico e outras pontuações de previsão de risco utilizadas para populações gerais de FA (escore de CHA_2-DS2-VASc).

Derrame pericárdico e tamponamento

A pericardite e o derrame pericárdico podem estar relacionados com uma ampla gama de tratamentos de câncer, incluindo radiação torácica, terapias citotóxicas (antraciclinas, bleomicina, ciclofosfamida ou citarabina), terapias-alvo (trióxido de arsênico ou dasatinibe) e terapias imunológicas. Uma combinação de terapias pode ter um efeito sinérgico no pericárdio. Essas complicações induzidas pela terapia devem ser diferenciadas do câncer progressivo (invasão local, envolvimento metastático ou obstrução da drenagem linfática mediastinal) e de causas não associadas ao câncer, como infecção, especialmente em pacientes imunocomprometidos.

A apresentação clínica depende do tamanho do derrame e da velocidade de seu crescimento. Derrames pericárdicos associados à malignidade representam 30% dos pacientes que apresentam tamponamento cardíaco e geralmente se desenvolvem lentamente, resultando em derrames pericárdicos maiores no momento do diagnóstico em comparação com derrames pericárdicos não malignos. O manejo consiste na determinação da causa e na avaliação do impacto hemodinâmico.

Bibliografia consultada

Ay C, Beyer-Westendorf J, Pabinger I. Treatment of câncer-associated venous thromboembolism in the age of direct oral anticoagulantes. Ann Oncol. 2019;30(6):897-907.

Bima P, Lopez-Ayala P, Koechlin L, Boeddinghaus J, Nestelberger T, Okamura B et al. Chest Pain in Cancer Patients: Prevalence of Myocardial Infarction and Performance of High-Sensitivity Cardiac Troponins. JACC CardioOncol. 2023;5(5):591-609.

Gevaert AS, Halvorsen S, Sinnaeve PR, Sambola A, Gulati G, Lancellotti P et al. Evaluation and management of cancer patients presenting with acute cardiovascular disease: a Consensus Document of the Acute CardioVascular Care (ACVC) association and the ESC council of Cardio-Oncology-Part 1: acute coronary syndromes and acute pericardial diseases. Eur Heart J Acute Cardiovasc Care. 2021;10(8):947-59.

Hajjar LA, Costa IBSS, Lopes MACQ, Hoff PMG, Diz MPE, Fonseca SMR et al. Brazilian Cardio-oncology Guideline – 2020. Arq Bras Cardiol. 2020;115(5):1006-43.

Herrmann J, Lenihan D, Armenian S, Barac A, Blaes A, Cardinale D et al. Defining cardiovascular toxicities of cancer therapies: an International Cardio-Oncology Society (IC-OS) consensus statement. Eur Heart J. 2022;43(4):280-99.

Iliescu CA, Grines CL, Herrmann J, Yang EH, Cilingiroglu M, Charitakis K, Hakeem A, Toutouzas KP, Leesar MA, Marmagkiolis K. SCAI Expert consensus statement: Evaluation, management, and special considerations of cardio-oncology patients in the cardiac catheterization laboratory (endorsed by the cardiological society of india, and sociedad Latino Americana de Cardiologıa intervencionista). Catheter Cardiovasc Interv. 2016 Apr;87(5):E202-23.

Imazio M, Colopi M, De Ferrari GM. Pericardial diseases in patients with cancer: contemporary prevalence, management and outcomes. Heart. 2020;106(8):569-74.

Konstantinides SV, Meyer G, Becattini C, Bueno H, Geersing GJ, Harjola VP, Huisman MV, Humbert M, Jennings CS, Jiménez D, Kucher N, Lang IM, Lankeit M, Lorusso R, Mazzolai L, Meneveau N, Ní Áinle F, Prandoni P, Pruszczyk P, Righini M, Torbicki A, Van Belle E, Zamorano JL; ESC Scientific Document Group. 2019 ESC Guidelines for the diagnosis and management of acute pulmonary embolism developed in collaboration with the European Respiratory Society (ERS). Eur Heart J. 2020;41(4):543-603.

Mohamed MO, Van Spall HGC, Kontopantelis E, Alkhouli M, Barac A, Elgendy IY et al. Effect of primary percutaneous coronary intervention on in-hospital outcomes among active cancer patients presenting with ST-elevation myocardial infarction: a propensity score matching analysis. Eur Heart J Acute Cardiovasc Care. 2021;10(8):829-39.

López-Fernández T, Martín-García A, Roldán Rabadán I, Mitroi C, Mazón Ramos P, Díez-Villanueva P, Escobar Cervantes C, Alonso Martín C, Alonso Salinas GL, Arenas M, Arrarte Esteban VI, Ayala de La Peña F, Castro Fernández A, García Pardo H, García-Sanz R, González Porras JR, López de Sá E, Lozano T, Marco Vera P, Martínez Marín V, Mesa Rubio D, Montero Á, Oristrell G, Pérez de Prado A, Velasco Del Castillo S, Virizuela Echaburu JA, Zatarain-Nicolás E, Anguita Sánchez M, Tamargo Menéndez J; Expert reviewers. Atrial Fibrillation in Active Cancer Patients: Expert Position Paper and Recommendations. Rev Esp Cardiol (Engl Ed). 2019;72(9):749-59.

Lyon AR, López-Fernández T, Couch LS, Asteggiano R, Aznar MC, Bergler-Klein J, Boriani G, Cardinale D, Cordoba R, Cosyns B, Cutter DJ, de Azambuja E, de Boer RA, Dent SF, Farmakis D, Gevaert SA, Gorog DA, Herrmann J, Lenihan D, Moslehi J, Moura B, Salinger SS, Stephens R, Suter TM, Szmit S, Tamargo J, Thavendiranathan P, Tocchetti CG, van der Meer P, van der Pal HJH; ESC Scientific Document Group. 2022 ESC Guidelines on cardio-oncology developed in collaboration with the European Hematology Association (EHA), the European Society for Therapeutic Radiology and Oncology (ESTRO) and the International Cardio-Oncology Society (IC-OS). Eur Heart J. 2022;43(41):4229-361.

Moran TB, Plana JC. Management of Patients with Acute Coronary Syndrome and Cancer. Curr Cardiol Rep. 2020;22(12):159.

Paterson DI, Wiebe N, Cheung WY, Mackey JR, Pituskin E, Reiman A et al. Incident Cardiovascular Disease Among Adults with Cancer: a Population-Based Cohort Study. JACC CardioOncol. 2022;4(1):85-94.

Sabatino J, De Rosa S, Polimeni A, Sorrentino S, Indolfi C. Direct Oral Anticoagulants in Patients with Active Cancer: a Systematic Review and Meta-Analysis. JACC CardioOncol. 2020;2(3):428.40.

Capítulo 41

Emergências Cardiovasculares na Gravidez

Marília Moro

Isabelle Nunes Lemos Borges de Freitas

Talita Carla Stratti Moreira

Walkiria Samuel Ávila

Introdução

A cardiopatia tem incidência de 4% na gravidez e continua sendo a principal causa de morte materna não obstétrica no mundo. Com o avanço da medicina e o aperfeiçoamento no diagnóstico e na terapêutica, sobretudo nas condições de emergências, esses índices tendem a diminuir.

A gravidez e o puerpério levam a alterações das fisiologias cardiovascular e respiratória, do estado hemodinâmico e da coagulação. Entre as principais alterações hemodinâmicas, estão:

- Aumento do débito cardíaco em 30% a 50%.
- Redução da pressão arterial média em menos de 5%.
- Aumento da frequência cardíaca em 15% a 20%.
- Aumento do volume sanguíneo em 20% a 30%.
- Redução da resistência vascular sistêmica em 20% a 30%.

O estado de hipercoagulabilidade gerado durante a gravidez e o puerpério, devido à ativação da síntese de fatores de coagulação, associada à redução da anticoagulação endógena, justifica a predisposição ao tromboembolismo.

Devido a todas essas alterações que a gravidez e o puerpério geram, é de suma importância que, perante uma emergência cardiológica, o diagnóstico e o tratamento sejam rapidamente realizados. É determinante a presença de uma equipe multidisciplinar especializada e capacitada, para atender esse grupo especial de pacientes.

Parada cardiorrespiratória

A parada cardiorrespiratória (PCR) na gestante é, sem dúvida, um dos cenários mais dramáticos na sala de emergência. De modo geral, as etapas da ressuscitação cardiopulmonar (RCP) são muito similares à preconizada pelo ACLS (*Advanced Cardiac Life Support*), mas há detalhes que merecem atenção (Fluxograma 41.1).

Durante o manejo da PCR, a realização da manobra manual de tracionamento do útero à esquerda pode ser considerada, a fim de reduzir os efeitos mecânicos do útero gravídico, que podem agravar a dessaturacão e a hipotensão na compressão aortocaval. A desfibrilação, quando indicada, deve ser realizada sem questionamento, pois já se sabe que não é

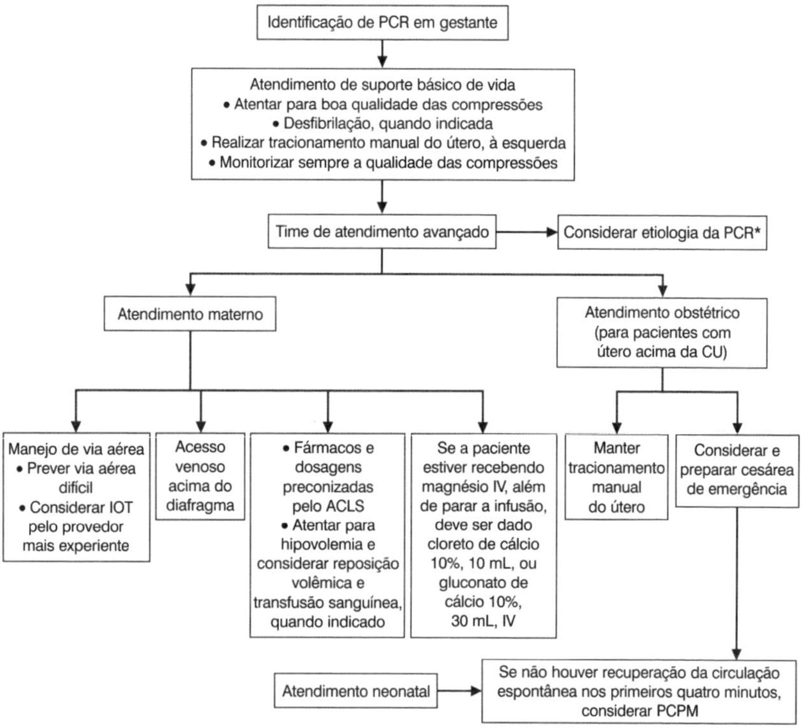

Fluxograma 41.1. Fluxograma no atendimento de PCR intra-hospitalar em gestantes. PCR: parada cardiorrespiratória; IOT: intubação orotraqueal; ACLS: suporte avançado de vida em Cardiologia (*Advanced cardiology life support*); CU: cicatriz umbilical; IV: intravenoso; PCPM: parto cesáreo pós-morte. *Causas apresentadas no Quadro 41.1. *Fonte*: Avila WS, Alexandre ERG, Castro ML, Lucena AJG, Marques-Santos C, Freire CMV *et al.* Posicionamento da Sociedade Brasileira de Cardiologia para Gravidez e Planejamento Familiar na Mulher Portadora de Cardiopatia – 2020. Arq Bras Cardiol. 2020;114(5):849-942.

prejudicial ao feto. A dose de energia utilizada, assim como as doses dos fármacos usados na RCP, segue o protocolo atual do ACLS para adultos.

Existe o mnemônico com letras de A a H para as principais etiologias que favorecem o colapso cardiorrespiratório e que podem ser revertidas (Quadro 41.1).

Quadro 41.1. Principais causas de PCR em gestantes e de mortalidade materna

Letra	Causas	Etiologia
A	Acidentes e complicações anestésicas	• Bloqueio neuroaxial mais alto • Hipotensão • Broncoaspiração • Depressão respiratória • Obstrução de via aérea • Trauma • Suicídio
B	Sangramento (*bleeding*)	• Coagulopatia • Atonia uterina • Placenta acreta • Placenta prévia • Rotura uterina • Descolamento prematuro de placenta • Reação transfusional • Retenção de produtos da concepção
C	Causas cardiovasculares	• Infarto agudo • Dissecção de aorta • Cardiomiopatia • Arritmias • Doença valvar • Doença cardíaca congênita
D	Drogas	• Ocitocina • Magnésio • Drogas ilícitas • Opioides • Insulina
E	Causas embólicas	• Embolia amniótica • Embolia pulmonar • Evento cerebrovascular
F	Febre	• Infecção • Sepse
G	Geral	• H's: hipovolemia, hipóxia, acidose, hipoglicemia, hipocalemia, hipercalemia e hipotermia) • T's: pneumotórax, tamponamento cardíaco, toxicidade, infarto e tromboembolia pulmonar
H	Hipertensão	• Pré-eclâmpsia • Eclâmpsia • Síndrome HELLP • Sangramento intraparenquimatoso

Fonte: Autoria própria.

O parto cesáreo "*perimortem*" é explicado como uma cesárea de urgência realizada após a PCR materna, podendo ocorrer durante a ressuscitação cardiopulmonar, se a gestante estiver com altura uterina acima da cicatriz umbilical. A decisão do parto "*perimortem*" deve ser considerada até quatro minutos após a PCR e de forma imediata, caso seja considerada irreversível a condição materna.

Síndrome coronariana aguda

A síndrome coronariana aguda (SCA) não é um quadro comum na gravidez, mas, quando acontece, possui maior incidência no terceiro semestre e etiologia diferente da população geral, pois os mecanismos não ateroscleróticos são a maioria.

Os principais fatores de risco são: idade materna avançada (a partir dos 40 anos), história familiar de doença coronariana precoce, tabagismo, hipertensão arterial sistêmica, dislipidemia e diabetes *mellitus*. Fatores de risco adicionais, como pré-eclâmpsia, trombofilia, infecção pós-parto, uso de cocaína, multiparidade, doenças autoimunes, estenose valvar aórtica ou trombose de prótese valvar aórtica, estenose mitral e hipertensão pulmonar (HP), também devem ser considerados.

A etiologia mais comum do infarto agudo do miocárdio (IAM) na gestante é a dissecção aguda e espontânea de coronárias (43%), seguida de etiologia aterosclerótica (27%), trombose coronária (17%), artérias normais à angiografia (9%), vasospasmo (2%) e Takotsubo (2%).

O quadro clínico é semelhante à paciente não gestante e não interfere no diagnóstico habitual (eletrocardiograma [ECG], coleta de troponina e realização de ecocardiograma). Caso seja realizado o diagnóstico de IAM, não há contraindicação à realização de cineangiocoronariografia diagnóstica e terapêutica, pois o risco da radiação é relativamente pequeno diante do benefício para a paciente.

Com relação ao tratamento medicamentoso, AAS e clopidogrel são liberados (pouca informação sobre os inibidores P2Y12), devendo ser suspensos sete dias antes do parto; betabloqueadores (exceto atenolol), nitrato (necessário cuidado com hipofluxo placentário) e heparinas podem ser utilizados em suas indicações habituais; prasugrel, ticagrelor e inibidores da glicoproteína IIb/IIIa não são recomendados. Indicações de revascularização e as respectivas técnicas não diferem em relação à paciente não gestante. No caso de dissecção espontânea de coronária, opta-se, na maioria das vezes, pelo tratamento conservador. Quando a trombólise é a única opção para recanalização (IAM com supradesnível do segmento ST), pois não existe tempo hábil para local com serviço de hemodinâmica, deverá ser realizada (aumentam as chances de hemorragia placentária). O uso de estatinas deve ser considerado em pacientes de alto risco cardiovascular, como na síndrome coronariana aguda.

Tromboembolismo pulmonar

A gravidez e o puerpério são considerados períodos pró-trombóticos, com risco elevado para tromboembolismo venoso (TEV). No puerpério, o risco é 20 vezes mais elevado do que na gestação, reduzindo gradativamente até a sexta semana pós-parto. O tromboembolismo pulmonar (TEP) é a sexta principal causa de mortalidade materna, sendo passível de prevenção. Os fatores de risco associados a esse risco pró-trombótico estão descritos no Quadro 41.2.

Quadro 41.2. Fatores de risco associados a tromboembolismo na gestação

Fatores preexistentes	Fatores transitórios	Fatores obstétricos
Tromboembolismo prévio	Gestação	Reprodução assistida
Trombofilias	Hiperemese gravídica	Gravidez múltipla
História familiar de tromboembolismo	Desidratação	Pré-eclâmpsia
Comorbidades	Síndrome de hiperestimulação ovariana	Trabalho de parto prolongado
Doenças inflamatórias	Infecção	Cesariana
Diabetes *mellitus*	Imobilidade	Esterilização pós-parto
Idade maior que 35 anos	Viagem > que 4 horas	Natimorto
Obesidade		Fórceps
Tabagismo		Hemorragia pós-parto
Varizes em membros inferiores		Hemotransfusão
Paridade ≥ 3		
Passado natimorto		
Parto pré-termo		

Fonte: Autoria própria.

O quadro clínico pode ser inespecífico, uma vez que ocorre sobreposição aos sintomas gestacionais fisiológicos. Porém, manifestações como dispneia associada a dor torácica do tipo pleurítica e, em alguns casos, tosse e sudorese são as apresentações mais comuns de tromboembolismo pulmonar.

O diagnóstico é uma associação de quadro clínico, exames laboratoriais e imagem (à semelhança do TEP na não gestante) (Fluxograma 41.2). O D-dímero está normalmente elevado na gestação, tem aumento de 40% em cada trimestre e reduz gradativamente no puerpério, sendo um exame de uso limitado. Os métodos de imagem confirmatórios são a cintilografia pulmonar (varredura de ventilação/perfusão [V/Q]), teste de

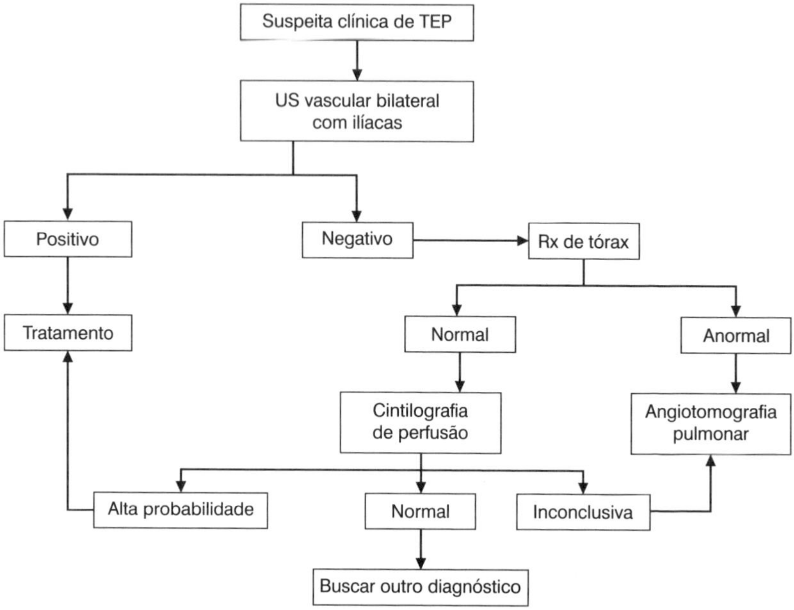

Fluxograma 41.2. Fluxograma para a investigação diagnóstica do tromboembolismo pulmonar na gestação. TEP: tromboembolismo pulmonar; Rx: raio X. *Fonte*: Autoria própria.

escolha na gravidez para pacientes com raio X de tórax normal, pois tem alto valor preditivo negativo, e a angiotomografia de tórax. O emprego de estratégias que usam ultrassom Doppler para evitar a exposição à radiação foi descrito particularmente em pacientes com sintomas em membros inferiores e um diagnóstico positivo de TVP geralmente exclui a necessidade de imagem confirmatória do tórax.

Contraste iodado e gadolínio, quando administrados por via intravenosa, atravessam a placenta para entrar no líquido amniótico e na circulação fetal. O risco de teratogenicidade à exposição ao contraste de ambos os métodos confirmatórios deve ser ponderado contra o risco de 20% a 30% de mortalidade materna em TEP não tratado.

Se a paciente for de alta suspeita para tromboembolismo, a anticoagulação deve ser iniciada antes da confirmação diagnóstica, na ausência de contraindicação. Ainda não há evidência de segurança do uso de "novos" anticoagulantes orais (NOAC). A preferência é pelo uso da heparina de baixo peso molecular (HBPM), sendo a heparina não fracionada (HNF) guardada para as pacientes de alto risco de sangramento ou hipotensão persistente pelo TEP.

Doses recomendadas de heparina:

- **HBPM subcutânea:** dalteparina 200 unidades/kg/dia ou 100 unidades/kg, 12/12 horas, ou enoxaparina 1 mg/kg, 12/12 horas. A dose de heparina deve ser controlada pelo nível do fator anti-Xa na faixa terapêutica entre 0,6 e 1,0 IU/mL quando aplicada a cada 12 horas, e na faixa de 1 a 2 UI/mL quando aplicada em dose diária;
- **HNF intravenosa:** bólus de HNF de 80 unidades/kg, seguido de infusão de 18 unidades/kg/hora, ajustada a cada 6 horas para manter TTPa entre 1,5 e 2,5 vezes o basal. A estabilização da faixa terapêutica permite o controle diário do TTPa.

A duração da anticoagulação pode ser de três a seis meses, a depender dos fatores de risco persistentes ou transitórios. Recomenda-se a dosagem de plaquetas nos primeiros três dias e, depois, semanalmente, além do cuidado com plaquetopenia (abaixo de 150 mil ou queda de 50% da contagem inicial, a medicação deve ser descontinuada). A trombólise fica reservada para pacientes com TEP maciço associado à hipotensão.

Arritmias

Fibrilação atrial (FA), taquicardia paroxística supraventricular (TPSV) e extrassístole são as arritmias mais frequentes. Taquicardia ventricular (TV), fibrilação ventricular e morte cardíaca súbita (MCS) são raras, assim como as bradiarritmias. O tratamento é semelhante ao realizado fora do período gestacional. Fármacos antiarrítmicos (Quadro 41.3), cardioversão elétrica (CVE), manobra vagal, implante de dispositivos (marcapasso, cardioversor elétrico implantável, ressincronizador cardíaco) e ablação por cateter podem ser empregados quando indicados.

Quadro 41.3. Fármacos no período gestacional

Fármaco	Efeitos adversos para o feto
Lidocaína	Seguro
Magnésio	Seguro
Adenosina	Seguro (dose máxima 24 mg)
Digoxina	Seguro
Propafenona	Seguro (< 600 mg)
Propranolol, metoprolol, carvedilol	Risco baixo de restrição do crescimento e bradicardia (dose-dependente)
Sotalol	Sem efeito teratogênico, risco de bradicardia e hipoglicemia

(continua)

Quadro 41.3. Fármacos no período gestacional (*Continuação*)	
Fármaco	**Efeitos adversos para o feto**
Verapamil	Bradicardia, tendência a restrição de crescimento
Diltiazem	Restrição de crescimento, anomalias
Atenolol**	Alto risco de restrição de crescimento e bradicardia
Amiodarona**	Hipoglicemia, restrição de crescimento, prematuridade, hipotireoidismo
Ivabradina**	Teratogênico, retardo de crescimento

** não uso durante a gestação. *Fonte*: Autoria própria.

Para manutenção do tratamento e prevenção de recorrência da TPSV (na ausência de pré-excitação ou história de síndrome de Wolf-Parkinson-White), é recomendado o uso de betabloqueadores (digoxina e verapamil são segunda linha), assim como controle de frequência em pacientes estáveis com FA ou *flutter* atrial. O controle de ritmo nas pacientes com FA recorrente ou refratária pode ser realizado com sotalol ou propafenona. É indicada anticoagulação se escore CHA_2-DS_2-VASc maior ou igual a 2, utilizando heparina e/ou antagonistas da vitamina K (a depender da idade gestacional). NOAC (dabigatrana, rivaroxabana, apixabana e edoxabana) ainda não tem seu uso liberado na gestação.

Insuficiência cardíaca aguda

O exame clínico bem realizado, com identificação dos fatores desencadeantes e avaliação do quadro clínico, como sinais de congestão e baixo débito, é imprescindível. Outro ponto importante é a interação com a equipe obstétrica para a determinação da idade gestacional e dos parâmetros de vitalidade e viabilidade fetal.

O uso de exames complementares é semelhante ao que se recomenda em paciente não gestante. Após uma avaliação adequada, é possível estabelecer diagnósticos diferenciais para dispneia durante a gravidez, para dar continuidade à investigação e ao tratamento, tais como IAM, cardiomiopatia (hipertrófica, dilatada, restritiva, arritmogênica do ventrículo direito e não compactada), trombose de prótese valvar, TEP e miocardite. Também deve ser considerado o diagnóstico de cardiomiopatia periparto (CMPP), que é um tipo de miocardiopatia dilatada em que ocorre uma alteração estrutural e funcional do miocárdio na ausência de outras causas que justifiquem a anormalidade, ou seja, um diagnóstico de exclusão. Na fase de insuficiência cardíaca aguda (incluindo IC descompensada, edema agudo de pulmão ou choque cardiogênico), a terapêutica é semelhante à de paciente não gestante (Quadro 41.4).

Quadro 41.4. Tratamento da insuficiência cardíaca	
Medicações	**Indicações**
Betabloqueadores (carvedilol, bisoprolol e metoprolol)	FEVE reduzida, salvo contraindicações
Diurético de alça (furosemida)	Sinais e sintomas de congestão
Digoxina	Controle de frequência cardíaca em gestantes com FEVE reduzida
IECA	FEVE reduzida em lactantes
BRA	Não utilizado em gestantes ou lactantes
Espironolactona	FEVE reduzida em pacientes sintomáticas e lactantes
Ivabradina	Controle de frequência cardíaca em lactantes com FEVE reduzida
HBPM	Se presença de tromboembolismo ou profilática, se FEVE ≤ 35%
Varfarina	Se presença de tromboembolismo ou profilática, se FEVE ≤ 35%

Fonte: Autoria própria.

Hipertensão na gestação

Distúrbios hipertensivos são responsáveis por até 10% das complicações na gestação e são classificados em quatro categorias.

Quadro 41.5. Classificação de distúrbios hipertensivos	
Classificação	**Características**
Hipertensão crônica	Hipertensão (PAS ≥ 140 e/ou PAD ≥ 90) em duas medidas distintas, presentes antes da gravidez ou antes da 20ª semana de gestação
Hipertensão gestacional	Nova hipertensão após a 20ª semana de gestação, sem proteinúria e com normalização da PA até 6ª semana pós-parto
Hipertensão crônica com pré-eclâmpsia sobreposta	Hipertensão crônica que desenvolve sinais de pré-eclâmpsia após a 20ª semana de gestação
Pré-eclâmpsia, eclâmpsia ou síndrome HELLP	Hipertensão nova acompanhada de proteinúria (> 300 mg/24 horas ou 2+/4+ em duas amostras isoladas) e/ou presença de uma disfunção orgânica (creatinina ≥ 1 mg/dL, cefaleia, escotomas, dor abdominal, plaquetopenia, disfunção uteroplacentária, elevação do DHL e de enzimas hemáticas

Fonte: Autoria própria.

Toda PA ≥ 160 × 110 mmHg que persista por 15 minutos é considerada emergência hipertensiva e deve ter tratamento imediato (Quadro 41.6). O objetivo é redução de PA em 15% a 25% do valor inicial ou atingir níveis entre 140 a 150 mmHg × 90 a 100 mmHg. Os fármacos utilizados são nifedipina, hidralazina e labetalol (não disponível no Brasil). Se não houver controle pressórico com as medicações acima, recomenda-se o uso de medicações de segunda linha, como a nitroglicerina e o nitroprussiato de sódio.

Quadro 41.6. Tratamento na emergência hipertensiva

Fármacos de primeira linha	Fármacos de segunda linha
Nifedipina: dose inicial 10 mg via oral, que pode ser repetida em 20 minutos, na dose máxima de 30 mg. Comprimidos não devem ser mastigados	**Nitroglicerina**: medicação de escolha nos casos de edema agudo hipertensivo, na dose de 5 mg/min, aumentando gradualmente até dose máxima de 100 mg/min
Hidralazina: diluir a ampola (20 mg/mL, ampola de 1 mL) em 19 mL de água destilada, obtendo solução de 1 mg/mL. Dose inicial 5 mg EV, repetindo a cada 20 minutos, se necessário. Dose máxima de 45 mg	**Nitroprussiato de sódio:** reservado para situações refratárias ou com risco de morte. Seu uso prolongado tem risco fetal pela intoxicação por cianeto. Dose inicial: 0,25 μg/kg/min, até o máximo de 4 μg/kg/min, e evitar infusões por > 4 horas

Fonte: Autoria própria.

O uso de sulfato de magnésio é altamente recomendado para casos de eclâmpsia iminente, eclâmpsia, síndrome HELLP (15% desses pacientes desenvolvem eclâmpsia) e pré-eclâmpsia com deterioração clínica e/ou laboratorial, incluindo hipertensão de difícil controle (Quadro 41.7).

Quadro 41.7. Tratamento de manutenção para a hipertensão na gestação

Fármacos de primeira linha	Fármacos de segunda linha
Metildopa 250 mg, 2× ou 3×/dia, com dose máxima de 2 g/dia	Clonidina, com atenção ao efeito rebote na suspensão
Nifedipina de liberação prolongada, 20 a 60 mg, com dose máxima de 120 mg/dia	Hidralazina
Betabloqueadores, exceto atenolol	Diuréticos (tiazídicos e furosemida), com atenção à depleção de volume

Fonte: Autoria própria.

Síndrome aórtica aguda

Rara em gestantes, geralmente acomete mulheres com doença aórtica preexistente. Os fatores de risco incluem idade avançada, hipertensão arterial, pré-eclâmpsia, coarctação aórtica, valva aórtica bicúspide e doenças do tecido conectivo. O período de maior risco é o próximo ao parto ou o pós-parto, devido às alterações hemodinâmicas, como aumento do débito cardíaco.

Na suspeita de dissecção aórtica aguda (devido a dor torácica), sobretudo se houver instabilidade hemodinâmica, deverá ser solicitado angiotomografia de aorta ou ecocardiograma transesofágico para confirmação. A indicação cirúrgica segue a rotina: na dissecção de aorta aguda tipo A, é indicada cirurgia de emergência, devendo o parto cesáreo ser considerado se houver viabilidade fetal; na dissecção de aorta aguda tipo B, sem acometimento de aorta ascendente, não complicada, está indicado tratamento conservador, associado a controle de pressão arterial e de frequência cardíaca.

Bibliografia consultada

Agrawal A, Wenger NK. Hypertension During Pregnancy. Curr Hypertens Rep. 2020;22(9):64.

Avila WS, Alexandre ERG, Castro ML, Lucena AJG, Marques-Santos C, Freire CMV et al. Posicionamento da Sociedade Brasileira de Cardiologia para Gravidez e Planejamento Familiar na Mulher Portadora de Cardiopatia - 2020. Arq Bras Cardiol. 2020;114(5):849-942.

Davis MB, Arany Z, McNamara DM, Goland S, Elkayam U. Peripartum Cardiomyopathy: JACC State-of-the-Art Review. J Am Coll Cardiol. 2020;75(2):207-21.

Elgendy IY, Gad MM, Mansoor H, Mahmoud AN, Elbadawi A, Saad A et al. Acute Pulmonary Embolism During Pregnancy and Puerperium: National Trends and In-Hospital Outcomes. Mayo Clin Proc. 2021;96(8):2102-13.

Halpern DG, Weinberg CR, Pinnelas R, Mehta-Lee S, Economy KE, Valente AM. Use of Medication for Cardiovascular Disease During Pregnancy: JACC State-of-the-Art Review. J Am Coll Cardiol. 2019;73(4):457-76.

Regitz-Zagrosek V, Roos-Hesselink JW, Bauersachs J, Blomström-Lundqvist C, Cífková R, De Bonis M, Iung B, Johnson MR, Kintscher U, Kranke P, Lang IM, Morais J, Pieper PG, Presbitero P, Price S, Rosano GMC, Seeland U, Simoncini T, Swan L, Warnes CA; ESC Scientific Document Group. 2018 ESC guidelines for the management of cardiovascular diseases during pregnancy. Eur Heart J. 2018;39(34):3165-241.

Tamirisa KP, Elkayam U, Briller JE, Mason PK, Pillarisetti J, Merchant FM et al. Arrhythmias in Pregnancy: State-of-the-art-review. JACC Clin Electrophysiol. 2022;8(1):120-35.

Capítulo 42

Intoxicação por Anticoagulante Oral

Melina Erdens de Oliveira

Carolina Kassab Wroclawski

Cyrillo Cavalheiro Filho

Introdução

Os anticoagulantes orais (ACO) são medicações vastamente prescritas, indicados para profilaxia e tratamento de tromboembolismo venoso e arterial, para prevenção de AVCi na fibrilação atrial (FA) e em portadores de próteses cardíacas mecânicas. Estima-se que cerca de 30% da população mundial acima de 70 anos apresente indicação de anticoagulação. No entanto, apesar dos inúmeros benefícios, seu uso também está associado a maior risco de sangramento.

A varfarina, antagonista da vitamina K (AVK) e primeiro anticoagulante a ser usado, inibe a síntese de fatores II, VII, IX e X, além das proteínas C e S. É utilizada há mais de 60 anos, mas algumas características farmacocinéticas e farmacodinâmicas dificultam o manejo deste fármaco.

Recentemente, os anticoagulantes de ação direta (DOAC) se tornaram uma alternativa à varfarina. Inibem de modo reversível os fatores de coagulação: os inibidores do fator Xa (rivaroxabana, apixabana e edoxabana) e da trombina (dabigatrana). Têm rápido início de ação, menor interação medicamentosa e posologia com dose fixa. Dessa forma, tornaram-se uma alternativa segura e eficaz ao uso da varfarina.

Mesmo sendo consideradas medicações seguras, a taxa anual de sangramento maior varia entre 1,5% e 3,5% em pacientes em uso de DOAC ou AVK. A incidência é ainda maior em idosos, portadores de doença crônica ou pacientes com uso concomitante de agentes antiplaquetários, de modo que o manejo da terapia anticoagulante, bem como a indicação de reversão, tornou-se um desafio na prática clínica.

Uso dos agentes reversores

A estratégia para controle hemorrágico associada ao uso de ACO deve considerar a gravidade do sangramento e o risco trombótico associado ao uso de medicamentos reversores. Dessa forma, diante de um paciente com sangramento secundário ao uso de ACO, algumas informações são importantes para decisão terapêutica: identificação do ACO, da dose e do horário de última tomada; indicação da anticoagulação, para avaliação do risco trombótico; classificação do sangramento; uso concomitante de outras medicações.

De acordo com a gravidade e a localização da hemorragia, devem-se considerar medidas locais, como compressão mecânica ou cirurgias hemostáticas, procedimentos endoscópicos e uso de agentes hemostáticos. Os agentes reversores devem ser reservados para pacientes com sangramentos graves. Naqueles casos em que a ingestão do DOAC ocorreu nas últimas 2 horas, pode-se considerar o uso de carvão ativado (Fluxograma 42.1).

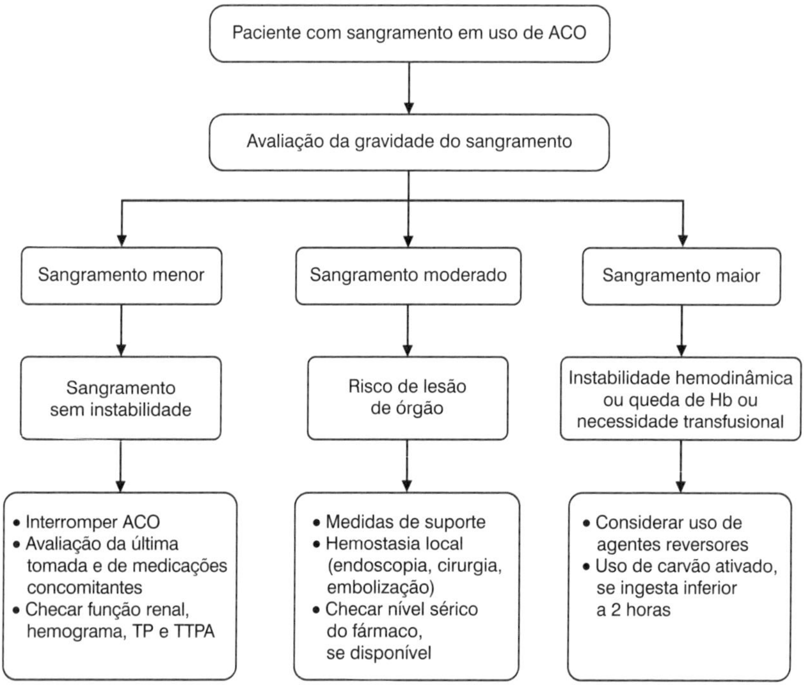

Fluxograma 42.1. Avaliação de sangramento em pacientes em uso de ACO. *Fonte*: Autoria própria.

Agentes reversores não específicos

Os agentes reversores não específicos incluem: concentrado de complexo protrombínico (CCP), CCP ativado (CCPa) e fator VII recombinante. Para os AVK, também podem ser utilizados a vitamina K e o plasma fresco congelado (PFC).

A vitamina K atua como cofator para ativação dos fatores II, VII, IX e X, além das proteínas C e S, revertendo o efeito da varfarina. Pode ser administrada por via oral ou venosa e, nos pacientes com sangramento grave, é recomendada associação com CCP, para início de ação mais rápida (Fluxograma 42.2).

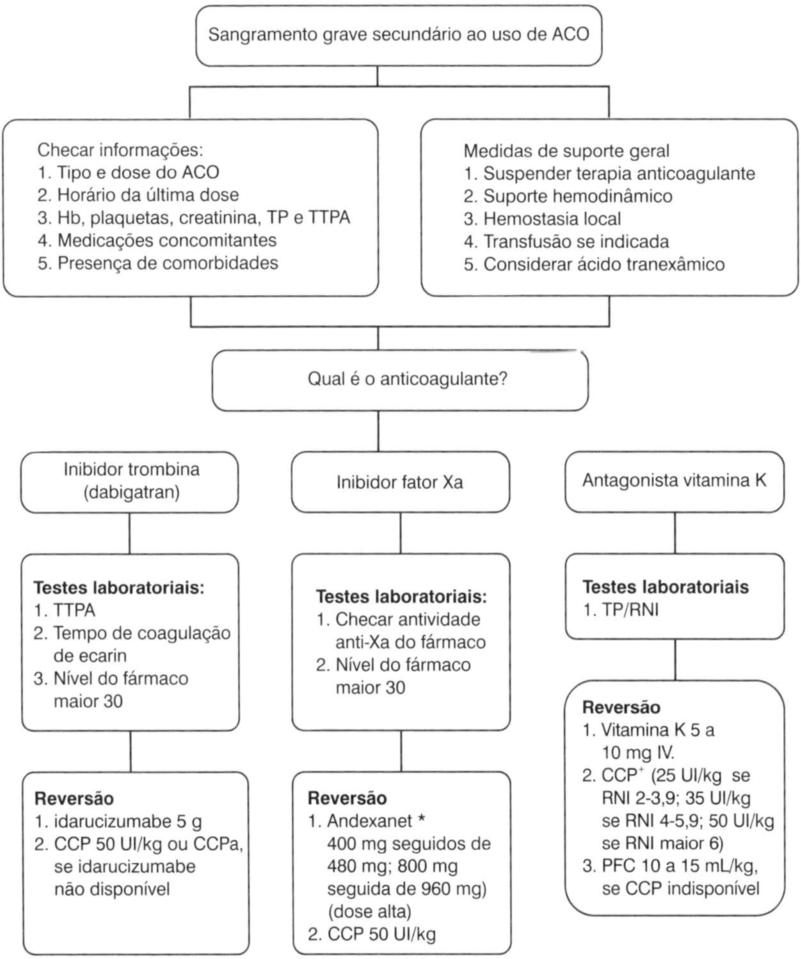

Fluxograma 42.2. Uso dos reversores. *Baixa dose de andexanet, se última dose de apixabana menor ou igual a 5 mg, rivaroxabana menor ou igual a 10 mg ou última dose de DOAC utilizada há mais de 8 horas. Alta dose de andexanet se dose de apixabana maior que 5 mg, rivaroxabana maior que 10 mg ou última dose do DOAC há menos de 8 horas. +Existem evidências para uso de dose fixa de CCP (1.000 ou 1.500 mg), mostrando eficácia, se comparada com dose que se baseia no peso. *Fonte*: Autoria própria.

O CCP é derivado do plasma humano e contém forma inativa dos fatores de coagulação vitamina K dependentes (fatores II, VII, IX e X), a elevada concentração desses fatores aumenta a geração de trombina, diminuindo o efeito do anticoagulante. Uma metanálise que incluiu 3.135 pacientes mostrou que 80% dos pacientes obtiveram resposta hemostática efetiva, mas a incidência de tromboembolismo pós-uso foi de 4%.

O CCPa (FEIBA) contém a forma ativada do fator VII, além de formas inativas dos fatores vitamina K dependentes. Já o fator VIIa recombinante (Novoseven) se liga ao fator tecidual do local da lesão e, dessa forma, inicia a coagulação. Embora os dados clínicos para uso dessas medicações ainda sejam limitados, seu uso pode ser considerado.

Plasma fresco congelado (PFC) é um hemocomponente que contém fatores de coagulação, incluindo fibrinogênio, e pode ser administrado concomitantemente à vitamina K para reversão da varfarina. Uma vez que se trata de hemocomponente, é essencial verificar a compatibilidade ABO. A utilização do PFC deve ser reservada àqueles serviços que não dispõem de CCP.

Agentes reversores específicos

O idarucizumabe (Praxbind®) é um anticorpo monoclonal que se liga ao dabigatrana, neutralizando imediatamente o efeito do fármaco. Uma dose de 5 g é suficiente para reverter completamente o efeito anticoagulante da medicação, exceto naqueles casos em que a concentração do fármaco esteja extremamente alta (p. ex., overdose ou insuficiência renal). Devido ao risco de ressangramento, é necessária a reavaliação clínica e laboratorial após 12 a 24 horas da primeira aplicação e uma dose adicional de idarucizumabe pode ser necessária. A incidência de evento tromboembólico foi de 5% nos primeiros 30 dias após uso do medicamento. Esse fármaco está aprovado para uso como reversor do dabigatrana em casos de sangramento grave e em pacientes com necessidade de cirurgias de emergência.

O andexanet é um fator Xa recombinante que atua como antídoto para os inibidores fator Xa. É administrado por via endovenosa em bólus, na dose de 400 a 800 mg (dependendo da dose e do horário da última tomada do inibidor do fator Xa). Para sustentar o efeito anticoagulante, após a dose em bólus, deve-se administrar uma dose contínua de 4 a 8 mg por 120 minutos. Devido à meia-vida curta, após 2 horas de suspensão do andexanet, existe uma elevação gradual da atividade antifator Xa bem como elevação de nível sérico do fármaco. Um estudo que incluiu pacientes com sangramento grave em uso de rivaroxabana, apixabana e edoxabana, além de dose terapêutica de heparina, demonstrou eficácia do agente reversor, mas 10% dos pacientes apresentaram trombose venosa ou arterial no período de até 30 dias após uso do medicamento. Essa medicação foi aprovada para uso como agente reversor de inibidores de fator Xa.

Bibliografia consultada

Connolly SJ, Crowther M, Eikelboom JW, Gibson CM, Curnutte JT, Lawrence JH, Yue P, Bronson MD, Lu G, Conley PB, Verhamme P, Schmidt J, Middeldorp S, Cohen AT, Beyer-Westendorf J, Albaladejo P, Lopez-Sendon J, Demchuk AM, Pallin DJ, Concha M, Goodman S, Leeds J, Souza S, Siegal DM, Zotova E, Meeks B, Ahmad S, Nakamya J, Milling TJ Jr; ANNEXA-4 Investigators. Full Study Report of Andexanet Alfa for Bleeding Associated with Factor Xa Inhibitors. N Engl J Med. 2019;380(14):1326-35.

Galhardo C Jr, Yamauchi LHI, Dantas H, Guerra JCC. Clinical protocols for oral anticoagulant reversal during high risk of bleeding for emergency surgical and nonsurgical settings: a narrative review. Braz J Anesthesiol. 2021;71(4):429-42.

Gómez-Outes A, Alcubilla P, Calvo-Rojas G, Terleira-Fernández AI, Suárez-Gea ML, Lecumberri R et al. Meta-Analysis of Reversal Agents for Severe Bleeding Associated with Direct Oral Anticoagulants. J Am Coll Cardiol. 2021;77(24):2987-3001.

Harter K, Levine M, Henderson SO. Anticoagulation drug therapy: a review. West J Emerg Med. 2015;16(1):11-7.

Hedges A, Coons JC, Saul M, Smith RE. Clinical effectiveness and safety outcomes associated with prothrombin complex concentrates. J Thromb Thrombolysis. 2016;42(1):6-10.

Moia M, Squizzato A. Reversal agents for oral anticoagulant-associated major or life-threatening bleeding. Intern Emerg Med. 2019;14(8):1233-9.

Schiele F, van Ryn J, Canada K, Newsome C, Sepulveda E, Park J et al. A specific antidote for dabigatran: functional and structural characterization. Blood. 2013;121(18):3554-62.

Shaw JR, Carrier M, Dowlatshahi D, Chakraborty S, Tokessy M, Buyukdere H et al. Activated prothrombin complex concentrates for direct oral anticoagulant-associated bleeding or urgent surgery: Hemostatic and thrombotic outcomes. Thromb Res. 2020;195:21-8.

Stevens SM, Woller SC, Kreuziger LB, et al. Antithrombotic Therapy for VTE Disease: Second Update of the CHEST Guideline and Expert Panel Report. Chest. 2021;160:e545-e608.

Van Es N, De Caterina R, Weitz JI. Reversal agents for current and forthcoming direct oral anticoagulants. Eur Heart J. 2023;44(20):1795-806.

Capítulo 43

Cuidados na Sedação do Paciente Cardiopata

Juliano Pinheiro de Almeida

Maria Alice Gaiane Querido

Introdução

Os pacientes portadores de condições cardiológicas agudas ou crônicas podem necessitar de procedimentos invasivos diagnósticos ou terapêuticos que são invariavelmente desconfortáveis e por vezes dolorosos, como a cardioversão elétrica, o ecocardiograma transesofágico, o cateterismo cardíaco, entre outros. Para sua execução adequada, esses procedimentos exigem graus variados de analgesia e sedação, com o objetivo de promover redução da ansiedade, amnésia e alívio da dor. O objetivo deste capítulo é abordar os principais aspectos da sedação procedural em pacientes cardiopatas, além de revisar os principais fármacos utilizados, com ênfase em seus efeitos cardiovasculares.

Preparação e monitorização

Antes de iniciar uma sedação, devem-se tomar medidas para prevenir situações que possam levar a uma rápida deterioração clínica e à consequente parada cardíaca. Os pacientes devem ser adequadamente monitorizados com, pelo menos, pressão arterial não invasiva, oxímetro de pulso e ECG contínuo, além da confirmação de acesso venoso adequado. Os papéis de cada membro da equipe que farão parte do procedimento devem ser bem definidos. Fonte de oxigênio deve estar disponível, além de cateter de oxigênio, dispositivo de máscara facial-válvula-balão e material para obtenção de via aérea avançada, caso necessário, assim como dispositivos de aspiração. Equipamento e medicações de emergência devem estar disponíveis rapidamente. Todo paciente que será submetido a um procedimento com sedação deve ser avaliado quanto a marcadores de intubação ou ventilação difícil. Deve-se, na medida do possível, otimizar oxigenação e corrigir hipotensão antes da administração dos sedativos.

Em casos de emergência, embora seja preconizado que os pacientes estejam em jejum para evitar o risco de vômito e broncoaspiração durante os procedimentos com sedação, os benefícios do jejum periprocedimento não superam os riscos de atrasar o procedimento. Nesses casos, a urgência do procedimento ditará a necessidade de realizar sedação, independentemente do tempo de jejum.

Aspectos relacionados com cardiopatia

Sedação na insuficiência cardíaca

O uso de opioides não está relacionado a efeitos negativos na contratilidade ventricular ou no débito cardíaco. Porém, pode causar hipotensão e bradicardia, por seus efeitos no sistema nervoso autônomo e nos vasodilatadores diretos, levando à redução da pré-carga. Além disso, alguns opioides, como a morfina, podem precipitar a liberação de histamina, levando a vasodilatação e hipotensão. As medicações antipsicóticas, como quetiapina e haloperidol, podem precipitar hipotensão e taquicardia, devido a suas propriedades bloqueadoras alfa-1 e anticolinérgicas, embora seja um efeito incomum.

Entre os hipnóticos, os benzodiazepínicos têm pequeno efeito vasodilatador e modulador do sistema autonômico, podendo ser uma alternativa segura para pacientes com insuficiência cardíaca. O propofol pode levar à hipotensão, por causa dos efeitos vasodilatadores diretos, efeitos simpaticolíticos e interferência com a função dos barorreceptores, podendo causar bradicardia via ativação de receptores muscarínicos. Além disso, causa profunda redução no débito cardíaco, por suposta ação depressora do miocárdio, mas esses efeitos ocorrem somente com doses supraterapêuticas. A dexmedetomidina em baixas doses pode levar a bradicardia e hipotensão, mas, em doses altas, pode causar aumento da pressão arterial por atividade em receptores alfa-2 periféricos. Choque cardiogênico refratário associado ao uso de dexmedetomidina tem sido relatado, embora seja um evento raro e associado a fatores como emprego de doses elevadas e uso concomitante de outros agentes com efeitos cronotrópicos e inotrópicos negativos.

Sedação na cardiopatia isquêmica

Os agentes opioides possuem nenhum efeito vasomotor coronariano ou no metabolismo miocárdico, sendo considerados seguros para pacientes com doença cardíaca isquêmica, com exceção do alfentanil, que tem sido relacionado com a isquemia miocárdica. O uso de morfina concomitantemente com agentes inibidores de P2Y12 interfere na biodisponibilidade desses antiagregantes plaquetários em pacientes com infarto agudo, podendo comprometer a eficácia do tratamento. O uso de antipsicóticos, embora não esteja associado ao aumento do consumo de oxigênio miocárdico, deve ser realizado com cautela em pacientes pós-infarto, devido a seus efeitos pró-arrítmicos.

Os benzodiazepínicos são considerados seguros em pacientes portadores de cardiopatia isquêmica, por não interferirem na autorregulação coronariana, podendo até aumentar o fluxo coronariano e reduzir o consumo de oxigênio miocárdico. O propofol parece reduzir o trabalho muscular cardíaco, com redução do consumo de oxigênio miocárdio e do fluxo de sangue coronariano proporcionalmente. Deve-se evitar seu uso em pacientes com infartos extensos e função ventricular reduzida, em razão dos efeitos depressores do miocárdio e ao risco de choque cardiogênico. Os dados na literatura ainda são escassos a respeito do uso da dexmedetomidina em pacientes portadores de miocardiopatia isquêmica, embora seu uso em pacientes saudáveis tenha sido associado à redução do fluxo coronariano, em virtude dos efeitos vasoconstritores. No entanto, o uso em pós-operatório de revascularização miocárdica foi relacionado com a redução do consumo de oxigênio miocárdico.

Sedação em pacientes com arritmia

Os efeitos simpaticolíticos e parassimpaticomiméticos dos agentes opioides tornam esses agentes seguros para o uso em pacientes com arritmia ventricular maligna. Além disso, agentes como o fentanil e a morfina aumentam o limiar elétrico para fibrilação do miocárdio ventricular. O uso de antipsicóticos pode precipitar arritmias malignas, aumentando o risco para *Torsade de Pointes* e morte súbita, por sua ação no retardo da despolarização ventricular. O propofol parece ter efeitos antiarrítmicos, provavelmente via modulação do sistema nervoso autônomo, embora sua segurança em pacientes com bradiarritmia seja questionada em função de relatos de bloqueio atrioventricular e choque cardiogênico após seu uso. Os agentes benzodiazepínicos não têm efeito significativo no sistema de condução e podem ser benéficos em pacientes com taquiarritmia, em razão de suas propriedades simpaticolíticas. A dexmedetomidina aumenta o tônus vagal e apresenta propriedades simpaticolíticas, elevando o limiar para arritmias atriais e ventriculares.

Cetamina

A cetamina é um antagonista dos receptores NMDA com efeitos inotrópicos negativos diretos. No entanto, em virtude de sua ação simpaticomimética central, por inibir a recaptação de catecolaminas, os efeitos hemodinâmicos da depressão miocárdica induzida pela cetamina podem ser contrabalanceados. Porém, em pacientes com disfunção ventricular importante, a estimulação simpática pode ser insuficiente para neutralizar os efeitos inotrópicos negativos, levando a consequente instabilidade hemodinâmica. A estimulação simpática da cetamina pode levar a aumento da frequência cardíaca e aumento do consumo miocárdico de oxigênio, o que pode ser maléfico para pacientes portadores de doença arterial coronariana ou estenose aórtica grave, devendo ser evitada nessas populações. Em um estudo experimental, a cetamina apresentou significante efeito antiarrítmico, devido à ação de diminuir a velocidade de condução ventricular e aumentar o período de refratariedade, podendo ser atrativo seu uso em pacientes com arritmia ventricular. No entanto, em pacientes com isquemia miocárdica, o uso da cetamina pode levar ao aumento da incidência de arritmias. Além disso, a cetamina pode potencializar o efeito arritmogênico de outras medicações, como a adrenalina.

Escolha da medicação

Vários fatores devem ser levados em consideração para a escolha das medicações utilizadas para uma sedação procedural, além dos aspectos mencionados anteriormente, entre eles a duração do procedimento, se é doloroso e necessita de analgesia posteriormente, a profundidade da sedação, a idade, as comorbidades e a estabilidade ou a instabilidade hemodinâmica do paciente. A sedação para procedimentos envolve o uso de agentes sedativos ou dissociativos, preferencialmente de rápido início e curta duração, em combinação ou não com opioides de curta duração. O uso de analgesia multimodal com agentes não opioides reduz o risco de depressão respiratória pós-procedimento, em virtude da menor necessidade de medicações sedativas. Para os procedimentos de curta duração com estímulo doloroso somente durante o procedimento (p. ex., CVE), propofol ou etomidato são as medicações sugeridas para sedação no departamento de emergência ou em outros locais onde a sedação é realizada pelo médico não anestesiologista. O propofol pode causar hipotensão, pelo efeito de reduzir a resistência vascular sistêmica e de depressão miocárdica. O etomidato pode causar mioclonia e supressão dose-dependente, o que pode ser maléfico no paciente grave. Não há evidência de que a mistura na proporção de 1:1 de etomidato e propofol reduza a incidência de complicações, comparada ao uso do propofol somente, embora seja uma combinação efetiva e segura.

Para procedimentos mais longos, fentanil e midazolam combinados são comumente utilizados, embora possam causar depressão respiratória e maior necessidade de intervenção na via aérea e de uso de reversores como naloxone e flumazenil. Cetamina também pode ser utilizada para procedimentos mais prolongados, mas com cautela.

Pacientes portadores de doença cardiovascular apresentam alto risco para hipotensão arterial. Portanto, o uso de etomidato ou cetamina para procedimentos com necessidade de sedação deve ser recomendado, visto que normalmente mantêm a estabilidade hemodinâmica. A cetamina mantém os reflexos protetores das vias aéreas e não causa depressão respiratória, sendo um agente interessante para pacientes com potencial via aérea difícil ou com função respiratória comprometida. A escolha entre etomidato e cetamina deve levar em conta as características da cardiopatia já discutidas anteriormente.

Pacientes idosos e cardiopatas devem ser sedados inicialmente com baixas doses, infusão lenta e intervalos menos frequentes do que pacientes jovens sem comorbidades graves, com a menor dose possível. Recomenda-se reduzir as doses das medicações em caso de utilizar combinação com outros agentes. A Tabela 43.1 apresenta as principais medicações utilizadas, com as respectivas doses.

Tabela 43.1. Principais medicações utilizadas em sedação

Medicações	Dose	Tempo (início)	Duração	Repetir dose
Propofol	0,5 a 1 mg/kg	30 segundos	5 minutos	0,25 a 0,5 mg/kg, a cada 1 a 3 minutos
Etomidato	0,1 a 0,15 mg/kg	5 a 15 segundos	5 a 15 minutos	0,05 mg/kg, a cada 3 a 5 minutos
Midazolam	0,02 a 0,03 mg/kg Dose máxima: 2,5 mg	2 a 5 minutos	30 a 60 minutos	Repetir a cada 2 ou 5 minutos
Fentanil	0,5 a 1 mcg/kg	2 a 3 minutos	30 a 60 minutos	0,5 mcg/kg, a cada 2 minutos Dose máxima: 5 mcg/kg
Cetamina	1 a 2 mg/kg	30 segundos	10 a 20 minutos	0,25 mg/kg a 1 mg/kg, a cada 5 a 10 minutos
Dexmedetomidina	0,2 a 0,7 mcg/ minutos	5 a 10 minutos	60 a 240 minutos	N/A

Fonte: Autoria própria.

Conclusão

A sedação em pacientes portadores de cardiopatia representa um desafio para o clínico, visto que os agentes anestésicos interferem na função cardiovascular por meio de diferentes mecanismos farmacológicos, podendo levar a descompensação da doença de base e colapso cardiovascular. O planejamento cuidadoso associado à utilização de medicações de acordo com as características da cardiopatia do paciente reduz as chances de complicações, aumentando, consequentemente, a segurança do procedimento.

Bibliografia consultada

Aya AG, Robert E, Bruelle P, Lefrant JY, Juan JM, Peray P et al. Effects of ketamine on ventricular conduction, refractoriness, and wavelength: potential antiarrhythmic effects: a high-resolution epicardial mapping in rabbit hearts. Anesthesiology. 1997;87(6):1417-27.

Frank RL. Procedural sedation in adults in the emergency department: Medication selection, dosing, and discharge criteria. UpToDate, Feb 26, 2024 [Internet]. Available from: https://www.uptodate.com/contents/procedural-sedation-in-adults-in-the-emergency-department-medication-selection-dosing-and-discharge-criteria.

Green SM, Roback MG, Krauss BS, Miner JR, Schneider S, Kivela PD et al. Unscheduled Procedural Sedation: A Multidisciplinary Consensus Practice Guideline. Ann Emerg Med. 2019;73(5):e51-e65.

Luo AT, Chao ZZ, Xiang Y, Zhang S, Qian CP, Fu C et al. Ketamine attenuates the Na+-dependent Ca2+ overload in rabbit ventricular myocytes in vitro by inhibiting late Na+ and L-type Ca2+ currents. Acta Pharmacol Sin. 2015;36(11):1327-36.

Page RL 2nd, O'Bryant CL, Cheng D, Dow TJ, Ky B, Stein CM, Spencer AP, Trupp RJ, Lindenfeld J; American Heart Association Clinical Pharmacology and Heart Failure and Transplantation Committees of the Council on Clinical Cardiology; Council on Cardiovascular Surgery and Anesthesia; Council on Cardiovascular and Stroke Nursing; and Council on Quality of Care and Outcomes Research. Drugs That May Cause or Exacerbate Heart Failure: A Scientific Statement From the American Heart Association. Circulation. 2016;134(6):e32-69.

Schenone AL, Chen K, Andress K, Militello M, Cho L. Editor's Choice – Sedation in the coronary intensive care unit: An adapted algorithm for critically ill cardiovascular patient. Eur Heart J Acute Cardiovasc Care. 2019;8(2):167-75.

Singh TSS, Elahi F, Cheney B. Ketamine-induced QTc interval prolongation. J Anaesthesiol Clin Pharmacol. 2017;33(1):136-8.

Capítulo 44

Medicamentos na Emergência Cardiológica – Indicação, Contraindicação e Doses

Gabriel Portes Ferriani

Isabela Miguez de Almeida

Juscélio Trajano de Souza Filho

Neste capítulo, abordaremos os medicamentos utilizados nas principais emergências cardiológicas: emergência hipertensiva, síndrome coronariana aguda, insuficiência cardíaca, embolia pulmonar e fibrilação atrial.

Emergência hipertensiva

A emergência hipertensiva é a hipertensão grave com sinais de comprometimento de órgão-alvo. O tratamento farmacológico é indicado quando o paciente apresenta PAS > 180 mmHg e/ou PAD > 120 mmHg, sendo necessário definir uma meta de redução da pressão arterial em 24 a 48 horas, evitando hipotensão.

Medicamentos administrados pela via endovenosa são a primeira escolha, visto que têm rápido início de ação e segurança na titulação da dose conforme resposta clínica. São indicados no manejo inicial para minimizar dano aos órgãos acometidos pelo aumento exacerbado da PA. Após estabilização da pressão arterial, medicamentos administrados pela via oral são acrescentados para gradual redução e descontinuação da terapia endovenosa.

Fármacos e dosagens

- **Nitroprussiato de sódio:** 0,3 a 10 mcg/kg/min, via IV, ajustando 0,5 mcg/kg/min a cada 5 minutos.
- **Nitroglicerina:** 5 a 10 mcg/min, via IV, ajustando 10 a 20 mcg/min a cada 5 ou 10 minutos. Dose máxima: 200 mcg/min.

- **Hidralazina:** 10 a 20 mg, via IV, ou 10 a 40 mg, via IM, 6/6 horas.
- **Metoprolol:** 5 mg, via IV, repetir 10 a 10 minutos, se necessário, até 20 mg.
- **Esmolol:** dose de ataque entre 500 a 1 000 μg/kg, por 1 minuto, via IV. Infusão contínua: iniciar 50 μg/kg/min, com aumento de 25 a 50 μg/kg/min, a cada 10 ou 20 minutos. Dose máxima: 300 μg/kg/min.
- **Clonidina:** 0,1 a 0,9 mg/dia, via oral, em 2 doses.
- **Captopril**: 25 a 150 mg/dia, em 2 a 3 doses.

Dica do farmacêutico

Procure medidas custo-efetivas e medicamentos com poucos eventos adversos para tratamento contínuo. Sendo assim, minimiza-se o risco de baixa adesão ao tratamento e previne-se a ocorrência de novos eventos. Estabeleça padrões de diluição dos medicamentos endovenosos, conforme as demandas da instituição e as recomendações de literatura científica. Revise incompatibilidades com diluentes, fármacos e materiais contendo PVC, bem como interações medicamentosas.

Síndrome coronariana aguda (SCA)

Para o paciente hospitalizado, o tratamento da SCA tem como base o uso de antitrombóticos, betabloqueadores, inibidores da enzima conversora de angiotensina e hipolipemiantes.

Fármacos antiplaquetários e dosagens

- **Ácido acetilsalicílico:** dose de ataque 300 mg e dose de manutenção de 100 mg, 1×/dia.
- **Clopidogrel:** dose de ataque entre 300 e 600 mg (contexto de angioplastia) e dose de manutenção 75 mg, 1×/dia. Quando associado ao fibrinolítico, deve ser na dose de 300 mg, seguida de 75 mg (exceto nos idosos > 75 anos, nos quais não deve ser feita dose de ataque).
- **Ticagrelor:** dose de ataque 180 mg e dose de manutenção 90 mg, 2×/dia.
- **Prasugrel:** dose de ataque 60 mg e dose de manutenção 10 mg, 1×/dia (5 mg nos < 75 anos e < 60 kg; contraindicado em AVC ou AIT prévio).

Dica do farmacêutico

Para a escolha da dupla antiagregação plaquetária, leve em consideração não só a segurança e a eficácia do tratamento, mas também a possibilidade de continuidade do tratamento e a disponibilidade dos medicamentos na rede pública.

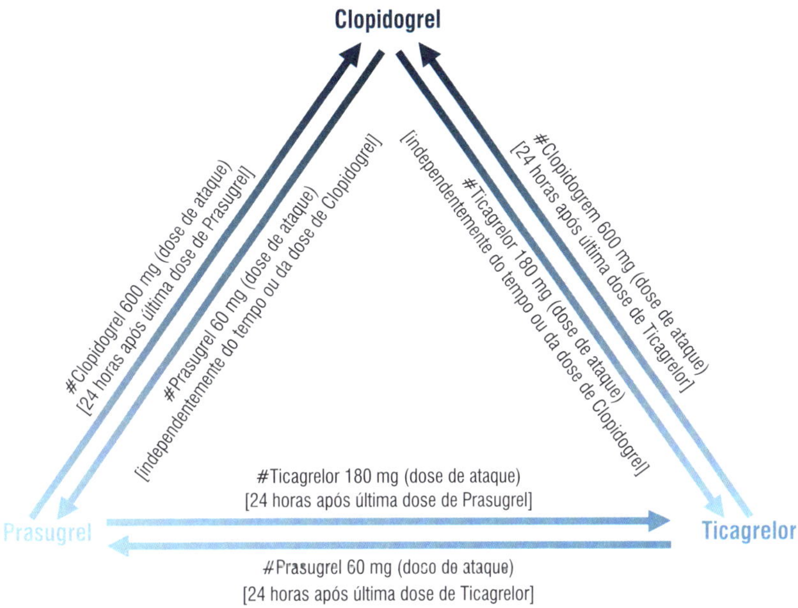

Figura 44.1. Troca de antiplaquetários na fase aguda (até 30 dia após SCA).
Fonte: Autoria própria.

Insuficiência cardíaca (IC)

A insuficiência cardíaca compreende uma síndrome clínica na qual o coração é incapaz de bombear o sangue em quantidade suficiente para atender a demandas dos tecidos ou em que há necessidade de altas pressões de enchimento capilar para um fornecimento adequado de sangue.

Os fármacos listados auxiliam no tratamento da IC aguda, otimizando a perfusão sanguínea ou minimizando a congestão presente nos casos de descompensação.

Fármacos e dosagens

- **Adrenalina:** 0,05 a 0,5 mcg/kg/min.
- **Noradrenalina:** 0,2 a 1 mcg/kg/min.
- **Dobutamina:** 2 a 20 mcg/kg/min.
- **Milrinona:** 0,375 a 0,75 mcg/kg/min.
- **Nitroprussiato de sódio:** 0,1 a 0,3 mcg/kg/min, via IV, ajustando 0,1 a 0,2 mcg/kg/min a cada 10 ou 20 minutos. Dose máxima: 5 mcg/kg/min.

- **Nitroglicerina:** 10 a 20 mcg/min, via IV, ajustar 10 a 20 mcg/min a cada 5 a 10 minutos. Dose máxima: 200 mcg/min.
- **Furosemida:** 20 a 600 mg/dia, via IV, duas doses a três doses por dia. Considerar dose utilizada previamente à admissão (p. ex., 40 mg via oral equivale a 20 mg via endovenosa).

Dica do farmacêutico

Estabeleça padrões de diluição dos medicamentos endovenosos conforme as demandas da instituição e AS recomendações de literatura científica. Revise incompatibilidades com diluentes, fármacos e materiais contendo PVC, bem como interações medicamentosas.

Embolia pulmonar

A definição da anticoagulação depende das características clínicas do paciente, da avaliação do *status* hemodinâmico, do risco de sangramento e de possíveis contraindicações ao tratamento. A terapia trombolítica sistêmica é recomendada em pacientes com comprometimento hemodinâmico.

Fármacos e dosagens

- **Trombolítico**: Alteplase – 100 mg infundidos em 2 horas, via IV; em pacientes com extrema instabilidade hemodinâmica ou parada cardíaca, pode ser feita a dose de 0,6 mg/kg, por 15 minutos. Dose máxima: 50 mg.
- **Anticoagulantes parenterais:**
  - Heparina não fracionada: 80 unidades/kg, via IV, em bólus, seguida de infusão contínua de 18 unidades/kg/h ou 5.000 unidades em bólus seguida de 1.333 unidades/horas, conforme os parâmetros de coagulação e TTPa.
  - Enoxaparina: 1 mg/kg, a cada 12 horas, via SC, ou 1,5 mg/kg, 1×/dia, via SC.
- **Anticoagulantes orais de ação direta:**
  - **Rivaroxabana:** 15 mg, 2×/dia, VO, por três semanas, seguidos de 20 mg, 1×/dia.
  - **Apixabana:** 10 mg, 2×/dia, VO, por sete dias, seguidos de 5 mg, 2×/dia.
  - **Dabigatrana:** após cinco dias de anticoagulação parenteral, iniciar com dose-padrão de 150 mg, 2×/dia.
  - **Edoxabana:** após cinco dias de enoxaparina ou heparina não fracionada, iniciar com 60 mg, 1×/dia. Se ClCr entre 30 e 50 mL/min ou peso menor que 60 kg, 30 mg, 1×/dia.

Dica do farmacêutico

Considere as características individuais de cada paciente, como insuficiência hepática, coagulopatia, entre outras. Monitore os parâmetros laboratoriais referentes a coagulação e tenha em mente a possibilidade de utilização dos respectivos antídotos.

Fibrilação atrial (FA)

A fibrilação atrial é a arritmia sustentada mais comum na prática clínica, caracterizada por desorganização completa da atividade elétrica atrial, com consequente perda da atividade mecânica.

Os medicamentos utilizados na FA estão relacionados principalmente aos cuidados com a cardioversão química e a anticoagulação.

Fármacos e dosagens

- **Cardioversão química com amiodarona:** dose de ataque, que varia de 150 a 300 mg, administrada em aproximadamente 30 a 60 minutos, e dose de manutenção, de 600 a 1 200 mg, em 24 horas.
- **Anticoagulação**:
  - **Rivaroxabana:** 20 mg, 1×/dia. Dose reduzida: 15 mg, 1×/dia.
  - **Apixabana:** 5 mg, 2×/dia. Dose reduzida: 2,5 mg, 2×/dia.
  - **Dabigatrana:** dose-padrão de 150 mg, 2×/dia. Dose reduzida: 110 mg, 2×/dia.
  - **Edoxabana:** 60 mg, 1×/dia. Dose reduzida: 30 mg, 1×/dia.
  - **Varfarina:** 2,5 a 5 mg/dia, com ajustes posológicos com base nos resultados de TP/INR.

Dica do farmacêutico

Para escolha assertiva do medicamento mais indicado, considere o perfil de paciente, função renal, idade e interação com alimentos ou outros fármacos.

Bibliografia consultada

Barroso WKS, Rodrigues CIS, Bortolotto LA, Mota-Gomes MA, Brandão AA, Feitosa ADM et al. Diretrizes Brasileiras de Hipertensão Arterial – 2020. Arq Bras Cardiol. 2021;116(3):516-658.

Hindricks G, Potpara T, Dagres N, Arbelo E, Bax JJ, Blomström-Lundqvist C, Boriani G, Castella M, Dan GA, Dilaveris PE, Fauchier L, Filippatos G, Kalman JM, La Meir M, Lane DA, Lebeau JP, Lettino M, Lip GYH, Pinto FJ, Thomas GN, Valgimigli M, Van Gelder IC, Van Putte BP, Watkins CL; ESC Scientific Document Group. 2020 ESC Guidelines for the diagnosis and management of atrial fibrillation developed in collaboration with the European Association for Cardio-Thoracic Surgery (EACTS): The Task Force for the diagnosis and management of atrial fibrillation of the European Society of Cardiology (ESC) Developed with the special contribution of the European Heart Rhythm Association (EHRA) of the ESC. Eur Heart J. 2021;42(5):373-498.

Hindricks G, Potpara T, Dagres N, Arbelo E, Bax JJ, Blomström-Lundqvist C, Boriani G, Castella M, Dan GA, Dilaveris PE, Fauchier L, Filippatos G, Kalman JM, La Meir M, Lane DA, Lebeau JP, Lettino M, Lip GYH, Pinto FJ, Thomas GN, Valgimigli M, Van Gelder IC, Van Putte BP, Watkins CL; ESC Scientific Document Group. 2020 ESC Guidelines for the diagnosis and management of atrial fibrillation developed in collaboration with the European Association for Cardio-Thoracic Surgery (EACTS): The Task Force for the diagnosis and management of atrial fibrillation of the European Society of Cardiology (ESC) Developed with the special contribution of the European Heart Rhythm Association (EHRA) of the ESC. Eur Heart J. 2021;42(5):373-498.

Hospital Sírio-Libanês. Guia Farmacêutico [Internet]. Disponível em: https://guiafarmaceutico.hsl.org.br.

Konstantinides SV, Meyer G, Becattini C, Bueno H, Geersing GJ, Harjola VP, Huisman MV, Humbert M, Jennings CS, Jiménez D, Kucher N, Lang IM, Lankeit M, Lorusso R, Mazzolai L, Meneveau N, Ní Áinle F, Prandoni P, Pruszczyk P, Righini M, Torbicki A, Van Belle E, Zamorano JL; ESC Scientific Document Group. 2019 ESC Guidelines for the diagnosis and management of acute pulmonary embolism developed in collaboration with the European Respiratory Society (ERS). Eur Heart J. 2020;41(4):543-603.

McDonagh TA, Metra M, Adamo M, Gardner RS, Baumbach A, Böhm M, Burri H, Butler J, Čelutkien J, Chioncel O, Cleland JGF, Coats AJS, Crespo-Leiro MG, Farmakis D, Gilard M, Heymans S, Hoes AW, Jaarsma T, Jankowska EA, Lainscak M, Lam CSP, Lyon AR, McMurray JJV, Mebazaa A, Mindham R, Muneretto C, Francesco Piepoli M, Price S, Rosano GMC, Ruschitzka F, Kathrine Skibelund A; ESC Scientific Document Group. 2021 ESC Guidelines for the diagnosis and treatment of acute and chronic heart failure. Eur Heart J. 2021;42(36):3599-3726.

Nicolau JC, Feitosa GS Filho, Petriz JL, Furtado RHM, Précoma DB, Lemke W et al. Diretrizes da Sociedade Brasileira de Cardiologia sobre Angina Instável e Infarto Agudo do Miocárdio sem Supradesnível do Segmento ST – 2021. Arq Bras Cardiol. 2021;117(1):181-264.

Williams B, Mancia G, Spiering W, Agabiti Rosei E, Azizi M, Burnier M, Clement DL, Coca A, de Simone G, Dominiczak A, Kahan T, Mahfoud F, Redon J, Ruilope L, Zanchetti A, Kerins M, Kjeldsen SE, Kreutz R, Laurent S, Lip GYH, McManus R, Narkiewicz K, Ruschitzka F, Schmieder RE, Shlyakhto E, Tsioufis C, Aboyans V, Desormais I; ESC Scientific Document Group. 2018 ESC/ESH Guidelines for the management of arterial hypertension. Eur Heart J. 2018;39(33):3021-104.

Capítulo 45

Coronariopatia Aguda no Paciente com Disfunção Renal

Bruna Pileggi
André Franci
Roberta Saretta
Roberto Kalil Filho

Introdução

A doença renal crônica (DRC) e as doenças cardiovasculares (DCV) frequentemente coexistem, visto que muitos fatores de risco são comuns no desenvolvimento de ambas, notadamente a hipertensão arterial sistêmica (HAS) e o diabetes *mellitus* (DM). A principal causa de morbimortalidade em pessoas com DRC são as doenças cardiovasculares, tendo esses pacientes maior risco de falecer em decorrência de DCV do que de evoluir para a forma terminal da DRC.

Epidemiologia e prognóstico

Mais de 30% dos pacientes admitidos por síndrome coronariana aguda (SCA) têm algum grau de disfunção renal. A DRC, além de conferir pior prognóstico a pacientes com SCA, também está associada a maior risco de sangramento, impactando diretamente a relação risco-benefício da terapia antiplaquetária, uma das principais intervenções no tratamento das SCA. A DRC, mesmo em estágios iniciais, aumenta o risco de óbito entre os diferentes tipos de apresentação das SCA, sendo esse risco diretamente proporcional ao grau de disfunção renal.

Mecanismos fisiopatológicos

Apesar de não estarem completamente elucidados, alguns mecanismos fisiopatológicos potencialmente implicados no aumento na taxa de eventos na população de pacientes com DRC incluem a inflamação crônica, o estresse oxidativo, a aterosclerose acelerada e o aumento da agregabilidade plaquetária, bem como a subutilização de terapias antitrombóticas e de procedimentos invasivos.

Quadro clínico

A presença da DRC modifica a apresentação clínica e a sintomatologia dos pacientes admitidos com quadro de SCA. A maioria dos pacientes com DRC são oligossintomáticos, sendo a queixa de dispneia a mais frequente. Apenas 44% dos pacientes com estágios mais avançados de DRC (≥ 3a) internados com SCA queixam-se de dor em região precordial, braços, ombros ou mandíbula, comparados a 72% dos pacientes com função renal preservada. À medida que a função renal piora, menos característica é a apresentação clínica. Sendo assim, as equipes médicas do departamento de emergência devem aumentar sua atenção para a suspeita diagnóstica de SCA em pacientes com disfunção renal. Pacientes com DRC são mais propensos a apresentar um IAM do que quadros coronarianos de evolução mais lenta como as anginas estáveis, com acentuação progressiva dos sintomas, e, uma vez que apresentam um IAM, é mais provável que seja um IAM sem elevação do segmento ST do que um IAM com elevação do segmento ST.

Diagnóstico

O diagnóstico de coronariopatia aguda tem os mesmos preceitos de pacientes com função renal preservada, isto é, baseia-se na sintomatologia, nas alterações eletrocardiográficas, nas alterações de marcadores de necrose miocárdica, na identificação de alterações isquêmicas em exames de imagem e na identificação angiográfica de placa aterosclerótica e/ou trombo intracoronário (Quadro 45.1). Apesar disso, devemos atentar para possíveis alterações que levam a diagnósticos falso-positivos ou falso-negativos, como:

- **Eletrocardiograma:** devido à presença de distúrbios hidroeletrolíticos, anormalidades podem estar presentes, mesmo sem isquemia.
- **Marcadores de necrose miocárdica, especialmente as troponinas** (TnT e TnI): frequentemente estão aumentados, mesmo na ausência de SCA. Níveis elevados de troponina, porém sem grandes variações evolutivas, podem estar associados à injúria miocárdica crônica e podem ter relação com alterações cardíacas estruturais frequentes nos pacientes com DRC, como hipertrofia ventricular esquerda, doença coronária microvascular, inflamação sistêmica e hipoperfusão relacionada com a anemia da DRC, além de menor *clearance*, associado a menor taxa de filtração glomerular. Independentemente do mecanismo, a elevação de troponina está associada à maior mortalidade global e por causas cardiovasculares. Apesar da sensibilidade dos testes de troponina para

Quadro 45.1. Pontos práticos sobre diagnóstico e estratificação de risco em pacientes com SCA e DRC
Pacientes com DRC admitidos na sala de emergência devem ser avaliados com atenção especial para a possibilidade diagnóstica de SCA. É importante valorizar sintomas atípicos e interpretar com cautela o ECG, pois podem estar presentes anormalidades relacionadas com distúrbios hidroeletrolíticos, bem como avaliar de forma crítica os valores seriados de troponina
Pacientes com DRC e diagnóstico de SCA com indicação de estratificação invasiva não devem ser privados do procedimento em decorrência do risco de agravamento da disfunção renal. Nesses pacientes, a estratégia invasiva está associada à melhora da sobrevida, sem evidência de aumento da necessidade de diálise no longo prazo
Na população de pacientes com DRC em que a prioridade pessoal é evitar a hemodiálise, essa preferência pode influenciar na indicação do melhor tratamento. Os valores pessoais de cada paciente devem ser respeitados, mas todos devem ser orientados acerca dos benefícios do tratamento invasivo e dos riscos de não o realizar

Fonte: Autoria própria.

o diagnóstico de IAM se manter alta, a especificidade cai de 93% a 95% para pacientes com função renal normal para cerca de 40% em pacientes com DRC em hemodiálise.

Tratamento

Antiagregação plaquetária

O ácido acetilsalicílico (AAS) segue como a principal terapia antiplaquetária inicial (Quadro 45.2), tanto em pacientes com DRC como em pacientes com função renal normal. Os inibidores P2Y12 são de fundamental importância no tratamento das SCA, mas seus benefícios em pacientes com DRC ainda não estão claramente estabelecidos. Essa população de pacientes é frequentemente excluída ou sub-representada nos grandes ensaios clínicos. Assim, a indicação para o uso da dupla terapia antiplaquetária é frequentemente extrapolada a partir de estudos que incluíram apenas pacientes com função renal preservada, de análises de subgrupos de grandes estudos clínicos randomizados ou, ainda, de estudos observacionais pequenos, de farmacocinética e farmacodinâmica.

Uma grande metanálise com 40 estudos clínicos e mais de 20.000 pacientes, avaliou os benefícios e os riscos do uso da dupla antiagregação plaquetária com AAS e clopidogrel em pacientes com DRC na vigência de um SCA e mostrou que a adição de clopidogrel teve pouco ou nenhum impacto na redução da incidência de IAM, morte cardiovascular, mortalidade global ou necessidade de revascularização miocárdica. No entanto, houve aumento na incidência de sangramentos maiores em pacientes com DRC e SCA quando comparados a pacientes sem DRC. No estudo PLATO, a dupla antiagregação com AAS e ticagrelor foi superior ao uso de AAS e clopidogrel na redução de morte cardiovascular, IAM ou AVC. Em uma subanálise pré-especificada desse estudo, o resultado se mostrou consistente em pacientes com DRC, abrindo uma nova alternativa para a dupla antiagregação nessa população.

Novas considerações sobre o tempo de dupla antiagregação plaquetária vêm sendo estudadas. O estudo TWILIGHT mostrou que a suspensão do AAS e a monoterapia com ticagrelor após 3 meses da SCA foram seguras, reduzindo o número de eventos hemorrágicos sem aumentar eventos isquêmicos.

Anticoagulação

A heparina não fracionada (HNF) é geralmente a escolha mais segura como agente anticoagulante em pacientes com DRC, pois pode ser facilmente titulada para atingir o efeito desejado, a monitorização é simples e está amplamente disponível, além de ter menor custo. A enoxaparina não deixa de ser uma alternativa e tem a conveniência de ser administrada de forma intermitente e subcutânea. No entanto, devem ser feitos ajustes na dose, conforme a taxa de filtração glomerular, e o controle com a dosagem do anti-XA, o que é altamente recomendado.

Estatinas

Não existem grandes estudos randomizados que tenham testado as estatinas em pacientes com DRC e SCA. No entanto, estudo observacionais mostram que os benefícios já bem estabelecidos em pacientes com função renal preservada são mantidos nos pacientes com DRC. A não prescrição de estatina para pacientes com SCA está associada a pior

Quadro 45.2. Pontos práticos para a terapia farmacológica inicial em pacientes com DRC e SCA
• AAS segue como a terapia inicial padrão em todos os pacientes com SCA. Podem ser consideradas a interrupção do AAS após 3 meses da SCA e a monoterapia com ticagrelor, com o objetivo de reduzir a incidência de sangramentos
• Os pacientes com DRC apresentam maior risco hemorrágico com a associação de inibidores P2Y12, mas o risco-benefício deve sempre ser considerado. Uma subanálise do estudo PLATO mostra que o ticagrelor pode ser uma boa alternativa ao clopidogrel nos pacientes com DRC
• A HNF é preferencialmente utilizada em pacientes com DRC e SCA, evitando a necessidade de ajustes de dose e *crossover* durante a realização do cateterismo, o que pode aumentar o risco de eventos adversos
• Estatinas devem ser prescritas para todos os pacientes com DRC e SCA. Não existem evidências de que pacientes com DRC têm maior risco de reações adversas à terapia. Considerar associação de ezetimibe e inibidores de PCSK-9 em pacientes que seguem com níveis de LDL-colesterol fora da meta

Fonte: autoria própria.

prognóstico e não existem evidências de que pacientes com DRC têm maior risco de reações adversas à terapia. Em pacientes que seguem com níveis de LDL-colesterol fora da meta, a associação de ezetimibe e inibidores de PCSK-9 deve ser considerada.

Bibliografia consultada

Di Mauro M, Fiorentini V, Mistrulli R, Veneziano FA, De Luca L. Acute coronary syndrome and renal impairment: a systematic review. Rev Cardiovasc Med. 2022;23(2):49.

Eggers KM, Lindahl B, Carrero JJ, Evans M, Szummer K, Jernberg T. Cardiac Troponins and Their Prognostic Importance in Patients with Suspected Acute Coronary Syndrome and Renal Dysfunction. Clin Chem. 2017;63(8):1409-17.

James S, Budaj A, Aylward P, Buck KK, Cannon CP, Cornel JH et al. Ticagrelor versus clopidogrel in acute coronary syndromes in relation to renal function: results from the Platelet Inhibition and Patient Outcomes (PLATO) trial. Circulation. 2010;122(11):1056-67.

Jankowski J, Floege J, Fliser D, Böhm M, Marx N. Cardiovascular Disease in Chronic Kidney Disease: Pathophysiological Insights and Therapeutic Options. Circulation. 2021;143(11):1157-72.

Larsen AI, Tomey MI, Mehran R, Nilsen DWT, Kirtane AJ, Witzenbichler B et al. Comparison of outcomes in patients with ST-segment elevation myocardial infarction discharged on versus not on statin therapy (from the harmonizing outcomes with revascularization and stents in acute myocardial infarction trial). Am J Cardiol. 2014;113(8):1273-9.

Natanzon SS, Matetzky S, Beigel R, Iakobishvili Z, Goldenberg I, Shechter M; Acute Coronary Syndrome Israel Survey (ACSIS) investigators. Statin therapy among chronic kidney disease patients presenting with acute coronary syndrome. Atherosclerosis. 2019;286:14-9.

Palmer SC, Di Micco L, Razavian M, Craig JC, Perkovic V, Pellegrini F et al. Effects of antiplatelet therapy on mortality and cardiovascular and bleeding outcomes in persons with chronic kidney disease: a systematic review and meta-analysis. Ann Intern Med. 2012;156(6):445-59.

Sarnak MJ, Amann K, Bangalore S, Cavalcante JL, Charytan DM, Craig JC, Gill JS, Hlatky MA, Jardine AG, Landmesser U, Newby LK, Herzog CA, Cheung M, Wheeler DC, Winkelmayer WC, Marwick TH; Conference Participants. Chronic Kidney Disease and Coronary Artery Disease: JACC State-of-the-Art Review. J Am Coll Cardiol. 2019;74(14):1823-38.

Sharon A, Massalha E, Fishman B, Fefer P, Barbash IM, Segev A et al. Early Invasive Strategy and Outcome of Non-ST-Segment Elevation Myocardial Infarction Patients with Chronic Kidney Disease. JACC Cardiovasc Interv. 2022;15(19):1977-88.

Sosnov J, Lessard D, Goldberg RJ, Yarzebski J, Gore JM. Differential symptoms of acute myocardial infarction in patients with kidney disease: a community-wide perspective. Am J Kidney Dis. 2006;47(3):378-84.

Stefanini GG, Briguori C, Cao D, Baber U, Sartori S, Zhang Z et al. Ticagrelor monotherapy in patients with chronic kidney disease undergoing percutaneous coronary intervention: TWILIGHT-CKD. Eur Heart J. 2021;42(45):4683-93.

Tomey MI, Chyou JY. Management Considerations for Acute Coronary Syndromes in Chronic Kidney Disease. Curr Cardiol Rep. 2024;26(5):303-12.

SEÇÃO 5
EXAMES COMPLEMENTARES

EDITORES

Roberto Kalil Filho
Fernando Ganem
Luiz Francisco Cardoso

CAPÍTULOS

Capítulo 46

Biomarcadores de Lesão Miocárdica, BNP e D-Dímero

Fábio de Cerqueira Lario

André Franci

Introdução

Biomarcadores cardíacos e tromboembólicos são ferramentas cruciais na prática clínica moderna, oferecendo informações valiosas para o diagnóstico, o prognóstico e o monitoramento de doenças cardiovasculares e tromboembólicas. Sua utilização tem auxiliado a abordagem de condições como infarto agudo do miocárdio, insuficiência cardíaca e distúrbios trombóticos, permitindo intervenções mais rápidas e precisas, o que melhora significativamente os desfechos clínicos.

Marcadores de necrose miocárdica

Os marcadores de necrose miocárdica, especialmente as troponinas de alta sensibilidade (hs-cTn), representam um avanço significativo na detecção e no manejo do infarto agudo do miocárdio (IAM). Esses biomarcadores são altamente específicos para o tecido cardíaco e sensíveis a danos miocárdicos, oferecendo a capacidade de detectar lesões cardíacas muito antes de biomarcadores utilizados previamente, como AST, LDH e CK-MB.

O desenvolvimento dos ensaios hs-cTn proporcionou uma sensibilidade e uma especificidade sem precedentes, permitindo não apenas um diagnóstico mais preciso, mas também uma estratificação de risco mais eficaz dos pacientes. Esses ensaios são capazes de detectar níveis muito baixos de troponina no sangue, fornecendo informações valiosas para o diagnóstico precoce de infarto, crucial para o tratamento oportuno e para a melhora dos desfechos dos pacientes.

Os gráficos (Figura 46.1) mostram a variação da concentração de troponina sérica ao longo do tempo, diferenciando eventos isquêmicos

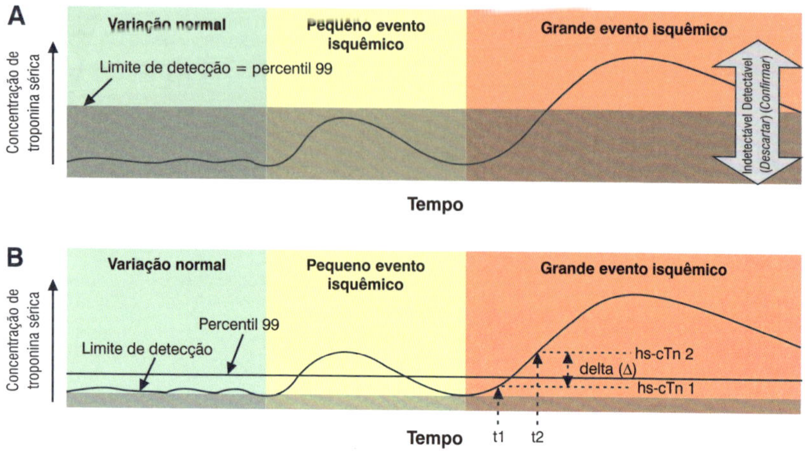

Figura 46.1. Comparação de *performance* dos testes convencionais de troponina e dos testes de alta sensibilidade para detecção de eventos isquêmicos. (**A**) Interpretação convencional do ensaio de troponina. (**B**) Interpretação do ensaio de troponina de alta sensibilidade. *Fonte*: Andruchow JE, Kavsak PA, McRae AD. Contemporary Emergency Department Management of Patients with Chest Pain: a Concise Review and Guide for the High-Sensitivity Troponin Era. Can J Cardiol. 2018;34(2):98-108.

pequenos de grandes. O gráfico superior (**A**) é para ensaio convencional, enquanto o gráfico inferior (**B**) é para ensaio de alta sensibilidade, que é capaz de detectar mudanças menores na concentração de troponina, úteis para a detecção precoce de eventos isquêmicos.

A interpretação dos valores de hs-cTn considera tanto os níveis absolutos quanto a mudança (delta) desses níveis ao longo do tempo. Um aumento ou uma diminuição significativa em um curto período são indicativos de lesão miocárdica aguda. Além disso, ensaios de hs-cTn apresentam limiares específicos, geralmente definidos pelo percentil 99 da população de referência, ajustados por sexo em muitos casos.

No entanto, a especificidade diagnóstica dos ensaios hs-cTn requer uma interpretação cuidadosa entre as variadas causas de lesão miocárdica, além de considerar a coleta da amostra dentro da janela de tempo adequada. Várias condições, tanto cardíacas quanto não cardíacas, podem levar ao aumento dos níveis de hs-cTn (Figura 46.2), o que exige uma avaliação clínica completa e, em alguns casos, testes adicionais para identificar a causa subjacente.

Ao usar hs-Tn como marcador prognóstico ou para estratificação de risco em qualquer uma dessas condições, é crucial interpretar os resultados no contexto do quadro clínico completo, da história do paciente e de outros achados diagnósticos. Além disso, é fundamental conhecer bem o ensaio clínico (fabricante e versão) utilizado, para que a correta

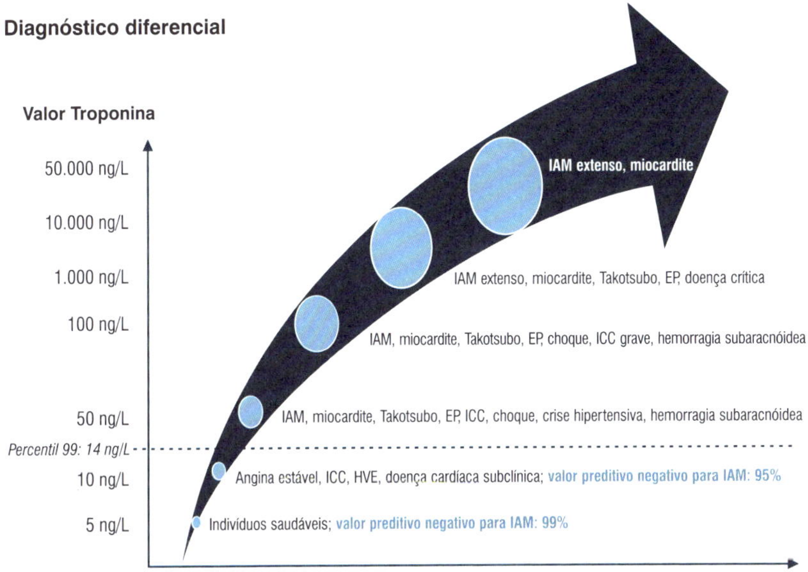

Figura 46.2. Interpretação e diagnóstico diferencial das elevações de troponina de alta sensibilidade. Seta azul representa o valor isolado da dosagem e tamanho dos círculos azul-claro representa o "delta" (variação) entre as dosagens iniciais e subsequentes da troponina de alta sensibilidade. *Fonte*: Adaptada de Januzzi JL Jr., Mahler SA, Christenson RH, Rymer J, Newby LK, Body R et al. Recommendations for Institutions Transitioning to High-Sensitivity Troponin Testing: JACC Scientific Expert Panel. J Am Coll Cardiol. 2019;73:1059-77.

interpretação dos resultados possa ser garantida, uma vez que os limites de referência homologados para os diferentes ensaios podem variar consideravelmente, conforme Tabela 46.1 a seguir.

BNP/NT-pro-BNP

Os peptídeos natriuréticos BNP (peptídeo natriurético cerebral) e NT-pro-BNP são marcadores bioquímicos usados principalmente na avaliação e no manejo de pacientes com insuficiência cardíaca. Eles são produzidos pelos ventrículos do coração em resposta ao estresse e ao estiramento do tecido cardíaco, funcionando como reguladores na homeostase do volume e da pressão sanguínea.

O BNP e o NT-pro-BNP são amplamente utilizados para diferenciar dispneia de origem cardíaca de outras causas, bem como para avaliar a gravidade e o prognóstico da insuficiência cardíaca. Eles estão associados a um pior prognóstico, incluindo maior risco de hospitalização e mortalidade, quando apresentam níveis elevados.

Ensaio	Limite de detecção (LoD), ng/L	Limite de quantificação (LoQ), ng/L	Percentil 99 geral, ng/L	Percentis 99 específicos por sexo, F/M, ng/L
Abbott ARCHITECT hs-cTnI	1.7	2.3	28	17/35
Roche cobas e601, e602, E170/TnT Gen 5 STAT	3.0	6	19	14/22
Siemens ATELLICA high-sensitivity TnI (TNIH)	1.6	2.50	45.4	38.6/53.5
Siemens Dimension VISTA high-sensitivity TnI (TNIH)	2.0	3.0	58.9	53.7/78.5

Tabela 46.1. Testes (ensaios) de troponina de alta sensibilidade liberados pela FDA

Nota: Limite de detecção (LoD), limite de quantificação (LoQ) e limites superiores do percentil 99 conforme informações do pacote inserido. FDA: Food and Drug Administration; hs-cTnI: troponina I cardíaca de alta sensibilidade. *Fonte*: Sandoval Y, Apple FS, Mahler SA, Body R, Collinson PO, Jaffe AS; International Federation of Clinical Cheistry and Laboratory Medicine Committee on the Clinical Application of Cardiac Biomarkers. High-Sensitivity Cardiac Troponin and the 2021 AHA/ACC/ASE/CHEST/SAEM/SCCT/SCMR Guidelines for the Evaluation and Diagnosis of Acute Chest Pain. Circulation. 2022;146(7):569-81.

A dosagem desses marcadores pode auxiliar no monitoramento da resposta ao tratamento, permitindo ajustes terapêuticos mais precisos para otimizar a terapia e melhorar a qualidade de vida dos pacientes. Eles também têm sido associados à redução de hospitalizações e a melhor eficiência no uso dos recursos de saúde.

A escolha entre dosar o BNP ou o NT-pro-BNP depende de vários fatores, incluindo estabilidade dos biomarcadores, insuficiência renal e presença de medicamentos que possam interferir nos níveis desses peptídeos, como o sacubitril-valsartana. Em geral, o NT-pro-BNP é preferido, devido a maior estabilidade e a menor susceptibilidade a interferências.

D-Dímero

O D-dímero é um produto da degradação da fibrina e serve como um biomarcador valioso para a avaliação de doenças tromboembólicas, como trombose venosa profunda (TVP) e tromboembolismo pulmonar (TEP). É um teste altamente sensível e amplamente utilizado para excluir TVP e TEP em pacientes de baixa probabilidade clínica.

O teste de D-dímero tem alta sensibilidade, o que significa que um resultado negativo é muito eficaz em excluir essas condições. Isso permite uma avaliação imediata em ambientes de urgência e pode reduzir a necessidade de exames de imagem diagnóstica mais caros e invasivos, se utilizado adequadamente (Quadro 46.1).

Quadro 46.1. Exemplos de uso e condições em que o D-dímero pode estar alterado

Condição clínica	Uso do D-dímero
Suspeita de trombose venosa profunda (TVP)	Exclusão de TVP: um nível baixo pode excluir TVP em pacientes de baixa probabilidade clínica
Suspeita de tromboembolismo pulmonar (TEP)	Exclusão de TEP: um resultado negativo pode excluir TEP em pacientes de baixo risco
Coagulação intravascular disseminada (CID)	Diagnóstico de CID: níveis elevados refletem a atividade trombótica e fibrinolítica do transtorno
AVC isquêmico	Estratificação de risco: níveis elevados podem indicar maior risco de eventos trombóticos associados
Dissecção aguda de aorta	Diagnóstico e monitoramento: pode ser elevado e usado na avaliação diagnóstica
Infecções graves e sepse	Marcador de prognóstico: níveis elevados podem indicar pior prognóstico e gravidade
Câncer	Marcador de risco trombótico: níveis elevados indicam risco aumentado de complicações trombóticas em certas neoplasias
Monitoramento pós-terapêutico	Após tratamento anticoagulante: usado para monitorar eficácia ou prever recorrência de eventos trombóticos

Fonte: Autoria própria.

No entanto, é importante notar que o D-dímero não é específico para eventos tromboembólicos e pode estar elevado em uma variedade de condições clínicas, incluindo trauma, cirurgia recente, infecção, inflamação e gravidez. Portanto, a interpretação dos resultados deve sempre ser feita em conjunto com avaliação clínica do paciente, histórico médico e outros achados de diagnóstico. O uso do teste deve ser guiado por protocolos clínicos e diretrizes baseadas em evidências para garantir sua aplicação apropriada e sua interpretação precisa.

Considerações finais

A utilização de biomarcadores, como troponinas de alta sensibilidade, BNP/NT-Pro-BNP e D-dímero, transformou a prática clínica, oferecendo meios mais rápidos, precisos e eficientes para diagnóstico e manejo de condições cardiovasculares e tromboembólicas. À medida que avançamos na medicina de precisão, esses biomarcadores continuarão a ser fundamentais no aprimoramento dos cuidados ao paciente.

Bibliografia consultada

Andruchow JE, Kavsak PA, McRae AD. Contemporary Emergency Department Management of Patients with Chest Pain: a Concise Review and Guide for the High-Sensitivity Troponin Era. Can J Cardiol. 2018;34(2):98-108.

Biener M, Giannitsis E, Kuhner M, Zelniker T, Mueller-Hennessen M, Vafaie M et al. Prognostic Value of High-Sensitivity Cardiac Troponin T Compared with Risk Scores in Stable Cardiovascular Disease. Am J Med. 2017;130(5):572-82.

Bikdeli B, Muriel A, Rodríguez C, González S, Briceño W, Mehdipoor G et al. High-Sensitivity vs Conventional Troponin Cutoffs for Risk Stratification in Patients With Acute Pulmonary Embolism. JAMA Cardiol. 2024;9(1):64-70.

Castiglione V, Aimo A, Vergaro G, Saccaro L, Passino C, Emdin M. Biomarkers for the diagnosis and management of heart failure. Heart Fail Rev. 2022;27(2):625-43.

Gulati M, Levy PD, Mukherjee D, Amsterdam E, Bhatt DL, Birtcher KK et al. 2021 AHA/ACC/ASE/CHEST/SAEM/SCCT/SCMR Guideline for the Evaluation and Diagnosis of Chest Pain: a Report of the American College of Cardiology/American Heart Association Joint Committee on Clinical Practice Guidelines. Circulation. 2021;78(22):e187-e285.

Hendricks S, Dykun I, Balcer B, Totzeck M, Rassaf T, Mahabadi AA. Higher BNP/NT-pro BNP levels stratify prognosis equally well in patients with and without heart failure: a meta-analysis. ESC Heart Fail. 2022;9(5):3198-209.

Januzzi JL Jr., Mahler SA, Christenson RH, Rymer J, Newby LK, Body R et al. Recommendations for Institutions Transitioning to High-Sensitivity Troponin Testing: JACC Scientific Expert Panel. J Am Coll Cardiol. 2019;73:1059-77.

Konstantinides SV, Meyer G, Becattini C, Bueno H, Geersing GJ, Harjola VP, Huisman MV, Humbert M, Jennings CS, Jiménez D, Kucher N, Lang IM, Lankeit M, Lorusso R, Mazzolai L, Meneveau N, Ní Áinle F, Prandoni P, Pruszczyk P, Righini M, Torbicki A, Van Belle E, Zamorano JL; ESC Scientific Document Group. 2019 ESC Guidelines for the diagnosis and management of acute pulmonary embolism developed in collaboration with the European Respiratory Society (ERS). Eur Heart J. 2020;41(4):543-603.

Mahler SA, Riley RF, Hiestand BC, Russell GB, Hoekstra JW, Lefebvre CW et al. The HEART Pathway randomized trial: identifying emergency department patients with acute chest pain for early discharge. Circ Cardiovasc Qual Outcomes. 2015;8(2):195-203.

Marcondes-Braga FG, Moura LAZ, Issa VS, Vieira JL, Rohde LE, Simões MV et al. Atualização de Tópicos Emergentes da Diretriz Brasileira de Insuficiência Cardíaca – 2021. Arq Bras Cardiol. 2021;116(6):1174-212.

Nicolau JC, Feitosa GS Filho, Petriz JL, Furtado RHM, Précoma DB, Lemke W et al. Diretrizes da Sociedade Brasileira de Cardiologia sobre Angina Instável e Infarto Agudo do Miocárdio sem Supradesnível do Segmento ST – 2021. Arq Bras Cardiol. 2021;117(1):181-264.

Sandoval Y, Apple FS, Mahler SA, Body R, Collinson PO, Jaffe AS; International Federation of Clinical Chemistry and Laboratory Medicine Committee on the Clinical Application of Cardiac Biomarkers. High-Sensitivity Cardiac Troponin and the 2021 AHA/ACC/ASE/CHEST/SAEM/SCCT/SCMR Guidelines for the Evaluation and Diagnosis of Acute Chest Pain. Circulation. 2022;146(7):569-81.

Savoj J, Becerra B, Kim JK, Fusaro M, Gallieni M, Lombardo D et al. Utility of Cardiac Biomarkers in the Setting of Kidney Disease. Nephron. 2019;141(4):227-35.

Stepinska J, Lettino M, Ahrens I, Bueno H, Garcia-Castrillo L, Khoury A et al. Diagnosis and risk stratification of chest pain patients in the emergency department: focus on acute coronary syndromes. A position paper of the Acute Cardiovascular Care Association. Eur Heart J Acute Cardiovasc Care. 2020;9(1):76-89.

Thygesen K, Alpert JS, Jaffe AS, Chaitman BR, Bax JJ, Morrow DA, White HD; Executive Group on behalf of the Joint European Society of Cardiology (ESC)/American College of Cardiology (ACC)/

American Heart Association (AHA)/World Heart Federation (WHF) Task Force for the Universal Definition of Myocardial Infarction. Fourth Universal Definition of Myocardial Infarction (2018). Circulation. 2018;138(20):e618-e651.

vangelista A, Isselbacher EM, Bossone E, Gleason TG, Eusanio MD, Sechtem U, Ehrlich MP, Trimarchi S, Braverman AC, Myrmel T, Harris KM, Hutchinson S, O'Gara P, Suzuki T, Nienaber CA, Eagle KA; IRAD Investigators. Insights from the International Registry of Acute Aortic Dissection: a 20-Year Experience of Collaborative Clinical Research. Circulation. 2018;137(17):1846-60.

Wells PS, Anderson DR, Rodger M, Stiell I, Dreyer JF, Barnes D et al. Excluding pulmonary embolism at the bedside without diagnostic imaging: management of patients with suspected pulmonary embolism presenting to the emergency department by using a simple clinical model and d-dimer. Ann Intern Med. 2001;135(2):98-107.

Capítulo 47

Eletrocardiograma na Sala de Emergência

Marcello Simaro Barduco

Aram Hamparsum Mordjikian

Introdução

O atendimento emergencial depende de agilidade para seu sucesso. Informações assertivas e rápidas são importantes para a correta avaliação de situações de possível risco de dano funcional permanente ou morte.

Por esse motivo, associado à abordagem sistemática determinada em diversos protocolos de emergência, o eletrocardiograma (ECG), seja de 12 derivações, seja em monitor de um ou mais canais, é fundamental. Por se tratar de exame de fácil realização, baixo custo, rápida interpretação e alta reprodutibilidade, é instrumento essencial na avaliação de síndromes clínicas como perda de consciência, dor torácica, arritmias cardíacas, choque e insuficiência respiratória. Uma lista de alterações que devem ser rapidamente percebidas está apresentada na Figura 47.1.

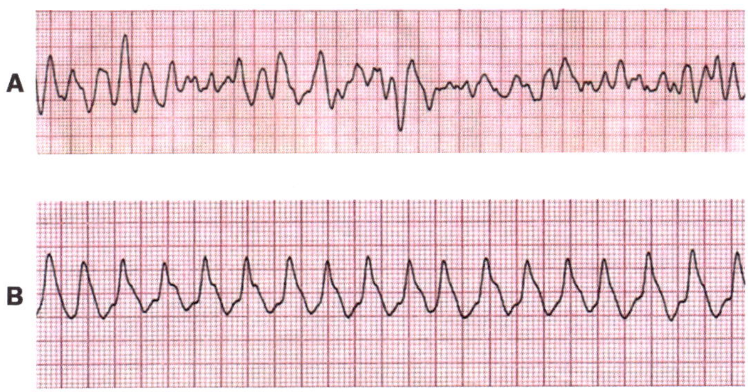

Figura 47.1. Principais alterações em traçado de ECG de reconhecimento fundamental na prática da emergência. (**A**): fibrilação ventricular – desorganização da atividade elétrica; (**B**): taquicardia ventricular – taquicardia com QRS largo;

C

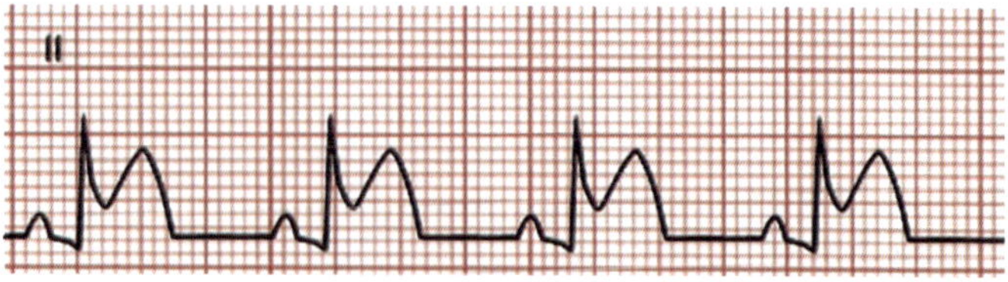

D

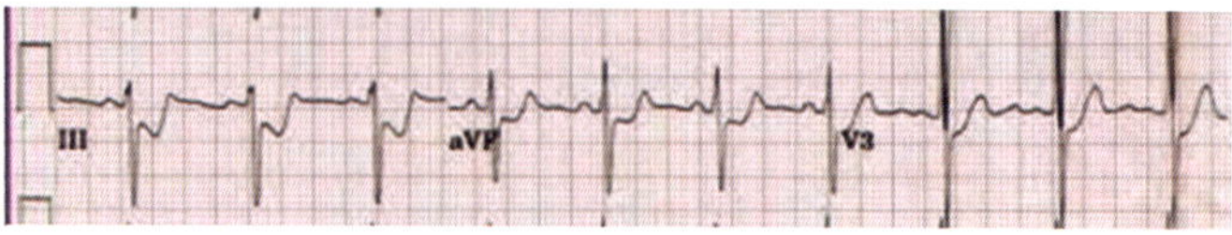

E

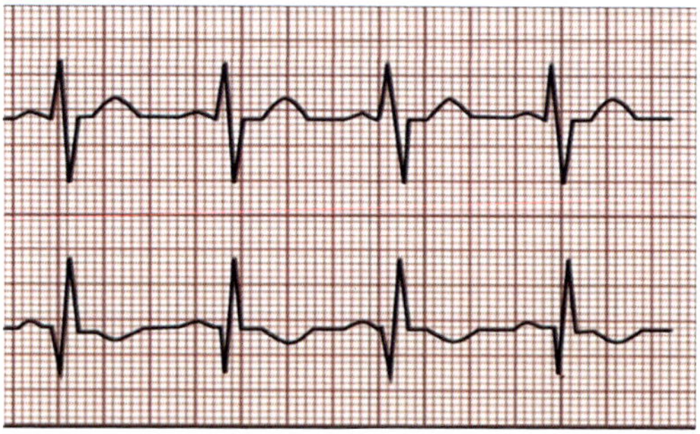

F

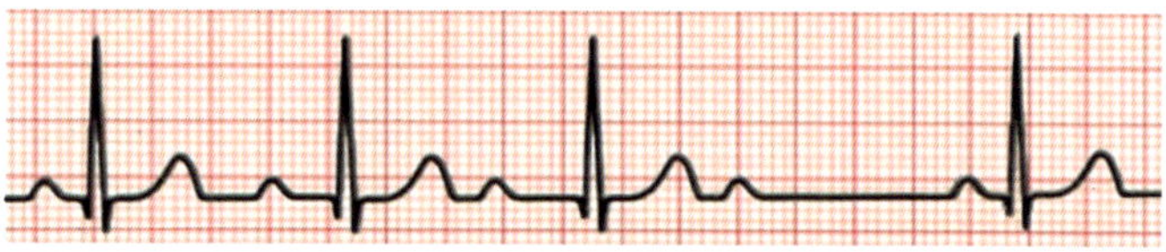

G

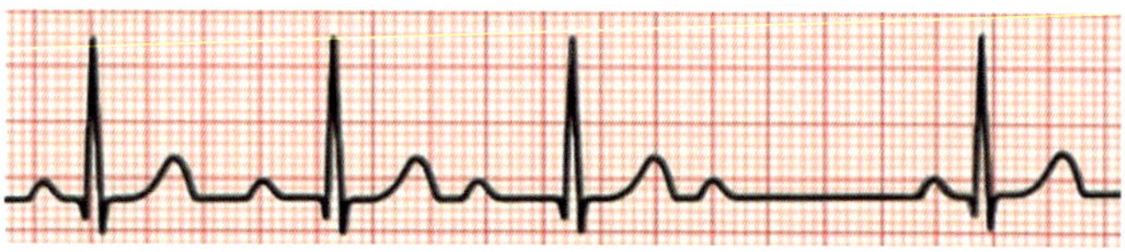

H

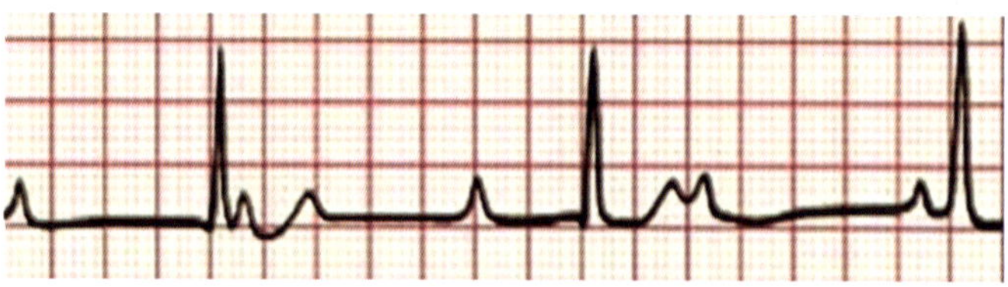

Figura 47.1 *Continuação* (**C**): infarto agudo do miocárdio com supradesnivelamento de segmento ST; (**D**): Isquemia miocárdica com infradesnivelamento de segmento ST; (**E**): TEP – Padrão S1Q3T3 – ondas S em DI e ondas Q e inversão de ondas T em DIII; (**F**): bloqueio atrioventricular de segundo grau Mobitz 1 (fenômeno de Wenckebach) – bloqueio progressivo com aumento gradual do intervalo PR; (**G**): bloqueio atrioventricular de segundo grau Mobitz 2 (bloqueio aleatório da onda P); (**H**): bloqueio atrioventricular de terceiro grau (total) – ausência de acoplamento de ondas P e QRS;

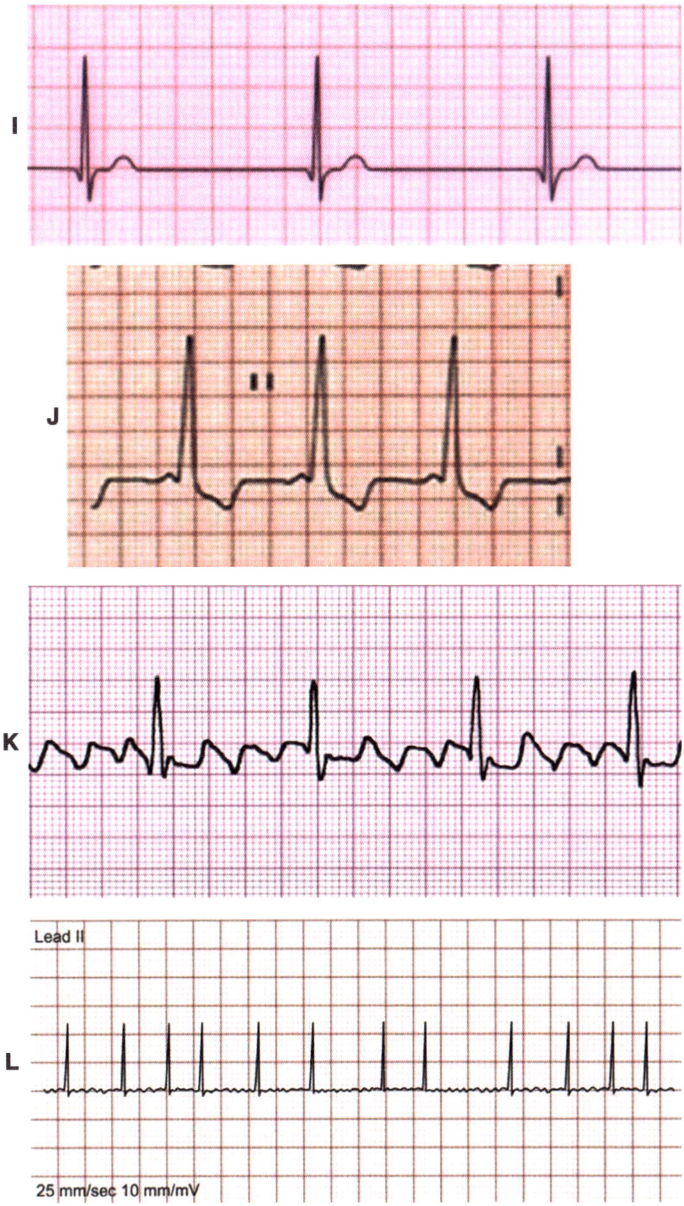

Figura 47.1 *Continuação* (**I**): ritmo juncional – ausência de ondas P; (**J**): síndrome de Wolf-Parkinson-White – intervalo PR curto, ondas delta precedendo o QRS e alteração ST; (**K**): *flutter* atrial – presença de onda F com aspecto serrilhado e bloqueio AV variável; (**L**): fibrilação atrial – ausência de atividade atrial organizada e intervalo R-R variável. *Fonte*: Acervo pessoal.

Indicações comuns e aplicações clínicas do eletrocardiograma na sala de emergência

Parada cardiorrespiratória (PCR) e perda de consciência (síncope)

Parada cardiorrespiratória é a situação de maior gravidade que pode chegar a uma sala de emergência. A determinação imediata de seu mecanismo tem implicação direta no tratamento e no prognóstico. O ECG é a peça fundamental para seu diagnóstico e deve ser realizado imediatamente. A PCR pode acontecer devido a fibrilação ventricular (FV), taquicardia ventricular sem pulso (TVSP), assistolia ou atividade elétrica sem pulso. O tratamento de cada uma dessas situações é muito bem estabelecido em protocolos, como os do ACLS (Advanced Cardiac Life Support), validados por sociedades de medicina de emergência e cardiologia pelo mundo.

Em casos relatados de perda de consciência com sinais vitais preservados (síncope), a realização do ECG permite determinar prováveis causas cardiológicas, desde arritmias que possam contribuir para essa situação até alterações isquêmicas (tratadas separadamente a seguir) ou sugerir alterações estruturais como sobrecargas de câmaras esquerdas, presentes em estenose aórtica grave ou cardiomiopatia hipertrófica obstrutiva. O ECG também pode trazer informações adicionais em situações sugestivas de tamponamento cardíaco (baixa e difusa amplitude dos complexos ventriculares no traçado) e em doenças como canalopatias cardíacas (síndromes de Brugada, QT longo e taquicardia ventricular polimórfica catecolaminérgica).

Dor torácica

Sintoma frequente em atendimentos emergenciais, o diagnóstico diferencial de dor torácica necessita obrigatoriamente da ECG nos primeiros 10 minutos da chegada do paciente. Essencial para o diagnóstico de síndromes coronarianas agudas (SCA), como o infarto agudo do miocárdio com supradesnivelamento de segmento ST, é o exame que determina a indicação de reperfusão miocárdica imediata (trombólise ou reperfusão mecânica por cateterismo cardíaco). Outras SCA também podem apresentar alterações ao ECG, como infradesnivelamento do segmento ST ou inversões da onda T.

A realização seriada do ECG e a monitorização contínua têm valor diagnóstico e prognóstico quando essas alterações se apresentam de forma dinâmica, além de detectar arritmias cardíacas potencialmente fatais. É importante salientar que um ECG normal **não** exclui completamente o diagnóstico de SCA. O ECG é um parâmetro angular do score HEART, ferramenta de decisão clínica validada, útil na estratificação de risco desses pacientes. Outras doenças também podem alterar o ECG, como o tromboembolismo pulmonar (TEP) e a dissecção aguda de aorta (DAA). No TEP, observamos a inversão da onda T em derivações precordiais direitas (V1 a V3), o padrão S1Q3T3 (presença de onda S em DI, onda Q em DIII e inversão de onda T em DIII), além de taquicardia sinusal. Já na DAA, o achado comum é a sobrecarga ventricular esquerda. Quando há acometimento de coronárias, podem ocorrer alterações típicas de SCA no ECG. As pericardites, outra origem de dor torácica, podem apresentar alteração do segmento ST e infradesnivelamento do intervalo PR no ECG.

Arritmias cardíacas

A manifestação clínica mais comum de arritmias cardíacas sem comprometimento do débito cardíaco são as palpitações, que se apresentam como falhas no ritmo cardíaco, bradicardia ou taquicardia. O ECG é fundamental para a determinação das alterações do ritmo que geram esses sintomas. Serão citadas como extrassistólicas, bradicárdicas e taquicárdicas. O manejo específico de cada arritmia é tratado em capítulo específico.

- **Arritmias extrassistólicas:** extrassístoles atriais ou ventriculares, relacionadas a palpitações;
- **Arritmias bradicárdicas:** causam tonturas, síncopes ou dispneia e são relacionadas com os distúrbios da origem (marca-passo natural) ou da condução do estímulo elétrico, apresentando-se como bradicardia sinusal, ritmo juncional e bloqueios atrioventriculares, normalmente de segundo ou terceiro graus;
- **Arritmias taquicárdicas:** sua apresentação clínica clássica são palpitações taquicárdicas, podendo estar associadas a sintomas de baixo débito ou dor torácica. São divididas em supraventriculares, atrioventriculares e ventriculares. São supraventriculares a taquicardia sinusal, a taquicardia atrial, o *flutter* atrial e a fibrilação atrial. As atrioventriculares estao relacionadas com mecanismos de reentrada por via nodal (reentrada nodal) ou anômala (síndrome de Wolf-Parkinson-White – presença de onda delta no início do QRS). Nessa divisão, trataremos as arritmias ventriculares exclusivamente como taquicardias ventriculares sustentadas ou não, já que a TVSP e a FV foram citadas no item "Parada cardiorrespiratória".

Choque

A falência hemodinâmica decorrente de causas variadas pode alterar o ECG, o que o transforma em um importante auxiliar diagnóstico. Choques hipovolêmico e hemorrágico apresentam-se ao ECG classicamente com taquicardia sinusal. Já as situações de sépsis tem como apresentação inicial taquicardia sinusal, evoluindo para bradicardia sinusal e alterações do segmento ST ou das ondas T secundariamente a distúrbios metabólicos e hidroeletrolíticos. Talvez a melhor contribuição do ECG ocorra em situações de choque cardiogênico. Situações secundárias a SCA, TEP, tamponamento cardíaco ou bradicardia inadequada determinarão no traçado as alterações típicas previamente descritas.

Dispneia e insuficiência respiratória

A dispneia é uma queixa comum na sala de emergência. A avaliação clínica inicial deve incluir um ECG, que pode revelar sinais de doença pulmonar ou doença cardíaca subjacente associada aos sintomas. As situações de insuficiência respiratória costumam se relacionar a alterações específicas no ECG. Novamente, se considerarmos SCA como causa da dispneia, estarão presentes alterações sugestivas ao ECG, da mesma forma que no TEP. Situações decorrentes de insuficiência cardíaca e congestão pulmonar podem alterar o ECG: sobrecarga de câmaras esquerdas, arritmias taquicárdicas e bloqueios de ramo, mais comumente esquerdo, podem ser evidenciados. Se a doença pulmonar obstrutiva crônica for a causa, são comuns a presença de bloqueio de ramo direito e a sobrecarga de câmaras direitas no traçado.

Outras situações

O ECG realizado no atendimento de emergência pode auxiliar em outras síndromes clínicas para avaliação de alterações sistêmicas. Em situações de insuficiência renal aguda, a presença de alterações relacionadas a hiperpotassemia ou a hipopotassemia pode ser evidenciada por achatamento da onda P, alargamento dos complexos QRS ou apiculamento/achatamento da onda T. Em crises tireotóxicas, a taquiarritmia supraventricular é frequente. É possível, ainda, considerar efeitos de fármacos como digoxina. Outras situações de alterações eletrocardiográficas não relacionadas com patologia coronária estão descritas no Quadro 47.1.

Quadro 47.1. Achados normais no ECG, não relacionados com patologia coronária
Pericardite Elevação difusa do segmento ST sem alterações recíprocas Depressão difusa do segmento PR
Tamponamento pericárdico Alternância elétrica Baixa voltagem do complexo QRS Depressão difusa do segmento PR
Hipotermia Ondas "J" de Osborn Bradicardias e bloqueios AV Prolongamento/alargamento do intervalo PR Fibrilação atrial com resposta ventricular lenta

(continua)

Quadro 47.1. Achados normais no ECG, não relacionados com patologia coronária (*Continuação*)
Hipercalemia Ondas T difusas Alargamento do intervalo PR e da largura do complexo QRS
Eventos do sistema nervoso central (SNC) Inversões profundas e difusas da onda T Elevações menores do segmento ST em derivações com inversões da onda T
Overdose e intoxicação Perturbações do ritmo Complexo QRS alargado Intervalo QT prolongado

Fonte: Hudson KB, Sudhir A, Glass G, Brady WJ. The Electrocardiogram in Emergency and Acute Care. Hoboken, NJ: Wiley-Blackwell; 2023.

Conclusão

O ECG é uma ferramenta imprescindível para diversas situações na sala de emergência: estabelece diagnóstico clínico, fornece indicações terapêuticas e avalia o risco cardíaco e o impacto de síndromes clínicas. Sua realização de rotina deve ser estimulada no pronto atendimento.

Bibliografia consultada

Backus BE, Six AJ, Kelder JC, Mast TP, van den Akker F, Mast EG et al. Chest pain in the emergency room: a multicenter validation of the HEART Score. Crit Pathw Cardiol. 2010;9(3):164-9.

Bayés de Luna A, Gaugi Gené C, Soler Soler J, Fort de Ribot R. Eletrocardiología clínica. Barcelona: Editora Científico-Médica; 1977.

Benchimol A, Harris CL, Desser KB, Kwee BT, Promisloff SD. Resting Eletrocardiogram in Major Coronary Artery Disease. JAMA. 1973;224(11):1489-92.

Brugada P, Brugada J, Mont L, Smeets J, Andries EW. A new approach to the differential diagnosis of a regular tachycardia with a wide QRS complex. Circulation. 1991;83(5):1649-59.

Fisch C. Evolution of the clinical electrocardiogram. J Am Coll Cardiol. 1989;14(5):1127-38

Hudson KB, Sudhir A, Glass G, Brady WJ. The Electrocardiogram in Emergency and Acute Care. Hoboken, NJ: Wiley-Blackwell; 2023.

Lavonas EJ, Magid DJ. 2020 American Heart Association Guidelines for CPR and Emergency Cardiovascular Care (ECC). Circulation. 2020;142(16 Suppl 2):S337-S580.

Moffa PJ, Sanches PC. Eletrocardiograma normal e patológico. São Paulo: Editora Roca; 2001.

Nicolau JC, Polanczyk CA, Pinho JA, Bacellar MS de C, Ribeiro DGL, Darwich RN, et al. Diretriz de interpretação de eletrocardiograma de repouso. Arq Bras Cardiol. 2003;80(Suppl 2):1-18.

Nicolau JC, Feitosa GS Filho, Petriz JL, Furtado RHM, Précoma DB, Lemke W et al. Diretrizes da Sociedade Brasileira de Cardiologia sobre Angina Instável e Infarto Agudo do Miocárdio sem Supradesnível do Segmento ST – 2021. Arq Bras Cardiol. 2021;117(1):181-264.

O'Gara PT, Kushner FG, Ascheim DD, Casey DE Jr, Chung MK, de Lemos JA, Ettinger SM, Fang JC, Fesmire FM, Franklin BA, Granger CB, Krumholz HM, Linderbaum JA, Morrow DA, Newby LK, Ornato JP, Ou N, Radford MJ, Tamis-Holland JE, Tommaso CL, Tracy CM, Woo YJ,

Zhao DX, Anderson JL, Jacobs AK, Halperin JL, Albert NM, Brindis RG, Creager MA, DeMets D, Guyton RA, Hochman JS, Kovacs RJ, Kushner FG, Ohman EM, Stevenson WG, Yancy CW; American College of Cardiology Foundation/American Heart Association Task Force on Practice Guidelines. 2013 ACCF/AHA guideline for the management of ST-elevation myocardial infarction: a report of the American College of Cardiology Foundation/American Heart Association Task Force on Practice Guidelines. Circulation. 2013;127(4):e362-425.

Piegas L, Timerman A, Feitosa G, Nicolau J, Mattos L, Andrade M et al.. V Diretriz da Sociedade Brasileira de Cardiologia sobre Tratamento do Infarto Agudo do Miocárdio com Supradesnível do Segmento ST. Arq Bras Cardiol. 2015;105(2):1-121.

Podrid PJ, Kowey PR. Cardíac Arrhytmia: Mechanisms, Diagnosis and Management. Baltimor: Williams & Wilkins; 1995. p. 1030.

Sager PT, Bhandari AK. Wide complex tachycardias. Differential diagnosis and management. Cardiol Clin. 1991;9(4):595-618.

Wellens HJ, Brugada P. Diagnosis of ventricular tachycardia from the 12-lead electrocardiogram. Cardiol Clin. 1987;5(3):511-25.

Wellens HJ. The value of the ECG in the diagnosis of supraventricular tachycardias. Eur Heart J. 1996;17(Suppl C):10-20.

Capítulo 48

Ecocardiografia *Point-of-Care* na Emergência

Adriana Brentegani

Rafael Hortêncio Melo

José Lázaro de Andrade

Introdução

O uso do ultrassom *point-of-care* (POCUS) já faz parte do padrão de cuidado do paciente crítico, seja no Departamento de Emergência (DE), seja na Unidade de Terapia Intensiva (UTI). É considerado o quinto pilar do exame físico, tendo impacto importante na melhora da acurácia diagnóstica em diferentes cenários.

No paciente com choque circulatório, quando adicionado ao exame físico e à anamnese, o POCUS aumenta a acurácia acima de 90% para o diagnóstico etiológico do choque, sendo uma ferramenta essencial para o manejo adequado desses pacientes.

Avaliação inicial

A avaliação inicial de todo paciente com disfunção circulatória deve passar primariamente por história suscinta e exame físico direcionado. Uma sugestão é a abordagem "ABCDE" (***a****irway*, ***b****reathing*, ***c****irculation*, ***d****isability*, ***e****xposure*) focando nos diferentes sistemas para identificar disfunção ameaçadora à vida, com necessidade de intervenção imediata.

No exame clínico para avaliação do sistema circulatório propriamente dito, a acurácia para predizer baixo débito cardíaco é, no geral, baixa. Sua principal utilidade é, além de identificar a gravidade do paciente, gerar hipóteses (ou descartar algumas imediatamente) para, assim, realizar o exame ultrassonográfico e inferir o diagnóstico etiológico.

Avaliação do choque com ultrassom

O exame de POCUS na emergência, diferentemente dos exames de ecocardiografia tradicionais, não possui objetivos descritivo e quantitativo. É um exame que deve ser realizado em poucos minutos, direcionado a partir das hipóteses obtidas na avaliação inicial e com objetivo de responder a perguntas binárias, ou seja, com respostas do tipo "sim" ou "não".

Com o intuito de avaliar os principais órgãos envolvidos na etiologia do choque no DE e otimizar o tempo de realização do exame, diversos protocolos foram criados.

Optaremos por citar o protocolo RUSH (*Rapid Ultrasound for Shock and Hypotension*), devido à acurácia diagnóstica superior a 90%, ao fato de ser de fácil realização, mesmo quando executado por usuários pouco experientes, e de ser um dos mais amplamente estudados. Nessa abordagem, o sistema hemodinâmico é dividido em três compartimentos – "bomba", "tanque" e "canos" (Figura 48.1). O exame é realizado em todos os compartimentos e o conjunto de achados caracterizará cada tipo de choque (Quadro 48.1).

Quadro 48.1. Achados ultrassonográficos nos diferentes tipos de choque

POCUS	Distributivo	Hipovolêmico	Cardiogênico	Obstrutivo
Função sistólica do VE	Hiperdinâmica/ Normal	Hiperdinâmica	Reduzida	Hiperdinâmica
Câmaras e pericárdio	Normal	Pequenas	Dilatadas	Derrame pericárdico (tamponamento) VD dilatado
VCI	Fina, colapso > 50%	Fina, colapso > 50%	Túrgida, colapso < 50%	Túrgida, colapso < 50%
Tórax	Padrão A Pneumonia	Padrão A Derrame pleural (trauma)	Padrão B Derrame pleural	Padrão A Pneumotórax
Abdome	Variável	Variável – líquido livre se trauma for a causa do choque	Variável – pode ter líquido livre por anasarca	Negativo

VE: ventrículo esquerdo; VCI: veia cava inferior. *Fonte*: autoria própria.

Monitorização terapêutica

Médicos com mais experiência e treinamento em ultrassom podem usufruir de benefícios extras do POCUS, como avaliar fluido-responsividade,

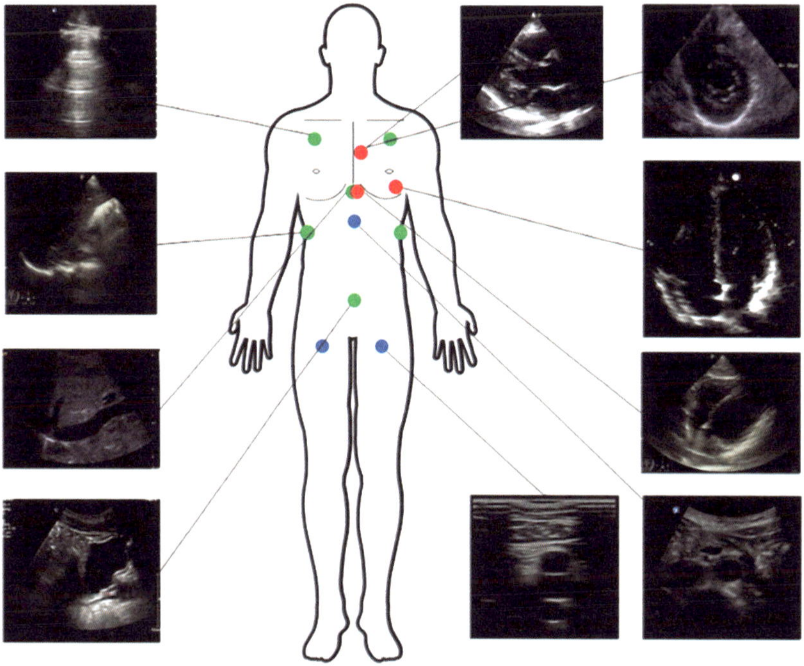

Bomba	Tanque	Canos
• Janelas paraesternais eixo curto e eixo longo • Janela apical quatro câmaras • Janela subcostal quatro câmaras	• Pulmão: janelas anteriores e póstero-laterais (PLAPS) • VCI: janela subcostal • Abdome: janelas de quadrante superior esquerdo, direito e janela suprapúbica	• Aorta: janelas ecocardiográficas e subcostal inferior • Vasos profundos: janelas inguinal e anterior da coxa, janela de fossa poplítca
• Avaliar presença de derrame pericárdico • Avaliar função sistólica global de forma subjetiva • Avaliar relação VD/VE	• Pulmão: avaliar presença de pneumotórax ou derrame pleural • VCI: avaliar colapsabilidade e turgência • Abdome: avaliar presença de líquido livre	• Aorta: avaliar presença de aneurisma, hematoma ou dissecção • Vasos profundos: avaliar presença de trombose venosa profunda

Figura 48.1. Janelas e principais objetivos do protocolo RUSH. VD: ventrículo direito; VE: ventrículo esquerdo. VCI: veia cava inferior. *Fonte*: Perera P, Mailhot T, Riley D, Mandavia D. The RUSH exam: Rapid Ultrasound in SHock in the evaluation of the critically ill. Emerg Med Clin North Am. 2010;28(1):29-56, vii.

calcular débito cardíaco, fazer diagnóstico de valvopatias importantes e avaliar fluido-tolerância do compartimento hemodinâmico esquerdo, com análise da pressão de enchimento de câmaras pela análise dos índices diastólicos, e fluido-tolerância do compartimento direito, com estimativa de pressão venosa central e avaliação de escore de congestão venosa – permeando o auxílio do ultrassom em todo o cuidado do doente, do diagnóstico à ressuscitação.

Conclusão

O ultrassom atualmente é uma habilidade primordial e básica para todo médico que lide com pacientes graves. O POCUS torna-se a ferramenta ideal para esse propósito, pois seu uso aumenta a acurácia diagnóstica, promove maior assertividade e rapidez no cuidado, acarretando menor tempo de internação, menores custos e menos tratamentos equivocados para os pacientes.

Bibliografia consultada

Di Bello V, La Carrubba S, Conte L, Fabiani I, Posteraro A, Antonini-Canterin F, Barletta V, Nicastro I, Mariotti E, Severino S, Caso P, Benedetto F, Savino K, Carerj S; SIEC (Italian Society of Cardiovascular Echography). Incremental Value of Pocket-Sized Echocardiography in Addition to Physical Examination during Inpatient Cardiology Evaluation: a Multicenter Italian Study (SIEC). Echocardiography. 2015;32(10):1463-70

Hiemstra B, Eck RJ, Keus F, van der Horst ICC. Clinical examination for diagnosing circulatory shock. Curr Opin Crit Care. 2017;23(4):293-301.

Hiemstra B, Koster G, Wiersema R, Hummel YM, van der Harst P, Snieder H, Eck RJ, Kaufmann T, Scheeren TWL, Perner A, Wetterslev J, de Smet AMGA, Keus F, van der Horst ICC; SICS Study Group. The diagnostic accuracy of clinical examination for estimating cardiac index in critically ill patients: the Simple Intensive Care Studies-I. Intensive Care Med. 2019;45(2):190-200.

Martin LD, Howell EE, Ziegelstein RC, Martire C, Whiting-O'Keefe QE, Shapiro EP et al. Hand-carried ultrasound performed by hospitalists: does it improve the cardiac physical examination? Am J Med. 2009;122(1):35-41.

Mjolstad OC, Dalen H, Graven T, Kleinau JO, Salvesen O, Haugen BO. Routinely adding ultrasound examinations by pocket-sized ultrasound devices improves inpatient diagnostics in a medical department. Eur J Intern Med. 2012;23(2):185-91.

Perera P, Mailhot T, Riley D, Mandavia D. The RUSH exam: Rapid Ultrasound in SHock in the evaluation of the critically ill. Emerg Med Clin North Am. 2010;28(1):29-56, vii.

Rola P, Miralles-Aguiar F, Argaiz E, Beaubien-Souligny W, Haycock K, Karimov T. Clinical applications of the venous excess ultrasound (VExUS) score: conceptual review and case series. Ultrasound J. 2021;13(1):32.

Seif D, Perera P, Mailhot T, Riley D, Mandavia D. Bedside ultrasound in resuscitation and the rapid ultrasound in shock protocol. Crit Care Res Pract. 2012;2012:503254.

Stickles SP, Carpenter CR, Gekle R, Kraus CK, Scoville C, Theodoro D et al. The diagnostic accuracy of a point-of-care ultrasound protocol for shock etiology: A systematic review and meta-analysis. CJEM. 2019;21(3):406-17.

Yoshida T, Yoshida T, Noma H, Nomura T, Suzuki A, Mihara T. Diagnostic accuracy of point-of-care ultrasound for shock: a systematic review and meta-analysis. Crit Care. 2023;27(1):200.

Capítulo 49

Teste Ergométrico e Cintilografia de Perfusão Miocárdica na Avaliação de Dor Torácica na Emergência

Andréa Marinho Falcão
William Azem Chalela
Carlos Alberto Buchpiguel

Introdução

A dor torácica é um dos sintomas mais frequentes nas unidades de emergência, correspondendo a 8 milhões de atendimentos/ano nos Estados Unidos. Cerca de 50% a 70% são admitidos para definição diagnóstica e somente 30% apresentam síndrome coronária aguda (SCA) – infarto ou angina instável. Dos 20% a 40% que são dispensados após o primeiro atendimento, 2% a 4% têm infarto e são liberados inadequadamente, acarretando sérios riscos de eventos graves, com mortalidade maior que 15%, além de problemas médico-legais e custos por processos (Figura 49.1).

Na presença de quadro de dor torácica aguda e estável, o emprego de testes invasivo ou não invasivo é o componente central da avaliação. Nesse cenário, nas últimas décadas, evidências suportam indicações clínicas para o emprego de testes não invasivos em população selecionada.

Assim, os objetivos dos exames não invasivos para detecção de isquemia serão o diagnóstico de SCA e o diagnóstico diferencial com outras causas de dor torácica (tromboembolismo pulmonar, dissecção aórtica etc.), além da correta estratificação de risco com segurança, de menores custos e de menor tempo possível dos pacientes nas unidades de emergência. O protocolo deverá considerar uma breve avaliação clínica e eletrocardiográfica, sendo os pacientes classificados como de alta, intermediária ou baixa probabilidade de síndrome isquêmica aguda.

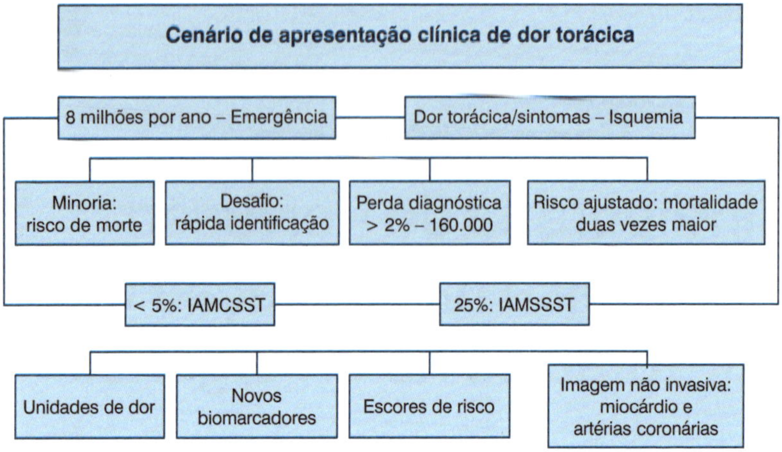

Figura 49.1. Cenário de apresentação do sintoma dor torácica na sala de emergência. IAMCSST: infarto agudo do miocárdio com supradesnivelamento do segmento ST; IAMSSST: infarto agudo do miocárdio sem supradesnivelamento do segmento ST. Fonte: Mastrocola LE, Amorim BJ, Vitola JV, Brandão SCS, Grossman GB, Lima RSL *et al.* Atualização da Diretriz Brasileira de Cardiologia Nuclear – 2020. Arq Bras Cardiol. 2020;114(2):325-429.

Após a avaliação inicial, o passo seguinte será determinar se um teste diagnóstico é necessário (estabelecer diagnóstico) e planejar o próximo passo. A avaliação inicial deve ser focada na identificação rápida de condições de risco de vida, que incluem grande espectro de doenças, e classificá-las em baixo, intermediário ou alto risco de SCA. Os escores de avaliação de risco de dor torácica (HEART, EDACS, ADAPT, NOTR, GRACE e TIMI), são ferramentas fundamentais e incorporam a somatória de informações clínicas, como idade, sintomas, alterações de ST no ECG e troponina ultrassensível, estimando a probabilidade de SCA ou o risco de eventos adversos maiores em 30 dias.

A escolha do teste será influenciada pela disponibilidade e pela expertise local, além de pelos custos, que são diferentes entre as modalidades. O teste ergométrico (TE) é o de menor custo, comparado às modalidades de imagem. São considerados de baixo risco os pacientes com probabilidade < 1% de eventos adversos em 30 dias, para os quais as diretrizes não recomendam admissão ou testes adicionais. Apesar disso, o escore de cálcio coronário (ECC) pode ser utilizado para estratificação a longo prazo. Em pacientes categorizados como de risco intermediário que não possuem testes prévios e DAC conhecida, TE ou angiotomografia de coronárias (ATC) podem ser estratégia inicial (indicação classe 1B). Se o TE é negativo para isquemia, os pacientes são reestratificados como de baixo risco de SCA. Testes adicionais podem ser necessários se a avaliação inicial é inconclusiva (TE). Similarmente, no caso de pacientes de risco intermediário com estenose moderada na ATC, prova funcional pode ser realizada (TE ou CPM). Os pacientes de baixa probabilidade serão candidatos ao TE após observação (6 a 12 horas) com ECG seriado e marcadores de necrose miocárdica (troponina ultrassensível) (Quadro 49.1).

São considerados candidatos para TE os pacientes:

- Sem comorbidades (fragilidades da idade, obesidade importante, doença arterial periférica, DPOC ou limitações ortopédicas).
- Capazes de realizar atividade física diária estimada em ≥ 5 MET.
- Com ECG de repouso sem alterações significativas de ST (infradesnível > 0,5 mm, BRE, pré-excitação ventricular, ritmo de marca-passo ou uso de digital).

Quadro 49.1. Estratégia inicial de abordagem para avaliação de dor torácica aguda na sala de emergência
Fase Inicial
Diagnóstico diferencial (pericardite ou miocardite, TEP, EAo grave, dissecção aórtica, arritmias, etiologia esofágica, osteocondrite etc.)
Segunda Fase
ECG: alterações isquêmicas
Marcadores de necrose miocárdica (troponina ultrassensível)
Terceira Fase
Avaliação de risco: escores clínicos (sintomas, comorbidades, ECG e troponina)
Pacientes observados por 6 a 12 horas
Quarta Fase
Avaliação funcional com TE ou CPM para alta hospitalar
Avaliação anatômica S/N (ATC ou cinecoronariografia)

TEP: tromboembolismo pulmonar; EAo: estenose aórtica; ECG: eletrocardiograma; TE: teste ergométrico; CPM: cintilografia de perfusão miocárdica; ATC: angiotomografia coronária. *Fonte*: Dong T, Parizher G, Jaber WA. Triaging Down the 2021 Chest Pain Guidelines. JACC Case Rep. 2022;4(1):13-20.

O estudo PROSPECT (*A Prospective Natural-History Study of Coronary Atherosclerosis*) demonstrou que a estratégia utilizando a CPM em pacientes com dor torácica na emergência mostrou-se segura quando comparada à ATC e sem diferenças na taxa de eventos adversos em 6 a 12 meses ($p = 0,29$).

Nos pacientes de risco intermediário com dor torácica aguda e DAC conhecida, os testes funcionais (CPM, PET, ecocardiograma de estresse ou ressonância de estresse) podem ser utilizados (indicação classe 2a).

A maioria dos estudos que avaliaram o papel do TE em pacientes com dor torácica na emergência sem DAC conhecida, poucos incluíram pacientes com DAC obstrutiva (7-15%). No entanto, a avaliação funcional de isquemia será importante para o manejo clínico.

Em resumo, para pacientes de baixo risco e assintomáticos, nenhum teste será necessário (< 1% de risco de novos eventos em 30 dias). Opção por ECC para estratificação de risco. Pacientes de risco intermediário ou alto risco (2% a 4%) serão candidatos favoráveis a realizar a estratégia não invasiva funcional, objetivando reclassificação de risco, diagnóstico e estratificação em fase pós-evento. De acordo com as diretrizes atuais, pacientes de alto risco (5% a 6%) têm indicação de realizar a estratificação invasiva mais precocemente. As contraindicações para realização das provas funcionais estão listadas no Quadro 49.2.

Quadro 49.2. Contraindicações de acordo com a modalidade de estresse

Teste ergométrico	CPM
Alterações do segmento ST em repouso, exceto se o teste for realizado para avaliação de capacidade funcional	Angina instável de alto risco (< 2 dias)
Incapazes de atingir ≥ 5 MET	Contraindicações para vasodilatador
Angina instável de alto risco (< 2 dias)	Arritmias importantes (TV, bloqueios A-V de segundo ou terceiro graus) ou bradicardia < 45 bpm
IC não compensada	Hipotensão (PAS < 90 mmHg)
Presença de arritmias (TV ou BAVT) ou arritmias de AR por QT-prolongado	Broncospasmo conhecido ou suspeito
EAo grave sintomática	Uso recente de medicações contendo dipiridamol
HAS grave, com PA ≥ 210 × 110 mmHg	Uso de metilxantinas < 12 horas
Enfermidades agudas (TEP, miocardite/ pericardite aguda, dissecção aórtica)	Sensibilidade conhecida a dipiridamol ou adenosina
	HAS grave, com PA ≥ 210 × 110 mmHg

CPM: cintilografia de perfusão miocárdica; MET: equivalente metabólico de trabalho; AR: alto risco; TV: taquicardia ventricular; BAVT: bloqueio atrioventricular total; PAS: pressão arterial sistólica; EAo: estenose aórtica; HAS: hipertensão arterial sistêmica; TEP: tromboembolismo pulmonar. *Fonte*: Adaptado de Gulati M, Levy PD, Mukherjee D, Amsterdam E, Bhatt DL, Birtcher KK, et al. 2021 AHA/ACC/ASE/CHEST/SAEM/SCCT/SCMR Guideline for the Evaluation and Diagnosis of Chest Pain. J Am Coll Cardiol. 2021;78(22):1-18.

Papel do ECG e do TE no diagnóstico de SCA

Sabe-se que, dos pacientes com IAM, 50% a 60% têm alterações do ECG e que, na angina instável, a sensibilidade é ainda maior. Entre esses,

6% a15% serão de baixo risco de IAM (5% a 7%), os quais serão candidatos a realizar TE.

As diretrizes recomendam o TE (sem imagem) como exame de primeira escolha para a estratificação em pacientes de baixo risco ou risco intermediário que possam realizar o exercício, por ser um procedimento de baixo risco, ter larga disponibilidade e baixa frequência de intercorrências, semelhante aos testes conduzidos em condições habituais (Classe I – nível B).

Os parâmetros mais importantes de um TE sintoma-limitado incluem fadiga intensa, dor torácica ou desconforto limitante, aparecimento de isquemia importante ou queda da pressão arterial (Quadro 49.3).

Quadro 49.3. Teste ergométrico – seleção de pacientes, protocolos e critérios de interrupção
Critério de seleção
Paciente apto para exercício
ECG: normal ou com mínimas alterações de ST
Hemodinamicamente estável, sem arritmias
Marcadores de necrose miocárdica negativos
Protocolo
Bruce ou Bruce modificado
Critérios de interrupção
Sintoma limitado
Isquemia ≥ 1,0 mm infra-horizontal ou descendente ou supradesnível de ST
Queda da PAS ≥ 10 mmHg durante o TE
Resultado
Positivo: infradesnível de ST ≥ 1,0 mm horizontal ou descendente
Negativo: sem alterações até 85% da FC máxima prevista
Inconclusivo: < 85% da FC prevista sem isquemia

PAS: pressão arterial sistólica; FC: frequência cardíaca; TE: teste ergométrico. *Fonte*: Autoria própria.

O estudo de Gibler *et al.* foi pioneiro com emprego do TE como parte do protocolo na sala de emergência, após 9 horas de avaliação clínica e ECG seriado. Foram avaliados, retrospectivamente, 1.010 pacientes. O TE mostrou alta especificidade e alto VPN (99,4% e 98,7, respectivamente), além de alta segurança, como demonstrado pelo baixo número de eventos em 30 dias.

O estudo ROMIO (*Rapid Rule-Out of Myocardial Ischemia Observation*) também analisou 100 pacientes com dor torácica na emergência, randomizados para abordagem sem TE *versus* um protocolo acelerado em que o TE foi realizado após observação de 12 horas. A capacidade de detecção de DAC foi equivalente nos dois grupos (6% de IAM ou angina instável), com menor tempo de permanência hospitalar (≈ 12 horas *vs.* 23 horas, $p = 0{,}0001$), alta hospitalar precoce e menores custos (US$ 893 *vs.* 1.349; $p = 0{,}0001$).

A partir dessas publicações, outros estudos também confirmaram o valor e a importância do TE na estratificação de risco de SCA na sala de emergência, demostrando, então, que o TE é seguro e tem sensibilidade e VPN altos, sendo de grande importância nesse grupo de pacientes considerados de baixo risco de síndrome isquêmica aguda.

Estudo de Duvall *et al.* avaliou 965 pacientes com dor torácica na sala de emergência pela cintilografia de perfusão miocárdica (CPM-SPECT) com TE. Todos realizaram o TE após observação com ECG e marcadores séricos. Aos pacientes que realizaram o TE e atingiram pelo menos a FC submáxima, sem sintomas e sem alterações isquêmicas de ST, não se administrou o radiofármaco. Em seguimento médio de 41 meses, a incidência de morte por todas as causas foi semelhante em ambos os grupos (exercício com ou sem imagem, $p = 0{,}54$), mesmo quando ajustado para fatores de risco e quando analisado o tipo de protocolo utilizado ($p = 0{,}32$). Esse protocolo com TE isolado teve menor exposição radiológica, menos tempo e menor custo, sem aumentar risco de eventos, além de ser seguro.

A Tabela 49.1 mostra a revisão de vários trabalhos na literatura que utilizaram o TE em protocolos de diagnóstico acelerado na emergência, mostrando o excelente valor preditivo negativo (VPN) do TE, ao redor de 98%, sem eventos adversos associados ao esforço. Concluímos que a realização do TE na sala de emergência é muito útil e que, se normal, o paciente pode receber alta precocemente, com um exame de baixo custo e larga disponibilidade.

No subgrupo de pacientes de alto risco, o TE isoladamente negativo não reestratifica o risco de eventos subsequentes, devendo ser utilizado outro método de avaliação para excluir a presença de DAC.

A revisão do estudo ROMICAT II (*Noninvasive Cardiac Testing vs Clinical Evaluation Alone in Acute Chest Pain*) avaliou 1.000 pacientes com dor aguda na emergência, troponina negativa e ECG sem alterações isquêmicas, randomizados para estratégia de testes diagnósticos, angiotomografia coronária (ATC) ou TE *vs.* avaliação clínica isolada. Não houve diferenças significantes em relação a eventos maiores, sem impacto no seguimento clínico em 28 dias entre as estratégias, além de levarem a maior permanência hospitalar, maiores custos, maior exposição radiológica e necessidade de testes adicionais ($p = 0{,}24$), de retorno à emergência

Tabela 49.1. Revisão da literatura de estudos que utilizaram o Teste Ergométrico como triagem de dor torácica na sala de emergência

Referência	*n*	Teste positivo%[†]	VPN[‡]	VPP[‡]	EA no TE
Tsakonis *et al.*	28	18	100	(–)	0
Kerns *et al.*	32	0	100	(–)	0
Gibler *et al.*	782	1	99	44	0
Gomez *et al.*[§]	100	7	100	0	0
Zalenski *et al.*	224	8	98	16	0
Polanczyk *et al.*	276	24	98	15	0
Kirk *et al.*	212	13	100	57	0
Diercks *et al.*	747	3	99	37	0
Sarullo *et al.*	190	30	99	77	0
Amsterdan *et al.*	1 000	13	89	33	0
Ramakrishna *et al.*	125	27	100	8	0

Inclui estudos cujos resultados do TE puderam ser diferenciados de outras formas de estresse; [†]TE positivo; [‡]Com base no segmento clínico ou em outras avaliações cardíacas; [§]*Trial* randomizado. VPP: valor preditivo positivo; VPN: valor preditivo negativo; EA: eventos adversos; TE: teste ergométrico. *Fonte*: Autoria própria.

($p = 0,08$) ou de revascularização percutânea ($p = 0,15$) e cirúrgica ($p = 0,61$). No entanto, esse estudo teve como limitações uma população mais jovem, com baixa prevalência de DAC e baixo risco de SCA.

Papel da cintilografia de perfusão miocárdica no diagnóstico de SCA

Entre os métodos funcionais de imagem, a CPM (SPECT ou PET) tem seu emprego já amplamente bem estabelecido na avaliação diagnóstica e prognóstica na DAC e tem importante papel não só em pacientes com suspeita de DAC, mas também na estratificação não invasiva de pacientes classificados como de baixa a intermediária probabilidade de SCA. É um dos métodos de imagem mais utilizados na sala de emergência e pode ser associado ao estresse físico (TE) ou farmacológico com dipiridamol, adenosina, dobutamina ou regadenoson. A CPM também pode ser realizada apenas em repouso para detecção de isquemia e é uma importante ferramenta diagnóstica, visto que a diminuição da perfusão miocárdica regional em repouso é a base fisiopatológica da SCA. O protocolo recomenda que o radiofármaco não seja injetado se a resolução da dor for em um período > 2 horas (diminui a sensibilidade para alterações isquêmicas). A CPM em repouso tem sensibilidade, especificidade e VPN de 77%, 92,4% e 99,3%, respectivamente, para predição de eventos em 30 dias.

A realização da CPM apenas com imagens de repouso para avaliação de pacientes com dor torácica aguda na emergência tem indicação apropriada naqueles com ECG normal ou não interpretável, escore clínico de baixo risco, com troponina negativa ou minimamente elevada e presença de dor ou dor recente de até 2 horas.

A CPM de repouso tem algumas limitações, pois um defeito de perfusão pode indicar evento atual ou antigo, distinguível pela dosagem de troponina ultrassensível, principalmente quando o paciente não é institucional ou não dispõe de imagens funcionais prévias para comparação. Com o objetivo de diferenciar infarto antigo de dor aguda, a repetição da imagem pode ser realizada no momento sem dor. A diminuição/resolução de um defeito pode indicar isquemia aguda. Se não mostra modificação, infarto prévio é mais provável. Além disso, pequenas áreas de isquemia (< 5%) podem não ser detectadas. Sua aplicação é mais favorável em conjunto com, pelo menos, uma dosagem de troponina ultrassensível. Assim a imagem de repouso fornecerá informação complementar. A CPM em repouso proporciona quantificação da área isquêmica, mais do que a troponina isoladamente. A grande limitação logística é a limitada disponibilidade do método no período noturno, embora poucos serviços que operam em regime de 24 horas possam disponibilizar a marcação do radiofármaco dentro do intervalo de 2 horas da melhora dos sintomas. No entanto, em um estudo que utilizou CPM em repouso em pacientes admitidos no período de 0 às 6 horas, em que o radiofármaco foi injetado em tempo hábil de dor e as imagens foram realizadas no horário comercial, a acurácia da CPM não diminuiu (VPN 100%).

A CPM na sala de emergência tem por objetivos o diagnóstico e a estratificação do risco, identificando pacientes de alto risco, sendo considerado "gatilho" para avaliação invasiva (cinecoronariografia) e reduzindo custos hospitalares. Nos pacientes de risco baixo a intermediário, possibilita menor tempo em UTI, com menor custo diagnóstico e alta hospitalar precoce. Recomendações e evidências atuais são classe I como alternativa aos casos de limitação para o TE (nível de evidência: C) e classe IIa para pacientes em vigência de dor torácica que podem ser avaliados pela CPM em repouso para determinar a origem isquêmica ou não da dor (nível de evidência: A).

Após a exclusão do diagnóstico de SCA, a CPM ou o PET permitem a detecção de anormalidades de perfusão miocárdica, a avaliação da função ventricular e a detecção de alterações de alto risco, como a presença de TID (dilatação isquêmica transitória). No PET, a avaliação de fluxo miocárdico de reserva (MBFR, razão entre fluxo de estresse/repouso) agrega valor diagnóstico e prognóstico aos achados da perfusão. Exposição radiológica, em dose efetiva, é de aproximadamente 3 mSv para PET com ^{82}Rb e de 6 mSv a 10 mSv para CPM com sestamibi, sendo as menores taxas observadas com equipamentos mais modernos e com tecnologia digital. O emprego do ^{201}-Tálio foi substituído pelos traçadores com marcados com ^{99m}-Tc e, atualmente, não é recomendado, além de ter disponibilidade para uso imediato muito mais limitado. As contraindicações para as modalidades de estresse estão no Quadro 49.2.

As recomendações atuais indicam PET/SPECT como classe 2a para avaliação de dor na emergência, tendo o PET vantagens de melhor resolução espacial e avaliação de reserva de fluxo miocárdico. Em um estudo que comparou PET *vs.* SPECT, o PET mostrou maior sensibilidade e maior especificidade que o SPECT (81% e 89% *vs.* 73% e 69%, respectivamente).

A literatura mostra que 70% dos pacientes que realizaram CPM com TE têm resultado negativo para isquemia, 25% têm resultado positivo e 5% são inconclusivos. Nos pacientes estratificados como de riscos baixo e intermediário, a incidência de DAC é muito baixa (1,3% e 1,6%, respectivamente) e a incidência cumulativa de eventos em 30 dias, de 1% para ambos os grupos, demonstrando que o teste funcional de imagem, especificamente SPECT, melhora o poder diagnóstico dos escores clínicos na emergência, tanto em pacientes de risco baixo/intermediário como nos de alto risco.

O valor da CPM com sestamibi em repouso na sala de emergência foi avaliado por Hilton *et al.* em pacientes sem IAM prévio. Demonstrou-se baixa taxa de eventos em pacientes com estudo normal (< 2%) e alta taxa de eventos quando anormal (> 70%; $p = 0,0004$) na maioria dos pacientes (85%) que se apresentaram na emergência com angina e ECG não diagnóstico. Comparado à avaliação clínica isolada, o método teve maior acurácia para predição de eventos, além de identificar aqueles candidatos à avaliação invasiva.

No estudo de Conti *et al.*, foram avaliados 798 pacientes com fatores de risco para DAC, sendo 25% com DM e 76% outros fatores de risco que se apresentaram na emergência com dor torácica e ECG não diagnóstico. O TE associado ao SPECT apresentou VPN de 98%, sendo o do TE de 88% ($p < 0,05$). O VPP do SPECT nos pacientes com síndrome metabólica foi de 69%, nos diabéticos, de 74%, e com outros fatores de risco, de 52% ($p < 0,05$). Portanto, a CPM (SPECT) em populações especiais, como diabéticos, é de grande valor na estratificação de risco e tem valor prognóstico incremental sobre os dados clínicos e o TE.

Em outro estudo, 457 pacientes com dor torácica e suspeita de DAC estável foram randomizados para TE ou SPECT associado a TE ou prova farmacológica. Inicialmente, foram classificados como de baixa, intermediária e alta probabilidade pré-teste, de acordo com a diretriz da ACC/AHA; posteriormente, foi determinada a probabilidade pós-teste, guiada pelo resultado dos testes. O desfecho avaliado foi o custo para o diagnóstico. Na comparação entre probabilidade pré-teste e pós-teste, ambos os métodos mostraram diferenças significativas ($p < 0,0001$) na estratificação clínica. A maioria dos pacientes com baixa probabilidade pré-teste terminou com baixa probabilidade pós-teste. A CPM (SPECT) tendeu a alterar a probabilidade pós-teste mais que o TE nos pacientes com probabilidade intermediária ou alta para DAC (30% para CPM *vs*. 3% para TE; $p < 0,0001$), assim como mostrou menor necessidade de investigação adicional por outros métodos de imagem, incluindo a cinecoronariografia (71% para o TE *vs*. 16% para CPM; $p < 0,0001$). Ou seja, os pacientes que realizaram o TE isoladamente tiveram uma taxa de reprocedimento quatro vezes maior do que os que realizaram a CPM (SPECT). A proporção de estudo hemodinâmico normal também foi maior com o TE simples, com diferenças significativas ($p < 0,0001$). Por outro lado, a proporção de pacientes que realizaram o TE simples e foram revascularizados foi significantemente menor (38% *vs*. 66%) do que entre os que realizaram a CPM.

Em relação aos custos por paciente, não houve diferenças significativas entre as estratégias (£$490.00 para o TE *vs*. 512.00 para a CPM), embora o TE tenha sido mais barato do que a CPM para os pacientes com probabilidade pré-teste baixa (£$106.00 × £$439.00, $p < 0,001$). Para os pacientes com probabilidade intermediária ou alta, não houve diferenças entre os dois métodos (p = não significativo), o que se justifica pelo maior número de reprocedimentos de avaliação e de intervenções subsequentes.

Wackers *et al.* avaliaram 203 pacientes na sala de emergência com ECG normal que realizaram CPM em repouso utilizando MIBI, com menos de 6 horas do início da dor torácica, e encontraram excelentes sensibilidade, especificidade e VPN (90%, 80% e 99%, respectivamente). No entanto, a maior acurácia do protocolo com CPM apenas em repouso foi verificada até 2 horas após início da dor. Os pacientes com perfusão de repouso normal têm baixo risco de eventos (< 1%) em 30 dias, enquanto aqueles com perfusão alterada têm prevalência de eventos de 10% a 30% em 30 dias.

A Tabela 49.2 mostra os resultados de metanálise de Kontos e Wackers, que avaliaram a CPM em pacientes na sala de emergência, com alta sensibilidade, excelente VPN (> 99%) e baixa taxa de desfechos não fatais no seguimento.

A acurácia diagnóstica de outras modalidades tem sido avaliada, como entre CPM e RMC de estresse em pacientes com dor torácica na emergência de risco intermediário. Ahmad *et al.* avaliaram 87 pacientes sem DAC conhecida, idade média de 56 anos (± 70% masculino), que realizaram CPM com esforço e RMC com adenosina, até 12 horas após apresentação na emergência. Aqueles com estudo positivo (qualquer modalidade) realizaram cineangiocoronariografia. O restante dos pacientes foi seguido clinicamente por 2,6 anos em média. A sensibilidade, a especificidade e a acurácia diagnóstica da RMC e da CPM foram semelhantes (85%, 93% e 89% *vs*. 84%, 91% e 88%, respectivamente), na identificação de lesão ≥ 50%. Apesar de a RMC ser um método com ótima acurácia diagnóstica

Tabela 49.2. Estudos que utilizaram a cintilografia de perfusão miocárdica em repouso na avaliação de dor torácica na emergência (ECG normal ou não isquêmico)

Referência	*n*	Radiofármaco	Sensibilidade %	Especificidade %	VPN	Resultado
Varetto *et al.*	64	Tc-mibi	100	92	100	DAC
Hilton *et al.*	102	Tc-mibi	94	83	99	DAC/IAM
Tatum *et al.*	438	Tc-mibi	100	78	100	IAM
Kontos *et al.*	532	Tc-mibi	93	71	99	IAM
Heller *et al.*	357	Tc-tet	90	60	99	IAM
Kontos *et al.*	620	Tc-mibi	92	67	99	IAM
Udelson *et al.*	1.215	Tc-mibi	96	NR	99	IAM
Schaeffer *et al.*	479	Tc-mibi	77	92	99	SCA

VPN: valor preditivo negativo; IAM: infarto agudo do miocárdio; DAC: doença arterial coronária; SCA: síndrome coronária aguda; Tc-mibi: ^{99m}Tc-sestamibi; Tc-tet: ^{99m}Tc-tetrosfomin; NR: não reportado. *Fonte*: Autoria própria.

já estabelecida, além de outras vantagens como melhor resolução espacial, menor tempo de exame e não utilização de radiação ionizante, os dados prognósticos da CPM são bem mais robustos na literatura.

O Estudo PERFECT (*The Prospective First Evaluation in Chest Pain Trial*) teve por objetivo comparar os impactos das estratégias anatômicas ou funcionais sob tratamento medicamentoso e procedimentos usados subsequentemente nos pacientes internados para investigação de dor torácica. Foram randomizados 411 pacientes sintomáticos para ATC ou testes funcionais (ecoestresse e CPM). O seguimento foi de 12 meses. Desfechos primários foram tempo de alta, mudança da terapêutica medicamentosa, exames subsequentes, intervenções cardíacas e re-hospitalizações cardíacas. Na comparação entre estratégias anatômica (ATC) e testes funcionais, não houve diferenças em relação à necessidade de exames ou procedimentos adicionais ($p = 0,06$), assim como em relação a hospitalizações por causas cardiovasculares (SCA ou morte, $p = 0,8$). Portanto, a avaliação anatômica inicial com ATC relacionou-se à maior incidência de coronariografia invasiva e intervenção coronária percutânea (ICP) do que a avaliação funcional.

Sawyer *et al.*compararam o emprego da ATC (*"triple rule out", n* = 829), possibilitando a avaliação de DAC, embolia pulmonar e dissecção aórtica, ao de TE com CPM ou ecoestresse (*n* = 642), na avaliação de pacientes com dor torácica na emergência, ECG não diagnóstico e troponina normal. Na comparação, a ATC relacionou-se à menor permanência hospitalar, a menores custos e a menor exposição radiológica, sem diferenças em eventos clínicos em 30 dias.

Uma revisão sistemática de Foy *et al*. incluiu 13 estudos, comparando a estratégia funcional (CPM ou TE) ou anatômica com ATC (*n* = 20.092, ATC = 10.315 e funcional = 9.777) em pacientes com dor torácica aguda e estável, com seguimento médio de 18 meses.

A estratégia anatômica (ATC) foi associada a maior redução de IAM (0,7% *vs*. 1,1%, RR 0,71; 95% CI). Verificou-se, também, que a ATC se associou a mais procedimentos de revascularização miocárdica (7,2% *vs*. 4,5%, RR 1,86; 95% CI, 1.43-2.43) e à prescrição de aspirina e estatina. No entanto, a ATC não reduziu mortalidade nem hospitalização por causas cardíacas em relação aos testes funcionais.

Também foi demonstrada na literatura a importância de um protocolo "acelerado", incluindo medidas-padrão (ECG e troponina) associadas a um método de estresse (imagem ou TE), o que tende a diminuir o número de estudos invasivos e a disparidade étnica entre os pacientes de risco intermediário com dor torácica na emergência.

Outras modalidades de imagem, como a ecocardiografia de estresse, a ATC e a ressonância magnética cardíaca (RMC), também podem ser utilizadas na emergência, cada método com suas vantagens e suas desvantagens.

Em resumo, a despeito das diferenças de sensibilidade na detecção de DAC entre TE e CPM, os valores preditivos negativos desses métodos na avaliação de pacientes com dor torácica na emergência são comparáveis (Tabela 49.1 e Tabela 49.2), os quais determinam a alta hospitalar com segurança. Além disso, como método de imagem, a CPM torna-se a mais versátil modalidade de imagem para avaliação de um substancial número de pacientes não elegíveis para o TE (Quadro 49.3), especialmente no que se refere à capacidade de se exercitar.

Conclusão

Para aumentarmos a segurança e o valor diagnóstico e prognóstico dos métodos não invasivos (TE e CPM) em pacientes com dor torácica na emergência, são recomendações para o TE:

- O TE deve ser usado como teste não invasivo de primeira escolha para pacientes com troponina e ECG normais (melhor relação custo-eficácia);
- O TE sintoma-limitado na sala de emergência permite correta estratificação e alta precoce em pacientes de baixo risco de SCA ($\leq$ 7%), com excelente prognóstico a médio prazo, evitando internações desnecessárias.

Recomenda-se realizar um método funcional de imagem, CPM (ou PET), na presença de TE inconclusivo, na ausência de isquemia e teste ineficaz ou em baixo tempo de tolerância ao exercício [$<$ 6 MET (4-5 MET em pacientes $>$ 75 anos)] ou em presença de BRE, marca-passo artificial, sobrecarga ventricular esquerda, fibrilação atrial ou alterações do ST $>$ 1,0 mm.

- Pacientes incapazes de realizar exercício adequado.
- Pacientes com risco intermediário ou alto para DAC.
- Mulheres, pacientes com síndrome metabólica ou diabéticos.

Por fim, a escolha da modalidade de imagem deverá se basear na disponibilidade do procedimento, na experiência institucional local e no quadro clínico apresentado. Uma vantagem potencial dos métodos de imagem como ecocardiografia, RMC e ATC é que eles podem identificar outras causas de dor torácica quando a SCA foi excluída.

Bibliografia consultada

Ahmad IG, Abdulla RK, Klem I, Margulis R, Ivanov A, Mohamed A et al. Comparison of stress cardiovascular resonance imaging (CMR) with stress nuclear perfusion for the diagnosis of coronary artery disease. J Nucl Cardiol. 2016;23(2):287-97.

Amsterdam EA, Kirk JD, Bluemke DA, Diercks D, Farkouh ME, Garvey JL, Kontos MC, McCord J, Miller TD, Morise A, Newby LK, Ruberg FL, Scordo KA, Thompson PD; American Heart Association Exercise, Cardiac Rehabilitation, and Prevention Committee of the Council on Clinical Cardiology, Council on Cardiovascular Nursing, and Interdisciplinary Council on Quality of Care and Outcomes

Research. Testing of low-risk patients presenting to the emergency department with chest pain: a scientific statement from the American Heart Association. Circulation. 2010;122(17):1756-76.

Amsterdam EA, Kirk JD, Diercks DB, Lewis WR, Turnipseed SD. Immediate exercise testing to evaluate low-risk patients presenting to the emergency department with chest pain. J Am Coll Cardiol. 2002;40(2):251-6.

Collet JP, Thiele H, Barbato E, Barthélémy O, Bauersachs J, Bhatt DL, Dendale P, Dorobantu M, Edvardsen T, Folliguet T, Gale CP, Gilard M, Jobs A, Jüni P, Lambrinou E, Lewis BS, Mehilli J, Meliga E, Merkely B, Mueller C, Roffi M, Rutten FH, Sibbing D, Siontis GCM; ESC Scientific Document Group. 2020 ESC Guidelines for the management of acute coronary syndromes in patients presenting without persistent ST-segment elevation. Eur Heart J. 2021;42(14):1289-367.

Conti A, Vanni S, Sammicheli L, Raveggi S, Camaiti A, Pieralli F et al. Yeld of nuclear scan strategy in chest pain unit evaluation of special populations. Nucl Med Commun. 2008;29(12):1106-12.

Dong T, Parizher G, Jaber WA. Triaging Down the 2021 Chest Pain Guidelines. JACC Case Rep. 2022;4(1):13-20.

Duvall WL, Savino JA, Levine EJ, Hermann LK, Croft LB, Henzlova MJ. Prospective evaluation of a new protocol for the provisional use of perfusion imaging with exercise stress testing. Eur J Nucl Med Mol Imaging. 2015;42(2):305-16.

Foy AJ, Dhruva SS, Peterson B, Mandrola JM, Morgan DJ, Redberg RF. Coronary Computed Tomography Angiography vs Functional Stress Testing for Patients with Suspected Coronary Artery Disease: a Systematic Review and Meta-Analysis. JAMA Intern Med. 2017;177(11):1623-31.

Gibler WB, Runyon JP, Levy RC, Sayre MR, Kacich R, Hattemer CR et al. A rapid diagnostic and treatment center for patients with chest pain in the emergency department. Ann Emerg Med. 1995;25(1):1-8.

Gomez MA, Anderson JL, Karagounis LA, Muhlestein JB, Mooers FB. An emergency department-based protocol for rapidly ruling out myocardial ischemia reduces hospital time and expense: Results of a randomized study (ROMIO). J Am Coll Cardiol. 1996:28(1):25-33.

Gulati M, Levy PD, Mukherjee D, Amsterdam E, Bhatt DL, Birtcher KK, et al. 2021 AHA/ACC/ASE/CHEST/SAEM/SCCT/SCMR Guideline for the Evaluation and Diagnosis of Chest Pain. J Am Coll Cardiol. 2021;78(22):1-18.

Gupta H. Functional imaging for the chest pain in the emergency room: To do or not to do? J Nucl Cardiol. 2016;23(2):298-300.

Hilton TC, Thompson RC, Williams HJ, Saylors R, Fulmer H, Stowers SA. Technetium-99m sestamibi myocardial perfusion imaging in the emergency room evaluation of chest pain. J Am Coll Cardiol. 1994;23(5):1016-22.

Innocenti F, Luzzi M, Donnini C, Zanobetti M, Tassinari I, Caldi F et al. Does an imaging stress-test adds information to prognostic scores in patients with chest pain in the emergency department? Intern Emerg Med. 2019;14(1):119-25.

Mastrocola LE, Amorim BJ, Vitola JV, Brandão SCS, Grossman GB, Lima RSL et al. Atualização da Diretriz Brasileira de Cardiologia Nuclear – 2020. Arq Bras Cardiol. 2020;114(2):325-429.

Meneghelo RS, Araújo CGS, Stein R, Mastrocolla LE, Albuquerque PF, Serra SM et al. III Diretrizes da Sociedade Brasileira de Cardiologia sobre Teste Ergométrico. Arq Bras Cardiol 2010;95(5 Suppl 1):1-26.

Miller CD, Stopyra JP, Mahler SA, Case LD, Vasu S, Bell RA et al. ACES (Accelerated Chest Pain Evaluation with Stress imaging) Protocols Eliminate Testing Disparities in Patients with Chest Pain. Crit Pathw Cardiol. 2019;18(1):5-9.

Neglia D, Rovai D, Caselli C, Pietila M, Teresinska A, Aguadé-Bruix S, Pizzi MN, Todiere G, Gimelli A, Schroeder S, Drosch T, Poddighe R, Casolo G, Anagnostopoulos C, Pugliese F, Rouzet F, Le Guludec D, Cappelli F, Valente S, Gensini GF, Zawaideh C, Capitanio S, Sambuceti G, Marsico F, Perrone Filardi P, Fernández-Golfín C, Rincón LM, Graner FP, de Graaf MA, Fiechter M, Stehli J, Gaemperli O, Reyes E, Nkomo S, Mäki M, Lorenzoni V, Turchetti G, Carpeggiani C, Marinelli M, Puzzuoli S, Mangione M, Marcheschi P, Mariani F, Giannessi D, Nekolla S, Lombardi M, Sicari R, Scholte AJ, Zamorano JL, Kaufmann PA, Underwood SR, Knuuti J; EVINCI Study Investigators.

Detection of significant coronary artery disease by noninvasive anatomical and functional imaging. The EVENCI study investigators. Circulation Cardiovasc Imag. 2015;8(3):e002179.

Reinhardt SW, Lin CJ, Novak E, Brown DL. Noninvasive Cardiac Testing vs Clinical Evaluation Alone in Acute Chest Pain: A Secondary Analysis of the ROMICAT-II Randomized Clinical Trial. J Intern Med. 2018;178(2):212-19.

Sabharwal NK, Stoykova B, Taneja AK, Lahiri A. A randomized trial of exercise treadmill ECG versus stress SPECT myocardial perfusion imaging as an initial diagnostic strategy in stable patients with chest pain and suspected CAD: cost analysis. J Nucl Cardiol. 2007;14(2):174-86.

Sawyer KN, Shah P, Qu L, Kurz MC, Clark CL, Swor RA. Triple Rule Out versus CT Angiogram Plus Stress Test for Evaluation of Chest Pain in the Emergency Department. West J Emerg Med. 2015;16(5):677-82.

Schaeffer MW, Brennan TD, Hughes JA, Gibler WB, Gerson MC. Resting radionuclide myocardial perfusion imaging in chest pain center including an overnight delayed image acquisition protocol. J Nucl Med Technol. 2007;35(4):242-5.

Stone GW, Maehara A, Lansky AJ, de Bruyne B, Cristea E, Mintz GS, Mehran R, McPherson J, Farhat N, Marso SP, Parise H, Templin B, White R, Zhang Z, Serruys PW; PROSPECT Investigators. A Prospective natural-history study of coronary atherosclerosis. N Engl J Med. 2011;364(3):226-35.

Uretsky S, Argulian E, Supariwala A, Agarwal SK, El-Hayek G, Chavez P et al. Comparative effectiveness of coronary CT angiography vs stress cardiac imaging in patients following hospital admission for chest pain work-up: The Prospective First Evaluation in Chest Pain (PERFECT) Trial. J Nucl Cardiol. 2017;24(4):1267-78.

Wackers FJT. Acute chest pain of uncertain etiology, the short and long view. J Nucl Cardiol. 2012;19(2):220-3.

Capítulo 50

Angiotomografia Computadorizada de Coronárias

Cíntia de Souza Lima Moraes

José Rodrigues Parga Filho

Introdução

A tomografia de coronárias (TC) surgiu como importante ferramenta no arsenal da moderna cardiologia, fornecendo excelentes dados anatômicos, tanto no contexto ambulatorial como na abordagem de emergências cardiológicas.Informações precisas das artérias coronárias são obtidas, proporcionando uma avaliação rápida para a tomada de decisão clínica. No contexto da emergência, essa técnica de imagem desempenha um papel crucial na identificação imediata de condições cardiovasculares agudas, permitindo uma melhor e mais rápida intervenção terapêutica para cada caso. A capacidade da tomografia computadorizada de oferecer diagnósticos com resultados robustos e direcionados tem transformado a abordagem em pacientes que apresentam dor torácica aguda, suspeita de síndrome coronariana aguda, dissecção aórtica, tromboembolismo pulmonar e eventuais complicações após intervenções coronarianas.

Fundamentos técnicos da tomografia de coronárias

A TC coronariana é uma técnica de imagem que utiliza raios X para visibilizar as artérias coronárias, fornecendo excelentes detalhes anatômicos (Figura 50.1). Para a avaliação cardíaca, a aquisição é realizada com sincronização com o eletrocardiograma (ECG), em virtude da movimentação coronária ao longo do ciclo cardíaco. Sistemas mais avançados têm múltiplas colunas de detectores, geralmente com 64 fileiras ou mais. Uma elevada velocidade de rotação do conjunto tubo-detector dos modernos aparelhos de TC permite a obtenção de imagens cardíacas com alta resolução temporal. Com o resultado do avanço dos

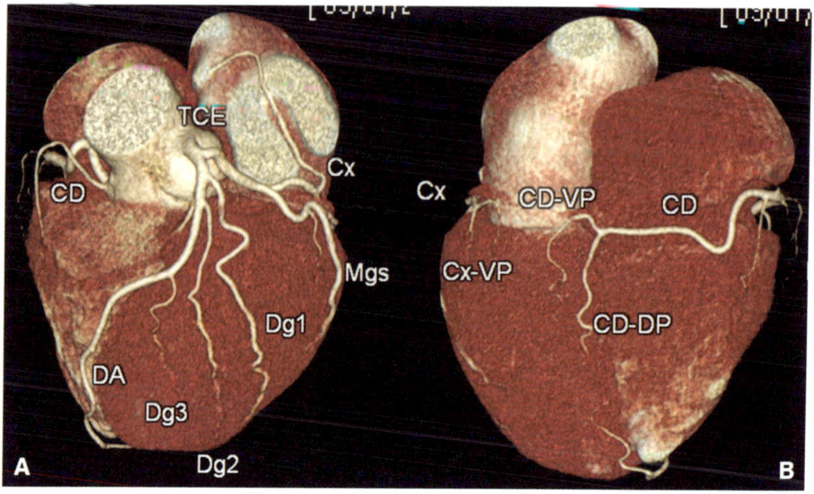

Figura 50.1. Exame de angiotomografia computadorizada de coronárias com reconstrução tridimensional das faces anterior (**A**) e posterior (**B**) do coração demonstrando a árvore coronária. TCE: tronco de coronária esquerda; DA: artéria descendente anterior; Dg: ramo diagonal; Cx: artéria circunflexa; Mg: ramo marginal esquerdo; CD: artéria coronária direita; DP: artéria descendente anterior; VP: artéria ventricular posterior. *Fonte*: Acervo pessoal.

sistemas de detectores, atualmente de alta resolução espacial e temporal, é possível a aquisição de imagens isotrópicas com até 0,33 mm.

Para a TC coronariana, o controle adequado da frequência cardíaca é fundamental: o exame deve ser realizado com frequência cardíaca baixa e regular, especialmente em máquinas de gerações mais antigas. Para isso, na ausência de contraindicações, utilizam-se medicações cronotrópicas negativas de efeito curto (betabloqueadores e/ou ivabradina) de forma oral e/ou intravenosa. Nitratos sublinguais, quando possível, são usados para induzir vasodilatação coronária e melhorar a qualidade do exame. Contraste iodado intravenoso também é necessário para a visibilização do lúmen coronário (Figura 50.2). É importante reiterar que o método utiliza radiação ionizante, com potenciais efeitos deletérios. Porém, inúmeros progressos tecnológicos recentes têm permitido a realização da TC com doses de radiação cada vez menores.Em resumo, os requisitos de radiação, medicação cronotrópica negativa, vasodilatadores e contraste iodado são considerações importantes para uma segura indicação do estudo. Adicionalmente, a ampliação do escopo diagnóstico da TC coronariana vem sendo descrita para avaliação da perfusão miocárdica ou cálculo da reserva de fluxo.

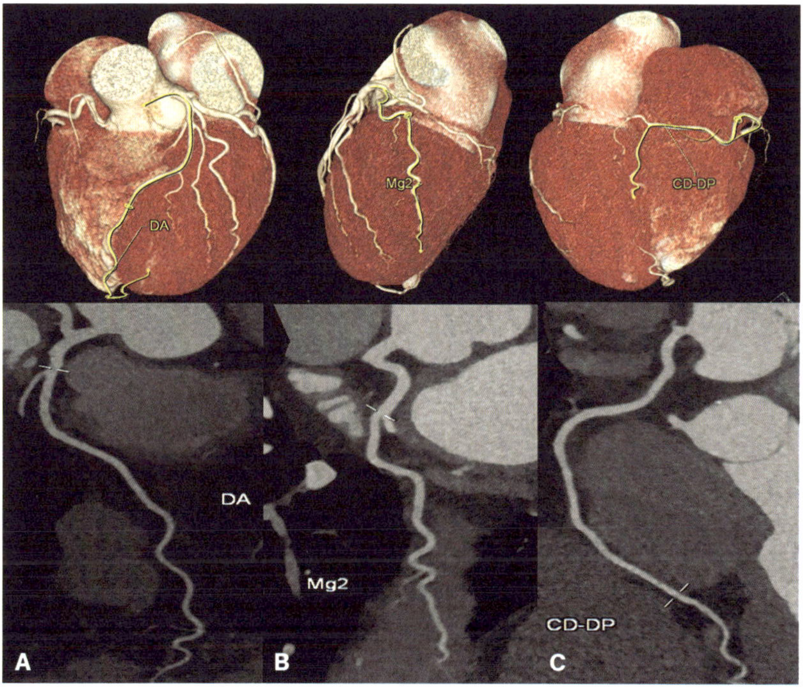

Figura 50.2. Exame de angiotomografia computadorizada de coronárias com reconstrução tridimensional e reformatação curva das três grandes artérias do coração [artéria descendente anterior (**A**); artéria circunflexa/Mg: ramo marginal esquerdo (**B**) e artéria coronária direita/descendente posterior (**C**)]. DA: artéria descendente anterior; Mg: ramo marginal esquerdo; CD/DP: artéria coronária direita/descendente posterior. *Fonte*: Acervo pessoal.

Indicações e uso da TC coronária na emergência

Na emergência cardiológica, a TC coronariana pode ser indicada para uma rápida avaliação de pacientes com dor torácica aguda, suspeita de síndrome coronariana aguda, dissecção da aorta e tromboembolismo pulmonar. A maior incidência de doença arterial coronária torna a TC coronariana a principal indicação no contexto da sala de emergência. A seleção criteriosa de cada suspeita clínica deve direcionar uma investigação precisa e obter de cada exame o melhor resultado esperado em cada um dos outros diagnósticos diferenciais. A capacidade de identificar precocemente obstruções coronarianas e/ou outras condições permite uma intervenção terapêutica imediata, melhorando significativamente os desfechos clínicos (Figura 50.3).

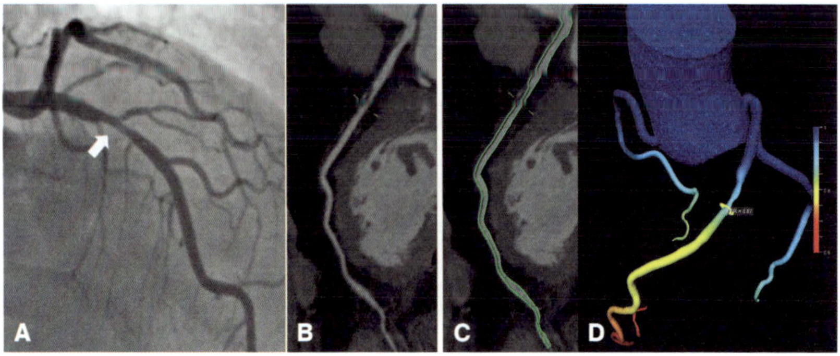

Figura 50.3. Imagem de cineangiocoronariografia evidenciando obstrução em artéria descendente anterior (**A**) e sua correlação com a imagem de angiotomografia computadorizada de coronárias (**B**), bem como o processamento da reserva de fluxo coronário (**C** e **D**). DA: artéria descendente anterior. *Fonte*: Acervo pessoal.

Pronta definição de ausência de doença coronária e/ou obstruções não significativas permitem rápido diagnóstico e ágil liberação dos pacientes da emergência. A participação da TC coronária na emergência é mais indicada em pacientes com risco intermediário, sem doença artéria coronária conhecida e suspeita de síndrome coronariana aguda, com testes inconclusivos ou negativos (indicação Classe 1A). Pacientes com risco intermediário e doença não obstrutiva conhecida (< 50%) podem ser avaliados para progressão e/ou surgimento de novas obstruções significativas (indicação Classe 2A).Diversos estudos mostraram excelente custo-efetividade para detecção e posterior alta da emergência, com redução do tempo e dos custos hospitalares.Outros relatos corroboraram esses bons resultados. Importante *trial* (Beacon Trial) não mostrou superioridade da TC coronariana quando comparada aos novos testes de troponina ultrassensível. Entretanto, sua participação ainda persistiu em situações em que valores intermediários dos níveis de troponina ultrassensível eram encontrados, com incremento da acurácia diagnóstica, exclusão de doença arterial coronária e/ou informações de eventual presença, gravidade de obstruções, carga e sinais de risco da placa ateromatosa. A indicação precoce e de rotina do uso da TC coronariana não é mais recomendada.

Integração com outras modalidades diagnósticas

A integração da TC coronariana com outras modalidades diagnósticas, como a ecodopplercardiografia, com informações de função ventricular ou disfunções valvares, fortalece a abordagem diagnóstica e terapêutica global do paciente. Na sala de emergência, a rapidez da ecodopplercardiografia é seu ponto forte, associada a uma rápida definição de doença coronária pela TC coronariana. Também pode auxiliar na imediata indicação de outros procedimentos diagnósticos e terapêuticos invasivos adicionais. A aplicação da tomografia de coronárias na emergência cardiológica é respaldada por recentes diretrizes emitidas tanto pelas sociedades de cardiologia como de radiologia cardíaca. A utilidade da TC, nesse contexto da emergência, tem sua principal indicação na investigação de pacientes com eletrocardiograma normal e troponina negativa (níveis intermediários).

Bibliografia consultada

Abbara S, Blanke P, Maroules CD, Cheezum M, Choi AD, Han BK, Marwan M, Naoum C, Norgaard BL, Rubinshtein R, Schoenhagen P, Villines T, Leipsic J. SCCT guidelines for the performance and acquisition of coronary computed tomographic angiography: A report of the society of Cardiovascular Computed Tomography Guidelines Committee: Endorsed by the North American Society for Cardiovascular Imaging (NASCI). J Cardiovasc Comput Tomogr. 2016;10(6):435-49. Parte superior do formulário.

Achenbach S. Coronary CT angiography – future directions. Cardiovasc Diagn Ther. 2017;7(5):432-8.

Barbosa MF, Canan A, Xi Y, Litt H, Diercks DB, Abbara S et al. Comparative Effectiveness of Coronary CT Angiography and Standard of Care for Evaluating Acute Chest Pain: A Living Systematic Review and Meta-Analysis. Radiol Cardiothorac Imaging. 2023;5(4):e230022.

Byrne RA, Rossello X, Coughlan JJ, Barbato E, Berry C, Chieffo A, Claeys MJ, Dan GA, Dweck MR, Galbraith M, Gilard M, Hinterbuchner L, Jankowska EA, Jüni P, Kimura T, Kunadian V, Leosdottir M, Lorusso R, Pedretti RFE, Rigopoulos AG, Rubini Gimenez M, Thiele H, Vranckx P, Wassmann S, Wenger NK, Ibanez B; ESC Scientific Document Group. 2023 ESC Guidelines for the management of acute coronary syndromes. Eur Heart J. 2023;44(38):37203826.

Chinnaiyan KM, Safian RD, Gallagher ML, George J, Dixon SR, Bilolikar AN et al. Clinical Use of CT-Derived Fractional Flow Reserve in the Emergency Department. JACC Cardiovasc Imaging. 2020;13(2 Pt 1):452-61.

Collet JP, Thiele H, Barbato E, Barthélémy O, Bauersachs J, Bhatt DL, Dendale P, Dorobantu M, Edvardsen T, Folliguet T, Gale CP, Gilard M, Jobs A, Jüni P, Lambrinou E, Lewis BS, Mehilli J, Meliga E, Merkely B, Mueller C, Roffi M, Rutten FH, Sibbing D, Siontis GCM; ESC Scientific Document Group. 2020 ESC Guidelines for the management of acute coronary syndromes in patients presenting without persistent ST-segment elevation. Eur Heart J. 2021;42(14):1289-367.

Curzen NP, Nolan J, Zaman AG, Nørgaard BL, Rajani R. Does the Routine Availability of CT-Derived FFR Influence Management of Patients with Stable Chest Pain Compared to CT Angiography Alone?: The FFRCT RIPCORD Study. JACC Cardiovasc Imaging. 2016;9(10):1188-94.

Dahal S, Budoff MJ, Roy SK. Coronary Computed Tomography Angiography for Evaluation of Chest Pain in the Emergency Department. Tex Heart Inst J. 2022;49(6):e217550.

Dedic A, Lubbers MM, Schaap J, Lammers J, Lamfers EJ, Rensing BJ et al. Coronary CT Angiography for Suspected ACS in the Era of High-Sensitivity Troponins: Randomized Multicenter Study. J Am Coll Cardiol. 2016;67(1):16-26.

Dedic A, Nieman K, Hoffmann U, Ferencik M. Is there still a role for cardiac CT in the emergency department in the era of highly-sensitive troponins? Minerva Cardioangiol. 2017;65(3):214-24.

Frauenfelder T, Appenzeller P, Karlo C, Scheffel H, Desbiolles L, Stolzmann P et al. Triple rule-out CT in the emergency department: protocols and spectrum of imaging findings. Eur Radiol. 2009;19(4):789-99.

Ghoshhajra BB, Takx RAP, Staziaki PV, Vadvala H, Kim P, Neilan TG, Meyersohn NM, Bittner D, Janjua SA, Mayrhofer T, Greenwald JL, Truong QA, Abbara S, Brown DFM, Januzzi JL, Francis S, Nagurney JT, Hoffmann U; MGH Emergency Cardiac CTA Program Contributors. Clinical Implementation of an Emergency Department Coronary Computed Tomographic Angiography Protocol for Triage of Patients with Suspected Acute Coronary Syndrome. Eur Radiol. 2017;27(7):2784-93.

Gray AJ, Roobottom C, Smith JE, Goodacre S, Oatey K, O'Brien R, Storey RF, Curzen N, Keating L, Kardos A, Felmeden D, Lee RJ, Thokala P, Lewis SC, Newby DE; RAPID-CTCA Investigators. Early computed tomography coronary angiography in patients with suspected acute coronary syndrome: randomised controlled trial. BMJ. 2021;374:n2106.

Kwan AC, Pourmorteza A, Stutman D, Bluemke DA, Lima JAC. Next-Generation Hardware Advances in CT: Cardiac Applications. Radiology. 2021;298(1):3-17.

Liguori C, Tamburrini S, Ferrandino G, Leboffe S, Rosano N, Marano I. Role of CT and MRI in Cardiac Emergencies. Tomography. 2022;8(3):1386-400.

Liu T, Wang G, Li P, Dai X. Risk classification of highly sensitive troponin I predict presence of vulnerable plaque assessed by dual source coronary computed tomography angiography. Int J Cardiovasc Imaging. 2017;33(11):1831-9.

Maroules CD, Rybicki FJ, Ghoshhajra BB, Batlle JC, Branch K, Chinnaiyan K et al. 2022 use of coronary computed tomographic angiography for patients presenting with acute chest pain to the emergency department: An expert consensus document of the Society of Cardiovascular Computed Tomography (SCCT): Endorsed by the American College of Radiology (ACR) and North American Society for Cardiovascular Imaging (NASCI). J Cardiovasc Comput Tomogr. 2023;17(2):146-63.

Morais TC, Assunção NA Jr., Dantas RN Jr., Silva CFG, Paula CB, Torres RA et al. Performance Diagnóstica da FFR por Angiotomografia de Coronárias através de Software Baseado em Inteligência Artificial. Arq Bras Cardiol. 2021;116(6):1091-8.

Raff GL, Hoffmann U, Udelson JE. Trials of Imaging Use in the Emergency Department for Acute Chest Pain. JACC Cardiovasc Imaging. 2017;10(3):338-49.

Writing Committee Members; Gulati M, Levy PD, Mukherjee D, Amsterdam E, Bhatt DL, Birtcher KK, Blankstein R, Boyd J, Bullock-Palmer RP, Conejo T, Diercks DB, Gentile F, Greenwood JP, Hess EP, Hollenberg SM, Jaber WA, Jneid H, Joglar JA, Morrow DA, O'Connor RE, Ross MA, Shaw LJ. 2021 AHA/ACC/ASE/CHEST/SAEM/SCCT/SCMR Guideline for the Evaluation and Diagnosis of Chest Pain: A Report of the American College of Cardiology/American Heart Association Joint Committee on Clinical Practice Guidelines. J Am Coll Cardiol. 2021;78(22):e187–e285.

Capítulo 51

Ressonância Magnética Cardiovascular

Ivanhoé Stuart Lima Leite

Luiz Francisco Rodrigues de Ávila

Introdução

A ressonância magnética cardiovascular (RMC) já se consolidou como uma metodologia complementar obrigatória para assistência médica de excelência em Cardiologia.

Esse método não utiliza radiação ionizante. Seu princípio de funcionamento se baseia na geração de sinal pelos prótons de hidrogênio (H^+), os quais, sob o campo magnético do aparelho, assumem um movimento giratório denominado precessão, cuja frequência depende da força desse campo. Essa força é medida em tesla e, para exames do coração, habitualmente usamos aparelhos com 1,5 a 3 T.

São aplicados pulsos de radiofrequência em sincronismo com essa precessão, levando à transferência de energia aos átomos por meio do fenômeno de ressonância e desviando seu vetor de magnetização da posição inicial. Quando a energia acumulada é liberada, observamos o retorno desse vetor pela relaxação, que tem um componente longitudinal (T1) e outro transversal (T2). A exploração desses dois componentes por diferentes sequências de pulsos permite determinar o contraste entre os tecidos. As imagens geradas são captadas a partir de receptores colocados sobre o paciente.

Principais contraindicações

As contraindicações absolutas ao exame são restritas: clipes cerebrais, implantes cocleares, fragmentos metálicos nos olhos e cabo-eletrodos temporários, fraturados, epicárdicos ou abandonados.

A maior parte dos componentes utilizados em Cardiologia, como *stents* (mesmo na fase aguda), próteses valvares ou de aorta (biológicas ou mecânicas) e sutura metálica no esterno, não impede a realização de ressonância.

Dúvidas sobre situações específicas podem ser esclarecidas por meio de ferramentas de consulta, como o *site* MRIsafety.com.

A maioria dos aparelhos suporta peso de até 250 kg, desde que a circunferência torácica ou abdominal seja inferior ao diâmetro do túnel (usualmente, de 60 a 72 cm).

Ressonância em portadores de dispositivos cardíacos eletrônicos implantáveis (DCEI)

A ressonância em pacientes com DCEI pode causar efeitos deletérios, como movimento de componentes ferromagnéticos, "efeito antena" nos cabos (aquecimento, alteração de limiares, perda de captura, arritmia), indução de corrente nos eletrodos ("*oversensing*" ou "*undersensing*"), ativação do "*reed switch*" (estimulação assíncrona, desativação da detecção de taquicardia) e reinicialização do dispositivo (inibição da estimulação).

Desde 2008, foram desenvolvidos dispositivos condicionais, considerados mais seguros para realização de ressonância. Existe a necessidade de programação do aparelho antes do exame e de gerador e cabo-eletrodo serem compatíveis. Cabe salientar que é uma solução restrita para exames com área de interesse extratorácica, devido aos artefatos que limitam a análise de imagens cardíacas.

Considerações sobre o gadolínio

O gadolínio é um contraste paramagnético de distribuição extracelular que diminui o tempo de relaxação longitudinal, com hipersinal em sequências ponderadas em T1.

De modo geral, apresenta menor risco de reações alérgicas. Deve ser evitado na gestação, mas é seguro na lactação, recomendando-se interromper a amamentação apenas por 24 horas após o exame.

É importante destacar que o gadolínio não é nefrotóxico. A maior preocupação relacionada com o seu uso na população com doença renal crônica está associada à ocorrência de uma doença sistêmica rara com fibrose tecidual generalizada e acometimento cutâneo semelhante à esclerodermia, denominada fibrose sistêmica nefrogênica (FSN).

A recomendação atual para doentes com *clearance* de creatinina inferior a 30 mL/min é de se utilizar dose mais baixa (0,05 mmol/kg), evitar novos exames em até um ano, preferir contrastes cíclicos e, nos dialíticos, programar diálise em até 2 horas após sua administração.

Cinerressonância

Os principais cortes para avaliação de volumes e função global ou segmentar são eixo curto do ventrículo esquerdo (VE), eixo longo do VE (duas câmaras – átrio e ventrículo esquerdos), via de saída do VE (três câmaras – aorta, átrio e ventrículo esquerdos) e o de quatro câmaras (átrios e ventrículos esquerdos e direitos) (Figura 51.1). No eixo curto, os planos de corte são ortogonais ao VE, com varredura de sua base ao ápex. Nele, são

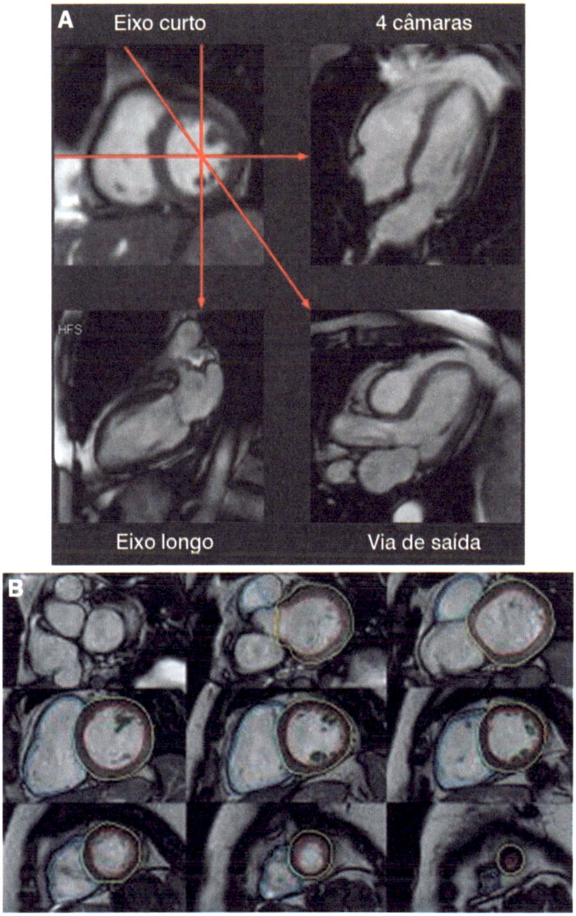

Figura 51.1. (**A**) prescrição dos principais planos de corte em RMC; (**B**) delineação dos contornos endocárdicos e pericárdicos no eixo curto do VE para cálculo da fração de ejeção pelo método Simpson. *Fonte*: Acervo pessoal.

traçados os contornos do endocárdio e do epicárdio na sístole e na diástole máximas, com cálculo da fração de ejeção biventricular pelo Simpson verdadeiro. Estudos anatomopatológicos validam esse método como padrão-ouro para as medidas de volume, função e massa do VE e do VD.

Mapas paramétricos

A introdução dos mapas paramétricos dos valores de T1, T2 e T2* permitiu a avaliação quantitativa de aspectos relacionados com a caracterização tecidual.

O T1 nativo refere-se à medida do T1 miocárdico pré-contraste e apresenta menores variações que o T1 pós-contraste, sendo mais recomendado em aplicações clínicas. O T1 miocárdico nativo encontra-se significativamente aumentado em patologias como amiloidose e reduzido na doença de Anderson-Fabry e na sobrecarga de ferro.

A partir do valor do hematócrito e de medidas do T1 miocárdico e sanguíneo pré-contraste e pós-contraste, obtém-se o volume extracelular (VEC), que permite a avaliação do espaço intersticial como um marcador substituto para fibrose miocárdica difusa ou outras etiologias de expansão do VEC.

O T2* medido por ressonância, por sua vez, é um método não invasivo para quantificação de ferro miocárdico e hepático. O valor de corte de T2* < 20 ms foi validado como sobrecarga de ferro miocárdica significativa.

Por fim, nas imagens ponderadas em T2 (mapas T2), quanto maior o conteúdo de água, maior será sua intensidade de sinal. Desse modo, essa técnica permite avaliar o edema miocárdico relacionado com processos inflamatórios.

O Consenso de Lake Louise, publicado em 2009, para o diagnóstico de miocardite pela RMC, baseava-se em três técnicas: imagem ponderada em T2, realce tardio e realce precoce. Essa última foi excluída na atualização desses critérios em 2018, uma vez que não somava valor diagnóstico às demais técnicas. Pelo novo consenso, o diagnóstico exige a presença de dois critérios principais – edema miocárdico (mapa T2 ou imagem ponderada em T2) e injúria miocárdica não isquêmica (alteração de mapa T1, VEC ou realce tardio) – associados ou não a critérios de suporte – pericardite (derrame ou aumento de sinal do pericárdio no realce tardio, mapa T1 ou T2) ou disfunção sistólica do VE global ou segmentar.

Realce tardio

O gadolínio não penetra membranas celulares íntegras e se distribui rapidamente pelo espaço extracelular. Nas regiões onde ocorre expansão desse volume de distribuição, também observamos retardo de sua cinética de eliminação ("*delayed washout*"). Esses locais aparecem hiperintensos em contraste com o sinal do miocárdio normal anulado por pré-pulsos de inversão-recuperação. O termo tardio se refere ao momento de aquisição das imagens, ao menos 10 minutos após a injeção do contraste, em contraposição ao realce precoce, realizado entre 1 e 3 minutos. Essa técnica tem valor não apenas diagnóstico, mas também prognóstico.

Diferentes mecanismos fisiopatológicos estão envolvidos nesse realce: ruptura das membranas dos miócitos necróticos na fase aguda do infarto; fibrose com deposição de colágeno em infartos antigos, cardiomiopatia hipertrófica e outras cardiomiopatias; expansão do espaço extracelular pela infiltração do miocárdio normal na amiloidose; combinação de edema, processo inflamatório e morte celular em miocardites e sarcoidose.

Temos dois principais padrões de realce tardio:

- **Isquêmico:** acometimento do subendocárdio para o subepicárdio, extensão associada ao território da coronária ocluída, e pode estar associado a obstrução microvascular.
- **Não isquêmico:** irregular, mesocárdico ou subepicárdico. Subendocárdio tipicamente poupado ou realce subendocárdico global (Figura 51.2).

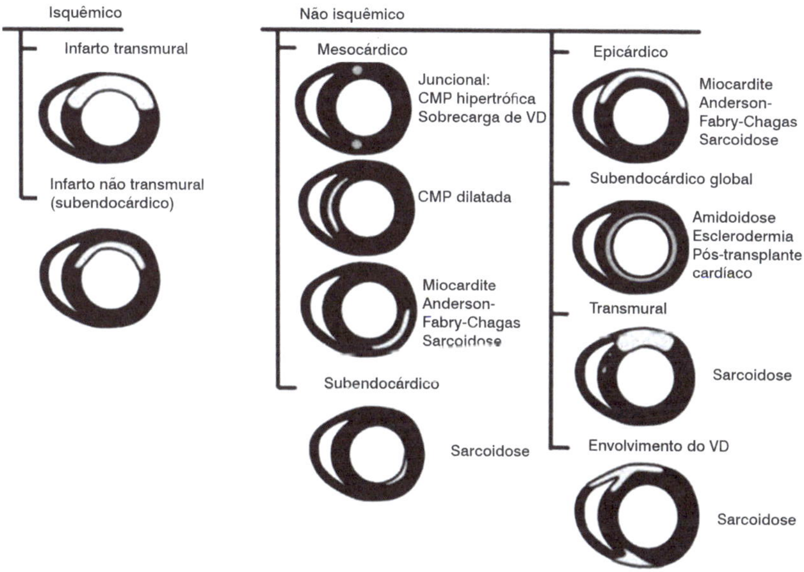

Figura 51.2. Padrões de realce tardio. CMP: cardiomiopatia, VD: ventrículo direito. *Fonte*: Acervo pessoal.

Avaliação de viabilidade

O termo miocárdio viável refere-se ao tecido com função deprimida, que poderá ser recuperada após o restabelecimento do fluxo. O método do realce tardio pela ressonância se mostrou melhor que a cintilografia e tão acurado quanto a tomografia por emissão de pósitrons (PET) na pesquisa de viabilidade. Foi demonstrado que quanto menor a área de necrose em determinado segmento miocárdico disfuncionante, maior sua probabilidade de recuperação contrátil. Na prática clínica, o infarto é dito transmural quando envolve mais de 50% da área do segmento, com ínfimo potencial de melhora funcional.

Apesar da incerteza em predizer o benefício clínico da revascularização, a avaliação de viabilidade permanece como um elemento crucial no processo de tomada de decisão, especialmente quando se abandona o conceito binário de viável ou não viável e se adota um raciocínio probabilístico.

Avaliação de isquemia

Devido a sua praticidade, a maioria dos lugares opta pela avaliação da perfusão miocárdica com o emprego de vasodilatadores. Em centros de referência, ainda existe a opção de avaliação da contratilidade segmentar e reserva contrátil com uso da dobutamina.

A adenosina estimula diretamente os receptores A2 do músculo liso, causando vasodilatação arterial, e o dipiridamol inibe a reabsorção e a inativação da adenosina. Depois da administração desses fármacos (fase de estresse), podemos observar o surgimento de defeitos perfusionais pelo fenômeno de roubo de fluxo para os territórios normais – artérias sem obstrução experimentam um aumento em até cinco vezes de seu fluxo sanguíneo, em contraste com as coronárias que apresentam estenoses significativas e não sofrem influência desse estímulo. Novas imagens para avaliação da transitoriedade desse defeito são adquiridas em um segundo momento (fase de repouso), após a reversão do dipiridamol pela injeção da aminofilina ou ao término da infusão da adenosina, que possui meia-vida muito curta e não exige uso de antídoto. Por fim, a correlação com a técnica do realce tardio é extremamente útil nessa avaliação.

Bibliografia consultada

ACR Committee on Drugs and Contrast Media. ACR Manual on Contrast Media, 2023 [Internet]. Available from: http://www.acr.org/quality-safety/resources/contrast-manual.

American College of Cardiology Foundation Task Force on Expert Consensus Documents; Hundley WG, Bluemke DA, Finn JP, Flamm SD, Fogel MA, Friedrich MG, Ho VB, Jerosch-Herold M, Kramer CM, Manning WJ, Patel M, Pohost GM, Stillman AE, White RD, Woodard PK. ACCF/ACR/AHA/NASCI/SCMR 2010 expert consensus document on cardiovascular magnetic resonance: a report of the American College of Cardiology Foundation Task Force on Expert Consensus Documents. J Am Coll Cardiol. 2010;55(23):2614-62.

Ferreira VM, Schulz-Menger J, Holmvang G, Kramer IC, Sechtem U, Kindermann I et al. Cardiovascular Magnetic Resonance in Nonischemic Myocardial Inflammation: Expert Recommendations. J Am Coll Cardiol. 2018;72(24):3158-76.

Grupo de Estudo em Ressonância e Tomografia Cardiovascular (GERT) do Departamento de Cardiologia Clínica da Sociedade Brasileira de Cardiologia; Rochitte CE, Pinto IM, Fernandes JL, Filho CF, Jatene A, Carvalho AC, Ribeiro JP, Ramires JA, Oliveira SA, Cattani CA, Jasinowodolinsk D, Lucchesi F, Rocha FB, Pedroti FC, Szarf G, Monte GU, Kuroki IR, Andrade J, Filho JR, Correia LC, Avila LF, Hadlich M, Zapparoli M, Barbosa M, Mugnaini ML, Siqueira MH, Uellendhal MM, Neto MA, Schwarzman PR, Filho RD, Loureiro R, Kalil Filho R, Vieira Rde M, Rassi A Jr. Diretrizes SBC: ressonância e tomografia cardiovascular [Cardiovascular magnetic resonance and computed tomography imaging guidelines of the Brazilian Society of Cardiology]. Arq Bras Cardiol. 2006;87(3):e60-100.

Kloner RA. Stunned and Hibernating Myocardium: Where Are We Nearly 4 Decades Later? J Am Heart Assoc. 2020;9(3):e015502.

Lombardi M, Plein S, Petersen S, Bucciareli-Ducci C, Buechel EV, Basso C et al. The EACVI Textbook of Cardiovascular Magnetic Resonance. Oxford: ESC Publications; 2018.

Capítulo 52

Importância do Setor de Hemodinâmica Invasiva nas Emergências Cardiológicas

Henrique Barbosa Ribeiro
Pedro H. Craveiro de Melo
Alexandre A. Abizaid
Marco A. Perin
Fábio Sândoli de Brito Jr.
Expedito E. Ribeiro

Objetivo

Definir o papel fundamental do laboratório de cateterismo cardíaco no diagnóstico e no tratamento das urgências cardiovasculares relacionadas à síndrome coronariana aguda (SCA).

Introdução

A dor torácica aguda é uma causa frequente de atendimento em unidades de emergência, correspondendo a mais de 5% das visitas em pronto atendimentos. A incidência de dor torácica atinge até 19 por 1.000 pessoas/ano atendidas em unidades de emergência, representando até 40% das causas de internação hospitalar. A maioria desses pacientes recebe alta com diagnóstico de dor torácica não especificada ou não cardíaca. Entretanto, aproximadamente 25% dos pacientes internados apresentam diagnóstico final de síndrome coronariana aguda (SCA).

Síndrome coronariana aguda (SCA) é um diagnóstico clínico com amplo espectro de apresentação que abrange pacientes com alterações recentes de sintomas e sinais clínicos relacionados com a isquemia. A dor torácica é o principal sintoma em um paciente com SCA, incluindo quadros de angina prolongada (> 20 minutos) em repouso, angina de início recente e aumento da frequência ou redução do limiar anginoso em pacientes com angina prévia. O espectro de gravidade também costuma ser variável, incluindo desde quadros oligossintomáticos até sintomas persistentes de isquemia, arritmias malignas e choque cardiogênico.

Os casos de SCA são inicialmente classificados de acordo com o eletrocardiograma (ECG), sendo a realização desse exame mandatória nos primeiros dez minutos do atendimento médico em pacientes com sintomas sugestivos de SCA. Nesse contexto, há duas situações clínicas distintas, as SCA sem supradesnível do segmento ST (SCASST) e as SCA com supradesnível do segmento ST (SCACST).

- **SCACSST:** pacientes com dor torácica aguda e supradesnivelamento persistente do segmento ST ou bloqueio de ramo esquerdo (BRE) novo ou presumivelmente novo.
- **SCASSST:** pacientes com dor torácica aguda sem supradesnivelamento persistente do segmento ST, associado ou não a outras alterações eletrocardiográficas sugestivas de isquemia miocárdica. Esse grupo deverá futuramente ser classificado, com base na presença de elevação sérica da troponina (quando o resultado se torna disponível), em quadros de angina instável (AI) ou infarto agudo do miocárdio sem supradesnivelamento do segmento ST (IAMSSST). O diagnóstico de IAMSSST se baseia na quarta definição universal de infarto do miocárdio, sendo confirmado quando da presença de isquemia miocárdica aguda associada à elevação sérica de troponina.

A causa mais comum do quadro clínico de SCA é a ruptura ou a erosão da placa de ateroma, que ocorre frequentemente em placas sem obstrução significativa. A inflamação endotelial crônica, a ação de metaloproteinases e outros mediadores produzidos por células inflamatórias contribuem para a degradação da capa fibrosa e para sua instabilidade. Com isso, ocorre ruptura ou erosão da placa, promovendo um poderoso estímulo à ativação plaquetária com formação de trombo intraluminal (oclusivo ou não oclusivo), o que acarreta a redução da perfusão miocárdica que, se persistente, promoverá necrose. Entretanto, a elevação dos níveis séricos de troponina pode ser secundária a condições distintas e não relacionadas aos eventos aterotrombóticos (IAM tipos 2 a 5).

O papel do laboratório no diagnóstico e no tratamento das síndromes coronarianas agudas

Estratégia de intervenção coronária percutânea primária no IAMCSST

Em pacientes com nova elevação do segmento ST sugestiva de oclusão coronária aguda, a terapia de reperfusão é prioritária. Em centros com laboratório de hemodinâmica, o encaminhamento do paciente ao setor de hemodinâmica deve ser realizado o mais rapidamente possível, uma vez que a superioridade da ICP primária sobre a terapia fibrinolítica na redução de morte, reinfarto ou acidente vascular cerebral foi estabelecida em diversos estudos prévios. A ICP primária constitui a modalidade de reperfusão preferencial, sempre que disponível em até 120 minutos do primeiro contato médico. Por sua vez, a fibrinólise deve ser realizada em até 10 minutos para pacientes sem contraindicação, nos quais a ICP primária seria realizada com atraso > 120 minutos. Após o término da fibrinólise, angiografia coronária e ICP da artéria culpada devem ser realizadas o mais brevemente possível na ausência de critérios de reperfusão (ICP de resgate) ou programada dentro de 2 a 24 horas da trombólise, naqueles pacientes com critérios de reperfusão (estratégia fármaco-invasiva). Os termos e as definições utilizados a respeito das estratégias de revascularização no infarto são apresentados no Quadro 52.1.

Quadro 52.1. Definições de termos relacionados com a estratégia invasiva na SCA

Termo	Definição
Primeiro contato médico (PCM)	O momento em que o paciente é inicialmente avaliado por um médico; pode ser tanto no ambiente pré-hospitalar quanto na chegada do paciente ao hospital
Diagnóstico de IAMCSST	O momento em que um paciente com sintomas isquêmicos é interpretado como apresentando SCA e elevação do segmento ST (ou equivalente de elevação do segmento ST)
ICP primária	ICP emergencial com balão, *stent* ou outro dispositivo aprovado, realizada na artéria culpada sem tratamento fibrinolítico prévio
Estratégia de ICP primária	Angiografia coronariana de emergência e ICP da artéria culpada, se indicado
ICP de resgate	ICP de emergência realizada o mais rapidamente possível em casos de tratamento fibrinolítico falho
Estratégia fármaco-invasiva	• Fibrinólise combinada com ICP de resgate em casos de fibrinólise falha (redução < 50% da elevação do segmento ST em 60 a 90 minutos, sintomas persistentes ou instabilidade elétrica/hemodinâmica) • Estratégia de ICP precoce rotineira (ICP da artéria culpada, se indicado, entre 2 e 24 horas após fibrinólise) em casos de fibrinólise bem-sucedida
Estratégia invasiva imediata	Angiografia coronariana de emergência (ou seja, o mais rapidamente possível) e ICP da artéria culpada, se indicado
Estratégia invasiva precoce	Angiografia coronariana precoce (< 24 horas a partir do diagnóstico de SCA) e ICP da artéria culpada, se indicado
Estratégia invasiva seletiva	Angiografia coronariana ± ICP com base na avaliação clínica e/ou no teste não invasivo

Fonte: Adaptado de Byrne RA, Rossello X, Coughlan JJ, Barbato E, Berry C, Chieffo A, Claeys MJ, Dan GA, Dweck MR, Galbraith M, Gilard M, Hinterbuchner L, Jankowska EA, Jüni P, Kimura T, Kunadian V, Leosdottir M, Lorusso R, Pedretti RFE, Rigopoulos AG, Rubini Gimenez M, Thiele H, Vranckx P, Wassmann S, Wenger NK, Ibanez B; ESC Scientific Document Group. 2023 ESC Guidelines for the management of acute coronary syndromes. Eur Heart J. 2023;44(38):3720-3826.

As alterações de ECG que devem ser levadas em consideração para o diagnóstico imediato de IAMCSST são as seguintes:

- Elevação de ST ≥ 1 mm (medida no ponto J) em duas derivações contíguas (exceto V2-V3) na ausência de bloqueio de ramo esquerdo.
- Elevação do segmento ST em V2-V3 ≥ 1,5 mm em mulheres e ≥ 2,0 mm em homens acima de 40 anos ou ≥ 2,5 mm em homens de até 40 anos.

Igualmente, em pacientes com alta suspeita clínica de isquemia miocárdica em curso, a presença de bloqueio completo do ramo direito (BCRD), bloqueio de ramo esquerdo (BRE) ou ritmo de marca-passo impede uma avaliação precisa da presença de elevação do segmento ST. Portanto, pacientes com esses padrões no ECG em combinação com sinais/sintomas altamente sugestivos de isquemia miocárdica devem ser manejados de forma semelhante (estratégia de ICP primária). Por último, a elevação do segmento ST em aVR e/ou V1, associada à depressão do segmento ST ≥ 1 mm em ≥ 6 derivações, sugere isquemia multiarterial ou obstrução do tronco da coronária esquerda.

Angiografia coronária imediata na SCACSST de muito alto risco

A última diretriz para o manejo das SCA da Sociedade Europeia de Cardiologia, de 2023, recomenda que pacientes com SCACSST devem ser submetidos a angiografia coronariana imediatamente nas seguintes situações:

- Instabilidade hemodinâmica ou choque cardiogênico.
- Dor torácica contínua, recorrente ou refratária ao tratamento medicamentoso.
- Insuficiência cardíaca aguda presumivelmente secundária à isquemia em progressão.
- Arritmias com risco de vida ou parada cardíaca após admissão hospitalar.
- Complicações mecânicas.
- Alterações dinâmicas recorrentes no ECG (especialmente elevação transitória de ST).

Estratégia invasiva rotineira *vs.* seletiva

Uma estratégia invasiva de rotina é recomendada durante a internação hospitalar para todos os pacientes com diagnóstico clínico de IAMSSST e pacientes com alta suspeição clínica de angina instável. Nas últimas duas décadas, diversos ensaios clínicos randomizados (ECR) compararam as estratégias invasivas rotineira e seletiva. Seus resultados foram agrupados em diversas metanálises e as evidências disponíveis indicam que uma estratégia invasiva rotineira reduz o risco de eventos isquêmicos compostos, particularmente em pacientes de alto risco. A estratégia invasiva rotineira pode aumentar o risco de complicações periprocedimento e de sangramento. No entanto, a maior parte das evidências disponíveis não reflete a prática clínica atual, baseando-se em ECR realizados antes da implementação de vários desenvolvimentos nos dispositivos utilizados, terapia farmacológica e técnicas de ICP, incluindo acesso radial, *stents* farmacológicos de segunda geração e inibidores P2Y12 mais potentes (prasugrel e ticagrelor)

A abordagem invasiva seletiva (após testes isquêmicos apropriados positivos ou identificação de doença coronária obstrutiva pela angiotomografia coronária) é recomendada em pacientes sem características de alto risco ou com um baixo índice de suspeita para SCA.

Angiografia coronária precoce (< 24 horas) na SCACSST de alto risco

No estudo ACUITY, o atraso em mais de 24 horas para ICP foi um preditor independente de mortalidade em 30 dias e 1 ano de seguimento, sendo esse aumento nas taxa de eventos isquêmicos mais evidente nos pacientes de moderado a alto risco. Uma metanálise comparando as estratégias invasiva precoce *versus* tardia usando uma abordagem de dados individuais modificados não observou diferença na mortalidade global, mas um benefício de sobrevivência em pacientes de alto risco, incluindo aqueles com escore de risco GRACE > 140 (Quadro 52.2) e aqueles com troponina positiva. Diante disso, recomenda-se a estratégia

Quadro 52.2. Escore de risco Grace

Critérios	Pontos		Risco	Pontos	Mortalidade Hospitalar
Idade (anos)	0-100		Baixo	1-108	< 1%
Frequência cardíaca (bpm)	0-46		Intermediário	109-140	1% a 3%
PA Sistólica (mmHg)	58-0		Alto	> 140	> 3%
Creatinina (mg/dL)	1-28				
ICC (Killip)	0-59				
PCR na admissão	39				
Desvio de ST	28				
↑ Marcador de necrose	14				
Total	1-372				

Fonte: Adaptado de Granger CB, Goldberg RJ, Dabbous O, Pieper KS, Eagle KA, Cannon CP, Van De Werf F, Avezum A, Goodman SG, Flather MD, Fox KA; Global Registry of Acute Coronary Events Investigators. Predictors of hospital mortality in the global registry of acute coronary events. Arch Intern Med. 2003;163(19):2345-53.

invasiva precoce (angiografia coronária em até 24 horas) em pacientes com pelo menos um dos seguintes critérios de alto risco:

- Diagnóstico confirmado de IAMCSST (nível de troponina sérica ultrassensível > p99).
- Depressão transitória no segmento ST ou alteração da onda T.
- Elevação transitória do segmento ST.
- Escore de risco GRACE > 140.

Utilização de métodos adjuntos de imagem intravascular (papel do ultrassom intracoronário e tomografia de coerência óptica)

O uso de métodos adjuntos de imagem intravascular é particularmente relevante em pacientes com SCA sem DAC obstrutiva significativa, ajudando a excluir causas aterotrombóticas, com implicações para o manejo imediato e para a terapia antitrombótica de longo prazo. Entre os potenciais achados da avaliação com imagem intravascular na SCA, destacam-se: erosão de placa, rotura de placa, nódulo de cálcio, dissecção espontânea de coronária e ausência de doença aterosclerótica com artérias normais. A tomografia de coerência óptica (OCT), preferencialmente, ou o ultrassom intracoronário (USIC) podem ainda ser utilizados para esclarecer ambiguidades em relação à lesão culpada, que é observada em mais de 30% dos pacientes com suspeita de SCACSST, com até 10% dos pacientes apresentando múltiplas lesões culpadas.

Em pacientes em que a lesão culpada foi identificada, as ferramentas de imagem intravascular são recomendadas para guiar e otimizar os resultados da ICP (Quadro 52.3), uma vez que evidências de ECR apoiam a superioridade do USIC e da OCT quando comparados à angiografia na redução de eventos cardiovasculares adversos.

Conclusão

- A colaboração entre cardiologistas clínicos, médicos emergencistas e intervencionistas é crucial para o diagnóstico e o tratamento eficaz das SCA.
- A definição criteriosa da indicação e do momento de realização das estratégias invasivas deve ser individualizada, levando em consideração os riscos e os benefícios potenciais de cada abordagem, de acordo com a apresentação clínica da SCA.
- A evolução contínua das técnicas de intervenção percutânea, incluindo o uso de *stents* farmacológicos de segunda geração e acesso radial, bem como a utilização emergente de métodos de imagem intravascular, demonstra a importância da atualização constante e da adoção de melhores práticas para aprimoramento dos resultados clínicos.

Quadro 52.3. Aspectos técnicos e recomendações relacionadas com a ICP em pacientes com SCA
Stents farmacológicos são recomendados preferencialmente em relação aos *stents* metálicos convencionais em todos os casos
O acesso radial é recomendado como abordagem padrão, a menos que haja consideração técnica em contrário
Em pacientes com dissecção espontânea de coronárias, a ICP é recomendada apenas para aqueles com sinais e sintomas persistentes de isquemia, grande área em risco e fluxo anterógrado reduzido
O uso rotineiro de tromboaspiração não é recomendado
A imagem intravascular (preferencialmente tomografia de coerência óptica) pode ser considerada em pacientes com lesões culpadas ambíguas.
A imagem intravascular deve ser considerada para orientar a ICP
O implante de *stent* na artéria culpada é recomendado durante o procedimento inicial na ICP Primária

Fonte: Adaptado de Byrne RA, Rossello X, Coughlan JJ, Barbato E, Berry C, Chieffo A, Claeys MJ, Dan GA, Dweck MR, Galbraith M, Gilard M, Hinterbuchner L, Jankowska EA, Jüni P, Kimura T, Kunadian V, Leosdottir M, Lorusso R, Pedretti RFE, Rigopoulos AG, Rubini Gimenez M, Thiele H, Vranckx P, Wassmann S, Wenger NK, Ibanez B; ESC ScientificDocumentGroup. 2023 ESC Guidelines for the management of acute coronary syndromes. Eur Heart J. 2023;44(38):3720-3826.

Bibliografia consultada

Barstow C, Rice M, McDivitt JD. Acute Coronary Syndrome: Diagnostic Evaluation. Am Fam Physician. 2017;95(3):170-7.

Braunwald E. Unstable angina and non-ST elevation myocardial infarction. Am J Respir Crit Care Med. 2012;185(9):924-32.

Byrne RA, Rossello X, Coughlan JJ, Barbato E, Berry C, Chieffo A, Claeys MJ, Dan GA, Dweck MR, Galbraith M, Gilard M, Hinterbuchner L, Jankowska EA, Jüni P, Kimura T, Kunadian V, Leosdottir M, Lorusso R, Pedretti RFE, Rigopoulos AG, Rubini Gimenez M, Thiele H, Vranckx P, Wassmann S, Wenger NK, Ibanez B; ESC Scientific Document Group. 2023 ESC Guidelines for the management of acute coronary syndromes. Eur Heart J. 2023;44(38):3720-826.

Cannon CP, Weintraub WS, Demopoulos LA, Vicari R, Frey MJ, Lakkis N, Neumann FJ, Robertson DH, DeLucca PT, DiBattiste PM, Gibson CM, Braunwald E; TACTICS (Treat Angina with Aggrastat and Determine Cost of Therapy with an Invasive or Conservative Strategy) –Thrombolysis in Myocardial Infarction 18 Investigators. Comparison of early invasive and conservative strategies in patients with unstable coronary syndromes treated with the glycoprotein IIb/IIIa inhibitor tirofiban. N Engl J Med. 2001;344(25):1879-87.

Cantor WJ, Fitchett D, Borgundvaag B, Ducas J, Heffernan M, Cohen EA, Morrison LJ, Langer A, Dzavik V, Mehta SR, Lazzam C, Schwartz B, Casanova A, Goodman SG; TRANSFER-AMI Trial Investigators. Routine early angioplasty after fibrinolysis for acute myocardial infarction. N Engl J Med. 2009;360(26):2705-18.

di Mario C, Koskinas KC, Räber L. Clinical Benefit of IVUS Guidance for Coronary Stenting: the ULTIMATE Step Toward Definitive Evidence? J Am Coll Cardiol. 2018;72(24):3138-41.

Diercks DB, Peacock WF, Hiestand BC, Chen AY, Pollack CV Jr., Kirk JD et al. Frequency and consequences of recording an electrocardiogram >10 minutes after arrival in an emergency room in non-ST-segment elevation acute coronary syndromes (from the CRUSADE Initiative). Am J Cardiol. 2006;97(4):437-42.

Elgendy IY, Mahmoud AN, Wen X, Bavry AA. Meta-analysis of Randomized Trials of Long-Term All-Cause Mortality in Patients with Non-ST-Elevation Acute Coronary Syndrome Managed with Routine Invasive versus Selective Invasive Strategies. Am J Cardiol. 2017;119(4):560-4.

Fanning JP, Nyong J, Scott IA, Aroney CN, Walters DL. Routine invasive strategies versus selective invasive strategies for unstable angina and non-ST elevation myocardial infarction in the stent era. Cochrane Database Syst Rev. 2016;2016(5):CD004815.

Fox KAA, Clayton TC, Damman P, Pocock SJ, deWinter RJ, Tijssen JGP et al. Long-term outcome of a routine versus selective invasive strategy in patients with non-ST-segment elevation acute coronary syndrome a meta-analysis of individual patient data. J Am Coll Cardiol. 2010;55(22):2435-45.

Fox KAA, Poole-Wilson PA, Henderson RA, Clayton TC, hamberlain DA, Shaw TR, Wheatley DJ, Pocock SJ; Randomized Intervention Trial of unstable Angina Investigators. Interventional versus conservative treatment for patients with unstable angina or non-ST-elevation myocardial infarction: the British Heart Foundation RITA 3 randomized trial. Randomized Intervention Trial of unstable Angina. Lancet. 2002;360(9335):743-51.

Gao XF, Wang ZM, Wang F, Gu Y, Ge Z, Kong XQ et al. Intravascular ultrasound guidance reduces cardiac death and coronary revascularization in patients undergoing drug-eluting stent implantation: results from a meta-analysis of 9 randomized trials and 4724 patients. Int J Cardiovasc Imaging. 2019;35(2):239-47.

Gibler WB, Racadio JM, Hirsch AL, Roat TW. Continuum of Care for Acute Coronary Syndrome: Optimizing Treatment for ST-Elevation Myocardial Infarction and Non-St-Elevation Acute Coronary Syndrome. Crit Pathw Cardiol. 2018;17(3):114-38.

Granger CB, Goldberg RJ, Dabbous O, Pieper KS, Eagle KA, Cannon CP, Van De Werf F, Avezum A, Goodman SG, Flather MD, Fox KA; Global Registry of Acute Coronary Events Investigators. Predictors of hospital mortality in the global registry of acute coronary events. Arch Intern Med. 2003;163(19):2345-53.

Huynh T, Perron S, O'Loughlin J, Joseph L, Labrecque M, Tu JV et al. Comparison of primary percutaneous coronary intervention and fibrinolytic therapy in ST-segment-elevation myocardial infarction: bayesian hierarchical meta-analyses of randomized controlled trials and observational studies. Circulation. 2009;119(24):3101-9.

Jobs A, Mehta SR, Montalescot G, Vicaut E, Van't Hof AWJ, Badings EA et al. Optimal timing of an invasive strategy in patients with non-ST-elevation acute coronary syn- drome: a meta-analysis of randomized trials. Lancet 2017;390(10096):737-46.

Johnson TW, Räber L, Di Mario C, Bourantas CV, Jia H, Mattesini A et al. Clinical use of intracoronary imaging. Part 2: acute coronary syndromes, ambiguous coronary angiography findings, and guiding interventional decision-making: an expert consensus document of the European Association of Percutaneous Cardiovascular Interventions. Eur Heart J. 2019;15(5):434-51.

Keeley EC, Boura JA, Grines CL. Primary angioplasty versus intravenous thrombolytic therapy for acute myocardial infarction: a quantitative review of 23 randomized trials. Lancet. 2003;361(9351):13-20.

Kerensky RA, Wade M, Deedwania P, Boden WE, Pepine CJ; Veterans Affairs Non-Q-Wave Infarction Stategies in-Hospital (VANQWISH) Trial Investigators. Revisiting the culprit lesion in non-Q-wave myocardial infarction. Results from the VANQWISH trial angiographic core laboratory. J Am Coll Cardiol. 2002;39(9):1456-63.

Lagerqvist B, Husted S, Kontny F, Näslund U, Stahle E, Swahn E et al. A long-term perspective on the protective effects of an early invasive strategy in unstable coronary artery disease: two-year follow-up of the FRISC-II invasive study. J Am Coll Cardiol. 2002;40(11):1902-14.

Nicolau JC, Feitosa GS Filho, Petriz JL, Furtado RHM, Précoma DB, Lemke W et al. Diretrizes da Sociedade Brasileira de Cardiologia sobre Angina Instável e Infarto Agudo do Miocárdio sem Supradesnível do Segmento ST – 2021. Arq Bras Cardiol. 2021;117(1):181-264.

Rokos IC, French WJ, Koenig WJ, Stratton SJ, Nighswonger B, Strunk B et al. Integration of pre-hospital electrocardiograms and ST-elevation myocardial infarction receiving center (SRC) networks: impact on Door-to-Balloon times across 10 independent regions. JACC Cardiovasc Interv. 2009;2(4):339-46.

Spacek R, Widimský P, Straka Z, Jiresová E, Dvorák J, Polásek R et al. Value of first day angiography/angioplasty in evolving Non-ST segment elevation myocardial infarction: an open multicenter randomized trial. The VINO Study. Eur Heart J. 2002;23(3):230-8.

Stone GW, McLaurin BT, Cox DA, Bertrand ME, Lincoff AM, Moses JW, White HD, Pocock SJ, Ware JH, Feit F, Colombo A, Aylward PE, Cequier AR, Darius H, Desmet W, Ebrahimi R, Hamon M, Rasmussen LH, Rupprecht HJ, Hoekstra J, Mehran R, Ohman EM; ACUITY Investigators. Bivalirudin for patients with acute coronary syndromes. N Engl J Med. 2006;355(21):2203-16.

Thygesen K, Alpert JS, Jaffe AS, Chaitman BR, Bax JJ, Morrow DA, White HD; Executive Group on behalf of the Joint European Society of Cardiology (ESC)/American College of Cardiology (ACC)/American Heart Association (AHA)/World Heart Federation (WHF) Task Force for the Universal Definition of Myocardial Infarction. Fourth Universal Definition of Myocardial Infarction (2018). Circulation. 2018;138(20):e618-e651.

Yamaji H, Iwasaki K, Kusachi S, Murakami T, Hirami R, Hamamoto H et al. Prediction of acute left main coronary artery obstruction by 12-lead electrocardiography. ST segment elevation in lead aVR with less ST segment elevation in lead V(1). J Am Coll Cardiol. 2001;38(5):1348-54.

Yan AT, Yan RT, Kennelly BM, Anderson FA Jr, Budaj A, López-Sendón J, Brieger D, Allegrone J, Steg G, Goodman SG; GRACE Investigators. Relationship of ST elevation in lead aVR with angiographic findings and outcome in non-ST elevation acute coronary syndromes. Am Heart J. 2007;154(1):71-8.

Índice Remissivo

A

B

C

D

E

F

G

H

I

L

M

N

O

P

Q

R

S

T

U

V